西医临床医师"三基"训练
核心题库

杜建玲　主编

中国健康传媒集团

中国医药科技出版社

内 容 提 要

　　本书为西医临床医师"三基"训练核心题库,由上篇"核心试题"和下篇"试题答案及解析"两大板块组成。包括基本理论、基本知识、基本技能三部分。基本理论包括人体解剖学、生理学、病理生理学、药理学、医学微生物和免疫学、生物化学、卫生法规、医学伦理学;基本知识包括诊断学、内科学、外科学、妇产科学、儿科学、传染病学;基本技能包括多种临床操作技术等。按章节编排习题,并配有答案和解析,题目考点覆盖面广,出题角度多样,具有很好的针对性,利于考生高效备考。

　　本书适用于医务人员及院校生在医院实习、入职考试、晋升考核中使用。

图书在版编目(CIP)数据

西医临床医师"三基"训练核心题库/杜建玲主编. —北京:中国医药科技出版社,2024.5
ISBN 978 - 7 - 5214 - 4171 - 0

Ⅰ.①西… Ⅱ.①杜… Ⅲ.①临床医学-资格考试-习题集 Ⅳ.①R4-44

中国国家版本馆 CIP 数据核字(2023)第 204245 号

美术编辑 陈君杞
责任编辑 张欢润
版式设计 友全图文

出版　**中国健康传媒集团** | **中国医药科技出版社**
地址　北京市海淀区文慧园北路甲 22 号
邮编　100082
电话　发行:010 - 62227427　邮购:010 - 62236938
网址　www.cmstp.com
规格　889 × 1194mm $\frac{1}{16}$
印张　19 $\frac{1}{4}$
字数　619 千字
版次　2024 年 5 月第 1 版
印次　2024 年 5 月第 1 次印刷
印刷　北京京华铭诚工贸有限公司
经销　全国各地新华书店
书号　ISBN 978 - 7 - 5214 - 4171 - 0
定价　**68.00 元**

获取新书信息、投稿、
为图书纠错,请扫码
联系我们。

编委会

前 言

QIAN YAN

　　"三基"即基本理论、基本知识、基本技能。根据卫健委要求，"三基"培训为全员培训，各级医疗卫生人员均应参加，"三基"考核必须人人达标。每位医疗卫生技术人员都建立有"三基"培训档案，考核成绩将与执业注册资格挂钩，不合格者不予执业资格注册及复注。临床三基作为最基本的知识和技能，是临床医师合理开展医疗活动的基础，同时也是医师定期考核工作的重要指标。三基考试对于医院来说比较重要，每年至少进行1次理论考试，结果与医务人员岗位竞聘、评先评优、职称晋升等挂钩，还可进一步激发医务人员学习积极性和主动性，提高医疗质量。因此，对考生要求也比较严格。对考生来说，拥有一本使用价值高的参考资料对提高考生的应试能力至关重要。

　　"三基"基本内容主要包括医师、护士、医技、药师和医院管理五大科目。考试主要是包括基本理论、基本知识以及基本技能等，题型包括选择、填空、判断、简答等题型。

　　本书为"核心"，根据不同掌握要求进行梳理，化繁为简、重点突出，由上篇"核心试题"和下篇"试题答案与解析"两大版块组成。"核心试题"通过选择、填空、判断、简答等题型，阐述各知识点的基础理论及实践技能；"试题答案与解析"将每道题讲解清楚明白，使考生能够在做题中掌握知识点。

　　由于编写时间仓促及编者经验和学识有限，编者虽尽心尽力，书中难免出现不足之处，恳请广大读者与专家改正和完善。

编 者

题型说明

一、选择题

（一）A型题：每道试题由1个题干和5个备选答案组成，题干在前，选项在后。选项A、B、C、D、E中只有1个为正确答案，其余均为干扰选项。

例：细胞组织在绝对不应期时其兴奋性

A. 为零

B. 大于正常

C. 小于正常

D. 正常

E. 无限大

【答案】A 绝对不应期是指组织细胞接受刺激而兴奋时的一个较短时间内，兴奋性下降至零，此时无论受到多大强度的刺激，均不能产生动作电位，其阈值为无限大，这一任何刺激都不能产生动作电位的时期，即为绝对不应期。

（二）B型题：以下提供若干组试题，每组试题共用试题前列出的A、B、C、D、E 5个备选答案，从中选择1个与试题关系最密切的答案。每个备选答案可能被选择1次、多次或不被选择。

例：（1~2题共用备选答案）

A. 中枢抑制

B. 水、电解质紊乱

C. A和B均有

D. 多汗口渴、头晕无力

E. 恶心、呕吐

1. 蛇咬伤可导致

【答案】A 蛇咬伤时，毒素可以通过咬伤部位进入人体，可能引起中枢神经系统的抑制作用。这种中枢抑制可能导致嗜睡、昏迷或其他神经系统功能异常。其他选项中的水、电解质紊乱、多汗口渴、头晕无力、恶心、呕吐在蛇咬伤中不是常见的症状，因此不是蛇咬伤的特定表现。需要注意的是，蛇咬伤的症状和严重程度可能因蛇的种类、毒性以及咬伤部位等因素而有所不同。

2. 溺水可导致

【答案】C 溺水时，水进入呼吸道导致窒息和缺氧，可能引起中枢神经系统的抑制。此外，溺水还会导致体内水和电解质的紊乱，包括血液中的钠、钾、氯等电解质的失衡。因此，溺水患者可能同时出现中枢抑制和水、电解质紊乱的症状。

（三）C型题：以下提供若干组试题，每组试题共用试题前列出的A、B、C、D 4个备选答案，从中选择1个与试题关系最密切的答案。每个备选答案可能被选择1次、多次或不被选择。

例：（1~2题共用备选答案）

A. 长期医嘱单　　B. 临时医嘱单

C. 两者均要　　　D. 两者均不要

1. 一糖尿病患者常规应用胰岛素治疗，医嘱应记录在

【答案】A 一糖尿病患者常规应用胰岛素治疗，医嘱应记录在长期医嘱单。这是因为胰岛素治疗通常是长期维持性治疗方案，需要持续执行，而不是临时性医疗措施。通过在长期医嘱单上记录胰岛素治疗的医嘱，可以确保医务人员能够持续监控患者的胰岛素用量和治疗方案，并按时给予胰岛素注射。长期医嘱单还可以记录其他长期执行的医疗措施和用药方案，以便医务人员能够准确执行。

2. 一患者因心慌胸闷复查心电图，医嘱应记录在

【答案】B 一患者由于心慌胸闷复查心电图，医嘱应记录在临时医嘱单。这是因为复查心电图是一项临时性的医疗措施，通常不需要长期执行。临时医嘱单是用于记录短期内需要执行的医疗措施或药物治疗的单子。

（四）X型题：每道试题由1个题干和5个备选答案组成，题干在前，选项在后。选项A、B、C、D、E中至少有2个正确答案。

例：慢性颅内压增高者，其头颅X线片可表现为

A. 鞍背骨质稀疏　　B. 颅骨骨缝分离

C. 指状压迹增多　　D. 蝶鞍扩大

E. 颅骨骨质增生

【答案】ABCD 慢性颅内压增高者，其头颅X线片可表现为颅骨骨缝分离、鞍背骨质稀疏、指状压迹增多和蝶鞍扩大。这些改变是由于颅内压增高对颅骨和颅内结构的影响所引起的。颅骨骨缝分离是指颅骨之间的缝隙变宽，这是为了缓解颅内压力而发生的适应性改变。鞍背骨质稀疏是指垂体鞍部的骨质变薄，也是颅内压增高的表现之一。指状压迹是指颅内压增高对颅骨内侧的压

迫所造成的突起状压痕，常见于颅骨内板，也是颅内压增高的表现之一。蝶鞍扩大是指垂体鞍部的大小增加，这是由于颅内压增高对垂体鞍部的推压所引起的。颅骨骨质增生在慢性颅内压增高中并不常见，因此不包括在内。

二、填空题

例：胆囊手术中寻找胆囊动脉的标志是_____。

【答案】胆囊三角。

【解析】胆囊手术中寻找胆囊动脉的标志是胆囊三角（Calot´s triangle），也称为胆囊底三角区。胆囊三角是指位于胆囊底部与肝脏之间的三角形区域，边界由肝的下缘、胆囊囊底和胆总管组成。在胆囊手术中，胆囊动脉位于胆囊三角内，准确地定位和结扎胆囊动脉非常重要，以避免术中出血和胆总管损伤的风险。因此，胆囊三角是寻找胆囊动脉的标志。

三、判断题

例：产后出血多发生在 24h 内。

【答案】√ 产后出血指的是分娩后子宫内膜剥脱后的出血情况。一般来说，产后出血在产后的 24 小时内是最常见的，称为早期产后出血。这个时期是子宫收缩不足或子宫收缩功能异常的情况下，容易发生大量出血。

四、名词解释

例：漏斗胸

【答案】漏斗胸：是指胸骨中下部向后凹陷畸形，常以胸骨剑突根部为最深处，同时附着于凹陷部胸骨两侧的肋软骨亦随之下陷弯曲，构成畸形的两侧壁，呈漏斗状。

五、简答题

例：简述肾周围脓肿的治疗原则。

【答案】肾周围脓肿的治疗原则：（1）在早期肾周围脓肿尚未形成之前，应及时使用适当的抗生素进行治疗，并进行局部理疗。（2）一旦脓肿形成，应该进行切开引流治疗，或者在 B 超的指引下进行置管引流，同时联合有效的抗菌药物治疗。（3）对于肾周围脓肿，若是由尿路结石引起的脓肾，或是由感染的肾积水引起的，若该侧肾功能严重受损，考虑进行肾切除术；至于切开引流术和肾切除术是同时进行，还是分为两个阶段进行，应根据病情做出决定。

目 录
MU LU

上篇 核心试题

第一章 基本理论 …………………………………………………………………………………… 2

第一节 人体解剖学 …………………………………………………………………………… 2

第二节 生理学 ………………………………………………………………………………… 11

第三节 病理生理学 …………………………………………………………………………… 16

第四节 药理学 ………………………………………………………………………………… 21

第五节 医学微生物和免疫学 ………………………………………………………………… 26

第六节 生物化学 ……………………………………………………………………………… 28

第七节 卫生法规 ……………………………………………………………………………… 29

第八节 医学伦理学 …………………………………………………………………………… 30

第二章 基本知识 …………………………………………………………………………………… 32

第一节 诊断学 ………………………………………………………………………………… 32

第二节 内科学 ………………………………………………………………………………… 37

第三节 外科学 ………………………………………………………………………………… 44

第四节 妇产科学 ……………………………………………………………………………… 76

第五节 儿科学 ………………………………………………………………………………… 81

第六节 传染病学 ……………………………………………………………………………… 86

第三章 基本技能 …………………………………………………………………………………… 90

第一节 注射术 ………………………………………………………………………………… 90

第二节 穿刺术 ………………………………………………………………………………… 91

第三节 插管术 ………………………………………………………………………………… 92

第四节 无菌技术 ……………………………………………………………………………… 93

第五节 清创、换药术 ………………………………………………………………………… 94

第六节 急救术 ………………………………………………………………………………… 95

第七节 内镜检查 ……………………………………………………………………………… 97

下篇 试题答案与解析

第一章 基本理论 …………………………………………………………………………………… 100

第一节 人体解剖学 …………………………………………………………………………… 100

第二节 生理学 ………………………………………………………………………………… 115

第三节 病理生理学 …………………………………………………………………………… 127

第四节 药理学 ………………………………………………………………………………… 139

第五节 医学微生物和免疫学 ………………………………………………………………… 151

第六节 生物化学 ……………………………………………………………………………… 156

第七节 卫生法规 ……………………………………………………………………………… 159

第八节 医学伦理学 …………………………………………………………………………… 161

第二章　基本知识 ··· 165

　第一节　诊断学 ··· 165

　第二节　内科学 ··· 177

　第三节　外科学 ··· 192

　第四节　妇产科学 ··· 253

　第五节　儿科学 ··· 264

　第六节　传染病学 ··· 276

第三章　基本技能 ··· 282

　第一节　注射术 ··· 282

　第二节　穿刺术 ··· 283

　第三节　插管术 ··· 288

　第四节　无菌技术 ··· 290

　第五节　清创、换药术 ··· 291

　第六节　急救术 ··· 294

　第七节　内镜检查 ··· 297

上篇

核心试题

第一章 基本理论

第一节 人体解剖学

一、选择题

A 型题

1. 以下选项中，通过横突孔的结构是
   - A. 颈神经
   - B. 脊神经根
   - C. 颈动脉
   - D. 椎动脉
   - E. 迷走神经

2. 心尖在胸前壁的体表投影位于
   - A. 位于左侧第 6 肋间隙，距前正中线 7~9cm 处
   - B. 位于左侧第 5 肋间隙，距前正中线 7~9cm 处
   - C. 位于左侧第 4 肋间隙，距前正中线 7~9cm 处
   - D. 位于左侧第 5 肋间隙，距前正中线 5~7cm 处
   - E. 位于左侧第 6 肋间隙，距前正中线 5~7cm 处

3. 有关网膜孔的描述，以下错误的是
   - A. 上方有肝尾叶
   - B. 下方有十二指肠球
   - C. 前方有胆总管
   - D. 后方有门静脉
   - E. 是腹膜腔与网膜囊的通道

4. 以下何者不是精索的结构
   - A. 输精管
   - B. 睾丸动脉
   - C. 蔓状静脉丛
   - D. 提睾肌
   - E. 射精管

5. 以下属于面颅骨的是
   - A. 下鼻甲骨
   - B. 蝶骨
   - C. 筛骨
   - D. 枕骨
   - E. 颧骨

6. 一侧耳蜗神经核受损，将导致
   - A. 同侧耳全聋
   - B. 两耳全聋
   - C. 对侧耳全聋
   - D. 两耳听力均减弱
   - E. 两耳听觉均正常

7. 乳突位于什么结构以下
   - A. 额骨
   - B. 颞骨
   - C. 枕骨
   - D. 顶骨
   - E. 蝶骨

8. 以下属于面肌的是
   - A. 眼轮匝肌
   - B. 颞肌
   - C. 咬肌
   - D. 颈阔肌
   - E. 上睑提肌

9. 以下不属于髋关节的准确描述是
   - A. 由股骨头和髋臼组成
   - B. 关节囊厚而坚韧
   - C. 股骨颈全部包于关节囊内
   - D. 稳定性大于灵活性
   - E. 关节囊内有股骨头韧带

10. 以下使肩关节内收、内旋和前屈的肌是
    - A. 斜方肌
    - B. 胸大肌
    - C. 竖棘肌
    - D. 胸锁乳突肌
    - E. 背阔肌

11. 以下有关骨盆的叙述不正确的是
    - A. 可分为大骨盆和小骨盆
    - B. 由左、右髋骨、骶骨尾骨借骨连结构成
    - C. 小骨盆上口围成骨盆腔
    - D. 有支持体重、保护脏器的功能
    - E. 在女性还是胎儿娩出的通道

12. 手指夹纸试验用于检查的是
    - A. 肌皮神经
    - B. 桡神经
    - C. 尺神经
    - D. 腋神经
    - E. 正中神经

13. 维持足内翻的肌是
    - A. 胫骨前肌
    - B. 小腿三头肌
    - C. 腓骨长肌
    - D. 趾长伸肌
    - E. 腓骨短肌

14. 有关骨髓的描述不正确的是
    - A. 富含血液的柔软组织
    - B. 分为红骨髓和黄骨髓
    - C. 位于骨髓腔和骨松质的腔隙内
    - D. 5~6 岁以前体内骨髓均为红骨髓
    - E. 黄骨髓有造血功能

15. 使大腿后伸的肌是
    - A. 股四头肌
    - B. 梨状肌
    - C. 臀大肌
    - D. 缝匠肌
    - E. 髂腰肌

16. 以下位于颅中窝的是
    - A. 内耳门
    - B. 视神经管
    - C. 颈静脉孔
    - D. 筛孔
    - E. 舌下神经管

17. 连结棘突的结构是

A. 黄韧带　　　　　　　B. 棘间韧带

C. 前纵韧带　　　　　　D. 后纵韧带

E. 椎间盘

18. 以下不属于脊柱运动形式的是

A. 前屈　　　　　　　　B. 后伸

C. 侧转　　　　　　　　D. 旋转

E. 内收

19. 下列关于小肠描述不准确的是

A. 是消化管中最长的一段

B. 分为十二指肠、空肠和回肠

C. 是食物消化吸收的主要场所

D. 小肠全长被肠系膜固定在腹后壁上

E. 上起幽门，下续盲肠

20. 以下有关牙的描述不正确的是

A. 分恒牙和乳牙

B. 儿童自6个月萌生乳牙，13岁左右全部出齐

C. 切牙，尖牙为单根牙

D. 牙颈外包以牙龈

E. 牙分为牙冠、牙颈、牙根

21. 十二指肠大乳头位于

A. 十二指肠升部　　　　B. 十二指肠降部

C. 十二指肠水平部　　　D. 十二指肠上部

E. 十二指肠全部

22. 以下不属于肝门结构的是

A. 肝门静脉

B. 肝固有动脉左、右支

C. 肝左、右管

D. 胆总管

E. 肝淋巴管

23. 以下有关胸骨描述不正确的是

A. 是扁骨

B. 位于胸前壁正中

C. 可分为柄、体和剑突3部分

D. 胸骨角平第3肋

E. 胸骨内的骨髓终生为红骨髓

24. 以下属于腹膜间位器官的是

A. 胰　　　　　　　　　B. 阑尾

C. 子宫　　　　　　　　D. 脾

E. 肾

25. 以下不属于唾液腺的是

A. 小唾液腺　　　　　　B. 腮腺

C. 胰　　　　　　　　　D. 下颌下腺

E. 舌下腺

26. 有关胰的描述不准确的是

A. 于第1、2腰椎水平横贴于腹后壁

B. 只分泌胰液

C. 人体的第2大腺体

D. 分为头、体、尾3部

E. 是腹膜外位器官

27. 下列选项中，属于下呼吸道的是

A. 鼻　　　　　　　　　B. 喉

C. 口咽　　　　　　　　D. 气管

E. 喉咽

28. 有关椎间盘描述不准确的是

A. 为纤维软骨　　　　　B. 坚韧而无弹性

C. 腰部最厚　　　　　　D. 位于相邻椎体之间

E. 中胸部最薄

29. 以下不参与构成咽峡的结构

A. 腭垂　　　　　　　　B. 腭咽弓

C. 腭舌弓　　　　　　　D. 舌根

E. 腭帆游离缘

30. 以下属于腹膜内位器官的是

A. 升结肠　　　　　　　B. 阑尾

C. 子宫　　　　　　　　D. 膀胱

E. 降结肠

31. 以下不属于消化腺的是

A. 肝　　　　　　　　　B. 腮腺

C. 胰　　　　　　　　　D. 腭扁桃体

E. 舌下腺

32. 鼻中隔前下部的黏膜区又称

A. 嗅区　　　　　　　　B. 呼吸区

C. 味觉区　　　　　　　D. 易出血区

E. 危险区

33. 进行喉切开或穿刺的部位为

A. 甲状软骨　　　　　　B. 甲状舌骨膜

C. 声韧带　　　　　　　D. 环甲正中韧带

E. 环状软骨

34. 以下有关肾的描述不正确的是

A. 右侧较左侧高

B. 位于腹后壁

C. 第12肋斜过右肾后面上部

D. 第12肋斜过左肾后面中部

E. 左肾上端平第11胸椎椎体下缘

35. 有关阑尾描述不准确的是

A. 全长6~8cm

B. 近端开口于回盲瓣下方

C. 连于盲肠后内侧壁上

D. 阑尾位置恒定

E. 根部的体表投影在脐与右髂前上棘连线的中、外 1/3 交界处

36. 肺下界体表投影位于肩胛线
   A. 第 6 肋　　　　　B. 第 7 肋
   C. 第 10 肋　　　　D. 第 8 肋
   E. 第 11 肋

37. 成年人肾门平对
   A. 第 11 胸椎　　　B. 第 12 胸椎
   C. 第 1 腰椎　　　　D. 第 2 腰椎
   E. 第 3 腰椎

38. 喉腔最狭窄的部位为
   A. 喉口　　　　　　B. 前庭裂
   C. 喉中间腔　　　　D. 声门裂
   E. 声门下腔

39. 开口于上鼻道的鼻旁窦为
   A. 上颌窦　　　　　B. 额窦
   C. 筛窦的前中群　　D. 筛窦后群
   E. 蝶窦

40. 膀胱三角位于
   A. 膀胱体　　　　　B. 膀胱尖
   C. 膀胱底　　　　　D. 膀胱颈
   E. 膀胱顶

41. 不位于肾窦内的结构是
   A. 肾盂　　　　　　B. 肾小盏
   C. 血管和脂肪　　　D. 肾大盏
   E. 肾锥体

42. 输精管结扎的常用部位是
   A. 睾丸部　　　　　B. 精索部
   C. 盆部　　　　　　D. 腹股沟部
   E. 射精管

43. 男性生殖腺指的是
   A. 睾丸　　　　　　B. 附睾
   C. 前列腺　　　　　D. 精囊腺
   E. 尿道球腺

44. 对膀胱的描述不正确的是
   A. 空虚时呈锥体形,分为尖、体、底、颈 4 部分
   B. 男性膀胱后邻直肠,精囊和输精管壶腹
   C. 女性膀胱后邻子宫和阴道
   D. 膀胱颈下贴尿生殖膈
   E. 膀胱为腹膜内位器官

45. 对输精管的描述正确的是
   A. 起于睾丸下端　　B. 全程位于精索内
   C. 全长分为 4 部分　D. 开口于前列腺
   E. 末端膨大形成输精管壶腹

46. 对子宫的描述正确的是
   A. 位于膀胱和直肠之间
   B. 为腹膜内位器官
   C. 子宫底高出小骨盆上口
   D. 呈前倾后屈位
   E. 分为两部

47. 对附睾的描述正确的是
   A. 为男性生殖腺　　B. 由附睾管构成
   C. 贴附于睾丸前缘　D. 下连输尿管
   E. 产生精子

48. 以下属于男性精子运输管道的器官是
   A. 附睾　　　　　　B. 前列腺
   C. 精囊　　　　　　D. 尿道球
   E. 尿道球腺

49. 对前列腺的描述正确的是
   A. 为男性生殖腺　　B. 与膀胱底相邻
   C. 分为 3 叶　　　　D. 分泌雌性激素
   E. 有尿道穿过

50. 临床上外伤性尿道断裂最易发生在男性尿道的
   A. 海绵体部　　　　B. 球部
   C. 膜部　　　　　　D. 前列腺部
   E. 尿道下弯

51. 手术中识别输卵管的标志为
   A. 输卵管子宫部　　B. 输卵管峡
   C. 输卵管壶腹部　　D. 输卵管漏斗部
   E. 输卵管伞

52. 心位于胸腔的
   A. 上纵隔　　　　　B. 后纵隔
   C. 中纵隔　　　　　D. 前纵隔
   E. 胸膜腔

53. 有关卵巢的叙述正确的是
   A. 位于膀胱两侧　　B. 为女性生殖腺
   C. 为腹膜间位器官　D. 后缘有血管出入
   E. 上端有卵巢固有韧带相连

54. 右心房的出口是以下
   A. 上腔静脉口　　　B. 下腔静脉口
   C. 肺静脉口　　　　D. 右房室口
   E. 冠状窦口

55. 以下哪项不是腋动脉的直接分支
   A. 胸肩峰动脉　　　B. 旋肱后动脉
   C. 胸外侧动脉　　　D. 胸廓内动脉
   E. 肩胛下动脉

56. 心脏的正常起搏点是以下
   A. 窦房结　　　　　B. 房室束

C. 房室结　　　　　D. 浦肯野纤维

E. 左、右束支

B. 沿上肢外侧部上行

C. 借肘正中静脉与贵要静脉交通

D. 注入肱静脉

E. 注入腋动脉或锁骨下静脉

57. 有关左冠状动脉的描述正确的是

A. 分布室间隔后下部

B. 分为前室间支和旋支

C. 起自主动脉弓

D. 发出后室间支

E. 分布于右心房

67. 以下不属于肠系膜上动脉的直接分支的是

A. 空回肠动脉　　　　B. 左结肠动脉

C. 中结肠动脉　　　　D. 右结肠动脉

E. 回结肠动脉

58. 左心室的出口是

A. 肺动脉口　　　　　B. 主动脉口

C. 右房室口　　　　　D. 冠状窦口

E. 左房室口

68. 有关胸导管描述不准确的是

A. 起自乳糜池

B. 在注入静脉前收纳右颈干

C. 穿过膈肌的主动脉裂孔

D. 收纳人体 3/4 的淋巴

E. 注入左静脉角

59. 下列关于右冠状动脉的描述正确的是

A. 起自升主动脉　　　B. 发出前室间支

C. 发出旋支　　　　　D. 分布室间隔前上部

E. 分布于左心房

69. 以下属于眼球纤维膜结构的是

A. 角膜　　　　　　　B. 脉络膜

C. 视网膜　　　　　　D. 虹膜

E. 睫状体

60. 以下哪项不是右冠状动脉的分支

A. 动脉圆锥支　　　　B. 右缘支

C. 后室间支　　　　　D. 窦房结支

E. 左室前支

70. 以下不属于右心室结构的是

A. 动脉圆锥　　　　　B. 主动脉口

C. 肺动脉口　　　　　D. 三尖瓣

E. 隔缘肉柱

61. 以下哪项不是颈外动脉的直接分支

A. 舌动脉　　　　　　B. 甲状腺上动脉

C. 脑膜中动脉　　　　D. 颞浅动脉

E. 面动脉

71. 以下属于内分泌腺的是

A. 泪腺　　　　　　　B. 腮腺

C. 肾上腺　　　　　　D. 前列腺

E. 胰腺

62. 以下哪项不是肝门静脉的属支

A. 附脐静脉　　　　　B. 胃左静脉

C. 肝静脉　　　　　　D. 肠系膜上静脉

E. 脾静脉

72. 以下不属于右心房结构的是

A. 冠状窦口　　　　　B. 乳头肌

C. 上腔静脉口　　　　D. 卵圆窝

E. 下腔静脉口

63. 腹腔干的直接分支是

A. 胃左动脉　　　　　B. 胃短动脉

C. 胃网膜左动脉　　　D. 胃网膜右动脉

E. 胃右动脉

73. 以下对甲状腺描述不准确的是

A. 分为左、右侧叶和中间的峡部

B. 甲状腺侧叶外侧有甲状旁腺

C. 甲状腺上动脉与喉上神经外支伴行

D. 吞咽时随喉上下移动

E. 峡部位于第 2~4 气管软骨环前方

64. 以下不是下肢动脉主干的是

A. 股深动脉　　　　　B. 腘动脉

C. 股动脉　　　　　　D. 胫后动脉

E. 胫前动脉

74. 分泌黄体生成素的器官是

A. 胸腺　　　　　　　B. 胰腺

C. 白体　　　　　　　D. 垂体

E. 卵巢

65. 有关面静脉描述不准确的是

A. 借眼上静脉和眼下静脉与颅内海绵窦交通

B. 面静脉缺乏静脉瓣

C. 起自内眦静脉

D. 在面动脉的前方下行

E. 注入颈内静脉

75. 以下关于垂体的描述不正确的是

A. 位于垂体窝内

B. 分为腺垂体和神经垂体

C. 借漏斗连于间脑

66. 有关头静脉描述不准确的是

A. 起自手背静脉网的桡侧

D. 神经垂体无分泌作用

E. 腺垂体分泌催产素

76. 胸锁乳突肌瘫痪损伤的神经是
A. 舌咽神经　　　　　B. 面神经
C. 副神经　　　　　　D. 膈神经
E. 舌下神经

77. 以下具有感光作用的结构是
A. 视神经盘　　　　　B. 脉络膜
C. 视网膜　　　　　　D. 巩膜
E. 角膜

78. 下列属于脊髓灰质前角神经元的是
A. 内脏感觉神经元　　B. 躯体运动神经元
C. 躯体感觉神经元　　D. 内脏运动神经元
E. 联络神经元

79. 以下不属于眼球内容物的结构是
A. 角膜　　　　　　　B. 晶状体
C. 前房水　　　　　　D. 玻璃体
E. 后房水

80. 检查成年人鼓膜时应将耳郭拉向
A. 后上方　　　　　　B. 前上方
C. 前下方　　　　　　D. 后下方
E. 后方

81. 管理腮腺分泌功能的神经是
A. 迷走神经　　　　　B. 舌咽神经
C. 舌神经　　　　　　D. 面神经
E. 副神经

82. 在腋神经损伤后出现萎缩的肌是
A. 三角肌　　　　　　B. 肱二头肌
C. 肱三头肌　　　　　D. 斜方肌
E. 背阔肌

83. 以下不属于脑神经核的是
A. 滑车神经核　　　　B. 孤束核
C. 面神经核　　　　　D. 动眼神经核
E. 楔束核

84. 位于脑干腹侧的结构是
A. 菱形窝　　　　　　B. 锥体
C. 薄束结节　　　　　D. 上丘
E. 下丘

85. 使瞳孔缩小的神经是
A. 动眼神经　　　　　B. 视神经
C. 眼神经　　　　　　D. 交感神经
E. 滑车神经

86. 参与构成交感干的神经节是
A. 椎旁节　　　　　　B. 器官旁节

C. 椎前节　　　　　　D. 器官内节
E. 终节

87. 面神经核位于
A. 中脑　　　　　　　B. 间脑
C. 脑桥　　　　　　　D. 延髓
E. 端脑

88. 导致两眼视野对侧半同向性偏盲的损伤部位是
A. 一侧视神经　　　　B. 一侧视束
C. 视交叉外侧部　　　D. 视交叉中部
E. 一侧眼球视网膜

89. 脊髓第 10 胸节约平对第几胸椎
A. 第 6　　　　　　　B. 第 7
C. 第 8　　　　　　　D. 第 9
E. 第 10

90. 以下不属于面神经核下瘫表现的是
A. 患侧鼻唇沟变浅或消失
B. 患侧额纹变浅或消失
C. 口角歪向患侧
D. 不能闭眼
E. 流涎

91. 成年人脊髓下段约平
A. 第 4 腰椎下缘　　　B. 第 1 腰椎下缘
C. 第 2 腰椎下缘　　　D. 第 3 腰椎下缘
E. 第 12 胸椎下缘

92. 以下不属于下丘脑结构的是
A. 灰结节　　　　　　B. 乳头体
C. 漏斗　　　　　　　D. 四叠体
E. 视交叉

93. 以下位于延髓的神经核是
A. 滑车神经核　　　　B. 面神经核
C. 展神经核　　　　　D. 孤束核
E. 上泌涎核

94. 以下不属于脑干或脑干上方的结构是
A. 乳头体　　　　　　B. 脑桥
C. 中脑　　　　　　　D. 延髓
E. 四叠体

95. 语言运动中枢位于优势半球的
A. 中央后回　　　　　B. 额下回后部
C. 额中回后部　　　　D. 缘上回
E. 角回

96. 淋巴器官不包括
A. 扁桃体　　　　　　B. 脾
C. 胸腺　　　　　　　D. 肝
E. 淋巴结

97. 不属于大脑半球的分叶是

    A. 枕叶   B. 颞叶

    C. 边缘叶   D. 顶叶

    E. 额叶

B 型题

（1~2 题共用备选答案）

    A. 视神经   B. 上颌神经

    C. 动眼神经   D. 滑车神经

    E. 迷走神经

1. 通过颈静脉孔进出颅腔的神经为

2. 通过圆孔出颅腔的神经为

（3~4 题共用备选答案）

    A. 蜗螺旋管   B. 视杆细胞

    C. 椭圆囊斑、球囊斑 D. 视锥细胞

    E. 螺旋器

3. 位觉感受器为

4. 听觉感受器为

（5~6 题共用备选答案）

    A. 上颌骨   B. 顶骨

    C. 枕骨   D. 颞骨

    E. 颧骨

5. 有副鼻窦的颅骨是

6. 不成对的颅骨有

（7~8 题共用备选答案）

    A. 水平部   B. 贲门部

    C. 降部   D. 胃窦部

    E. 球部

7. 十二指肠溃疡好发部位是

8. 胃溃疡好发部位是

（9~10 题共用备选答案）

    A. 脾   B. 胰

    C. 卵巢   D. 子宫

    E. 空肠

9. 腹膜间位器官为

10. 腹膜外位器官为

（11~12 题共用备选答案）

    A. 额窦   B. 蝶窦

    C. 鼻泪管   D. 咽鼓管

    E. 筛窦后群

11. 开口于中鼻道的是

12. 开口于下鼻道的是

（13~14 题共用备选答案）

    A. 肾静脉   B. 肾间质

    C. 肾神经   D. 肾单位

    E. 肾盂

13. 与排尿有关的结构是

14. 与尿液产生有关的结构是

（15~16 题共用备选答案）

    A. 胃右动脉   B. 胃十二指肠动脉

    C. 肝总动脉   D. 回结肠动脉

    E. 乙状结肠动脉

15. 属于肠系膜上动脉的直接分支是

16. 属于腹腔干的直接分支是

C 型题

（1~2 题共用备选答案）

    A. 子宫峡   B. 子宫颈

    C. 二者均有   D. 二者均无

1. 剖宫产取胎时切开子宫的位置是

2. 子宫癌好发部位是

（3~4 题共用备选答案）

    A. 左、右腰干 B. 右锁骨下干

    C. 二者均有   D. 二者均无

3. 注入乳糜池的淋巴干是

4. 注入右淋巴导管的淋巴干是

X 型题

1. 围成 Koch 三角的有

    A. 右心房冠状窦口前内缘

    B. 三尖瓣隔侧尖附着缘

    C. Todaro 腱

    D. 左心房冠状窦口前内缘

    E. 右心室冠状窦口前内缘

2. 声波从外耳道传至内耳，其传导途径中包括

    A. 鼓膜   B. 半规管

    C. 前庭窗   D. 听小骨链

    E. 耳蜗

3. 以下腺体中，属于消化腺的是

    A. 腮腺   B. 甲状腺

    C. 肝   D. 胰腺

    E. 胸腺

4. 以下经肾门进入肾的结构有

    A. 血管   B. 神经

    C. 肝左管   D. 肾盂

    E. 淋巴管

5. 以下有关齿状线说法正确的是

    A. 由肛瓣与肛柱下端围成

B. 是直肠和肛管的分界线

C. 是皮肤和黏膜相互移行的分界线

D. 是直肠和盲肠的分界线

E. 是内痔、外痔的分界线

6. 以下经过肝门的结构是

A. 淋巴管　　　　　B. 门静脉

C. 肝管　　　　　　D. 肝动脉

E. 神经

二、填空题

1. 喉腔可分为 3 部分，即_____、_____和_____。

2. 以体表为准，近体表者为_____，反之为_____；以空腔脏器而言，近腔者为_____，远离腔者为_____。

3. 脑干包括_____、_____、_____ 3 部分。

4. 鼻腔外侧壁上自上而下有 3 个薄骨片，分别称_____、_____、_____。

5. 运动系统包括_____、_____、_____ 3 部分。

6. 与人体长轴平行，且垂直地平面的轴称为_____；与人体长轴垂直，呈前、后方向的水平轴称_____；与人体长轴垂直，呈左、右方向的水平轴称_____。

7. 第 1 颈椎无_____和_____；第 2 颈椎椎体上方有_____，第 7 颈椎棘突_____，末端不_____。

8. 骨髓位于_____和_____内，分为_____和_____两类。

9. 肩胛骨上角平对第_____肋，下角平对第_____肋，是计数肋骨的标志。

10. 腕骨近侧列由外向内依次为手舟骨、月骨、三角骨和_____，腕骨远侧列由外向内依次为大多角骨、小多角骨、_____和钩骨。

11. 不成对的脑颅骨包括_____、_____、_____；成对脑颅骨包括_____、_____。

12. 大肠分为_____、_____和_____和肛管。

13. 椎间盘位于相邻_____之间，由中央的_____和周围的_____组成。

14. 胸廓是由 12 块_____、12 对_____和 1 块_____借骨连结构成。

15. 胸骨自上而下分为_____、_____、_____ 3 部分。

16. 骨盆由左、右_____、_____和_____连结构成，根据_____分为大、小骨盆两部分。

17. 髋关节由_____和_____构成，囊内有_____韧带。

18. 消化系统由_____和_____两大部分组成。

19. 口腔顶又称为腭，包括前 2/3 的_____和后 1/3 的_____。

20. 水平面也称_____，即与人体或器官长轴_____，将人体或器官横切为_____、_____两部分所得到的切面。

21. 牙在外形上分为_____、_____和_____ 3 部分。

22. 舌肌包括_____和_____两部分。

23. 食管依走行分为_____、_____和_____。

24. 小肠分为_____、_____和_____ 3 部分。

25. 肘关节由_____下端、_____和_____上端组成，包括_____、_____和_____ 3 对关节面。

26. 胆囊分为_____、_____、_____和_____ 4 部分。

27. 舌下阜是_____和_____的共同开口处。

28. 坐、立位时腹膜腔最低点在男性是_____，在女性是_____。

29. 膀胱空虚状态下呈_____形，可分为_____、_____、_____、_____ 4 部分。

30. 不成对的喉软骨包括_____、_____、_____。

31. 左肾门平对_____腰椎平面。

32. 肾被膜由外向内依次分为_____、_____和_____。

33. 脉管系统包括_____和_____。

34. 组成生殖系统的器官按位置分为_____和_____ 2 大类。

35. 肾髓质由_____个肾锥体形成。

36. 输卵管内侧端连于_____，其开口称_____；外侧端以_____开口于腹膜腔。

37. 鼻中隔是由_____、_____和_____等为支架衬覆黏膜构成。

38. 子宫颈的上段称_____，下段称_____。

39. 心位于胸腔的_____，约 2/3 在身体中线的_____侧，约 1/3 在身体中线的_____侧。

40. 心尖朝向_____方，其体表投影在左侧第_____肋间隙，左锁骨中线_____处。

41. 女性生殖腺是_____，可产生_____，主要分泌_____和_____激素。

42. 肺的上端圆钝称_____，高出锁骨内侧1/3上方_____。

43. 心的传导系统由_____组成，包括_____、_____和_____及其分支。

44. 主动脉弓的凸侧自右向左分别发出_____、_____和_____分支。

45. 右心房入口包括_____、_____和_____，出口是_____。

46. 升主动脉的分支是_____，降主动脉以膈为分界分为_____和_____。

47. 淋巴系统由_____、_____、_____和_____组成。

48. 分布于肾上腺的动脉有_____、_____和_____。

49. 下腔静脉由左、右_____静脉汇合而成，上行穿过膈的_____，最后注入_____。

50. 肝门静脉在胰头后方由_____和_____合成。

51. 腹腔干的分支包括_____，_____和_____。

52. 体循环的特点是_____、_____。

53. 肺循环的特点是_____、_____，主要功能为_____。

54. 在心表面，_____是心房和心室的分界标志_____是左、右心室的分界标志。

55. 胸导管注入_____，收纳_____条淋巴管，即占人体区域_____的淋巴。

56. 左心室的入口是_____，其周缘附有_____；出口是_____；其周缘附有_____。

57. _____静脉起自手背静脉网桡侧，上行注入_____静脉；_____静脉起自手背静脉网尺侧，上行注入_____静脉；_____静脉是位于肘窝皮下的1条短干。

58. 房间隔右心房面下部有一卵圆形浅窝称_____，是房间隔缺损的好发部位。室间隔下部大部较厚称_____，上部小部分缺乏肌质称_____，是室间隔缺损的好发部位。

59. 右心室的入口是_____，其周缘附有_____；出口是_____；其周缘附有_____。

60. 主动脉依走行可分为_____、_____和_____等分支。

61. 上肢动脉主干自上而下依次为_____、_____、_____和_____。

62. 人体内分泌的器官主要有_____、_____、_____、_____、_____、_____、_____和_____。

63. 心的动脉包括_____和_____；其静脉主干是_____，开口于右心房。

64. 腹主动脉的不成对脏支包括_____、_____和_____。

65. 静脉角是同侧_____静脉和_____静脉汇合形成头臂静脉时形成的夹角。

66. 睾丸（卵巢）动脉起自_____；子宫动脉起自_____；阑尾动脉起自_____。

67. 肝门静脉的主要属支有_____、_____、_____、_____、_____和_____。

68. 神经系统由_____和_____两部分组成。

69. 眼球纤维膜分为两部分，即前1/6的_____和后5/6的_____。

70. 肾上腺位于_____的上端，左肾上腺呈_____形、右肾上腺呈_____形。

71. 甲状旁腺位于_____，松果体位于_____。

72. 眼包括_____和_____；眼球分为_____和_____两部分。

73. 甲状腺峡部位于第_____气管软骨环前方。

74. 眼球壁由外向内依次分为_____、_____和_____。

75. 视网膜分为_____和_____两部分。

76. 耳包括_____、_____和_____3部分。

77. 眼球血管膜分为3部分，即_____、_____和_____。

78. 骨迷路包括_____、_____和_____。

79. 前庭器包括_____、_____和_____3种，蜗器即_____。

80. 中枢神经系统包括_____和_____；周围神经系统包括_____和_____。

81. 与中脑相连的脑神经包括_____和_____。

82. 脊髓自腰骶膨大以下逐渐变细呈圆锥状，称_____，末端以_____止于尾骨背面。

83. 内耳又称_____，包括_____和_____。

84. 脑包括4部分，即_____、_____、

_____和脑干。

85. 中耳包括_____、_____和_____。

86. 直接分布于端脑的动脉干有_____、_____和_____。

87. 间脑主要包括_____、_____、_____、_____和_____5部分。

88. 第4脑室位于_____、_____和_____之间。

89. 脊髓丘脑束起自_____侧的后角细胞，传导_____侧躯干、四肢的_____冲动。

90. 脊髓的动脉来源_____和_____动脉的分支。

91. _____神经支配肱二头肌；_____神经支配上肢后群肌；_____神经支配三角肌。

92. 交感神经的低级中枢位于_____；交感神经节包括_____和_____。

93. 后丘脑由_____和_____组成。

94. 躯体感觉中枢位于_____；听觉中枢位于_____。

95. 位于大脑额叶的语言中枢是_____和_____。

96. 基底核主要包括_____、_____和_____3部分。

97. _____神经支配膈；_____神经支配臀大肌；_____神经支配臀中、小肌。

98. 构成大脑髓质的纤维束包括_____、_____和_____3类。

99. _____神经支配斜方肌；_____神经支配背阔肌；_____神经支配肋间肌。

100. 副交感神经的低级中枢位于_____和_____。

101. 内囊后肢通行的投射纤维有_____、_____、_____、_____和_____。

102. 脑的动脉来源于_____和_____动脉的分支。

103. _____、_____通过食管裂孔。

104. 脑和脊髓的被膜由外向内分别是_____、_____和_____。

三、判断题

1. 屈肘时，肱骨内上髁、肱骨外上髁和尺骨鹰嘴三点连成一线。

2. 腮腺导管的开口平对上颌第二磨牙的牙龈上。

3. 气管上端在平第6颈椎处接环状软骨，向下在胸骨角水平面分为左、右主支气管。

4. 左睾丸静脉注入下腔静脉。

5. 肾锥体呈圆锥形，尖朝向肾皮质。

6. 子宫颈与子宫体交界处称子宫峡，未妊娠子宫，此部为最明显部。

7. 右锁骨下动脉由主动脉弓发出。

8. 左、右头臂静脉汇合处称静脉角。

9. 角膜是无色透明具有丰富血管的膜。

10. 激素是通过导管排出腺体的。

11. 内分泌腺产生的激素不能影响神经的功能。

12. 输卵管壶腹是临床识别输卵管的标志。

13. 基底核是位于大脑半球基底部的白质。

14. 内脏神经的中枢部都位于脊髓侧角内。

四、名词解释

1. 腹膜腔
2. 动脉圆锥
3. 胸骨角
4. 睾丸鞘膜
5. 肺门
6. 椎管
7. 膀胱三角
8. 翼点
9. 耻骨联合
10. 骶角
11. 齿状线
12. 颈动脉窦
13. 白质
14. 网膜囊
15. 肋膈隐窝
16. 视神经盘
17. 反射
18. 会阴
19. 网状结构
20. 子宫峡

五、简答题

1. 简述骨盆的组成及连结。
2. 新生儿颅骨都有哪些囟门？简述闭合时间。
3. 膈肌有哪些孔和裂，各有哪些结构通过？
4. 壁胸膜分为哪几部分？各覆盖在何处？
5. 鼻旁窦有哪些？各开口位置在何处？
6. 简述胃的位置及分布。
7. 简述臀大肌的起止和作用。
8. 食管的3处生理狭窄各在何处？距中切牙的距离是多少？

9. 眼的屈光物质包括哪些?

10. 面部危险三角位于何处? 有何临床意义?

11. 输尿管 3 个生理性狭窄各位于何处?

12. 胃有哪些动脉供应? 来源于何处?

13. 脑干包括哪几部分? 与其相连的脑神经有哪些?

14. 眼的神经有哪些?

15. 简述股神经的分布。

16. 输卵管分为哪几部分? 各部分在临床上有哪些意义?

17. 硬脑膜窦有哪些? 其血流方向如何?

18. 试述上颌窦的位置、各壁的组成及开口部位。

19. 试述门静脉的组成、特点和重要属支。

第二节 生理学

一、选择题

A 型题

1. 肾小球滤过率指的是每分钟
   A. 两肾生成的终尿量
   B. 两肾生成的原尿量
   C. 1 个肾单位生成的原尿量
   D. 1 个肾脏生成的终尿量
   E. 1 个肾生成的原尿量

2. 氢化可的松的主要作用为
   A. 减少体内水的排出
   B. 减少嗜酸性粒细胞和淋巴细胞数量
   C. 降低血糖
   D. 减少血小板和红细胞数量
   E. 激活儿茶酚氧位甲基转移酶

3. 心肌不会产生强直收缩, 其原因是
   A. 心脏是功能上的合胞体
   B. 心肌肌浆网不发达, 储 Ca^{2+} 少
   C. 心肌有自律性, 呈自动节律收缩
   D. 心肌的有效不应期长
   E. 心肌呈 "全或无" 收缩

4. O_2 与 CO_2 进出细胞膜通过
   A. 单纯扩散
   B. 易化扩散
   C. 主动转运
   D. 继发性主动转运
   E. 出、入胞作用

5. 大量饮清水后尿量增多, 主要是因为
   A. 血浆胶体渗透压降低
   B. 肾小球滤过率增加
   C. 抗利尿激素分泌减少
   D. 醛固酮分泌减少
   E. 囊内压降低

6. 以下关于钾的生理功能的叙述, 错误的是
   A. 参与静息电位的形成
   B. 高钾使神经肌肉兴奋性降低
   C. 参与细胞内糖和蛋白质的代谢
   D. 高钾抑制心肌收缩
   E. 维持细胞内的渗透压

7. 以下关于促胃液素的生理作用的叙述, 错误的是
   A. 刺激胃窦与肠运动
   B. 刺激胃黏膜细胞分泌盐酸与胃蛋白酶原
   C. 刺激胃黏膜细胞增殖
   D. 刺激胰液、胆汁分泌
   E. 刺激幽门括约肌收缩

8. 机体保钠的主要激素为
   A. 醛固酮
   B. 氢化可的松
   C. ACTH
   D. 生长激素
   E. ADH

9. 甘露醇利尿的基本原理为
   A. 肾小管分泌 H^+ 减少
   B. 肾小球滤过率增加
   C. 渗透性利尿
   D. 水利尿
   E. 增加清除率

10. 使重症肌无力患者的肌肉活动恢复正常可给予
    A. 阿托品
    B. 箭毒
    C. 新斯的明
    D. α – 银环蛇毒
    E. 甘氨酸

11. 对神经冲动沿神经纤维传导机制进行解释的学说为
    A. 局部兴奋学说
    B. 局部电流学说
    C. 跳跃式传导学说
    D. 膜的离子流学说
    E. 全或无学说

12. 以下选项中对脂肪和蛋白质消化作用最强的消化液是
    A. 胆汁
    B. 胃液
    C. 胰液
    D. 小肠液
    E. 唾液

13. 单纯扩散和易化扩散的共同特点是
    A. 均有蛋白质参与
    B. 消耗能量
    C. 可逆过程
    D. 顺浓度差和电位差转运
    E. 均是转运大分子物质

14. 射血分数是指每搏输出量和以下哪项的百分比
    A. 心输出量
    B. 回心血量
    C. 体表面积
    D. 心室收缩末期容量
    E. 心室舒张末期容量

15. 动作电位沿单根神经纤维传导时，其幅度变化为
    A. 逐渐增大　　　　　B. 逐渐减小
    C. 先减小，后增大　　D. 先增大，后减小
    E. 不变

16. 以下选项中，评定心脏泵血功能更有意义的指标是
    A. 每搏输出量　　　　B. 心输出量
    C. 心脏做功量　　　　D. 心肌收缩力
    E. 动脉血流速

17. ABO 血型分类的根据为
    A. 红细胞膜上特异凝集素的类型
    B. 红细胞膜上特异凝集原的类型
    C. 红细胞膜上受体的类型
    D. 血浆中特异凝集素的类型
    E. 血浆中特异凝集原的类型

18. 有关心肌自律性的叙述，不正确的是
    A. 正常人窦房结自律性最高
    B. 心肌自律性的机制是 4 期自动去极化
    C. 正常时浦肯野纤维自律性最低
    D. 正常心脏的起搏点是窦房结
    E. 所有特殊传导系统中的细胞都有自律性

19. 肺通气的直接动力来自于
    A. 胸内压与肺内压之差
    B. 胸内压与大气压之差
    C. 肺内压与大气压之差
    D. 气体的分压差
    E. 呼吸肌收缩和舒张

20. 正常调节每搏输出量多少的决定因素为
    A. 心肌收缩力　　　　B. 静脉回心血量
    C. 动脉血压　　　　　D. 静脉血压
    E. 心率

21. 唾液中除含有唾液淀粉酶外，还有
    A. 脂肪酶　　　　　　B. 溶菌酶
    C. 蛋白分解酶　　　　D. 肽酶
    E. 寡糖酶

22. 有关影响动脉血压因素的叙述，不正确的是
    A. 心脏每搏输出量增大时，收缩期动脉血压升高更为明显
    B. 心率减慢时，脉压减小
    C. 老年人的动脉管壁硬化可致脉压的增大
    D. 舒张压的高低主要反映外周阻力的大小
    E. 循环血量不变而血管系统容量增大，会造成动脉血压下降

23. 有关唾液分泌调节的叙述，正确的是
    A. 主要是神经调节　　B. 主要是条件反射

    C. 主要是体液调节　　D. 主要是非条件反射
    E. 神经 – 体液调节

24. 导致渗透性利尿的因素为
    A. 静脉注入甘露醇
    B. 静脉注入 5% 葡萄糖溶液
    C. 静脉注入 0.9% NaCl 溶液
    D. 大量饮清水
    E. 大量饮生理盐水

25. 血液的氧解离曲线左移发生在
    A. 肺毛细血管　　　　B. 血液 pH 降低时
    C. 温度升高时　　　　D. 组织毛细血管
    E. 2，3 – 二磷酸甘油酸含量增加时

26. MBR 的实测值同正常平均值比较，正常变动范围为
    A. ±（3% ~5%）　　　B. ±（5% ~8%）
    C. ±（10% ~15%）　　D. ±（15% ~25%）
    E. ±（20% ~30%）

27. 纯净胃液为
    A. pH 0.9 ~1.5 的无色酸性液体
    B. pH 2.0 ~3.5 的淡黄色酸性液体
    C. pH 4.0 ~6.0 的无色酸性液体
    D. pH 6.5 ~7.0 的无色近中性液体
    E. pH 7.4 ~8.0 的淡黄色碱性液体

28. 有关调定点的叙述，不正确的是
    A. 位于视前区 – 下丘脑前部
    B. 温度敏感神经元起着调定点的作用
    C. 规定数值为 37℃
    D. 发热时调定点不变
    E. 致热原可使调定点上移

29. 当环境温度升高到接近或者高于皮肤温度时，唯一有效的散热形式为
    A. 传导散热　　　　　B. 辐射散热
    C. 对流散热　　　　　D. 蒸发散热
    E. 直接散热

30. 正常情况下，影响肾小球滤过率的主要因素是
    A. 滤过面积　　　　　B. 滤过膜的通透性
    C. 肾血浆流量　　　　D. 肾小球毛细血管血压
    E. 囊内压

31. 视网膜中对暗光最敏感的部位为
    A. 黄斑　　　　　　　B. 视网膜中央凹
    C. 视网膜周边部　　　D. 整个视网膜
    E. 视盘处

32. 有关暗适应的描述，不正确的是
    A. 缺乏维生素 A，暗适应时间延长

B. 人进入暗室后视觉敏感度逐渐降低

C. 人进入暗室后视觉敏感度逐渐提高

D. 人进入暗室后，视杆细胞内视紫红质分解速度减少

E. 暗适应的主要阶段与视紫红质的合成增强有关

33. 兴奋通过1个突触所需的时间是

A. 0.1～0.3ms　　　B. 0.3～0.5ms

C. 0.5～0.7ms　　　D. 0.7～0.9ms

E. ＞0.9ms

34. 不是负反馈调节特点的是

A. 反馈信息能减弱控制部分的活动

B. 不可逆过程

C. 使系统的活动保持稳定

D. 具有调定点

E. 具有滞后现象

35. 牵涉痛指的是

A. 内脏疾病引起体表特定部位的疼痛或痛觉过敏

B. 伤害性刺激作用于内脏痛觉感受器

C. 伤害性刺激作用于皮肤痛觉感受器

D. 肌肉和肌腱受牵拉时所产生的痛觉

E. 皮肤受切割等刺激时产生的痛觉

36. 有关条件反射的叙述，正确的是

A. 通过后天学习和训练而形成

B. 属低级的反射活动

C. 数量有限而且比较固定

D. 不需要以非条件反射为基础

E. 主要中枢部位在脑干

37. 丘脑非特异投射系统的主要作用为

A. 引起牵涉痛

B. 引起触觉

C. 调节内脏活动

D. 维持大脑皮质的兴奋状态

E. 维持睡眠状态

38. 甲状腺活动的调节不包括

A. 甲状腺激素对腺垂体的正反馈作用

B. 下丘脑 - 腺垂体对甲状腺活动的调节

C. 存在自身调节

D. 自主神经的支配

E. T_3、T_4对腺垂体的负反馈作用

39. 以下不属于下丘脑调节肽的是

A. TRH　　　　　B. 生长抑素

C. FSH　　　　　D. CRH

E. GHRH

40. 降钙素降低血钙和血磷的主要机制为

A. 减弱溶骨过程，增强成骨过程，抑制肾小管的重吸收

B. 增强溶骨过程，减弱成骨过程，抑制肾小管的重吸收

C. 增强溶骨过程，增强成骨过程，抑制肾小管的重吸收

D. 减弱溶骨过程，增强成骨过程，增强肾小管的重吸收

E. 增强溶骨过程，减弱成骨过程，增强肾小管的重吸收

41. 有关雌激素生理作用的叙述，不正确的是

A. 促进阴道上皮细胞增生

B. 使输卵管平滑肌活动增强

C. 促进子宫内膜增生，出现分泌期变化

D. 促进乳腺发育

E. 高浓度的雌激素有导致水、钠潴留的作用

42. 长期应用糖皮质激素治疗的患者在停药时应注意

A. 了解胃黏膜有无损伤

B. 检查患者白细胞水平

C. 避免受各种伤害性刺激

D. 逐次减量停药

E. 补充血糖

43. 着床必须具备的条件不包括

A. 松弛素的分泌

B. 孕激素的大量分泌

C. 透明带必须消失

D. 胚泡形成合体滋养层

E. 胚泡与子宫内膜同步发育

44. 主动脉瓣关闭主要是因为

A. 心房肌收缩

B. 心室肌收缩

C. 主动脉瓣收缩

D. 主动脉压高于心室内压

E. 主动脉压低于心室内压

45. 刺激卵巢的月经黄体变为妊娠黄体的激素为

A. 孕激素　　　　B. 黄体生成素

C. 雌激素　　　　D. 绒毛膜促性腺激素

E. 促性腺激素释放激素

B型题

(1～2题共用备选答案)

A. 神经调节　　　　B. 体液调节

C. 神经 - 体液调节　　D. 自身调节

E. 反馈调节

1. 看到美味可口的食物，引起唾液分泌，属于

2. 交感神经系统兴奋时，肾上腺髓质分泌，全身小动脉收缩属于

（3~4题共用备选答案）

 A. 横小管   B. 终末池

 C. 肌小节   D. 肌动蛋白

 E. 肌钙蛋白

3. 能够与 Ca^{2+} 结合并引起肌丝滑行的是

4. 能够释放再聚集 Ca^{2+} 的是

（5~6题共用备选答案）

 A. 嗜酸性粒细胞 B. 嗜碱性粒细胞

 C. 单核细胞   D. T淋巴细胞

 E. B淋巴细胞

5. 在速发型过敏反应中，能够限制嗜碱性粒细胞作用的是

6. 主要与体液免疫有关的是

（7~8题共用备选答案）

 A. 肾上腺素   B. 去甲肾上腺素

 C. 组胺   D. 5-羟色胺

 E. 乙酰胆碱

7. 心迷走神经末梢释放的递质是

8. 交感缩血管纤维末梢释放的递质是

（9~10题共用备选答案）

 A. 辐射散热   B. 传导散热

 C. 对流散热   D. 蒸发散热

 E. 传导和对流散热

9. 用冰袋给高热患者降温机制是增加

10. 用酒精给高热患者擦浴机制是增加

（11~13题共用备选答案）

 A. 正视眼   B. 近视眼

 C. 远视眼   D. 老视眼

 E. 散光

11. 眼球前后径过长，远物聚焦在视网膜的前方，是指

12. 眼球前后径过短，远物聚焦在视网膜的后方，是指

13. 6m以外的物体正好聚焦在视网膜上，是指

C型题

（1~2题共用备选答案）

 A. 生长抑素   B. 皮质醇

 C. 降钙素   D. 胰岛素

1. 甲状腺分泌的激素是

2. 下丘脑分泌的激素是

（3~4题共用备选答案）

 A. 回肠   B. 十二指肠

 C. 二者均有   D. 二者均无

3. 维生素 B_{12} 的主要吸收部位是

4. 胆盐的主要吸收部位是

X型题

1. 正常人血液在血管内不凝固的原因包括

 A. 血液中有抗凝物质存在

 B. 凝血酶原无活性

 C. 纤维蛋白溶解系统起作用

 D. 血管内膜光滑完整

 E. 血流速度快

2. 胃次全切除的患者出现贫血与以下哪些因素有关

 A. 维生素 B_2 B. Fe^{2+}

 C. 维生素 B_{12} D. 维生素E

 E. 内因子

3. 以下哪些是胆碱能神经纤维

 A. 交感节前纤维

 B. 副交感节后纤维

 C. 支配汗腺的交感节后纤维

 D. 交感舒血管纤维

 E. 躯体运动神经纤维

4. 抗利尿激素的作用包括

 A. 收缩小动脉，升高血压

 B. 扩张血管，降低血压

 C. 增加水分重吸收，增加血容量

 D. 增强远曲小管和集合管对水的重吸收

 E. 降低血浆胶体渗透压

5. 肾脏的内分泌功能包括

 A. 分泌前列腺素 B. 分泌肾素

 C. 分泌活性维生素 D_3 D. 分泌肾上腺素

 E. 分泌促红细胞生成素

6. 当体温升至调定点水平以上时，可出现

 A. 皮肤温度升高 B. 皮肤血管扩张

 C. 汗液分泌   D. 辐射散热加快

 E. 蒸发散热加快

7. 评价心脏泵血功能好坏的指标为

 A. 射血分数   B. 心指数

 C. 每分输出量   D. 每搏输出量

 E. 心力储备

二、填空题

1. 机体对各种功能活动的调节方式主要有_____、_____、_____3种。

2. 人胎盘分泌的激素有_____，_____，_____，_____。

3. 影响动脉血压的因素有_____、_____、_____、_____、_____。

4. O_2和CO_2都以_____和_____两种形式存在于血液中。

5. 常见的跨膜物质转运形式有_____、_____、_____、_____、_____。

6. 在人体中，呼吸过程由相互衔接并且同时进行的3个环节完成。3个环节即_____、_____、_____。

7. 影响肺换气的因素有_____、_____、_____。

8. 人体散热的方式有_____、_____、_____、_____。

9. 肾小球滤过率的大小取决于_____、_____。

10. 声波传入内耳的途径有_____、_____两条。

11. 球旁器由_____、_____、_____3者组成。

12. 以ACh为配体的受体称为_____，根据其药理特性可分为_____和_____。

13. 激素作用的共同特点是_____、_____、_____、_____。

14. 在曲细精管的管壁中，由基膜至管腔，生精细胞的排序是_____、_____、_____、_____、_____。

15. 人幼年时期缺乏生长激素则患_____症，而生长激素过多则患_____症；成年人的生长激素过多则患_____症。

16. 心肌缺血时，可发生_____、_____部位的疼痛。

17. 浅快呼吸的肺通气效能差，主要因为_____减少，从而使肺泡气体更新率_____。

18. 有效循环血量主要依赖_____、_____和_____。

19. 神经垂体释放的激素有_____和_____。

三、判断题

1. 肺的顺应性越大，其弹性阻力越大。

2. 第一心音标志着心室收缩开始，第二心音的强弱可反映主动脉和肺动脉压力的高低。

3. 中心静脉压的正常变动范围为$4\sim12cmH_2O$。

4. 唾液分泌的调节是纯神经反射性的，包括条件反射和非条件反射。

5. 肾小球滤过作用的动力是有效滤过压。

6. 下丘脑是较高级的调节内脏活动的中枢。

7. 用力肺活量更能充分反映肺通气功能的状况。

8. 降钙素是由甲状旁腺的主细胞分泌的。

9. 四碘甲腺原氨酸是生物活性最高的甲状腺激素。

10. 大脑皮质功能的一侧优势现象在人类中表现得尤为明显。

11. 大脑僵直现象提示病变侵犯脑干，预后不佳。

12. 卵巢可以分泌雄激素。

13. 机体内环境稳态是指细胞外液的化学成分和理化性质保持绝对不变。

14. 胎盘能分泌大量的孕激素与雌激素。

15. 肾脏调节酸碱平衡时Na^+-K^+泵与Na^+-H^+泵有相互促进作用，故酸中毒时常伴有低血钾。

四、名词解释

1. 红细胞沉降率
2. 内环境
3. 主动转运
4. 血细胞比容
5. 中心静脉压
6. 肾小球滤过率
7. 暗适应
8. 肺通气
9. 潮气量
10. 突触
11. 肠-胃反射
12. 微循环
13. 兴奋性突触后电位
14. 脊休克
15. 调节肽
16. 瞳孔对光反射
17. 激素
18. 旁分泌
19. 肌紧张

五、简答题

1. 肺通气是如何实现的？
2. 试述真性尿崩症和肾源性尿崩症的区别。
3. 何谓载体？载体介导的易化扩散有何特点？
4. 简述排便反射的过程。
5. 简述神经调节和体液调节的区别。
6. 为什么说小肠是最重要的吸收部位？
7. 细胞膜内外离子的不均衡分布的意义何在？
8. 如何根据散热原理为发热患者降温？
9. 血浆渗透压是如何形成的？有何作用？
10. 为什么ABO系统血型相同的人之间输血还必须进行交叉配血试验？
11. Rh阴性的妇女怀有Rh阳性的胎儿，产后需要输血时为何不能接受Rh阳性人的血？

12. 简述心室肌细胞动作电位的产生机制。

13. 微循环的血液通路有哪几条？各具何生理意义？

14. 何谓肺表面活性物质？有何作用？

15. 胸膜腔内负压是如何形成的？有何意义？

16. 简述房－室延搁及其生理意义。

17. 影响肾小管和集合管重吸收的因素有哪些？

18. 肾小球滤过膜是如何发挥滤过作用的？

19. 简述屈光不正的类型及其纠正方法。

20. 视网膜上有哪些感光细胞？各有什么功能？

21. 何谓神经递质？主要的外周神经递质和中枢神经递质有哪些？

22. 简述反射弧的组成环节。

23. 何谓姿势反射？包括哪些类型？

24. 激素的传递方式有哪几种？

25. 影响甲状腺分泌功能的因素有哪些？其影响机制如何？

26. 大脑皮质语言代表区损伤时有哪些表现？

27. 着床须具备哪些条件？

28. 简述孕激素的生理作用。

第三节　病理生理学

一、选择题

A 型题

1. 鼻咽癌最常见的病理分类是
    A. 高分化鳞状细胞癌　　B. 低分化鳞状细胞癌
    C. 未分化癌　　　　　　D. 高分化腺癌
    E. 低分化腺癌

2. 血清中含量最多的阳离子为
    A. Na^+　　　　　　B. Ca^{2+}
    C. K^+　　　　　　D. Mg^{2+}
    E. Fe^{2+}

3. 临床上对伴有细胞外液减少的低钠血症一般首先应用
    A. 低渗氯化钠液　　　B. 高渗氯化钠液
    C. 等渗氯化钠液　　　D. 10% 葡萄糖液
    E. 50% 葡萄糖液

4. 以下哪项最符合急性肾衰竭的概念
    A. 肾脏内分泌功能急剧障碍
    B. 肾脏泌尿功能急剧障碍
    C. 肾脏排泄废物能力急剧降低
    D. 肾脏浓缩稀释功能降低
    E. 肾脏排酸保碱能力急剧降低

5. 肾性水肿时首先出现水肿的部位为
    A. 下肢　　　　　　B. 上肢
    C. 腹腔　　　　　　D. 眼睑
    E. 下垂部位

6. 细胞内外液的渗透压的平衡主要依靠如下哪种物质的移动来维持
    A. Na^+　　　　　　B. K^+
    C. 蛋白质　　　　　D. 葡萄糖
    E. 水

7. 以下关于心力衰竭的概念，说法最正确的是
    A. 静脉回流量超过心排血量
    B. 心脏每搏输出量降低
    C. 心功能障碍引起大小循环充血
    D. 心脏负荷过度引起心功能障碍
    E. 心排血量不能满足机体的需要

8. 成年人失钾最主要的途径为
    A. 经胃失钾　　　　B. 经小肠失钾
    C. 经结肠失钾　　　D. 经肾失钾
    E. 经皮肤失钾

9. 以下哪一种指标能直接反映血浆碱储备过多或不足
    A. AB　　　　　　B. SB
    C. BB　　　　　　D. BE
    E. $PaCO_2$

10. 对血液中 H^+ 的缓冲主要借助
    A. HCO_3^- 缓冲系统
    B. 血浆蛋白缓冲系统
    C. Hb 缓冲系统
    D. 磷酸盐缓冲系统
    E. HbO_2 缓冲系统

11. 下列哪一项不是代谢性酸中毒的原因
    A. 高热　　　　　　B. 休克
    C. 长期不进食　　　D. 持续大量呕吐
    E. 急性肾衰竭

12. 有关等张性缺氧的描述，以下哪一项是不正确的
    A. 血氧含量正常
    B. 血氧容量降低
    C. 动脉血氧分压可正常
    D. A－V 血氧含量差低于正常
    E. 动脉血氧饱和度正常

13. 决定血氧饱和度最主要的因素是
    A. 血液 pH 值　　　B. 血液温度
    C. 血氧分压　　　　D. 血液 CO_2 分压
    E. 红细胞内 2，3－DPG 的含量

14. 急性期蛋白不是来自以下哪一种细胞

A. 肥大细胞　　　　B. 肝细胞

C. 内皮细胞　　　　D. 巨噬细胞

E. 成纤维细胞

15. 以下能作为发热激活物的病原微生物是

A. 细菌　　　　　　B. 病毒

C. 真菌　　　　　　D. 螺旋体

E. 以上都是

16. 代谢性酸中毒时过度通气可产生

A. 水肿　　　　　　B. 水中毒

C. 低渗性脱水　　　D. 等渗性脱水

E. 高渗性脱水

17. 应激时交感-肾上腺髓质系统兴奋所产生的防御性反应为

A. 心率加快、心肌收缩力增强

B. 支气管扩张加强通气

C. 促进糖原分解使血糖增高

D. 血液重新分布

E. 以上都是

18. 应激反应过程中最突出的表现是

A. 淋巴组织增生　　B. 胸腺细胞肥大

C. 肾上腺皮质增大　D. 淋巴细胞增多

E. 中性粒细胞减少

19. 休克早期组织微循环灌流的特点为

A. 少灌少流，灌少于流

B. 多灌多流，灌多于流

C. 少灌少流，灌多于流

D. 多灌多流，灌少于流

E. 不灌不流

20. 休克时产生心肌抑制因子的主要器官为

A. 肺　　　　　　　B. 心脏

C. 肝　　　　　　　D. 脾

E. 胰腺

21. 休克早期最易受损的器官为

A. 肺　　　　　　　B. 心脏

C. 脑　　　　　　　D. 肝

E. 肾

22. 急性失血量占全身血量多少时，机体能通过代偿而不出现症状

A. <3%　　　　　　B. <6%

C. <10%　　　　　 D. <12%

E. <15%

23. 以下哪一种情况不会发生缺血-再灌注损伤

A. 输血输液后　　　B. 器官移植后

C. 溶栓疗法后　　　D. 冠状动脉搭桥后

E. 体外循环后

24. 以下哪一种项是缺血-再灌注损伤的主要机制

A. 钙超载

B. 自由基作用

C. 高能磷酸化合物缺乏

D. 白细胞作用

E. 无复流现象

25. 再灌注时氧自由基主要由以下哪一种细胞产生

A. 淋巴细胞　　　　B. 单核细胞

C. 中性粒细胞　　　D. 血管内皮细胞

E. 巨噬细胞

26. 休克时正确的补液原则为

A. 不必补液　　　　B. 需多少补多少

C. 失多少补多少　　D. 宁多勿少

E. 以上都不对

27. 再灌注时白细胞增多与以下何种物质增多有关

A. 激肽　　　　　　B. 补体

C. 前列腺素　　　　D. 白三烯

E. 组胺

28. 关于细胞凋亡的描述正确的是

A. 由严重损伤因素所致的细胞死亡

B. 是细胞主动的程序性死亡

C. 细胞凋亡的主要执行者是凋亡蛋白酶

D. 细胞凋亡后溶酶体破裂，形成炎症反应

E. 以上均不对

29. 以下不属于心力衰竭病因的是

A. 心脏前负荷过重　　B. 心脏后负荷过重

C. 心肌代谢障碍　　　D. 弥漫性心肌病

E. 体力负荷过重

30. 再灌注时发生钙超负荷与以下哪一项有关

A. 钙泵功能加强

B. 细胞膜外板与糖被膜分离

C. 细胞膜通透性减弱

D. 线粒体功能加强

E. 以上均不是

31. 在海平面条件下，诊断成年人呼吸衰竭的根据之一是

A. $PaO_2 < 5.3kPa$　　B. $PaO_2 < 6.67kPa$

C. $PaO_2 < 8.0kPa$　　D. $PaO_2 < 9.3kPa$

E. $PaO_2 < 10.6kPa$

32. 严重贫血导致心力衰竭的主要机制为

A. 心肌能量利用障碍

B. 心肌能量产生障碍

C. 兴奋-收缩耦联障碍

D. 心肌收缩蛋白破坏

E. 心室舒缩功能障碍

33. 心力衰竭时，下列选项中无代偿意义的是
 A. 心率加快　　　　B. 紧张源性扩张
 C. 正性肌力作用　　D. 肌源性扩张
 E. 心肌肥大

34. 急性心力衰竭时以下哪种代偿方式不可能发生
 A. 紧张源性扩张　　B. 心率加快
 C. 交感神经兴奋　　D. 血液重分布
 E. 心肌肥大

35. 心力衰竭的诱因为
 A. 感染　　　　　　B. 心律失常
 C. 妊娠分娩　　　　D. 输液过多过快
 E. 以上都是

36. 心脏向心性肥大的本质为
 A. 肌节的串联性增生　B. 肌节的并联性增生
 C. 心肌细胞数目增加　D. 心肌纤维长度加大
 E. 以上都不是

37. 右侧心力衰竭时不可能出现以下哪些变化
 A. 肝脾淤血　　　　B. 颈静脉怒张
 C. 胃肠道淤血　　　D. 肺淤血
 E. 下肢水肿

38. 导致限制性通气不足的原因是
 A. 呼吸中枢抑制　　B. 气道阻力增高
 C. 肺泡面积减少　　D. 肺泡壁厚度增加
 E. 肺内 V/Q 比例失调

39. 导致阻塞性通气不足的原因是
 A. 胸廓顺应性降低　B. 呼吸肌活动障碍
 C. 肺顺应性降低　　D. 气道阻力增加
 E. 弥散障碍

40. 关于肝性脑病的概念，说法正确的是
 A. 肝功能衰竭所致的昏迷
 B. 肝功能衰竭并发脑水肿
 C. 肝功能衰竭所致的神经症状
 D. 肝功能衰竭所致的精神错乱性疾病
 E. 肝功能衰竭所致的精神神经综合征

41. 呼吸衰竭通常指的是
 A. 血液运输氧的能力降低
 B. 空气中氧含量过低的结果
 C. 外呼吸功能障碍的结果
 D. 内呼吸功能障碍的结果
 E. 呼吸系统病变造成机体缺氧

42. 导致外源性肝性脑病的主要原因为
 A. 暴发性肝炎　　　B. 门脉性肝硬化

C. 急性药物中毒　　D. 原发性肝癌

E. 急性胆囊炎

43. 内源性肝性脑病的主要原因为
 A. 门脉性肝硬化　　B. 急性轻型肝炎
 C. 晚期血吸虫病　　D. 急性重型肝炎
 E. 慢性胆囊炎

44. 肝功能障碍时容易出血的原因是
 A. 血小板减少　　　B. 凝血因子产生减少
 C. 肝素产生增多　　D. 毛细血管壁受损害
 E. 纤溶酶产生增多

45. 严重肝病时，以下哪一种激素灭活不受影响
 A. 胰岛素　　　　　B. 雌激素
 C. 皮质激素　　　　D. 甲状腺激素
 E. 血管升压素

46. 对肝性脑病的发病机制解释比较全面的学说是
 A. 假性神经递质学说
 B. 氨中毒学说
 C. 综合学说
 D. γ－氨基丁酸学说
 E. 血浆氨基酸失衡学说

47. 肾前性急性肾衰竭的病因为
 A. 汞中毒　　　　　B. 肾血栓形成
 C. 急性肾小球肾炎　D. 休克
 E. 输尿管结石

48. 下列哪项不是肾性急性肾衰竭的临床特点
 A. 无尿　　　　　　B. 少尿
 C. 尿钠浓度降低　　D. 等渗尿
 E. 管型尿

49. 属于肝性脑病神经精神症状的是
 A. 睡眠障碍和行为失常
 B. 轻微性格和行为改变
 C. 精神错乱
 D. 昏迷
 E. 以上都有

50. 急性肾衰竭最严重的并发症为
 A. 水中毒　　　　　B. 高镁血症
 C. 高钾血症　　　　D. 氮质血症
 E. 代谢性酸中毒

51. 引起急性肾衰竭的原因为
 A. 急性溶血　　　　B. 急性肾缺血
 C. 急性肾中毒　　　D. 急性肾小球肾炎
 E. 以上均是

52. 以下哪一项变化不属于急性肾小管坏死性肾衰竭少尿期

A. 代谢性酸中毒   B. 水中毒

C. 高钾血症   D. 高钠血症

E. 高镁血症

53. 急性肾小管坏死性肾衰竭少尿期不会出现的是

A. 尿比重 >1.015

B. 尿渗透压 >250mmol/L

C. 尿电解质含量 >40mmol/L

D. 尿/血肌酐比值 >40 : 1

E. 尿蛋白含量（＋＋）

54. 慢性肾衰竭晚期钙磷代谢障碍表现为

A. 血磷升高，血钙正常

B. 血磷降低，血钙升高

C. 血磷正常，血钙升高

D. 血磷升高，血钙降低

E. 以上均不对

55. 急性肾衰竭发生的主要机制为

A. 肾小管阻塞   B. 肾小球滤过功能障碍

C. 原尿回漏入间质   D. 肾细胞肿胀

E. 肾内 DIC

56. 尿毒症脑病的发病原因为

A. 脑循环和脑代谢障碍

B. 血中尿毒症毒素蓄积

C. 水、电解质平衡失调

D. 代谢性酸中毒

E. 以上各种因素共同作用

57. 多系统器官衰竭时胃肠功能代谢改变包括

A. 肠出血   B. 胃出血

C. 胃黏膜损害   D. 肠腔内毒素入血

E. 胃肠道溃疡形成

58. 肾性骨营养不良的发病机制中不包括

A. 高血磷

B. 低血钙

C. 酸中毒

D. 甲状旁腺激素分泌减少

E. 1，25 － （OH)$_2$D$_3$合成减少

B 型题

（1~2 题共用备选答案）

A. 低渗性脱水   B. 等渗性脱水

C. 高渗性脱水   D. 低钠血症

E. 高钠血症

1. 腹泻后只饮水会出现

2. 尿崩症患者会出现

（3~4 题共用备选答案）

A. 微血管壁通透性升高

B. 毛细血管流体静压增高

C. 血浆胶体渗透压降低

D. 淋巴循环障碍

E. 肾小球滤过率降低

3. 急性肾小球肾炎引起的水肿会出现

4. 肝功能障碍引起的水肿会出现

（5~9 题共用备选答案）

A. 缓冲作用发挥最快

B. 缓冲能力较强

C. 缓冲能力最强

D. 缓冲能力最持久

E. 缓冲能力较弱

5. 在调节酸碱失衡中肾的缓冲调节作用

6. 在调节酸碱失衡中细胞的缓冲调节作用

7. 在调节酸碱失衡中血浆的缓冲系统

8. 在调节酸碱失衡中骨骼的缓冲调节作用

9. 在调节酸碱失衡中肺的调节作用

（10~12 题共用备选答案）

A. 微循环前阻力血管收缩

B. 微循环前阻力血管扩张

C. 微循环后阻力血管扩张

D. 外周阻力增高

E. 外周阻力降低

10. 低动力型休克时

11. 微循环淤血缺氧期时

12. 微循环缺血缺氧期时

（13~15 题共用备选答案）

A. 细胞凋亡不足

B. 细胞凋亡过度

C. 细胞凋亡不足与过度并存

D. 神经生长因子的作用

E. 以上都不是

13. 动脉粥样硬化的发病机制之一是

14. 某些神经元退行性疾病的主要发病机制之一是

15. 肿瘤的发生机制之一是

（16~17 题共用备选答案）

A. 心肌收缩力增强

B. 冠脉血流量增加

C. 心脏做功增加

D. 收缩期室壁张力增高

E. 舒张期室壁张力增高

16. 离心性心肌肥大的主要发生机制是

17. 向心性心肌肥大的主要发生机制是

(18~20题共用备选答案)

    A. 肾小球滤过功能障碍

    B. 近曲小管功能障碍

    C. 髓袢功能障碍

    D. 远曲小管功能障碍

    E. 集合管功能障碍

18. 尿液酸化障碍是由于

19. 氮质血症是由于

20. 肾性糖尿是由于

C型题

(1~2题共用备选答案)

    A. PaO_2下降

    B. PaO_2正常，PCO_2升高

    C. PaO_2下降，$PaCO_2$升高

    D. $PaCO_2$升高

1. 换气功能障碍的血气变化为

2. 通气功能障碍的血气变化为

(3~4题共用备选答案)

    A. 多巴胺   B. 去甲肾上腺素

    C. 二者均无   D. 二者均有

3. 苯乙醇胺的化学结构与上述哪种物质相似

4. 羟苯乙醇胺的化学结构与上述哪种物质相似

(5~6题共用备选答案)

    A. 激活凝血因子ⅩⅡ   B. 大量组织因子入血

    C. 二者均无   D. 二者均有

5. 重度休克引起DIC主要机制为

6. 宫内死胎引起DIC主要机制为

X型题

1. 低钾血症可引起

    A. 骨骼肌兴奋性降低   B. 心肌传导性升高

    C. 心肌兴奋性降低   D. 心肌自律性升高

    E. 平滑肌兴奋性降低

2. 缺氧初期心排血量增加的机制为

    A. 心肌收缩力增强   B. 心率加快

    C. 静脉回流增加   D. 呼吸运动增强

    E. 心肌耗氧量增加

二、填空题

1. 尽管引起休克的原因很多，但休克发生的始动环节是_____、_____、_____3个方面。

2. 疾病发生的基本机制包括_____、_____、_____、_____4个方面。

3. 正常血浆渗透压的范围是_____。

4. 代谢性酸中毒时，尿液酸度增高，主要是由于_____转化成_____造成的。

5. 血浆中HCO_3^-原发性减少，血浆中H_2CO_3继发减少，使二者比值保持在20：1，pH正常，此种情况称为_____；若二者比值<20：1，pH降低，此种情况称为_____。

6. 急性期反应蛋白中可作为评估疾病活动性的蛋白是_____。

7. 红细胞大量破坏时释放的红细胞素在DIC发病中的作用类似于_____。

8. 休克发展过程中按微循环变化分为3期，即_____、_____、_____。

9. 休克时细胞最易损伤的部位是_____，主要改变为_____。

10. 细胞从受到凋亡基因诱导作用到细胞凋亡的4个阶段是_____、_____、_____、_____。

11. 肝功能障碍表现在以下6个方面：_____、_____、_____、_____、_____、_____。

12. 启动内源性凝血系统的关键凝血因子是_____。

13. 心肌收缩性减弱的发生主要与_____、_____和_____有关。

14. 血氨升高引起肝性脑病的主要机制是_____。

15. 肝性脑病时血氨升高的原因主要是_____和_____。

16. 多系统器官衰竭的发病形式分为_____、_____。

三、判断题

1. 维生素B_2缺乏可引起口角炎、唇炎、舌炎、脂溢性皮炎、角膜炎、阴囊炎。

2. 各种原因引起肺通气障碍，CO_2呼出减少，可发生呼吸性酸中毒。

3. 严重呕吐患者可发生代谢性碱中毒。

4. 严重贫血引起的缺氧，患者发绀一般不明显。

5. 溃疡性结肠炎属于应激相关疾病。

6. 休克患者可有皮肤血管扩张、皮温升高的情况。

7. DIC病理过程的主要特征是凝血功能障碍。

8. 缺血-再灌注损伤可发生在各种组织器官。

9. 内毒素导致DIC是因为可激活ⅩⅡ因子，启动内源性凝血系统。

10. 急性缺氧和慢性缺氧均可导致外周血液红细胞和血红蛋白增多，其机制是相同的。

11. 缺血－再灌注损伤是指再灌注后引起的损伤。

12. 细胞凋亡与细胞的坏死均是细胞的死亡，二者无显著的差别。

13. 心肌肥大越明显，其收缩性越强。

14. 对Ⅱ型呼吸衰竭患者应给予低浓度、低流速氧吸入。

15. 肝性脑病时，血液中的氨进入脑内，干扰了脂肪酸的氧化，从而导致能量代谢障碍。

16. 中枢神经系统衰竭可表现为烦躁不安及昏迷。

17. 呼吸衰竭患者必定有动脉血氧分压的降低。

18. 血浆中芳香族氨基酸是指酪氨酸、色氨酸和亮氨酸等。

19. 反映氮质血症的最佳指标是血肌酐含量。

20. 多系统器官衰竭中补体的作用是吸引和激活白细胞，增高血管通透性。

四、名词解释

1. 阴离子间隙（AG）

2. 低渗性脱水

3. 反常性酸性尿

4. 水中毒

5. 实际碳酸氢盐

6. "CO_2"麻醉

7. 反常性碱性尿

8. 热惊厥

9. 心肌抑制因子（MDF）

10. 医源性应激

11. 弥散性血管内凝血（DIC）

12. 凋亡小体

13. 缺血－再灌注损伤

14. 心力衰竭

15. 端坐呼吸

16. 后负荷过重

17. 呼吸衰竭

18. 急性肾衰竭

19. 功能性肾衰竭

20. 内源性内毒素综合征

21. 肺性脑病

五、简答题

1. 简述机体内无机电解质的主要功能。

2. 体液疗法时补液量计算应包括什么？

3. 高血钾、高血氯与酸碱失衡有什么联系？为什么？

4. 简述引起代谢性酸中毒的原因。

5. 简述能刺激体内醛固酮分泌的因素。

6. 失血性休克会导致什么类型的缺氧？血氧指标有

何变化？

7. 简述酸中毒对机体的影响。

8. 为什么有时对产生应激反应的患者需要补充糖皮质激素？

9. 简述应激性溃疡的发生机制。

10. 发热过程分哪几个时相？各有什么特点？

11. 简述休克期微循环淤滞的机制。

12. DIC 按发生快慢分为哪几型？各型分别是由哪些疾病引起？

13. 简述 DIC 患者的主要临床表现。

14. 机体有哪些抗自由基防护系统？

15. 缺血－再灌注心律失常有哪些？发生机制是什么？

16. 白细胞在再灌注损伤中起什么作用？

17. 根据功能不同，凋亡相关基因可分为哪几类？

18. 简述心力衰竭发生的原因和诱因。

19. 慢性心力衰竭时体内血容量为什么会增加？

20. 简述细胞凋亡过程中细胞形态学变化。

21. 简述肺通气障碍的类型和原因。

22. 对Ⅰ型呼吸衰竭和Ⅱ型呼吸衰竭患者在氧疗方法上有何不同？为什么？

23. 肝功能障碍患者为什么容易出血？

24. 肝脏对激素的灭活功能减弱会产生哪些后果？

25. 产生肺内气体弥散障碍的原因有哪些？血气变化如何？

26. 简述慢性肾衰竭时贫血的发生机制。

27. 简述多系统器官衰竭的原因和诱因。

28. 简述急性肾功能不全的原因及分类。

29. 在多器官功能障碍综合征（MODS）中，内毒素具有哪些作用？

30. 简述急性肾衰竭并发高钾血症的发生机制。

31. 简述多器官功能障碍综合征（MODS）的发病机制。

第四节 药理学

一、选择题

A 型题

1. 药物产生不良反应的剂量为

  A. TD_{50} B. 中毒量

  C. 无效剂量   D. 极量

  E. 治疗剂量

2. 抗组胺药的作用为

  A. 破坏组胺   B. 减少组胺的释放

C. 拮抗组胺　　　　　　D. 与组胺竞争某些受体

E. 抑制肥大细胞生成

3. 药液漏出血管外，可导致局部缺血坏死的药物是
   - A. 肾上腺素　　　　　　B. 普萘洛尔
   - C. 去甲肾上腺素　　　　D. 异丙肾上腺素
   - E. 麻黄碱

4. 抗癌药物最常见的严重不良反应是
   - A. 神经毒性　　　　　　B. 肝脏损害
   - C. 胃肠道反应　　　　　D. 抑制骨髓
   - E. 脱发

5. 服用抗过敏药治疗过敏性疾病后不宜驾车的主要原因为
   - A. 可致头晕、眼花、全身麻木
   - B. 可致幻觉、精神错乱、眩晕
   - C. 引起定向力障碍
   - D. 可致视物模糊
   - E. 引起嗜睡

6. 对革兰阴性菌无效，对革兰阳性菌和厌氧菌有较好疗效的药物为
   - A. 克林霉素　　　　　　B. 吉他霉素
   - C. 红霉素　　　　　　　D. 万古霉素
   - E. 四环素

7. 阿托品不具有的作用是
   - A. 扩瞳
   - B. 解除胃肠平滑肌痉挛
   - C. 抑制腺体分泌
   - D. 便秘
   - E. 减慢心率

8. 激动药指的是药物与受体
   - A. 有弱亲和力，无内在活性
   - B. 有强亲和力，无内在活性
   - C. 无亲和力，有内在活性
   - D. 无亲和力，无内在活性
   - E. 有亲和力，有内在活性

9. 第二类精神药品一般每张处方不得超过几天的常用量
   - A. 3 天　　　　　　　　B. 5 天
   - C. 6 天　　　　　　　　D. 7 天
   - E. 14 天

10. 既是常用的局部麻醉药，又有抗心律失常作用的药物为
    - A. 普鲁卡因胺　　　　　B. 苯妥英钠
    - C. 利多卡因　　　　　　D. 胺碘酮
    - E. 罗哌卡因

11. 根据药物配伍禁忌，葡萄糖溶液中不能加入
    - A. 氯化钾　　　　　　　B. 维生素 B_{12}
    - C. 维生素 B_6　　　　　D. 维生素 C
    - E. 维生素 B_1

12. 新斯的明的药理作用特点为
    - A. 兴奋骨骼肌作用最强
    - B. 兴奋中枢作用最强
    - C. 促进腺体分泌作用最强
    - D. 兴奋胃肠平滑肌作用最强
    - E. 减慢心率作用最强

13. 某中年女性，由于频发房性早搏服用普萘洛尔治疗 2 个月，近日感病情好转而擅自停药，出现心慌，心律失常加重，此现象属于
    - A. 毒性作用　　　　　　B. 副作用
    - C. 停药反应　　　　　　D. 继发反应
    - E. 后遗效应

14. 抢救因溺水、麻醉意外引起的心脏停搏，最适宜选用的药物是
    - A. 间羟胺　　　　　　　B. 地高辛
    - C. 去甲肾上腺素　　　　D. 多巴胺
    - E. 肾上腺素

15. 苯二氮䓬类取代巴比妥类用于治疗失眠的主要原因为
    - A. 可减少觉醒次数
    - B. 可缩短入睡时间
    - C. 延长睡眠持续时间
    - D. 停药不易出现反跳性多梦
    - E. 可减少夜惊和夜游症

16. 高血压合并糖尿病患者宜首选
    - A. 钙通道阻滞药　　　　B. β受体拮抗药
    - C. α_1 受体拮抗药　　　D. 利尿药
    - E. 血管紧张素转化酶抑制药

17. 地高辛采用每日维持量给药法的原因是
    - A. 口服吸收完全，生物利用度高
    - B. 抗心力衰竭作用强于其他强心苷类药物
    - C. 部分经肝肠循环，作用维持时间长
    - D. 血浆蛋白结合率低，血药浓度高
    - E. 半衰期适中，短期内可达稳态血药浓度

18. 通过竞争醛固酮受体而发挥利尿作用的药物为
    - A. 乙酰唑胺　　　　　　B. 氨苯蝶啶
    - C. 氢氯噻嗪　　　　　　D. 呋塞米
    - E. 螺内酯

19. 他克林治疗阿尔茨海默病的机制为
    - A. 激动中枢的 M_1 胆碱受体

B. 激动中枢的多巴胺受体

C. 激动中枢兴奋性氨基酸受体

D. 抑制脑内 ACh 的再摄取

E. 抑制 AChE，增加脑内 ACh 的含量

20. 以下哪种类型的休克首选糖皮质激素治疗
   - A. 低血容量性休克
   - B. 感染中毒性休克
   - C. 过敏性休克
   - D. 心源性休克
   - E. 神经源性休克

21. 硫脲类抗甲状腺药的作用机制为
   - A. 抑制甲状腺激素的生物合成
   - B. 制甲状腺组织摄取碘
   - C. 直接破坏甲状腺组织
   - D. 抑制甲状腺激素的释放
   - E. 降解已合成的甲状腺激素

22. 奥美拉唑治疗消化性溃疡的作用机制为
   - A. 阻断胃泌素受体而减少胃酸分泌
   - B. 阻断 H_2 受体而减少胃酸分泌
   - C. 抑制 $H^+ - K^+ - ATP$ 酶而减少胃酸分泌
   - D. 阻断 M 受体而减少胃酸分泌
   - E. 中和胃酸，升高胃内容物 pH 值

23. 磺酰脲类降血糖药物的主要作用机制为
   - A. 拮抗胰高血糖素的作用
   - B. 促进葡萄糖降解
   - C. 妨碍葡萄糖在肠道吸收
   - D. 刺激胰岛 B 细胞释放胰岛素
   - E. 增强肌肉组织中糖的无氧酵解

24. 氨基糖苷类药物的抗菌作用机制为
   - A. 抑制细菌细胞壁合成
   - B. 抑制细菌蛋白质合成
   - C. 增加胞质膜通透性
   - D. 抑制二氢叶酸合成酶
   - E. 抑制 DNA 回旋酶

25. 普萘洛尔禁用于
   - A. 高血压
   - B. 心肌梗死
   - C. 室上性心动过速
   - D. 变异型心绞痛
   - E. 甲状腺危象

26. 青霉素 G 的主要抗菌作用机制为
   - A. 抑制细胞壁黏肽合成
   - B. 抑制 RNA 多聚酶
   - C. 抑制菌体蛋白质合成
   - D. 抑制二氢叶酸还原酶
   - E. 增加胞质膜通透性

27. 异烟肼抗结核作用的特点不包括
   - A. 对结核分枝杆菌有高度选择性

B. 抗菌作用强大

C. 穿透力强，可渗入纤维化病灶中

D. 结核分枝杆菌不易产生耐药性

E. 治疗量时不良反应较少

28. 治疗青霉素引起的过敏性休克首选
   - A. 地塞米松
   - B. 肾上腺素
   - C. 去甲肾上腺素
   - D. 多巴胺
   - E. 氯化钙

29. 适度阻滞 Na^+ 通道的药物为
   - A. 普鲁卡因胺
   - B. 利多卡因
   - C. 奎尼丁
   - D. 胺碘酮
   - E. 普罗帕酮

B 型题

（1~3 题共用备选答案）
   - A. 不良反应
   - B. 毒性反应
   - C. 后遗效应
   - D. 停药反应
   - E. 特异质反应

1. 先天遗传异常引起对药物的反应称为

2. 停药后血浆药物浓度降低至阈浓度以下时所残存的药理效应称为

3. 用药剂量过大或药物在体内蓄积过多发生的危害性反应称为

（4~5 题共用备选答案）
   - A. 克仑特罗
   - B. 氨茶碱
   - C. 异丙托溴铵
   - D. 倍氯米松
   - E. 色甘酸钠

4. 属于抗炎性平喘药的是

5. 选择性激动 β_2 受体而平喘的药物是

（6~7 题共用备选答案）
   - A. 肾上腺素
   - B. 麻黄碱
   - C. 异丙肾上腺素
   - D. 特布他林
   - E. 氨茶碱

6. 既能扩张支气管，又能减轻支气管黏膜水肿的药物是

7. 既能治疗支气管哮喘，又能治疗心源性哮喘的药物是

（8~9 题共用备选答案）
   - A. 强大的抗炎作用
   - B. 免疫抑制作用
   - C. 抗休克作用
   - D. 抗过敏作用
   - E. 刺激骨髓造血功能

8. 糖皮质激素治疗结核性脑膜炎是借助其

9. 糖皮质激素治疗类风湿关节炎主要是通过

C 型题

(1～2 题共用备选答案)

　　A. 毒性反应　　　　　　B. 副作用

　　C. 后遗效应　　　　　　D. 特异质反应

1. 应用伯氨喹治疗疟疾时，患者出现溶血性贫血和高铁血红蛋白血症，这种反应是

2. 给 3 岁幼儿每天肌注链霉素 1.0g，数天后患儿听力明显减退，这种反应是

(3～4 题共用备选答案)

　　A. 灰婴综合征　　　　　B. 肾损害

　　C. 二者均无　　　　　　D. 二者均有

3. 庆大霉素引起的严重不良反应是

4. 氯霉素引起的严重不良反应是

X 型题

1. 肝功能不全患者应慎用的蛋白结合率高的药物包括

　　A. 利多卡因　　　　　　B. 保泰松

　　C. 呋塞米　　　　　　　D. 维拉帕米

　　E. 苯妥英钠

2. 妊娠期妇女用药原则为

　　A. 禁止用试验性药物

　　B. 用药必须有明确的指征和适应证

　　C. 选用对胎儿危害较小的药物

　　D. 可用可不用的药物应尽量不用或少用

　　E. 用药必须注意孕周，严格掌握剂量、持续时间，病情控制后及时停药

3. 以下哪些情况应按假药论处

　　A. 未经批准进口的药物

　　B. 未经批准生产的药物

　　C. 变质药物

　　D. 被污染药物

　　E. 未取得批准文号的药物

4. 妊娠后期用药对胎儿的影响包括

　　A. 长期服用阿司匹林，可导致胎儿严重出血，甚至死胎

　　B. 使用华法林可导致胎儿严重出血

　　C. 叶酸拮抗药可导致颅面部畸形、腭裂等

　　D. 分娩前应用氯霉素可引起新生儿循环障碍和灰婴综合征

　　E. 临产期使用磺胺类药可引起红细胞缺乏葡萄糖 – 6 – 磷酸脱氢酶者溶血

5. 国务院药品监督管理部门对以下哪些药品在销售前或者进口时必须检验

　　A. 疫苗类药品

　　B. 首次在中国销售的药品

　　C. 血液制品

　　D. 用于血源筛查的体外诊断试剂

　　E. 国务院药品监督管理部门规定的其他生物制品

6. 诱发强心苷中毒的因素包括

　　A. 低钾血症　　　　　　B. 低氯血症

　　C. 高钙血症　　　　　　D. 低钠血症

　　E. 高钾血症

7. 特殊药品包括

　　A. 麻醉药品　　　　　　B. 精神药品

　　C. 医疗用毒性药品　　　D. 放射性药品

　　E. 抗癌类药品

8. 下列药物为保钾利尿药的是

　　A. 螺内酯　　　　　　　B. 阿米洛利

　　C. 呋塞米　　　　　　　D. 氨苯蝶啶

　　E. 氢氯噻嗪

9. 患者，女，34 岁，患有 2 型糖尿病，但胰岛功能尚存，开始饮食控制有效，后饮食控制无效，该患者应选用

　　A. 阿卡波糖　　　　　　B. 罗格列酮

　　C. 二甲双胍　　　　　　D. 格列本脲

　　E. 格列喹酮

二、填空题

1. 卡托普利主要通过抑制_____，使血管扩张而发挥降压作用。

2. 哌替啶又称_____，作用于中枢神经系统的阿片受体产生_____、_____作用。

3. 门（急）诊癌症疼痛患者和中、重度慢性疼痛患者开具的麻醉药品、第一类精神药品注射剂，每张处方不得超过_____天常用量；控缓释制剂，每张处方不得超过_____天常用量；其他剂型，每张处方不得超过_____天常用量。

4. 处方一般不得超过_____天用量；急诊处方一般不得超过_____天用量；对于某些慢性病、老年病或特殊情况，处方用量可适当延长，但医师应当注明理由。

5. 药物在体内起效取决于药物的_____和_____。作用终止取决于药物在体内_____。药物的消除主要依靠体内的_____及_____。多数药物的氧化在肝脏由_____促使其实现。

6. 多巴胺作用于多巴胺受体，可_____肾血管，_____肾血流量。

7. 抗菌药物疗程因感染不同而异，一般宜用至体温

正常、症状消退后＿＿＿＿＿＿＿小时。

8. 氢氯噻嗪常用于治疗＿＿＿＿＿＿和＿＿＿＿＿＿。

9. 氯丙嗪的降温特点是既降低＿＿＿＿＿＿体温，也降低＿＿＿＿＿＿体温。

10. 苯妥英钠是治疗癫痫＿＿＿＿＿＿发作的常用药物，但对＿＿＿＿＿＿发作无效。

11. 长春碱类抗肿瘤药作用于细胞周期的＿＿＿＿＿＿期，氟尿嘧啶作用于＿＿＿＿＿＿期。

12. 沙丁胺醇的平喘机制是选择性激动支气管的＿＿＿＿＿＿受体。

13. 强心苷类药物的主要不良反应是＿＿＿＿＿＿、＿＿＿＿＿＿和＿＿＿＿＿＿。

14. 法莫替丁抑制胃酸分泌的机制是阻断胃壁细胞的＿＿＿＿＿＿受体。

15. 应用磺胺嘧啶（SD）时，同服碳酸氢钠的目的是避免损伤＿＿＿＿＿＿。

16. 毛果芸香碱有＿＿＿＿＿＿瞳作用，机制是＿＿＿＿＿＿；去氧肾上腺素有＿＿＿＿＿＿瞳作用，机制是＿＿＿＿＿＿。

17. 治疗各型结核病的首选药是＿＿＿＿＿＿。

18. 吗啡的主要临床用途是＿＿＿＿＿＿、＿＿＿＿＿＿和＿＿＿＿＿＿。

19. 儿童发热首选安全有效的＿＿＿＿＿＿。

三、判断题

1. 药物相互作用包括协同作用和拮抗作用。

2. 婴幼儿禁用阿托品。

3. 对于呼吸心跳停止者，应用呼吸兴奋剂无益。只有在自主呼吸功能恢复后，为提高呼吸中枢兴奋性，才可以应用。

4. 度冷丁适用于各种剧痛、镇咳、麻醉前给药。

5. 新斯的明除抑制胆碱酯酶外，还可直接兴奋骨骼肌。

6. 布洛芬的解热镇痛作用强，可能引起胃肠道的不良反应。

7. 磺胺类药为广谱抗菌药物。

8. 甲强龙在感染性休克治疗中可大剂量长期使用。

9. 阿托品在麻醉前给药的目的是抑制腺体分泌，防止发生吸入性肺炎。

10. 血药浓度监测主要适用于急、危、重症患者。

11. 吗啡有镇痛、镇静和兴奋呼吸的作用。

12. 血管紧张素 I 转化酶抑制药降压作用明显，可用于治疗妊娠高血压。

13. 钙通道阻滞药扩张冠状动脉作用强，是治疗变异型心绞痛的首选药。

14. 糖皮质激素可降低机体的防御能力，导致感染扩散。

15. 磺酰脲类可用于胰岛功能丧失的糖尿病患者。

16. 第三代头孢菌素对 G^+ 菌的抗菌活性强于第一、二代头孢菌素。

17. 阿莫西林对耐药金黄色葡萄球菌引起的感染效果良好。

18. 新斯的明与毒扁豆碱均能抑制胆碱酯酶，故均用于治疗重症肌无力。

19. 氟喹诺酮类药物主要以原形从肾脏排出，适用于治疗泌尿道感染。

20. 胆碱受体激动药分为 M 型和 N 型，毛果芸香碱是通过激动 M 受体发挥作用。

21. 硫喷妥钠维持时间短，主要是因为其在肝脏代谢极快。

22. 阿司匹林和普萘洛尔禁用于支气管哮喘患者。

四、名词解释

1. 药物效应动力学

2. 血药浓度监测

3. 二重感染

4. 获得耐药性

5. TDM

6. 药物代谢动力学

五、简答题

1. 简述毛果芸香碱滴眼缩瞳药的主要临床应用。

2. 简述药物的不良反应的类型。

3. 哪些情况下手术前应考虑预防用药？

4. 简述地西泮的作用及其常见不良反应。

5. 为什么β受体拮抗药成为治疗慢性心力衰竭的常规用药？

6. 毛果芸香碱和毒扁豆碱治疗青光眼的机制有何不同？

7. 胰岛素的适应证有哪些？

8. 简述临床常用的抗休克血管活性药物及其用药过程中的注意事项。

9. 抢救过敏性休克为什么首选肾上腺素？

10. 简述地西泮的药理作用及临床用途。

11. 哌替啶（度冷丁）与吗啡有哪些不同？

12. 血管紧张素转换酶（ACE）抑制药（ACEI）为什么能降低血压？

13. 治疗心绞痛药时，为什么常将硝酸酯类与β受体拮抗药联合用药？

14. 药物可通过哪些途径抑制胃酸分泌？

15. 糖皮质激素的主要不良反应有哪些？

16. 临床常用的钙通道阻滞药对心血管系统的作用有哪些不同？
17. 半合成青霉素分几类？各类的主要特点是什么？
18. 哪些情况应考虑进行血药浓度监测？
19. 氟喹诺酮类药物的主要特点是什么？
20. 抗恶性肿瘤药是如何进行分类的？

第五节　医学微生物和免疫学

一、选择题

A 型题

1. 杀灭物体上所有微生物的方法称为
   - A. 无菌操作
   - B. 防腐
   - C. 无菌
   - D. 灭菌
   - E. 消毒

2. 以下细菌组中，哪一组可导致食物中毒
   - A. 蜡样芽孢杆菌、变形杆菌、金黄色葡萄球菌
   - B. 肉毒杆菌、结核分枝杆菌、伤寒沙门菌
   - C. 鼠伤寒沙门菌、破伤风梭菌
   - D. 产气荚膜杆菌、肺炎链球菌
   - E. 副溶血弧菌、布氏杆菌

3. H－O 变异属于
   - A. 鞭毛变异
   - B. 耐药性变异
   - C. 荚膜变异
   - D. 毒力性变异
   - E. 对理化因素的变异

4. 以下哪种抗原与抗体通常不能从血标本检测到
   - A. HBsAg
   - B. HBeAg
   - C. HBcAg
   - D. 抗－HBs
   - E. 抗－HBc

5. 决定 Ig 识别和结合抗原的功能区为
   - A. VL + VH
   - B. 铰链区
   - C. VL + CL
   - D. DH
   - E. CL

6. 注射破伤风抗毒素（TAT）的作用为
   - A. 中和白喉外毒素
   - B. 中和破伤风外毒素
   - C. 中和病毒
   - D. 中和所有的外毒素
   - E. 刺激人体产生抗毒素

7. 以下哪一类细胞产生 IgE
   - A. T 淋巴细胞
   - B. B 淋巴细胞
   - C. 肥大细胞
   - D. 巨噬细胞
   - E. 嗜碱性粒细胞

8. 细胞因子不包括
   - A. 趋化因子
   - B. IL－2
   - C. 干扰素
   - D. 血管内皮生长因子
   - E. 过敏素毒素

9. 在同种不同个体组织和细胞中存在的不同抗原被认为是
   - A. 同种异型抗原
   - B. 异嗜性抗原
   - C. 异种抗原
   - D. 相容性抗原
   - E. 共同抗原

10. Ⅲ型超敏反应重要病理学特征为
    - A. 巨噬细胞浸润
    - B. 红细胞浸润
    - C. 淋巴细胞浸润
    - D. 嗜酸性粒细胞浸润
    - E. 中性粒细胞浸润

11. 有关流脑的叙述，以下哪一项是不正确的
    - A. 主要通过飞沫传播
    - B. 主要致病因素为内毒素
    - C. 人为唯一的传染源
    - D. 暴发型以儿童罹患为主
    - E. 95% 以上由 B 群脑膜炎奈瑟菌引起

12. 以下不属于原核细胞型微生物的是
    - A. 衣氏放线菌
    - B. 螺旋体
    - C. 白色念珠菌
    - D. 立克次体
    - E. 肺炎支原体

13. 免疫活性细胞主要包括
    - A. T 细胞
    - B. K 细胞、NK 细胞
    - C. T 和 B 淋巴细胞
    - D. B 淋巴细胞
    - E. 吞噬细胞

14. T 细胞分化成熟的场所为
    - A. 骨髓
    - B. 胸腺
    - C. 淋巴结
    - D. 腔上囊
    - E. 脾

15. 以下不能引起脑膜炎的病原体是
    - A. 结核分枝杆菌
    - B. 脑膜炎奈瑟菌
    - C. 新型隐球菌
    - D. 钩端螺旋体
    - E. 白喉棒状杆菌

B 型题

（1～2 题共用备选答案）
   - A. BCR
   - B. MHC Ⅰ 类分子
   - C. MHC Ⅱ 类分子
   - D. MHC Ⅲ 类分子
   - E. TCR

1. 与 CD8 分子结合的配体为
2. 与 CD4 分子结合的配体为

C 型题

（1~2 题共用备选答案）

    A. 肥大细胞   B. NK 细胞

    C. 二者均无   D. 二者均有

1. 介导主要组织相容复合体（MHC）非限制杀伤的细胞为

2. 介导 I 型超敏反应的细胞为

X 型题

1. 以下哪些病原体可引起食物中毒

    A. 霍乱弧菌   B. 蜡样芽孢杆菌

    C. 肉毒杆菌   D. 黄曲霉

    E. 产气荚膜梭菌

2. 免疫三大标记技术是

    A. 酶免疫测定   B. 免疫荧光技术

    C. 放射免疫测定   D. 协同凝集

    E. 免疫电泳

3. B 细胞的辅助受体包括以下

    A. CD19   B. CD21

    C. CD25   D. CD81

    E. CD4

4. 病毒灭活的概念为

    A. 保留抗原性   B. 失去感染性

    C. 保留血凝特性   D. 保留细胞融合特性

    E. 保留遗传特性

5. 有关支原体描述正确的为

    A. 能够在无生命培养基上繁殖

    B. 没有细胞壁

    C. 世界上最小的微生物

    D. 归属于病毒

    E. 病原性支原体有肺炎支原体和解脲脲原体

6. 细菌的基本结构包括

    A. 细胞壁   B. 细胞膜

    C. 细胞质   D. 核质

    E. 细胞器

7. 以下不能引起人畜共患病的细菌是

    A. 布氏杆菌   B. 霍乱弧菌

    C. 梅毒   D. 白喉棒状杆菌

    E. 淋病奈瑟菌

8. 自然疫源性疾病的特点包括

    A. 节肢动物为传播媒介

    B. 自然界长期有病原体存在

    C. 发病有地方性

    D. 发病有季节性

    E. 局部地区突发性烈性传染病

9. 全身性细菌感染的类型有

    A. 毒血症   B. 菌血症

    C. 败血症   D. 内毒素血症

    E. 脓毒血症

10. 免疫的基本功能包括

    A. 免疫应答   B. 免疫防御

    C. 免疫记忆   D. 免疫监视

    E. 免疫自稳

11. 以下属于外周免疫器官的是

    A. 骨髓   B. 胸腺

    C. 淋巴结   D. 脾脏

    E. 黏膜相关淋巴组织

二、填空题

1. 噬菌体无_____，主要由_____和_____组成。

2. 布氏杆菌能引起_____，鼠疫耶尔森菌能引起_____，炭疽芽孢杆菌能引起_____。

3. 免疫系统由_____、_____和_____组成。

4. 能使人体发热的细菌产物是_____，其成分是_____。

5. 自身免疫反应如果达到一定强度以致能破坏_____并引起相应_____时，则称为自身免疫病。

6. 补体的激活途径有_____、_____和_____。

7. 培养病毒的方法有_____、_____、_____。

8. 革兰染色的四个步骤是_____、_____、_____、_____。

9. 细菌的生长规律分为_____、_____、_____和_____。

10. 完全抗原具有_____和_____两种性能。

三、判断题

1. 某些细菌的细胞壁受损和全部丢失，仍然能够存活。

2. 病毒属于非细胞型微生物。

3. 细菌迟缓期约数小时，细菌分裂迟缓，繁殖较少。

四、名词解释

1. 非特异性感染

2. 免疫耐受

3. MHC

4. 动物源性细菌

5. 细胞因子

6. 免疫应答

7. 自身抗原

五、简答题

1. 简述Ⅲ型超敏反应特点及其常见疾病。
2. 简述细菌合成代谢产物及意义。
3. 试述各型超敏反应的特点。
4. 简述补体的生物学作用。

第六节　生物化学

一、选择题

A 型题

1. 以下哪项代谢过程的细胞内定位不正确
   A. 胆固醇合成：胞液和内质网
   B. 酮体合成：线粒体
   C. 脂肪酸活化：胞液
   D. 三酰甘油：肝内质网
   E. G 氧化：细胞膜受体

2. 以下关于基因的论述不确切的是
   A. 基因是遗传信息的功能单位
   B. 正常情况下，所有细胞内的基因均处于活性状态
   C. 基因是具有特定核苷酸顺序的 DNA 片段
   D. 含外显子与内含子
   E. 遗传学上，基因是决定或编码某种蛋白质的 DNA 片段

3. 以下哪一项不是一碳单位
   A. —CHO
   B. —CH_3
   C. —CH＝NH
   D. —CH＝
   E. CO_2

4. 维系蛋白质一级结构的化学键是
   A. 盐键
   B. 疏水键
   C. 二硫键
   D. 肽键
   E. 氢键

5. 负责转运内源性三酰甘油的血浆脂蛋白为
   A. CM
   B. VLDL
   C. LDL
   D. HDL
   E. Lp（a）

6. 在以下物质中，脂肪酸合成的原料是
   A. 甘油和脂蛋白
   B. 丙酮酸
   C. 草酰乙酸
   D. 甘油和脂肪酸
   E. 乙酰 CoA

7. 有关 RNA 生物合成的描述正确的是
   A. 从 3′→5′延长 RNA 链
   B. 需要引物
   C. 由 σ - 因子辨认起始位点
   D. 由核心酶识别终止子
   E. 酶的活性与 Zn^{2+}无关

8. 以下哪条呼吸链是正确的
   A. NADH→CoQ→Cyt b→c_1→c→aa_3→O_2
   B. NADH→FAD（Fe－S）→CoQ→Cyt b→c_1→c→aa_3→O_2
   C. NADH→FAD（Fe－S）→CoQ→Cyt c→c_1→b→aa_3→O_2
   D. NADH→FMN（Fe－S）→CoQ→Cyt b→c_1→c→aa_3→O_2
   E. $FADH_2$→FMN（Fe－S）→CoQ→Cyt c_1→c→b→aa_3→O_2

9. 以下哪项不能由肠道菌合成
   A. 叶酸
   B. 吡哆醛
   C. 泛酸
   D. 生物素
   E. 维生素 C

B 型题

（1~2题共用备选答案）
   A. 必需基团
   B. 结合基团
   C. 催化基团
   D. 自由基
   E. 原子团

1. 与酶活性有关的基团称为
2. 与底物相结合的称为

C 型题

（1~2题共用备选答案）
   A. 饥饿患者
   B. 孕妇
   C. 二者均有
   D. 二者均无

1. 哪种情况下会出现氮正平衡
2. 哪种情况下会出现氮负平衡

X 型题

1. 终止密码指的是
   A. UAG
   B. UAA
   C. UGC
   D. UGA
   E. AUG

2. 以下选项，通过 G 蛋白耦联通路发挥作用的有
   A. 胰高血糖素
   B. 肾上腺素
   C. 甲状腺素
   D. 促肾上腺皮质激素
   E. 抗利尿激素

3. 翻译的特点有
   A. 起始密码子位于 mRNA 开放阅读框的 5′端
   B. 沿 mRNA 的 5′→3′方向进行

C. 终止密码位于 mRNA 开放阅读框的 3′端

D. 多肽链合成方向是从 C 端→N 端延伸

E. 需要消耗 ATP 和 GTP

4. 和动脉粥样硬化密切相关的血脂蛋白是

A. HDL　　　　　　　B. LDL

C. CM　　　　　　　D. VLDL

E. 以上均是

二、填空题

1. 在具有线粒体的生物中，典型的呼吸链有_____呼吸链和_____呼吸链。

2. 氨基酸在等电点时，主要以_____离子形式存在；在 pH＜pI 的溶液中，主要以_____离子形式存在；在 pH＞pI 的溶液中，主要以_____离子形式存在。

3. 生物体内生成 ATP 的两种方式分别是_____、_____。

三、判断题

1. 蛋白质分子中所有氨基酸（除 Gly 外）都是 L 构型。

2. 同工酶是一组结构和功能均相同的酶。

3. 在蛋白质生物合成过程中，是从 mRNA 的 3′端向 5′端翻译的。

4. 变性的蛋白质不一定沉淀，沉淀的蛋白质不一定变性。

5. 糖酵解的生理意义主要是在缺氧的条件下为生物体提供能量。

6. 肾脏是合成尿素的主要器官。

四、名词解释

1. 基因组

2. 半保留复制

3. 操纵子

4. 酶

5. 糖异生

五、简答题

1. 简述基因诊断与基因治疗的应用前景。

2. 简述染色体和染色体异常的定义。

第七节　卫生法规

一、选择题

A 型题

1. 以下哪种情况涉及强制诊疗关系

A. 一名精神病患者自愿接受医疗治疗

B. 一名过敏患者主动就诊寻求医疗帮助

C. 一名吸毒人员被强制送往戒毒所进行治疗

D. 一名感冒患者在家休息不主动就诊

E. 一名患有高血压的患者按时定期就诊

2. 以下哪种情况涉及无因管理关系

A. 医生在医院外无意中发现一名患者并对其进行治疗

B. 医生对一名有监护人在场的非急危患者进行诊疗行为

C. 医生对一名急危患者进行紧急治疗

D. 医生在院外发现一名患者并对其进行急救行为

E. 医生对一名行为能力正常的患者进行常规治疗

3. 以下哪种情况不会导致不予医师注册

A. 医师无民事行为能力或限制民事行为能力

B. 医师曾受刑事处罚但刑罚执行完毕已满二年

C. 医师的医师执业证书被吊销不满二年

D. 医师因定期考核不合格被注销注册不满一年

E. 被依法禁止从事医师职业的期限未满

4. 以下哪个疾病属于甲类传染病

A. 艾滋病　　　　　　B. 鼠疫

C. 肺结核　　　　　　D. 疟疾

E. 流行性感冒

5. 以下哪个疾病属于乙类传染病

A. 脊髓灰质炎　　　　B. 风疹

C. 流行性腮腺炎　　　D. 麻风病

E. 丝虫病

B 型题

（1~2 题共用备选答案）

A. 6　　　　　　　　B. 12

C. 24　　　　　　　D. 36

1. 甲类传染病在城镇地区需要在发现后的几个小时内进行报告

2. 乙类传染病在在乡村地区需要在发现后的几个小时内进行报告

C 型题

（1~2 题共用备选答案）

A. 中度残疾　　　　　B. 轻度残疾

C. 重度残疾　　　　　D. 明显人身损害

1. 哪种后果属于一级医疗事故

2. 哪种后果属于四级医疗事故

X 型题

1. 根据医学意见，应向夫妻双方提出终止妊娠的情况是

A. 胎儿患有严重遗传性疾病

B. 胎儿有严重缺陷

C. 孕妇有严重疾病，继续妊娠可能危及孕妇生命或健康

D. 夫妻双方均不愿意继续妊娠

E. 孕妇年龄较大，继续妊娠风险较高

2. 以下哪些符合献血法的规定

A. 献血者年龄必须在 18 至 55 岁之间

B. 每次采集血液量一般为 200ml，最多不得超过 400ml

C. 两次采集血液间隔期不得少于 6 个月

D. 无偿献血的血液可以用于买卖

E. 献血者可以是任何年龄段的人

3. 以下哪些行为在药品购销中是被禁止的

A. 药品生产企业给予医疗机构回扣或其他利益

B. 药品经营企业给予药品采购员财务或其他利益

C. 药品经营企业给予使用药品的医疗机构负责人财务或其他利益

D. 药品经营企业给予医师财务或其他利益

E. 执业医师在药品购销中收受财物或其他利益

4. 根据《刑法》第三百五十五条和第三百四十七条的规定，以下哪些行为是违法的

A. 从事生产、运输、管理、使用国家管制的麻醉药品、精神药品的人员向吸食、注射毒品的人提供国家规定管制的能够使人形成瘾癖的药品

B. 从事生产、运输、管理、使用国家管制的麻醉药品、精神药品的人员向走私、贩卖毒品的犯罪分子提供国家规定管制的能够使人形成瘾癖的药品

C. 从事生产、运输、管理、使用国家管制的麻醉药品、精神药品的单位向吸食、注射毒品的人提供国家规定管制的能够使人形成瘾癖的药品

D. 从事生产、运输、管理、使用国家管制的麻醉药品、精神药品的单位向走私、贩卖毒品的犯罪分子提供国家规定管制的能够使人形成瘾癖的药品

E. 从事生产、运输、管理、使用国家管制的麻醉药品、精神药品的单位及其相关人员涉及上述违法行为将受到相应处罚

5. 以下哪些是患者的权利

A. 生命健康权
B. 身体权
C. 财产权
D. 隐私权
E. 平等医疗保健权

二、填空题

1. 在医疗活动中，医疗机构及其医务人员应当将患者的病情、_____、_____等如实告知患者。

2. 遇有_____、_____、_____和_____等严重威胁人民生命健康的突发事件时，县级以上人民政府卫生健康主管部门根据需要组织医师参与卫生应急处置和医疗救治，医师应当服从调遣。

3. 社会医疗保险作为社会保障的一项内容，具有_____、_____、_____和_____等基本特征。

4. 被吊销医师执业证书不满_____年不予医师注册。

三、判断题

1. 对需要紧急救治的患者，医师应当采取紧急措施进行诊治，不得拒绝急救处置。

2. 医师应当使用经依法批准或者备案的药品、消毒药剂、医疗器械，采用合法、合规、科学的诊疗方法。

3. 参加新型农村合作医疗（新农合），是以村、镇个人为单位。

四、名词解释

1. 卫生行政救济

2. 医疗缺陷

五、简答题

1. 试述医师的权利。

2. 试述医师的义务。

3. 简述执业活动中，医师应当按照有关规定及时向所在医疗卫生机构或者有关部门、机构报告的情形。

4. 简述注销注册，废止医师执业证书的情况。

5. 简述医疗保险的基本概念。

6. 简述我国的卫生工作方针。

第八节　医学伦理学

一、选择题

A 型题

1. 以下各项中不属于医师权利的是

A. 对患者询问病情起因

B. 对患者的隔离权

C. 宣告患者的死亡权

D. 对患者实施"安乐死"的权利

E. 参加专业培训的权利

2. 应提倡的医患关系模式为

A. 指导 - 合作型

B. 主动 - 被动型

C. 共同参与型

D. 根据具体情况确定

E. 以上都不是

3. 人格的核心为

    A. 智力　　　　　　　B. 性格

    C. 能力　　　　　　　D. 气质

    E. 理想

4. 办事见异思迁，虎头蛇尾的人，其意志活动缺乏

    A. 果断性　　　　　　B. 自觉性

    C. 坚韧性　　　　　　D. 自制性

    E. 独立性

5. 情绪是由哪三个要素相互作用而形成的

    A. 情景、心境、条件反射

    B. 环境、心境、生理变化

    C. 情景、刺激、生理过程

    D. 认知、反应、结果评价

    E. 情景、认知、生理变化

B 型题

(1~2 题共用备选答案)

    A. 紧急情况下的治疗

    B. 长期治疗和慢性病管理

    C. 涉及重大决策和治疗选择的情况

    D. 医生主动决定治疗方案

    E. 患者被动接受治疗

1. 在医患关系中，指导－合作型模式适用于哪种情况

2. 在医患关系中，共同参与型模式适用于哪种情况

C 型题

(1~2 题共用备选答案)

    A. 及时原则　　　　　B. 有效原则

    C. 择优原则　　　　　D. 自主原则

1. 医务人员尽快地对疾病做出正确的诊断，主动地治疗，认真地对待疾病是

2. 医务人员学习和掌握科学的诊疗手段，认真地实施有效治疗，实事求是地判断治疗效果是

X 型题

1. 道德的特点有

    A. 规范性　　　　　　B. 稳定性

    C. 天赋性　　　　　　D. 社会性

    E. 层次性

2. 医患纠纷发生的原因有

    A. 医疗部门自身的缺陷

    B. 医疗纠纷调解行为的缺陷

    C. 社会舆论的缺陷

    D. 患者就医行为的缺陷

    E. 患者家属行为的缺陷

3. 在人体进行试验需要遵循

    A. 医学目的原则　　　B. 维护受试者的权利

    C. 受试者同意　　　　D. 随机对照原则

    E. 受试者利益最大化原则

4. 按照记忆的分类，以下哪些属于记忆的内容

    A. 形象记忆　　　　　B. 强迫记忆

    C. 逻辑记忆　　　　　D. 运动记忆

    E. 情绪记忆

二、填空题

1. 医疗工作的主体是_____。

2. 生育控制的方法主要包括_____、_____和_____。

3. 人格特征分为_____、_____和_____。

4. 对克隆人问题中国政府态度是_____、_____、_____、_____。

5. 人类需要的 5 个层次是_____、_____、_____、_____、_____。

6. 道德除有明显的阶级性外，同时具有其自身的以下特点：_____、_____、_____和_____。

三、判断题

1. 医学道德是永恒不变的。

2. 在医学人体实验中，对照实验使用安慰剂和进行双盲法试验，不必征得患者的同意。

3. 现代人工生殖技术"代孕"在我国是合法的。

4. 我国《医师法》规定，医师进行试验性临床医疗，应经医院批准，但不需征求患者本人或家属的同意。

5. 荨麻疹、偏头痛和抑郁症都是与心身障碍有关的疾病。

6. 患者有接受或拒绝或选择治疗方案的权利。

四、名词解释

1. 疾病

2. 健康

3. 职业道德

4. 智力下降

5. 患者

6. 临终

五、简答题

1. 简述患儿的分离性焦虑。

2. 简述医疗过失纠纷

3. 试述患者抑郁心理的常见原因。

4. 试述老年人常见的心理问题。

5. 临床诊治工作中的基本道德原则。

第二章 基本知识

第一节 诊断学

一、选择题

A 型题

1. 诊断的内容一般不包括
   A. 病因诊断　　　　　B. 病理诊断
   C. 解剖诊断　　　　　D. 预后诊断
   E. 基因诊断

2. 正常成人安静状态下脉率是
   A. 50~80 次/分　　　B. 60~80 次/分
   C. 60~90 次/分　　　D. 60~100 次/分
   E. 70~110 次/分

3. 腹痛位于右上腹部，并向右肩部放射，提示最可能的诊断为
   A. 阿米巴痢疾　　　　B. 肠炎
   C. 胃炎　　　　　　　D. 胆囊炎
   E. 胰腺炎

4. 需要紧急处理，但病种单纯的病例，按病例分型属以下
   A. A 型病例　　　　　B. B 型病例
   C. C 型病例　　　　　D. D 型病例
   E. E 型病例

5. 作为年龄推断的指标，以下哪项说法不正确
   A. 牙齿脱落大多数老年人均有
   B. 皮肤弹性随年龄增长而减低
   C. 头发变白肯定已属老年
   D. 角膜老年环见于 60 岁以上的老人
   E. 老年人大多肌肉萎缩松弛

6. 尿中含有的不使尿液相对密度增高的物质为
   A. 放射造影剂　　　　B. 右旋糖酐
   C. 尿素　　　　　　　D. 高蛋白质
   E. 高葡萄糖

7. 除以下哪项外，均属于入院记录范畴
   A. 再入院记录
   B. 入院记录
   C. 24h 内入出院记录
   D. 24h 内入院死亡记录
   E. 会诊记录

8. 慢性腹泻指的是病程超过
   A. 2 周　　　　　　　B. 3 周
   C. 1 个月　　　　　　D. 2 个月
   E. 3 个月

9. 反复发作的上腹部饭后疼痛，服碱性药物可缓解，提示
   A. 慢性胃炎　　　　　B. 消化性溃疡
   C. 胰腺炎　　　　　　D. 食管炎
   E. 胆囊炎

10. 转科记录中的转入记录由转入科室医师在患者转入后多长时间内完成
    A. 6 小时　　　　　　B. 24 小时
    C. 48 小时　　　　　D. 72 小时
    E. 8 小时

11. 以下关于第二性征的叙述哪项不正确
    A. 乳房发育及皮下脂肪
    B. 体毛和阴毛分布的特征
    C. 肌肉发达程度
    D. 皮肤色素分布
    E. 声音强弱和音调

12. 化学法粪便隐血试验，除愈创木酚法外，以下哪种食物前 3 天不必禁食
    A. 肉食　　　　　　　B. 动物血
    C. 猪肝　　　　　　　D. 含叶绿素食物
    E. 果酱

13. 新鲜尿液外观浑浊，加热后浑浊消失，其中可能含有的物质是
    A. 草酸盐　　　　　　B. 磷酸盐
    C. 尿酸盐　　　　　　D. 碳酸盐
    E. 脓尿

14. 尿液干化学分析仪检查蛋白质，主要检查的内容是
    A. 白蛋白　　　　　　B. 糖蛋白
    C. 轻链蛋白　　　　　D. β - 微球蛋白
    E. γ - 球蛋白

15. 以下哪项不属于诊断思维的注意问题
    A. 主要与次要　　　　B. 现象与本质
    C. 临床表现与主诉　　D. 局部与整体
    E. 典型与不典型

16. 正常人的肝上界位于
    A. 第 4 肋间　　　　　B. 第 5 肋间
    C. 第 6 肋间　　　　　D. 第 7 肋间
    E. 第 8 肋间

17. 疟疾常见的热型是
    A. 稽留热　　　　　　B. 弛张热
    C. 间歇热　　　　　　D. 波状热
    E. 不规则热

18. 桡反射受以下哪段神经根支配
    A. C5 ~ 6　　　　　　B. C6 ~ 7
    C. T1 ~ 2　　　　　　D. T3 ~ 4
    E. T5 ~ 6

19. 出现持续压榨性或者窒息性胸部闷痛，最可能的诊断为
    A. 急性心肌梗死　　　B. 食管炎
    C. 肋间神经痛　　　　D. 自发性气胸
    E. 心包炎

20. 以下属于透视缺点的是
    A. 从不同角度及方位观察器官的形态和功能状态
    B. 可以同时观察器官的形态和功能状态，立即得到检查结果
    C. 设备简单、操作方便
    D. 经济、省时
    E. 影像细节显示不够清晰

21. 病情危重，随时有生命危险，有循环、呼吸、肝、肾、中枢神经等多个系统衰竭病变者，按病例分型属哪种
    A. A 型病例　　　　　B. B 型病例
    C. C 型病例　　　　　D. D 型病例
    E. E 型病例

22. 对诊断动脉瘤最有价值的检查方法是
    A. CR　　　　　　　　B. DR
    C. MRI　　　　　　　 D. CT
    E. DSA

23. 经治医生完成患者出院记录的时间应该为
    A. 患者离院前　　　　B. 开具出院医嘱前
    C. 出院前一天　　　　D. 出院后 12 小时内
    E. 出院后 24 小时内

24. 急性脑梗塞首选的检查方法为
    A. DR　　　　　　　　B. CR
    C. CT　　　　　　　　D. MRI
    E. DSA

25. 最常见的发热的原因为
    A. 颅脑损伤

    B. 变态反应
    C. 无菌性坏死物质的吸收
    D. 内分泌与代谢障碍
    E. 感染

26. 以下不需要使用阳性对比剂的检查为
    A. 膀胱造影　　　　　B. 尿路造影
    C. 关节囊检查　　　　D. 胃肠道造影
    E. 神经系统造影

27. 病情稳定的慢性病患者要至少几天记录一次病程记录
    A. 3 天　　　　　　　B. 4 天
    C. 5 天　　　　　　　D. 6 天
    E. 7 天

28. 脑出血首选的检查手段为
    A. CR　　　　　　　　B. DR
    C. CT　　　　　　　　D. MRI
    E. DSA

29. 关于肺部比较叩诊的叙述，错误的为
    A. 叩诊顺序，由上至下，由前至后，左右对称比较叩诊
    B. 叩诊时应注意音响变化
    C. 叩前胸与侧壁时板指与肋间平行
    D. 叩肩胛间区板指与脊柱平行
    E. 叩肩胛下区时板指可任意放置

30. 中枢神经系统首选的检查方法是
    A. CR　　　　　　　　B. DR
    C. CT　　　　　　　　D. MRI
    E. DSA

31. 抬举性心尖冲动最常见于
    A. 心肌炎　　　　　　B. 肺心病
    C. 右室肥大　　　　　D. 高血压心脏病
    E. 心包积液

32. X 线摄影的基础是
    A. 电离效应　　　　　B. 穿透性
    C. 生物效应　　　　　D. 感光效应
    E. 荧光效应

33. 以下属于急性阑尾炎疼痛特点的是
    A. 左下腹痛　　　　　B. 转移性右下腹痛
    C. 阵发性腹痛　　　　D. 持续右下腹绞痛
    E. 下腹痛

34. 肝血色素沉着病的 CT 值为
    A. 0 ~ 50HU　　　　　B. -14 ~ 30HU
    C. 20HU　　　　　　　D. 86 ~ 132HU
    E. 60 ~ 80HU

35. 头面部阵发性电击样或者撕裂样疼痛，最可能的诊断为
    A. 偏头痛
    B. 三叉神经痛
    C. 脑供血不足
    D. 肌紧张性头痛
    E. 高血压

36. 乳腺检查，应用
    A. 普通摄影
    B. 放大摄影
    C. 荧光摄影
    D. 软线摄影
    E. 体层摄影

37. 检查发现患者胸廓的前后径等于横径，肋间隙增宽，应考虑的诊断为
    A. 鸡胸
    B. 扁平胸
    C. 正常胸廓
    D. 漏斗胸
    E. 桶状胸

38. 以下不属于低密度的组织结构为
    A. 呼吸道腔
    B. 膀胱尿液
    C. 脂肪组织
    D. 胃肠道气体
    E. 乳突气房

39. 与梅毒血清学试验无关的检验为
    A. USR
    B. ESR
    C. RPR
    D. VDRL
    E. TPHA

40. 有关尿微量清蛋白的说法，错误的是
    A. 超过尿蛋白正常范围的上限而定性方法又不能测出
    B. 用常规方法不能测出
    C. 可在隐匿型肾炎及肾炎恢复期尿中出现
    D. 是比较灵敏的早期发现肾损伤的指标
    E. 是指低分子量的蛋白

41. 尿液干化学分析仪检查白细胞和红细胞与显微镜检查白细胞和红细胞的关系
    A. 都有对应关系
    B. 都无对应关系
    C. 只红细胞有对应关系
    D. 只白细胞有对应关系
    E. 尿液浑浊时才有对应关系

42. 以下哪项不是常见诊断失误的原因
    A. 体查不细致、不全面
    B. 病史资料不完整、不准确
    C. 医学知识不足
    D. 主观臆断
    E. 患者欠合作

43. 有可能在尿中发现的是
    A. 蛲虫雌虫
    B. 蛔虫卵
    C. 阿米巴包囊
    D. 肝吸虫卵
    E. 血吸虫尾蚴

44. 以下红细胞增多情况，哪项与血液浓缩无关
    A. 反复腹泻
    B. 高山居民
    C. 连续呕吐
    D. 出汗过多
    E. 大面积烧伤

45. 尿液干化学分析仪检查白细胞，主要是检测
    A. 中性粒细胞
    B. 中性粒细胞+单核细胞
    C. 中性粒细胞+淋巴细胞
    D. 全部白细胞
    E. 全部粒细胞

46. 做尿液妊娠试验，灵敏度最低，且已被淘汰的方法为
    A. 胶乳凝集抑制试验
    B. 雄蟾蜍试验
    C. 单克隆酶免疫法
    D. 放射免疫法
    E. 红细胞凝集抑制试验

47. 以下为外生殖器的是
    A. 阴道
    B. 输卵管
    C. 子宫
    D. 卵巢
    E. 前庭

48. 青年女性患者停经之后突发剧烈腹痛，最可能的诊断为
    A. 急性肾盂肾炎
    B. 脾破裂
    C. 肝破裂
    D. 异位妊娠破裂
    E. 急性膀胱炎

49. 一咯血患者，胸片示右上肺阴影，首先应考虑的诊断为
    A. 肺癌
    B. 肺不张
    C. 肺炎
    D. 肺结核
    E. 肺脓肿

50. 某患者长期发热，皮肤、关节、心、肝、肾各方面都有病态表现时，以下可能性最大的诊断是
    A. 结核
    B. 风湿
    C. 肝炎
    D. 系统性红斑狼疮
    E. 肾脏疾病

B型题
（1~4题共用备选答案）
    A. 巴宾斯基征
    B. 奥本海姆征
    C. 夏达克征
    D. 戈登征
    E. 脑膜刺激征

1. 用叩诊锤柄沿足底外侧缘由后向前划至小趾跟部

转向内侧趾，拇趾背伸而其余四趾向背部扇形张开是

2. 用手以一定力量捏压腓肠肌，拇趾背伸而其余四趾向背部扇形张开是

3. 用竹签在外踝下方足背外缘，由后向前划至趾跖关节处，拇趾背伸而其余四趾向背部扇形张开是

4. 用拇指及示指沿患者胫骨前缘用力由上向下滑压，出现拇趾背屈，余四趾扇形展开者是

C 型题

（1~2 题共用备选答案）

    A. 皮肤呈"橘皮样"改变

    B. 皮肤回缩

    C. 近期出现乳头内缩

    D. 乳头分泌物

    E. 出血

1. 乳房检查中，常见于不同类型的炎症的是

2. 乳房检查中，可能提示肿瘤的存在的是

X 型题

1. 以下哪些项目属于循证医学的应用范围
    A. 制定卫生政策   B. 医疗管理
    C. 卫生技术评价   D. 指导临床实践
    E. 药物研究与应用

2. 儿科病史应包括
    A. 生产史   B. 喂养史
    C. 预防接种史   D. 生长发育史
    E. 生活史

3. 脑脊液中淋巴细胞增高可见于以下哪些情况
    A. 中枢神经系统真菌感染
    B. 中枢神经系统病毒感染
    C. 结核性脑膜炎
    D. 急性脑膜白血病
    E. 化脓性脑膜炎

4. 体温测量方法主要包括
    A. 口测法   B. 耳测法
    C. 腋测法   D. 肛测法
    E. 鼻测法

5. 临床思维的基本原则包括
    A. 首先考虑器质性疾病的诊断，然后考虑功能性疾病的原则
    B. 实事求是的原则，"一元论"原则
    C. 用发病率和疾病谱观点选择诊断的原则
    D. 首先考虑可治的疾病的原则，简化思维程序的原则
    E. 见病见人的原则

6. 以下属于深反射的有
    A. 肱三头肌反射   B. 肱二头肌反射
    C. 桡骨骨膜反射   D. 膝反射
    E. 跟腱反射

7. 以下哪些体征属于脑膜刺激征
    A. Kernig 征   B. Iasegue 征
    C. Brudzinski 征   D. Babinski 征
    E. Gordon 征

8. 综合的临床诊断应有
    A. 病理解剖诊断   B. 病因诊断
    C. 病理生理诊断   D. 疾病的分型与分期
    E. 并发症及伴发疾病诊断

9. 气管向健侧移位多见于
    A. 气胸   B. 胸膜粘连
    C. 肺不张   D. 大量胸腔积液
    E. 甲状腺明显肿大

10. 学习诊断学的要求，包括
    A. 熟悉常规实验室检查项目及临床意义
    B. 能独立进行有针对性的问诊，并以规范化手法进行有序的体格检查
    C. 熟悉正常心电图和异常心电图的图像分析
    D. 能将问诊及体格检查资料进行系统整理
    E. 能根据病史、体格检查、实验室及辅助检查、进行分析、做出初步诊断

11. 体格检查方法包括
    A. 触诊   B. 望诊
    C. 叩诊   D. 听诊
    E. 嗅诊

12. 气管向患侧移位多见于
    A. 大量胸腔积液   B. 肺不张
    C. 胸膜粘连   D. 气胸
    E. 甲状腺明显肿大

13. 常见的误诊、漏诊的原因包括
    A. 病史资料不完整、不确切
    B. 观察不细致或检验结果误差
    C. 先入为主、主观臆断
    D. 医学知识不足、缺乏临床经验
    E. 疾病的临床表现不同

14. 成人脊柱生理性弯曲有
    A. 胸曲   B. 颈曲
    C. 腰曲   D. 骶曲
    E. 侧曲

15. 属于诊断急性心肌梗死常用的血清酶是
    A. 肌酸激酶同工酶   B. 肌酸激酶

C. 乳酸脱氢酶　　　　D. 淀粉酶

E. 碱性磷酸酶

16. 对住院病历病史采集要求的内容包括

A. 一般项目

B. 现病史

C. 主诉

D. 既往史及系统回顾

E. 其他：个人史、婚姻史、月经史、家庭史等

二、填空题

1. 增强 MRI 较平扫可进一步提高诊断的_____和_____。

2. 常用的临床诊断方法有_____、_____、_____。

3. 急诊处方须在处方_____注明"急"字或_____，药量以_____天为限。

4. 正常人的胸廓横径与前后径之比是_____。

5. 病历采集的方法包括_____、_____、_____。

6. 医嘱系指_____在医疗活动中为诊治患者而下达的医学指令。

7. 医嘱内容的顺序为：_____、_____、_____、_____、_____、_____、_____。

8. 一般情况下，医师不得下达_____医嘱。因抢救危急患者需要下达_____医嘱时，护士应当复诵一遍。抢救结束后，医师应当_____补记医嘱。

9. 长期医嘱的有效时间_____h 以上，医师注明_____时间后即失效。临时医嘱有效时间在_____h 以内。指定执行的临时医嘱，应严格在_____时间内执行。临时备用医嘱（SOS 医嘱）：仅在_____h 内有效，过期尚未执行则_____。长期备用医嘱（PRN 医嘱），有效时间在_____h 以上，经治医师注明_____时间后方失效。

10. 甲胎蛋白是_____血清标志物之一。

11. 对疼痛的性质也应作有鉴别意义询问，如_____、_____、_____以及_____。

12. 正确诊断疾病的必备条件包括_____、_____、_____。

13. 手术安全核查记录需有_____、_____、_____三方核对，并签字。

14. 心肌梗死患者血液中肌酸激酶，发病后_____小时即开始增高。

15. 一般体格检查包括_____、_____、_____的检查。

16. WBC 正常参考范围是（4～10）×_____ /L。

17. 基本生命体征主要包括_____、_____、_____、_____。

18. 由于生理因素，血白细胞计数，一天最高值与最低值可相差_____。

19. 扁桃体肿大分为三度_____、_____、_____。

20. 询问患者主要症状时应包括_____、_____、_____、_____或_____的因素。

21. 腹部 CT 平扫前应禁食_____，并口服对比剂_____充盈显示肠曲。盆腔扫描应使_____。

22. 并发症是指因原发病的_____，导致_____、_____进一步损害。

23. 在疾病诊断过程中应首先考虑_____病与_____病。

三、判断题

1. 常用于流行病学体温监测的额温枪属电子体温计。

2. 主诉是包括患者此次疾病的发生、演变、诊疗等方面的详细情况。

3. 检查皮肤弹性常选用部位是腰背部。

4. 尿糖定量测定可用甲醛防腐。

5. 急诊病历书写就诊时间应当具体到分钟。

6. 伤寒患者血中未培养出伤寒沙门菌即不能确诊伤寒。

7. 直肠触痛，触及坚硬而凹凸不平的包块多为息肉。

8. 手术记录是指手术者书写的反映手术一般情况、手术经过、术中发现及处理等情况的特殊记录，应当在术后24h 内完成。不得由他人代写。

9. 疾病诊断过程中应尽可能以一种疾病去解释多种临床表现。

10. 新患者入院记录应在入院后24 小时完成。

11. 一般患者入院后，主治医师应在48h 内查房并记录，重症患者应在24h 内有查房记录。

12. 成年女性以腹式呼吸为主，成年男性以胸式呼吸为主。

13. 皮肤弹性检查，常检查手背及前臂内侧部位的皮肤。

14. 病历书写时出现错别字，可以用斜双线划掉。

四、名词解释

1. 暗示性提问

2. 尿渗透量

3. 正常体温

4. 直肠指检

5. 病理反射

6. 尿管型

五、简答题

1. 简述糖耐量减低的诊断标准。

2. 简述诊断学的意义和基本内容。

3. 医嘱单的书写要求。

4. 简述腹部浅部触诊的注意事项。

5. 简述脑膜刺激征阳性表现。

6. 简述淋巴结肿大的临床意义。

7. 简述白细胞计数增减的临床意义。

8. 嗜酸性粒细胞在什么病理情况下增多或减少？嗜酸性粒细胞计数可动态观察哪些疾病？

9. 试述红细胞沉降率测定的临床意义。

10. 简述尿胆原、尿胆红素在黄疸中的鉴别意义。

11. 试述血浆蛋白的生理功能。

12. 简述嗜碱性粒细胞增多的临床意义。

13. 简述诊断胰腺疾病的主要血清酶。

14. 试述常见的误诊、漏诊的原因。

15. 试述 DSA 检查常见的注意事项。

16. 磁共振检查的优点。

17. 试述临床思维的基本原则。

18. 简述常见的各种蛋白尿的形成原因。

第二节　内科学

一、选择题

A 型题

1. 消化性溃疡病最常见的并发症为

    A. 幽门梗阻　　　　B. 癌变

    C. 溃疡穿孔　　　　D. 出血

    E. 反流性食管炎

2. 目前确诊肺结核的主要方法为

    A. 胸部 X 线

    B. CT

    C. 结核菌素试验

    D. 纤维支气管镜检查

    E. 痰结核分枝杆菌检查

3. 对原发性肝癌早期诊断最有价值的指标变化为

    A. GGT 增高　　　　D. AKP 增高

    C. AFP 增高　　　　D. LDH 增高

    E. NAG 升高

4. 胃溃疡最好发的位置是

    A. 胃体　　　　　　B. 胃底

    C. 胃窦　　　　　　D. 胃大弯

    E. 胃小弯

5. 吸入性肺脓肿最常见的感染菌是

    A. 金黄色葡萄球菌　　B. 化脓性链球菌

    C. 克雷伯菌　　　　D. 真菌

    E. 厌氧菌

6. 与胃溃疡的发病关系最密切的细菌是

    A. 沙门菌　　　　　B. 大肠杆菌

    C. 幽门螺杆菌　　　D. 铜绿假单胞菌

    E. 嗜血杆菌

7. 给予肝性脑病患者肠道消毒剂最主要的目的是

    A. 减少真菌的繁殖

    B. 清除致病菌的毒素

    C. 抑制肠道细菌，减少氨的形成

    D. 预防原发性腹膜炎

    E. 防止继发性肠道感染

8. 伴癌综合征主要表现不包括

    A. 红细胞增多症　　B. 自发性低血糖症

    C. 高钙血症　　　　D. 类癌综合征

    E. 骨质疏松

9. 血清淀粉酶测定正确的是

    A. 超过正常值 2 倍即可确诊

    B. 起病后 6～12 小时开始升高

    C. 淀粉酶的高低与病情的严重程度相一致

    D. 发病后即刻升高

    E. 持续 1 周以上

10. 检查克罗恩病的最佳手段为

    A. 腹部超声　　　　B. X 线

    C. CT　　　　　　　D. MRI

    E. 结肠镜检

11. 缺铁性贫血缺铁期的实验室改变为

    A. 红细胞游离原卟啉增高

    B. 红胞形态为小细胞低色素性贫血

    C. 转铁蛋白饱和度 <15%

    D. 血清铁蛋白浓度降低，或骨髓中铁染色细胞外铁缺如，铁粒幼细胞减少或消失

    E. 血清铁降低

12. 我国肝硬化的主要病因为

    A. 病毒性肝炎

    B. 非酒精性脂肪性肝炎

    C. 慢性酒精中毒

D. 胆汁淤积

E. 肝静脉回流受阻

13. 单纯性甲状腺肿最常见的原因为

A. 缺碘

B. 碘过多

C. 桥本甲状腺炎后

D. 药物性甲状腺功能减退症

E. 先天性缺陷

14. 肾病综合征所致大量蛋白尿的阈值为

A. >1.5g/d   B. >2.5g/d

C. >3.5g/d   D. >4.5g/d

E. >5.5g/d

15. 对于短暂性脑缺血发作的临床特征，不应出现的是

A. 持续时间短暂，症状和体征在24小时内应完全消失

B. 恢复较快，一般仅遗留较轻的神经功能缺损

C. 发作突然

D. 常反复发作

E. 用小剂量阿司匹林治疗有效

16. 一旦确诊心脏骤停应立即采取的措施是

A. 找上级医师   B. 鼻导管给氧

C. 开放静脉   D. 进行心前区捶击

E. 安装人工起搏器

17. 重度至危重度哮喘患者，痰液黏稠咳不出来，以下最有效的祛痰方法为

A. 使用抗生素   B. 抽吸痰液

C. 用综合剂或氯化铵   D. 输液纠正失水

E. 纠正酸中毒

18. 以下不属于弥漫性肾小球肾炎范围的是

A. 系膜增生性肾小球肾炎

B. 系膜毛细血管性肾小球肾炎

C. 毛细血管内增生性肾小球肾炎

D. 轻微性肾小球肾炎

E. 新月体性和坏死性肾小球肾炎

19. 以下属于中枢淋巴器官的是

A. 胸腺   B. 淋巴结

C. 扁桃体   D. 淋巴组织

E. 脾

20. 活化的部分凝血活酶时间（APTT）延长见于以下哪种凝血因子缺乏

A. FⅨ   B. FⅦ

C. FV   D. FⅡ

E. FX

21. 成年男性的贫血标准是，Hb浓度

A. <120g/L   B. <110g/L

C. <100g/L   D. <90g/L

E. <80g/L

22. 常用的免疫抑制剂不包括

A. 秋水仙碱   B. 甲氨蝶呤

C. 环磷酰胺   D. 硫唑嘌呤

E. 长春新碱

23. 脑出血急性期的处理中错误的是

A. 降低颅内压   B. 控制脑水肿

C. 防止并发症   D. 协助患者取半坐卧位

E. 适当使用止血药

24. 幽门梗阻严重呕吐时可导致的电解质及酸碱平衡紊乱是

A. 低钾性碱中毒

B. 高钾代谢性酸中毒

C. 低氯低钾性碱中毒

D. 低氯高钾性酸中毒

E. 低氯性碱中毒

25. 胃食管反流病最常见的症状是

A. 烧心和反流   B. 腹胀

C. 腹痛   D. 呕血

E. 黑便

26. 治疗血友病A最有效的药物为

A. 白蛋白

B. 库存全血

C. FⅧ浓缩剂或克隆纯化FⅧ

D. 糖皮质激素

E. 达那唑

27. 急性肾盂肾炎的好发年龄为

A. 儿童   B. 中年男性

C. 青少年   D. 育龄女性

E. 老年人

28. 类风湿关节炎的主要病理改变为

A. 痛风结节   B. 滑膜炎

C. 关节炎   D. 关节强直

E. 关节腔积液

29. 急性粒细胞白血病诊断的最主要依据为

A. 骨痛

B. 外周血见到幼稚粒细胞

C. 肝脾大

D. 白细胞计数增高

E. 骨髓中原始及幼稚细胞比例明显增高

30. 血尿伴高血压最常见于
    A. 流行性出血热　　　B. 肾肿瘤
    C. 肾结核　　　　　　D. 肾小球肾炎
    E. 感染性心内膜炎

31. 呼吸系统疾病最常见的临床症状为
    A. 咳嗽　　　　　　　B. 咳血
    C. 咳痰　　　　　　　D. 呼吸困难
    E. 胸痛

32. 诊断为梗阻性肥厚型心肌病的患者，通常不宜应
    用的药物是
    A. 普萘洛尔　　　　　B. 地尔硫䓬
    C. 维拉帕米　　　　　D. 地高辛
    E. 地西泮

33. 以下哪项不是糖皮质激素使用的绝对禁忌证
    A. 重度高血压　　　　B. 青光眼
    C. 活动性肺结核　　　D. 骨质疏松
    E. 妊娠

34. 左心衰竭最早出现的症状为
    A. 咳痰　　　　　　　B. 咳嗽
    C. 夜间呼吸困难　　　D. 少尿
    E. 劳力性呼吸困难

35. 风湿性疾病主要累及
    A. 中枢神经系统　　　B. 胸部
    C. 颈部　　　　　　　D. 腹盆腔
    E. 骨骼肌肉系统

36. 诊断浅昏迷最有价值的体征为
    A. 对疼痛刺激有反应
    B. 无吞咽反射
    C. 角膜反射消失
    D. 能执行简单的命令
    E. 瞳孔对光反射消失

37. 合并有支气管哮喘的高血压患者，不宜使用以下
    哪种药物
    A. 美托洛尔　　　　　B. 非洛地平
    C. 依那普利　　　　　D. 拉西地平
    E. 氯沙坦

38. 诊断感染性心内膜炎的最重要方法为
    A. 血培养　　　　　　B. 胸部 X 片
    C. 心电图　　　　　　D. 超声心动图
    E. 细胞免疫学检查

39. 以下情况中不符合急性脊髓炎的临床表现为
    A. 病前常有呼吸道感染症状
    B. 大小便障碍
    C. 损害平面以下传导束型感觉障碍

D. 损害平面以下运动障碍
    E. 急性起病，早期出现肌张力增高，腱反射亢进

40. 以下不属于糖尿病微血管病变的为
    A. 视网膜病变
    B. 肾动脉硬化
    C. 糖尿病性神经病变
    D. 糖尿病肾病
    E. 糖尿病足

41. 以下哪项不是成人迟发性自身免疫性糖尿病的临
    床特点
    A. 不肥胖
    B. 开始临床表现与 2 型糖尿病相似
    C. 开始用口服降血糖药可控制血糖，但 1 年以后
       易发生对磺脲类药物继发性失效
    D. 血浆 C 肽水平低
    E. 早期易发生酮症酸中毒

42. 以下属于肽类激素的是
    A. 肾上腺素　　　　　B. 甲状旁腺素
    C. 甲状腺素　　　　　D. 去甲肾上腺素
    E. 多巴胺

43. 糖尿病基本临床表现不包括
    A. 多饮　　　　　　　B. 多尿
    C. 多食　　　　　　　D. 嗜睡
    E. 体重减轻

44. 某窦性心动过缓患者近年来晕厥 3 次，对于该患
    者，最安全而又简便协助诊断的方法是
    A. 窦房传导时间测定
    B. 心电图阿托品试验
    C. 动态心电图
    D. 希氏束电图
    E. 窦房结恢复时间测定

45. 患者，男，35 岁。急起发热，胸痛和气促 5 天，
    叩诊心界明显扩大，吸气时脉搏变弱。1 小时前
    呼吸困难急剧加重，心率 124 次/分，律齐，心音
    低远，血压为 60/45mmHg（8.0/6.0kPa），颈静
    脉怒张。以下最有效的抢救措施是
    A. 静脉注射毛花苷 C
    B. 肌内注射哌替啶
    C. 静脉滴注多巴胺与间羟胺
    D. 持续高浓度吸氧
    E. 心包穿刺减压

46. 患者，男，25 岁。近来感乏力、食欲不振、夜有
    盗汗，无慢性咳嗽史及肺结核史，X 线胸片检查
    发现右上肺一肋间有片状模糊阴影，内有小透亮

区，痰涂片发现抗酸杆菌。可诊断为

    A. 右上肺原发型肺结核，涂片（＋），复治

    B. 右上肺继发型肺结核，涂片（＋），初治

    C. 右上肺原发型肺结核，涂片（＋），初治

    D. 右上肺继发型肺结核，涂片（＋），复治

    E. 血行播散型肺结核，涂片（＋），初治

47. 患者，女，24 岁。患风湿性心脏病二尖瓣狭窄 4 年，近半个月出现游走性关节痛，气促。以下哪项最可能提示患者发生了风湿性全心肌炎

    A. 心尖区收缩期Ⅲ级杂音

    B. 心脏向双侧扩大

    C. 心包摩擦音

    D. 急性肺水肿发作

    E. 心电图 PR 间期延长

48. 患者，男，27 岁。血压 19/12kPa，大量尿蛋白，血浆清蛋白 25g/L。诊断为以下何种疾病的可能性大

    A. 急性肾炎　　　　B. 高血压肾小动脉硬化

    C. 隐匿性肾炎　　　D. 肾病综合征

    E. 慢性肾炎

49. 患者，女，25 岁。发现尿蛋白（＋）～（＋＋）、红细胞（＋），多次于上呼吸道感染后出现肉眼血尿，无水肿，无血压增高，肾功能检查正常。其诊断最可能为

    A. 慢性肾盂肾炎　　B. 慢性肾炎

    C. 隐匿性肾炎　　　D. 肾病综合征

    E. 急进性肾炎

B 型题

（1～2 题共用备选答案）

    A. 原发型肺结核　　B. 血行播散型肺结核

    C. 继发性肺结核　　D. 结核性胸膜炎

    E. 肺外结核

1. 成人常见的结核是

2. 儿童常见的结核是

（3～4 题共用备选答案）

    A. X 线　　　　　　B. B 超

    C. 静脉肾盂造影　　D. CT

    E. 肾活检

3. 急性肾小球肾炎诊断的金标准为

4. 慢性肾盂肾炎主要辅助检查为

（5～7 题共用备选答案）

    A. 退变性关节炎　　B. 类风湿关节炎

    C. 风湿热　　　　　D. 猩红热

    E. 系统性红斑狼疮

5. 以弥漫性结缔组织病为主的风湿性疾病

6. 以关节炎为主的风湿性疾病为

7. 与感染相关的风湿性疾病为

C 型题

（1～2 题共用备选答案）

    A. $PaO_2 < 60mmHg$（7.89kPa）

    B. $PaCO_2 > 50mmHg$（6.65kPa）

    C. 两者均有

    D. 两者均无

1. Ⅱ型呼吸衰竭可出现的情况是

2. Ⅰ型呼吸衰竭可出现的情况是

X 型题

1. 慢性支气管炎可分为

    A. 单纯型　　　　　　　　B. 混合型

    C. 喘息型　　　　　　　　D. 气肿型

    E. 慢性迁延型

2. 原发性心肌病包括

    A. 感染性心肌病　　　　　B. 限制型心肌病

    C. 扩张型心肌病　　　　　D. 肥厚型心肌病

    E. 以上均是

3. 室性期前收缩常见于

    A. 心肌病　　　　　　　　B. 冠心病

    C. 风湿性心脏病　　　　　D. 二尖瓣脱垂

    E. 高血压

4. 原发性肾小球疾病的临床分类包括

    A. 急进性肾小球肾炎

    B. 急性肾小球肾炎

    C. 慢性肾小球肾炎

    D. 肾病综合征

    E. 无症状性血尿或（和）蛋白尿

5. 恶性高血压的特点包括

    A. 头痛，视物模糊，眼底出血

    B. 发病急骤，多见于中、青年

    C. 仅有收缩压持续升高明显

    D. 肾损害突出，可出现肾功能不全

    E. 进展迅速，预后不佳

6. 尿胆原阳性可见于

    A. 中毒性肝炎　　　　　　B. 肝细胞性黄疸

    C. 溶血性黄疸　　　　　　D. 胆总管癌

    E. 再生障碍性贫血

7. 有关幽门螺杆菌的治疗正确的有

    A. 主张联合用药

    B. 单一抗生素能有效杀灭 Hp

    C. 难治性溃疡应确定 Hp 是否根除

D. 确定 Hp 是否根除应在治疗完成 4 周后进行

E. Hp 相关性溃疡均应抗 Hp 治疗

8. 贫血的治疗方法有

A. 药物治疗 　　B. 病因治疗

C. 脾切除 　　D. 输血

E. 骨髓移植

9. 血红蛋白尿的临床表现有

A. 全身无溶血的表现

B. 尿色呈红葡萄酒色

C. 尿液静置后有红色沉淀

D. 显微镜检无红细胞或少数红细胞

E. 振荡时呈云雾状

10. 深昏迷的特征性表现有

A. 肌肉松弛 　　B. 生命体征无变化

C. Babinski 征阳性 　　D. 角膜反射消失

E. 腱反射正常

11. 坐骨神经痛的临床表现包括

A. 疼痛位于臀部，并向股后部、小腿后外侧、足外侧放射

B. 沿坐骨神经走向放射性疼痛

C. 呈持续性钝痛，并有阵发性加剧

D. 可为刀割样或烧灼样痛，夜间常加重

E. 病变多为单侧性

12. 原发性癫痫的特点为

A. 脑内未发现器质性病变

B. 患病年龄较小

C. 以全面性发作较为常见

D. 可有部分性发作

E. 因大脑半球病变引起的癫痫发作

13. 下列哪些属于需要治疗的无症状细菌尿

A. 曾出现有症状感染者

B. 妊娠期无症状性菌尿

C. 学龄前儿童

D. 成年男性

E. 肾移植、尿路梗阻及其他有复杂情况者

14. 以下属于周围淋巴器官的是

A. 胸腺 　　B. 扁桃体

C. 淋巴结 　　D. 脾

E. 淋巴组织

15. 有关恶性淋巴瘤说法正确的是

A. 可转变为白血病

B. 原发部位可在淋巴结外

C. 霍奇金病常有嗜酸性粒细胞增多

D. 可发生自身免疫性溶血性贫血

E. 单独在骨髓中发现 R－S 细胞即可诊断

16. 典型的肾病综合征可出现

A. 低白蛋白血症

B. 大量蛋白尿（尿蛋白 > 3.5g/d）

C. 高脂血症

D. 水肿

E. 光过敏

17. 肥厚型心肌病的治疗原则为

A. 减轻心肌肥厚

B. 防止心动过速

C. 维持正常窦性心律

D. 减轻左室流出道狭窄

E. 抗室性心律失常

18. 有关急性胰腺炎腹痛特点说法正确的是

A. 常在饮酒和饱餐后发生

B. 胃肠解痉药可缓解疼痛

C. 少数可无腹痛

D. 可向腰背部呈带状放射

E. 疼痛在进食后可减轻

19. 过敏性紫癜临床表现有

A. 恶心、腹痛 　　B. 皮肤紫癜

C. 游走性关节肿痛 　　D. 血尿

E. 蛋白尿

20. 肾脏的生理功能主要包括

A. 调节水、电解质平衡

B. 排泄代谢废物

C. 内分泌功能

D. 调节酸碱平衡

E. 通过上述功能维持机体内环境的恒定

21. 腰穿的禁忌证包括

A. 腰椎外伤畸形合并颅内感染

B. 病毒性脑膜炎

C. 小脑肿瘤

D. 蛛网膜下腔出血

E. 腰部局部皮肤炎

22. 病毒性脑膜炎常见的症状为

A. 头痛 　　B. 发热

C. 脑膜刺激征 　　D. 全身中毒症状

E. 严重的脑实质受损的症状

23. 缺铁性贫血的病因为

A. 铁吸收障碍 　　B. 铁摄入不足

C. 铁纯度偏低 　　D. 铁丢失过多

E. 铁氧化过快

24. 糖尿病的治疗措施有

A. 饮食治疗 　　B. 健康教育

C. 体育锻炼　　　　　　D. 药物治疗

E. 胰岛素治疗

25. 以下有关类风湿关节炎的说法正确的是

A. 可出现类风湿性小结

B. 晨僵时间与病情活动无关

C. 不侵犯膝关节、踝关节等大关节

D. 晚期可能出现膝关节畸形

E. 最常累及的部位是腕关节、掌指关节、近端指间关节

26. 以下哪些快速性心律失常治疗中首选电复律

A. 心室扑动

B. 心室颤动

C. 心房颤动伴预激综合征及血压下降

D. 快速性室性心动过速伴血压下降

E. 室上性心动过速

27. 原发性肝癌伴癌综合征的表现包括

A. 伴低钙血症　　　　　B. 伴红细胞增多症

C. 伴高血糖　　　　　　D. 伴高胆固醇症

E. 伴血小板增多症

28. 有关痛风的叙述，正确的有

A. 血尿酸增高就会有痛风

B. 痛风石是痛风特征性损害

C. 痛风多见于体型肥胖的中老年人和绝经期妇女

D. 痛风肾病指明显的高尿酸血症引起的急性梗阻性肾病

E. 痛风肾病指尿酸盐沉积于肾髓质，导致的慢性肾间质炎症

29. 以下对脑血栓形成的描述错误的是

A. 活动中发病较多

B. 脑脊液无色透明

C. 发病年龄多在 60 岁以上

D. 颅内压增高明显

E. 因其起病速度较快，故多数患者意识障碍较重

30. 能造成心脏功能受损的疾病有

A. 糖尿病　　　　　　　B. 高血压

C. 冠心病　　　　　　　D. 消化性溃疡

E. 急性肾衰竭

31. 以下有关真性红细胞增多症叙述正确的为

A. 脾脏变大

B. EPO 降低

C. 血清维生素 B_{12} 降低

D. 白细胞和血小板增多

E. 骨髓细胞外铁和铁粒幼细胞增多

32. 急性心肌梗死患者听诊心脏时，可有的体征包括

A. 胸骨左缘第 3～第 4 肋间收缩期杂音

B. 心包摩擦音

C. 心尖区收缩中晚期喀喇音

D. 第四心音

E. 心尖区第一心音增强

33. 以下疾病中，与造血干细胞受损有关的有

A. 阵发性睡眠性血红蛋白尿

B. 再生障碍性贫血

C. 骨髓增生异常综合征

D. 急性非淋巴细胞白血病

E. 原发性血小板增多症

34. 肝硬化常见的并发症包括

A. 电解质和酸碱平衡紊乱

B. 食管 – 胃底静脉曲张破裂出血

C. 原发性肝细胞癌

D. 肝肾综合征

E. 肝性脑病

35. 胃液分析结果表明，胃酸缺乏可见于

A. 慢性 B 型萎缩性胃炎

B. 慢性 A 型萎缩性胃炎

C. 慢性浅表性胃炎

D. 胃癌

E. 胃溃疡

36. 长期应用激素的患者易出现的表现有

A. 药物性糖尿　　　　　B. 感染

C. 骨质疏松　　　　　　D. 股骨头无菌性坏死

E. 皮肤紫癜

37. 抗甲状腺药物的不良反应包括

A. 血小板减少　　　　　B. 皮疹

C. 粒细胞减少　　　　　D. 中毒性脑病

E. 中毒性肝病

38. 周围血涂片中出现幼红细胞的疾病有

A. 脾功能亢进　　　　　B. 急性粒细胞白血病

C. 再生障碍性贫血　　　D. 骨髓纤维化

E. 血友病

39. 以下属于急性主动脉关闭不全的病因的是

A. 人工瓣膜撕裂　　　　B. 主动脉夹层

C. 感染性心内膜炎　　　D. 风心病

E. 主动脉根部扩张

40. 下列哪几项可确诊尿路感染

A. 尿路感染的确诊只能确立在尿细菌定量培养的基础上

B. 只有膀胱穿刺尿做细菌定性培养，才能确诊

C. 只要清洁中段尿和导尿培养出有细菌生长，即

可确诊

D. 如果 2 次中段尿培养均为 $10^5/mL$，且为同一菌种，即使无感染症状，也能确诊

E. 尿细胞培养含菌量 ≥ $10^4/mL$，即可确诊

41. 以关节炎为主的风湿性疾病包括
    A. 强直性脊柱炎　　　B. 类风湿关节炎
    C. 反应性关节炎　　　D. 银屑病关节炎
    E. 风湿热

42. 关于阵发性室上性心动过速的治疗，以下说法正确的是
    A. 腺苷快速静脉注射
    B. 米力农静脉注射
    C. 艾司洛尔静脉注射
    D. 洋地黄静脉注射
    E. 维拉帕米静脉注射

43. 肾病综合征并发急性肾功能衰竭的机制包括
    A. 大剂量应用糖皮质激素导致
    B. 血容量减少导致尿液减少
    C. 水电解质代谢紊乱
    D. 大量蛋白管型阻塞肾小管
    E. 肾间质高度水肿

44. 脑血栓形成急性期的治疗方法可选用
    A. 尼莫地平拮抗细胞内钙超载
    B. 抗血小板黏附聚集
    C. 头部或全身亚低温治疗
    D. 降纤酶降纤治疗
    E. 用依达拉奉清除氧自由基

45. 系统性红斑狼疮神经系统常见的症状包括
    A. 癫痫　　　　　　　B. 头痛
    C. 抽搐　　　　　　　D. 精神异常
    E. 周围神经病变

46. 以下有关慢性肾小球肾炎的描述正确的是
    A. 病情迁延，病变缓慢
    B. 蛋白尿、血尿、高血压、水肿为基本表现
    C. 最终发展为慢性肾衰竭
    D. 是一组疾病
    E. 疾病表现呈多样性

47. 急性肾衰竭患者需要采取透析治疗的指征有
    A. 严重的代谢性酸中毒
    B. 高钾血症
    C. 严重脑病
    D. 心包炎
    E. 呼吸困难

48. 以下对高血压动脉硬化性脑出血急性期血压处理

正确的有
    A. 快速降压　　　　　B. 首选氯丙嗪注射
    C. 缓慢降压　　　　　D. 降至正常血压数值
    E. 降压速度不宜过快，根据情况确定最佳水平

二、填空题

1. 肺结核化疗的原则是 _____、_____、_____、_____、_____。

2. 特发性血小板减少性紫癜患者脾切除的适应证为 _____、_____、_____。

3. 按 0～5 级分级法检查时，患者的肢体能对抗地心引力而抬离床面，但不能对抗阻力者，肌力为 _____ 级。

4. 高血压危象患者，需迅速有效地控制血压，首选药物为 _____。

5. 患者于肌内注射青霉素后突然晕厥，皮肤湿冷，脉搏不可扪及，抢救时首先应用 _____。

6. 社区获得性肺炎最常见病原体是 _____、_____、_____、_____、_____。

7. 脑出血急性期的治疗原则是 _____，_____，_____。

8. 多器官功能障碍综合征（MODS）是指 _____ 的器官或系统发生功能障碍。

9. 肾上腺皮质激素增多时可刺激胃酸分泌 _____，胃黏液 _____。

10. 肝肾综合征的主要临床表现是 _____、_____、_____、_____。

11. 外周血白细胞数持续低于正常值（成人）_____ 时称白细胞减少。当中性粒细胞绝对值低于 _____ 时称为粒细胞减少症；低于 _____ 时称为粒细胞缺乏症。

12. 淋巴瘤共同的临床表现是 _____，可伴发热、消瘦、盗汗及瘙痒等全身症状。

13. 耐多药肺结核指 _____。

14. 重症肌无力的治疗药物中，常用的胆碱酯酶抑制药有 _____。

15. 听诊梗阻性肥厚型心肌病患者，主要为在 _____ 部位闻及 _____ 期粗糙杂音；触诊常可于该区扪及 _____ 期。

16. 多发性骨髓瘤 3 种 X 线表现为骨质疏松、_____ 及 _____。

17. 治疗三叉神经痛的首选药物为 _____。

18. 急性广泛前壁心肌梗死患者，于起病后 3 天在心尖区听到 Ⅲ 级收缩期杂音，应考虑合并 _____。

19. 脑出血的病因主要是_____。

20. Graves病眼征中_____是重要而较特异的体征之一。

21. 肾炎综合征临床特点为_____、_____、_____。

22. 腔隙性脑梗死是指脑深部小血管闭塞后所致软化灶内的坏死组织被清除后而遗留下小的囊腔，此腔直径在_____mm以内。

23. 治疗癫痫持续状态的药物首选_____。

24. 脑电图检查对_____的诊断最有价值。

25. 脑出血患者治愈后多数留有不同程度的后遗症，如_____、_____、_____等。

26. 心肌氧耗的多少取决于_____、_____和_____。

27. 诊断急性白血病，临床上主要依靠_____。

三、判断题

1. 原发性三叉神经痛为闪电样疼痛，每次发作时长仅数秒至2分钟，常伴有其他脑神经麻痹的症状和体征。

2. 类风湿关节炎的主要病理改变为滑膜炎，表现为滑膜增生和炎症细胞浸润。

3. 预激综合征患者突发阵发性室上性心动过速，可首选毛花苷C或普萘洛尔静脉注射治疗。

4. 脑血栓形成最常见的病因为脑动脉粥样硬化。

5. 支气管造影是目前明确支气管扩张的首选检查。

6. 呼吸功能$FEV_1 < 60\%$，最大通气量低于预计值的80%，对慢性阻塞性肺疾病的诊断有重要意义。

7. 肾活检一般只穿刺一侧肾脏，对肾小球疾病、肾小管间质性疾病和部分全身性疾病肾损害准确率很高。

8. 蛛网膜下腔出血患者的主要体征为脑膜刺激征。

9. 重症胰腺炎起病2～3周后，出现高热、腹痛、出现上腹肿块和中毒症状等临床表现，是由于胰腺及胰周坏死继发感染而形成假性囊肿。

10. 重度二尖瓣狭窄最严重的并发症是急性肺水肿。

11. 肾主要生理功能是排泄代谢产物及调节水、电解质和酸碱平衡，维持机体内环境稳定。

12. 高血压早期无明显病理改变，主要累及心脏和血管。

13. 神经源性膀胱主要是由于支配膀胱的神经功能障碍。

14. 急性溶血的开始症状是腰背及四肢酸痛、头痛、呕吐、寒战、高热等。

四、名词解释

1. 阵发性睡眠性血红蛋白尿

2. 肾病综合征

3. 皮质盲

4. 中心性发绀

5. 心电图负荷试验

6. 垂体性侏儒症

五、简答题

1. 简述可以导致肾盂肾炎反复发作的原因。

2. 简述耐多药结核（MDR－Tb）和超级耐多药结核（XDR－Tb）的定义及耐多药结核的治疗原则。

3. 简述肺结核化学治疗原则和常用化学治疗方法。

4. 简述多发性骨髓瘤诊断依据。

5. 试述血尿患者尿三杯试验的临床意义。

6. 试述肺结核的临床表现。

7. 简述巨幼细胞贫血的治疗。

8. 试述胃癌的治疗。

第三节　外科学

一、选择题

A型题

1. 导致休克时少尿或无尿的主要原因为
   - A. 肾血流锐减
   - B. 饮水量太少
   - C. 酸中毒
   - D. 肾上腺分泌醛固酮增加
   - E. 血液黏度增加

2. 小肝癌指的是直径小于
   - A. 1cm
   - B. 2cm
   - C. 3cm
   - D. 4cm
   - E. 5cm

3. 以下哪种状况不宜做血液透析
   - A. 严重休克低血压
   - B. 呕吐
   - C. 恶心
   - D. 嗜睡
   - E. 严重水肿

4. 哪一项不属于移植前组织配型检查
   - A. ABO血型相容试验
   - B. 混合淋巴细胞培养
   - C. HLA配型
   - D. 检测PrA抗体水平
   - E. 术前各种生化检查

5. 休克代偿期指的是
   - A. 昏迷前期
   - B. 微循环收缩期
   - C. 微血管扩张期
   - D. 微循环衰竭期
   - E. 低血压期

6. 休克时患者的体位应是
   A. 头低足高位
   B. 半卧位
   C. 头与下肢分别抬高 10°~30°
   D. 头高足低位
   E. 侧卧位

7. 休克指数为 1.0 时，估计失血量是
   A. 1500~2500mL
   B. 1000~1500mL
   C. 500~1500mL
   D. 2500~3500mL
   E. 血容量基本正常

8. 骨盆骨折最危险的并发症为
   A. 骨盆腔内出血
   B. 尿道断裂
   C. 膀胱破裂
   D. 骶丛神经损伤
   E. 直肠损伤

9. 有关黑色素瘤的叙述，以下哪一项正确
   A. 早期可行冷冻治疗
   B. 恶性程度高
   C. 不受妊娠干扰
   D. 血行转移而常无淋巴转移
   E. 早期局部切除可根治，不会复发

10. 关于血液透析患者饮食的叙述，以下哪一项不合适
    A. 足量维生素
    B. 高蛋白
    C. 适当限制钠盐
    D. 高钾
    E. 清淡易消化

11. 氨水洗手的浓度是
    A. 1:500
    B. 1:1000
    C. 1:1500
    D. 1:2000
    E. 1:5000

12. 等渗性缺水，纠正缺水过程中应注意补
    A. 钠
    B. 镁
    C. 钙
    D. 钾
    E. 氯

13. 酸碱平衡的调节主要
    A. 肾脏功能调节
    B. 以呼吸系统调节为主
    C. 以血液缓冲系统调节为主
    D. 靠以上三者共同作用
    E. 靠抗利尿激素与醛固酮的作用

14. 破伤风患者静脉滴注大量 TAT 的目的为
    A. 抑制破伤风杆菌生长
    B. 控制和解除痉挛
    C. 减少毒素的产生
    D. 中和游离的毒素
    E. 中和游离与结合的毒素

15. 左侧小脑幕裂孔疝的典型临床表现为
    A. 昏迷、左侧瞳孔散大、左侧肢体偏瘫
    B. 昏迷、左侧瞳孔散大、右侧肢体偏瘫
    C. 昏迷、右侧瞳孔散大、左侧肢体偏瘫
    D. 昏迷、右侧瞳孔散大、右侧肢体偏瘫
    E. 昏迷、双侧瞳孔散大、去皮质强直发作

16. 格拉斯哥（GCS）计分法以下哪一项是错误的
    A. 总分越低表示意识障碍越重
    B. 总分最低 3 分，最高 15 分
    C. 总分越高则预后越好
    D. 总分在 8 分以上表示已有昏迷
    E. 总分由低分向高分转化，说明病情在好转

17. 张力性气胸的主要诊断依据为
    A. 呼吸困难
    B. 纵隔向健侧移位
    C. 皮下气肿
    D. 肺萎缩
    E. 胸腔内压超过大气压

18. 肺癌的好发部位是
    A. 左上肺
    B. 左下肺
    C. 右上肺
    D. 右中肺
    E. 右下肺

19. 食管癌的早期临床表现为
    A. 吐黏液样痰
    B. 进行性吞咽困难
    C. 吞咽哽噎感
    D. 乏力
    E. 消瘦

20. 闭合性肾损伤患者须绝对卧床的时间为
    A. 血尿消失后
    B. 疼痛明显减轻
    C. 腰部肿块不继续增大
    D. 2~4 周
    E. 休克纠正后

21. 泌尿外科疾病中，哪一类疾病常不伴有血尿
    A. 泌尿系统感染
    B. 泌尿系肿瘤
    C. 原发性醛固酮增多症
    D. 泌尿系结石
    E. 泌尿系外伤

22. 哪一项是骨折的专有特征
    A. 肿胀
    B. 局部瘀斑
    C. 功能障碍
    D. 反常活动
    E. 局部压痛

23. 股骨颈骨折晚期最常见的并发症为
    A. 创伤性髋关节炎
    B. 坠积性肺炎
    C. 髋关节僵硬
    D. 压疮及泌尿系感染
    E. 股骨头缺血性坏死

24. 防治烧伤休克的主要措施为
    A. 保暖
    B. 创面处理
    C. 镇痛镇静
    D. 补液治疗
    E. 多饮水

25. 以下哪一项不属于热烧伤
    A. 蒸汽烫伤
    B. 热水烫伤
    C. 火焰烧伤
    D. 电烧伤
    E. 沸油烫伤

26. 适于采用包扎疗法的烧伤创面为
    A. 会阴部烧伤
    B. 面颈部浅度烧伤
    C. 四肢浅Ⅱ度及深Ⅱ度烧伤
    D. 四肢高压电接触伤
    E. Ⅲ度烧伤

27. 高渗性缺水的早期主要症状是
    A. 谵妄
    B. 幻觉
    C. 恶心
    D. 口渴
    E. 心悸

28. 诊断休克的主要依据是
    A. 临床表现
    B. 血压下降
    C. 脉率变快
    D. 动脉血氧分压 <60mmHg
    E. 尿少

29. 吗啡中毒的特征性表现为
    A. 呼吸抑制
    B. 抽搐
    C. 血压下降
    D. 瞳孔针尖样改变
    E. 体温下降

30. 循环骤停进行复苏时最有效的药物为
    A. 异丙肾上腺素
    B. 去甲肾上腺素
    C. 肾上腺素
    D. 间羟胺
    E. 多巴胺

31. 能引起转移性脓肿的细菌为
    A. 大肠埃希菌
    B. 链球菌
    C. 葡萄球菌
    D. 变形杆菌
    E. 铜绿假单胞菌

32. 有关原发性甲亢的叙述，正确的是
    A. 发病年龄多在60岁以上
    B. 原发性甲亢较继发性甲亢少见
    C. 原发性甲亢指在甲状腺肿大以后，再出现甲亢症状
    D. 又称突眼性甲状腺肿
    E. 容易发生心肌损害

33. 腹外疝嵌顿指的是
    A. 内容物与疝囊粘连的腹外疝
    B. 所有不能回纳的腹外疝
    C. 疝囊颈弹性收缩将内容物卡住的腹外疝
    D. 肠管成为疝囊一部分的腹外疝
    E. 以上都不是

34. 斜疝和直疝最重要的鉴别点为
    A. 斜疝肿块常坠入阴囊
    B. 斜疝呈椭圆形或梨形
    C. 斜疝多见于儿童和青少年
    D. 回纳疝块后压住内环，疝块不再突出者为斜疝
    E. 以手指插入皮下环，令患者咳嗽后有冲击感者为斜疝

35. 诊断外伤性脾破裂，以下哪一项最主要
    A. 早期即出现休克
    B. 右上腹外伤史
    C. 左上腹压痛，反跳痛，肌紧张
    D. 诊断性腹腔穿刺，抽出不凝固的血
    E. 脾脏有无慢性病理改变

36. 胃癌的病因尚未明确，但显然与多种因素有关，最重要的为
    A. 饮食习惯、血型、性别
    B. 生活习惯、环境、土壤、遗传因素
    C. 种族、职业、嗜好
    D. 生活习惯、饮食习惯、遗传因素
    E. 饮食种类、体质、遗传因素

37. 有关胃溃疡穿孔的处理，以下哪一项是错误的
    A. 严重腹膜炎应行单纯修补术
    B. 一旦确诊后，应尽早手术治疗
    C. 穿孔合并大出血宜手术治疗
    D. 饱餐后穿孔宜手术治疗
    E. 空腹穿孔后压痛仅局限右上腹，可暂不手术

38. 中、重度烧伤面积达30%的成年患者，第一个24h内每1%体表面积，每千克体重补液量（额外丢失）应为
    A. 1.0ml
    B. 1.5ml
    C. 1.8ml
    D. 2.5ml
    E. 3.0ml

39. 输入大量库存过久的血液可造成
    A. 低钠血症
    B. 高钠血症
    C. 高钾血症
    D. 低钾血症
    E. 低镁血症

40. "见尿补钾"是指一般以尿量大于多少才可补钾
    A. 400mL/d
    B. 500mL/d
    C. 600mL/d
    D. 800mL/d
    E. 1000mL/d

41. 上唇痈可并发
    A. 眼睑炎   B. 面部蜂窝织炎
    C. 口腔炎   D. 牙龈炎
    E. 化脓性海绵状静脉窦炎

42. 在手外伤的处理中，错误的是
    A. 创缘皮肤应尽量保留
    B. 指骨骨折及脱位需复位及固定
    C. 清创应彻底
    D. 创口张力过大，应将皮肤拉拢缝合闭合创面
    E. 术后手部应固定于功能位

43. 关于器官移植病房消毒的叙述，以下哪一项是错误的
    A. 每天用电子消毒器照射 3 次
    B. 每 8 小时用 0.5% 过氧乙酸擦拭
    C. 每次电子消毒器照射 2 小时
    D. 患者所用的被服需高压灭菌
    E. 保持室内干燥

44. 以下不属于栓塞疗法的药物或器械为
    A. 甘油乳剂   B. 无水乙醇
    C. 吸收性明胶海绵   D. 聚乙烯醇
    E. 不锈钢圈

45. 以下哪一项违反了手术时无菌操作规则
    A. 穿无菌手术衣后，手术者背部不能接触
    B. 穿无菌手术衣后，手术者肩以上不能接触
    C. 穿无菌手术衣后，手术者腰以下不能接触
    D. 穿无菌手术衣后，手术者双手可交叉置于腋下
    E. 不可在手术人员背后传递器械

46. 有关缺水的叙述，以下哪一项是错误的
    A. 高渗性缺水时细胞内缺水 < 细胞外缺水
    B. 等渗性缺水时水和钠成比例急剧丧失
    C. 高渗性缺水时缺水 > 缺钠
    D. 低渗性缺水时细胞外缺水 > 细胞内缺水
    E. 低渗性缺水又称慢性缺水或继发性缺水

47. 判断腹内空腔脏器损伤最有价值的发现为
    A. 腹膜刺激征   B. 呕血
    C. 脉率增快   D. 气腹
    E. 腹胀

48. 对急性外伤性幕上硬膜外血肿，最有诊断价值的临床表现为
    A. 双侧瞳孔不等大
    B. 生命体征的改变
    C. 一侧肢体瘫痪
    D. 出现大脑强直抽搐
    E. 意识障碍有中间清醒期

49. 多根多处肋骨骨折，因反常呼吸导致呼吸困难时，主要救治措施为
    A. 肋间神经阻滞及骨折处封闭—
    B. 胸腔闭式引流术
    C. 控制输液量，防止肺水肿
    D. 固定胸壁消除反常呼吸
    E. 使用呼吸兴奋剂

50. 输尿管末端结石常伴有的症状为
    A. 肾绞痛 + 镜下血尿
    B. 无痛性全程肉眼血尿
    C. 腰痛、尿急、尿失禁
    D. 排尿困难
    E. 膀胱刺激征

51. 关于骨折 X 线检查的叙述，正确的是
    A. X 线摄片须包括正侧位，含邻近关节
    B. X 线摄片须照特殊位
    C. X 线摄片须包括正侧位
    D. X 线摄片须照健侧对比
    E. X 线摄片须照轴位片

52. 患者手指并拢一手掌面积为其本人体表面积的
    A. 0.5%   B. 0.75%
    C. 1.0%   D. 1.2%
    E. 1.8%

53. 等渗性缺水短期内出现血容量明显不足时，提示体液丧失达体重的
    A. 2%   B. 2.5%
    C. 4%   D. 4.5%
    E. 5%

54. CVP 插管途径应用最多的是
    A. 左颈内静脉   B. 右颈内静脉
    C. 股静脉   D. 锁骨下静脉
    E. 颈外静脉

55. 急性心肌梗死患者如果需做择期手术，应在病情稳定多少时间后进行
    A. 3 周   B. 3 个月
    C. 6 个月   D. 9 个月
    E. 1 年以上

56. 污染伤口指的是
    A. 手术切口
    B. 已化脓的伤口
    C. 有细菌污染而未构成感染的伤口
    D. 有细菌存在并已发生感染的伤口
    E. 局部红肿并有分泌物的伤口

57. 治疗恶性肿瘤最有效的方法为

A. 手术治疗　　　　　B. 放射治疗

C. 化学治疗　　　　　D. 中医药治疗

E. 免疫治疗

58. 甲状腺大部切除术后发生甲状腺危象的原因有

A. 出血过多　　　　　B. 切除不足

C. 气管受压　　　　　D. 喉返神经损伤

E. 术前甲亢症状未完全控制

59. 腹股沟管行走的方向为

A. 向内、上、浅　　　B. 向外、上、浅

C. 向外、下、浅　　　D. 向内、下、浅

E. 以上都不对

60. 腹部损伤时最易受损伤的脏器为

A. 肾　　　　　　　　B. 胃

C. 肝　　　　　　　　D. 脾

E. 小肠

61. 目前脑积水治疗最常用的手术方式为

A. 脑室腹腔分流术

B. Torkildsen 分流术

C. 脑室心房分流术

D. 第三脑室造瘘术

E. 腰蛛网膜下腔腹腔分流术

62. 自发性蛛网膜下腔出血最常见的原因为

A. 脑血管畸形　　　　B. 高血压

C. 颅内动脉瘤　　　　D. 颅内富血管肿瘤

E. 血液病

63. 闭合性多根多处肋骨骨折，若骨折范围较小，治疗时采用哪种方法纠正反常呼吸最合适

A. 牵引固定法　　　　B. 压力包扎固定

C. 胶布肋骨固定法　　D. 肋骨内固定法

E. 用呼吸器行辅助呼吸

64. 造成右心室舒张期负荷过重的先天性心脏病是

A. 室间隔缺损　　　　B. 房间隔缺损

C. 法洛四联症　　　　D. 动脉导管未闭

E. 肺动脉瓣狭窄

65. 二尖瓣关闭不全时可有

A. 心尖内侧的收缩期杂音，向主动脉瓣区传导

B. 心尖区全收缩期杂音，并在吸气时明显增强

C. 心尖区全收缩期杂音，并在呼气时增强

D. 心尖区第一心音亢进

E. 常伴有肺动脉瓣相对关闭不全的杂音

66. 骨盆骨折引起膜部尿道断裂后，产生的尿外渗范围主要在

A. 下腹部　　　　　　B. 耻骨后间隙

C. 会阴部　　　　　　D. 阴囊内

E. 股骨上1/3

67. 泌尿系统最常见的肿瘤为

A. 输尿管癌　　　　　B. 肾癌

C. 膀胱癌　　　　　　D. 肾母细胞瘤

E. 肾盂肿瘤

68. 以下哪种情况下可出现睾丸鞘膜积液

A. 附睾炎　　　　　　B. 睾丸肿瘤

C. 睾丸外伤　　　　　D. 原发病因不明

E. 以上都对

69. 手外伤关节损伤严重，术后应采取的姿势为

A. 功能位　　　　　　B. 保护位

C. 休息位　　　　　　D. 手指伸直位

E. 手指屈曲位

70. 正中神经的绝对支配区为

A. 示指远节　　　　　B. 拇指远节

C. 示、中指远节　　　D. 环指远节

E. 小指远节

71. 腰椎间盘突出症非手术治疗占

A. 85%　　　　　　　B. 80%

C. 75%　　　　　　　D. 70%

E. 65%

72. 髋关节结核的发病率在全身骨与关节结核中占第几位

A. 1　　　　　　　　B. 2

C. 3　　　　　　　　D. 4

E. 5

73. 骨关节炎的主要症状为

A. 关节活动时有弹响

B. 关节疼痛

C. 关节活动受限

D. 关节肿胀

E. 关节活动时摩擦感

74. 先天性肌性斜颈首选的治疗方法为

A. 新生儿确诊，按摩、热敷，手法矫正

B. 1 岁左右确诊，切断胸锁乳突肌胸骨头

C. 2 岁左右确诊，切断胸锁乳突肌锁骨头

D. 3 岁左右确诊，切断胸锁乳突肌胸骨头和锁骨头

E. 4 岁左右确诊，切断胸锁乳突肌胸骨头和锁骨头

75. 以下有关胺碘酮的叙述，错误的是

A. 会造成 Q－T 间期延长

B. 经由肾脏代谢，故在肾衰竭患者应予减量

C. 最常见及最严重的急性并发症为低血压

D. 可增加地高辛、奎尼丁、普鲁卡因胺及华法林

的血中浓度

　　E. 胺碘酮是多通道阻断药

76. 为了及时治疗急性中毒,以下哪一项可作为急性中毒诊断的主要依据

　　A. 毒物接触史

　　B. 毒物分析

　　C. 临床表现

　　D. 毒物接触史和毒物分析

　　E. 毒物接触史和临床表现

77. 急性上消化道出血,临床上最早出现变化的是

　　A. 血红蛋白减少

　　B. 发热

　　C. 血尿素氮减少

　　D. 末梢循环改变及心率加快

　　E. 血压下降

78. 有关一氧化碳中毒,以下哪种说法是错误的

　　A. 易引起脑细胞缺氧

　　B. 动静脉血氧含量差明显增高

　　C. 部分出现迟发性脑病

　　D. 口唇、黏膜呈樱桃红色

　　E. 一般动脉氧下降不明显

79. 气性坏疽早期诊断依据为

　　A. 外伤史和临床所见

　　B. 伤部培养出厌氧性梭状芽孢杆菌

　　C. 渗出物涂片染色找到革兰阳性杆菌

　　D. 血培养出革兰阳性杆菌

　　E. 严重的败血症和溶血性贫血

80. 心跳突然停止,多久后可能会发生脑损伤

　　A. 2～3min 　　　　 B. 4～6min

　　C. 7～8min 　　　　 D. 8～10min

　　E. 10～15min

81. 以下有关氧气的叙述,错误的是

　　A. 急救时应尽可能给予患者100%的氧气

　　B. 空气中含有约21%的氧气

　　C. 在正常潮气量时使用面罩给予氧气8 L/min 流量时,其浓度约为40%

　　D. 脑部无法得到氧气10～15s后即会失去知觉

　　E. 高压氧的损伤取决于氧分压

82. 多种原因引起的休克都有的一个共同点是

　　A. 脉压缩小

　　B. 血压下降

　　C. 有效循环血量锐减

　　D. 中心静脉压下降

　　E. 心率减慢

83. 各类甲状腺癌中,以下哪一类的预后最好

　　A. 未分化癌 　　　　 B. 滤泡状腺癌

　　C. 乳头状腺癌 　　　 D. 髓样癌

　　E. 鳞癌

84. 有关乳腺癌病因的叙述,错误的是

　　A. 雌激素和乳腺癌发病有直接关系

　　B. 病因不清楚

　　C. 月经初潮早、绝经年龄晚与乳腺癌发病有关

　　D. 初次足月产的年龄与乳腺癌发病有关

　　E. 乳腺纤维腺瘤与乳腺癌有关

85. 胃穿孔的X线检查所见主要为

　　A. 膈下游离气体

　　B. 晚间或下午呕吐大量宿食

　　C. 双侧横膈抬高

　　D. 腹胀伴肠型

　　E. 食量减少

86. 胃癌的转移途径不包括

　　A. 血行转移 　　　　 B. 淋巴转移

　　C. 局部扩展 　　　　 D. 直接浸润

　　E. 腹膜种植转移

87. 诊断原发性肝癌主要靠

　　A. 有脂肪肝病史

　　B. 有慢性肝炎或肝硬化病史

　　C. 肝功能检查

　　D. 甲胎蛋白升高＋B超检查

　　E. 肝脏肿大伴压痛

88. 急性胰腺炎发病12小时以内,诊断意义较大的检查项目为

　　A. 血糖 　　　　　　 B. 血钙

　　C. 血淀粉酶 　　　　 D. 血脂肪酶

　　E. 尿淀粉酶

89. 血管间歇性跛行主要因为

　　A. 血栓静脉炎 　　　 B. 动脉供血不足

　　C. 动脉栓塞 　　　　 D. 雷诺现象

　　E. 肌无力

90. 枕骨大孔疝的临床表现不包括

　　A. 呕吐 　　　　　　 B. 昏迷

　　C. 颈项强直 　　　　 D. 双侧瞳孔大小多变

　　E. 尿崩

91. 正常男性的膀胱容量为

　　A. 750ml 　　　　　 B. 700ml

　　C. 650ml 　　　　　 D. 500ml

　　E. 400ml

92. 前列腺增大可造成膀胱出口梗阻,梗阻程度与前

列腺增生体积大小
- A. 成正比
- B. 成反比
- C. 不成比例
- D. 成比例
- E. 无任何关系

93. 肋骨骨折最常发生于
- A. 1~3 肋骨
- B. 4~7 肋骨
- C. 7~9 肋骨
- D. 9~10 肋骨
- E. 10~12 肋骨

94. 食管癌的早期症状为
- A. 进食呕吐
- B. 进食呛咳
- C. 进食轻微哽噎
- D. 声音嘶哑
- E. 吞咽困难

95. 以下哪一项属于不稳定性骨折
- A. 青枝骨折
- B. 嵌插骨折
- C. 胸椎压缩性骨折
- D. 螺旋形骨折
- E. 颅缝分离

96. 有关桡骨下端骨折的叙述错误的是
- A. 骨折发生在距桡骨下端关节面5cm以内
- B. 骨折发生在距桡骨下端关节面3cm以内
- C. 伸直型骨折远折端向桡、背侧移位
- D. Barton 骨折易误诊为腕关节脱位
- E. 屈曲型骨折远折端向掌、尺侧移位

97. 以下不属于急诊诊断步骤的为
- A. 紧急检查
- B. 简明扼要地问诊及快速地体检
- C. 把握患者全身各系统的功能状态
- D. 进一步的病史询问
- E. 体格检查

98. 毒蛇咬伤最有效的早期治疗方法为
- A. 胰淀粉酶
- B. 胰蛋白酶
- C. 胰脂肪酶
- D. 胃蛋白酶
- E. 单价抗蛇毒血清

99. 手术麻醉前血压控制应小于
- A. 180/100mmHg
- B. 160/120mmHg
- C. 150/90mmHg
- D. 140/90mmHg
- E. 120/80mmHg

100. 硬膜外麻醉时判断穿刺针进入硬膜外腔的重要解剖标志为
- A. 黄韧带
- B. 棘间韧带
- C. 骶骨裂孔
- D. 蛛网膜
- E. 硬脊膜

101. 休克经处理之后，微循环改善的最主要的临床指标为
- A. 皮肤颜色转红
- B. 神志恢复清楚
- C. 肢体温度上升
- D. 血压回升
- E. 尿量增加

102. 气管切开护理时固定带适宜的松紧度是伸进
- A. 四横指
- B. 三横指
- C. 一横指
- D. 二横指
- E. 五横指

103. 预防破伤风最有效、最可靠的方法为
- A. 彻底清创
- B. 注射 TAT
- C. 应用青霉素
- D. 注射人体破伤风免疫球蛋白
- E. 注射破伤风类毒素

104. 对放射治疗低度敏感的肿瘤为
- A. 骨肉瘤
- B. 乳腺癌
- C. 多发性骨髓瘤
- D. 小细胞肺癌
- E. 性腺肿瘤

105. 移植患者出院指导以下哪一项最重要
- A. 饮食宜富含营养易消化
- B. 定期复查
- C. 长期坚持按时服用免疫抑制药
- D. 注意适当休息
- E. 注意保暖防感冒

106. 高压灭菌后的物品，超过多长时间不能使用
- A. 3 天
- B. 5 天
- C. 6 天
- D. 9 天
- E. 14 天

107. 有关等渗性缺水补液原则的叙述，以下哪一项是错误的
- A. 可给平衡盐溶液
- B. 可给高渗氯化钠溶液
- C. 先给含钠液体
- D. 可给等渗氯化钠溶液
- E. 必须先补足血容量

108. 急性梗阻性化脓性胆管炎最常见的梗阻因素是
- A. 胆管狭窄
- B. 结石、蛔虫
- C. 肿瘤或肿瘤压迫
- D. 慢性胰腺炎
- E. 胆肠内引流后吻合口狭窄

109. 闭式二尖瓣交界分离术最适用于
- A. 二尖瓣狭窄合并房间隔缺损
- B. 隔膜型二尖瓣狭窄，心功能Ⅱ~Ⅲ级的患者
- C. 二尖瓣狭窄合并关闭不全
- D. 先天性二尖瓣狭窄
- E. 二尖瓣狭窄扩张术后再狭窄

110. 老年患者突发急性尿潴留的首要处理方法为

A. 肌内注射药物　　　B. 针灸治疗

C. 耻骨上膀胱造口　　D. 膀胱穿刺

E. 试行导尿并留置导尿管

111. 以下哪一项是肩关节脱位的特有体征

A. 方肩　　　　　　　B. 上肢增长

C. 上肢缩短　　　　　D. 上肢肘关节屈曲

E. 功能障碍

112. 烧伤休克补液治疗，第 1 个 8 小时胶体、晶体输液量为第 1 个 24 小时胶体、晶体补液总量的

A. 1/4　　　　　　　B. 1/3

C. 1/2　　　　　　　D. 2/4

E. 4/5

113. 小儿麻醉中即使已行气管内插管仍有可能发生呼吸道梗阻，主要是由于

A. 气管导管过粗

B. 导管插入过深

C. 气管导管过细

D. 黏稠分泌物在气管导管内结痂

E. 气管导管固定不佳

114. 诊断丹毒最有意义的临床表现为

A. 有特定的好发部位

B. 头晕，恶寒，发热

C. 局部发生水疱

D. 所属淋巴结肿大

E. 色鲜红界限清楚

115. 以下哪种乳腺疾病会出现乳头内陷

A. 乳腺浸润性导管癌

B. 乳腺浸润性小叶癌

C. 乳腺结核

D. 乳腺囊性增生

E. 髓样癌

116. 最容易发生嵌顿的腹外疝为

A. 难复性疝　　　　　B. 切口疝

C. 滑动性疝　　　　　D. 股疝

E. 直疝

117. 十二指肠溃疡致瘢痕性幽门梗阻，最有效的治疗方法为

A. 加强支持疗法　　　B. 禁食、胃肠减压

C. 抗溃疡药物治疗　　D. 胃空肠吻合

E. 胃大部切除术

118. 有关肛裂的叙述，错误的是

A. 主要诊断方法为肛门镜中见到肛管内有一浅表溃疡裂口

B. 肛管裂口（溃疡）的外方肛缘处常有哨兵痔

C. 肛裂好发于肛管前中线或后中线

D. 便时和便后疼痛是最突出的症状

E. 常伴便秘和便血

119. 外伤造成软脑膜、血管和脑组织同时破裂损伤，此种损伤类型属于

A. 弥漫性轴索损伤　　B. 脑挫裂伤

C. 脑震荡　　　　　　D. 硬膜下血肿

E. 硬膜外血肿

120. 在进行听神经瘤切除时，除听神经外，最容易损伤的其他神经为

A. 迷走神经　　　　　B. 舌咽神经

C. 面神经　　　　　　D. 展神经

E. 副神经

121. 蛛网膜下腔出血伴有外侧裂血肿时，主要考虑的诊断为

A. 大脑后动脉瘤　　　B. 大脑中动脉瘤

C. 大脑前动脉瘤　　　D. 前交通动脉瘤

E. 后交通动脉瘤

122. 脊髓碘油造影可见到迂曲扩张的蚯蚓状充盈缺损，应考虑的诊断是

A. 脊髓血管畸形　　　B. 脊髓肿瘤

C. 脊髓炎症性病变　　D. 蛛网膜炎症

E. 椎管内神经鞘瘤

123. 损伤性血胸时，出血可自行停止者多是

A. 胸廓内动脉出血　　B. 肺破裂

C. 肋间动脉出血　　　D. 腔静脉出血

E. 心脏大血管出血

124. 室间隔缺损伴有肺动脉高压时，不应出现的表现是

A. 原有心脏杂音显著增强

B. 肺动脉第二音显著亢进

C. 右心室显著增大

D. X 线胸片肺动脉段显著膨出

E. 右心室压力显著升高

125. 心跳停止后，应在多长时间内建立有效的人工循环

A. 4～6min　　　　　B. 7～8min

C. 8～9min　　　　　D. 9～10min

E. 10～12min

126. 治疗双侧肾积水，一侧积水严重，一侧较轻，以下哪一项叙述正确

A. 可先治疗严重的一侧

B. 双侧积水同时手术治疗

C. 先治疗较轻的一侧

D. 不需要手术治疗，定期观察

E. 口服中药治疗

127. 有关精索静脉曲张导致睾丸功能受损机制的叙述，错误的是

    A. 使睾丸周围温度升高，曲细精管发生变化

    B. 导致睾丸血流流量减少，含氧量降低

    C. 左肾上腺静脉血反流至睾丸，使后者接触到高浓度的肾上腺类固醇、儿茶酚胺和前列腺素

    D. 可导致附睾功能不全，影响精子活力

    E. 无静脉曲张侧睾丸功能不受影响，因此不会引起不育

128. 关于骨折临床愈合标准的叙述，错误的是

    A. 局部无反常活动

    B. 局部无压痛及纵向叩击痛

    C. X 线片显示骨折线消失

    D. 外固定解除后下肢不扶拐能连续步行 3min

    E. 以上都不对

129. 骨折修复最简易而迅速的形式为

    A. 外骨痂形成   B. 内骨痂形成

    C. 腔内骨痂形成   D. 环形骨痂形成

    E. 爬行替代

130. 前臂双骨折桡骨上 1/2 段骨折近端屈曲旋后畸形的主要原因是

    A. 肱二头肌牵拉

    B. 肱三头肌牵拉

    C. 肱二头肌及旋后肌牵拉

    D. 旋前圆肌牵拉

    E. 旋前方肌牵拉

131. 诊断骨盆骨折最有意义的体征为

    A. 局部肿胀和瘀斑

    B. 局部压痛

    C. 下肢长度不对称

    D. 4 字试验阳性

    E. 骨盆分离和挤压试验阳性

132. 造成腰脊柱退变或损伤的不良姿势为

    A. 坐位   B. 前屈位

    C. 站立位   D. 平卧位

    E. 侧卧屈曲

133. 膝关节结核的发病率在全身骨与关节结核中排在第几位

    A. 1   B. 2

    C. 3   D. 4

    E. 5

134. 膝关节镜不能用来治疗

    A. 半月板撕裂   B. 交叉韧带损伤

    C. 关节软骨缺损   D. 膝关节软骨肉瘤

    E. 膝关节游离体

135. 在低血容量性休克的早期，最易受损害的器官是

    A. 脾   B. 肝

    C. 心   D. 肾

    E. 肺

136. 对于脑外伤昏迷的患者，首先要处理的是

    A. 促苏醒   B. 保持呼吸道通畅

    C. 给予充足的营养   D. 解除尿潴留

    E. 头部抬高

137. 治疗重症支气管哮喘的首选药物为

    A. 糖皮质激素   B. 茶碱类

    C. 抗过敏类药物   D. 钙拮抗药

    E. 拟肾上腺素能药物

138. 血液循环停止多久后，脑干功能将会丧失

    A. 15s   B. 45s

    C. 1min   D. 3min

    E. 4min

139. 有关心脏电复律的叙述，以下哪一项是错误的

    A. 心脏电复律是治疗某些快速性心律失常安全、有效、快速的方法

    B. 心房颤动用非同步电复律

    C. 室上性心动过速用同步电复律

    D. 心室颤动用非同步电复律

    E. 除颤要和心肺复苏结合

140. 等渗性缺水患者输入大量等渗盐水会出现

    A. 低氯性酸中毒   B. 高钠血症

    C. 低氯性碱中毒   D. 高氯性酸中毒

    E. 高氯性碱中毒

141. 有关吸入性损伤的叙述，正确的为

    A. 损害程度相当于 6% 体表烧伤

    B. 无声音嘶哑可否定吸入性损伤

    C. 主要损害是喉头水肿

    D. 致伤因素是高热力

    E. 致伤因素是热力加上吸入有害气体

142. 乳腺病的突出表现为

    A. 乳房胀痛

    B. 乳房胀痛和肿块

    C. 乳房胀痛和乳头溢液

    D. 乳房肿块

    E. 乳头溢液

143. 单纯性甲状腺肿发病的主要原因是因为食物中缺乏
    A. 钙   B. 钾
    C. 镁   D. 锌
    E. 碘

144. 急性阑尾炎的典型症状为
    A. 恶心、呕吐   B. 转移性右下腹痛
    C. 腹痛及乏力   D. 右下腹包块
    E. 体温升高

145. 最易出现肠壁坏死和穿孔的肠梗阻为
    A. 肠套叠   B. 粘连性肠梗阻
    C. 肠扭转   D. 蛔虫性肠梗阻
    E. 肿瘤伴梗阻

146. 有关细菌性肝脓肿的叙述，正确的是
    A. 大部分是胆源性肝脓肿
    B. 脓液多为棕褐色，涂片可能无细菌
    C. 致病菌多为 G^+ 球菌
    D. 多由于溃疡性结肠炎所致
    E. 手术引流是唯一有效的方法

147. 以下哪一项不是胆道蛔虫症的临床特点
    A. 发作时腹部体征不明显
    B. 上腹部钻顶样剧痛
    C. 绞痛缓解期患者完全正常
    D. 早期即有寒战和高热
    E. 晚期可出现黄疸

148. 动脉栓塞最常见的病因为
    A. 外源性   B. 血管源性
    C. 医源性   D. 神经源性
    E. 心源性

149. 肾损伤保守治疗时，绝对卧床休息的时长一般为
    A. 3～5 周   B. 2～4 周
    C. 3～6 周   D. 4～6 周
    E. 8～10 周

150. 出现以下哪个症状首先考虑是泌尿系统肿瘤
    A. 运动后出现血尿
    B. 间歇性无痛性全程肉眼血尿
    C. 血尿伴膀胱刺激征
    D. 血尿同时伴有脓尿
    E. 腹痛伴血尿

151. 张力性气胸的首要处理措施为
    A. 封闭伤口   B. 剖胸探查
    C. 立即穿刺排气   D. 吸氧
    E. 抗休克

152. 在风湿性心脏病患者心尖区听到舒张中期隆隆样杂音，首先考虑为
    A. 二尖瓣狭窄
    B. 主动脉瓣狭窄
    C. 二尖瓣关闭不全
    D. 主动脉瓣关闭不全
    E. 三尖瓣狭窄

153. 以下哪一项不是骨折功能复位的标准
    A. 侧方成角移位完全矫正
    B. 儿童无骨骺损伤，下肢缩短移位 <2cm
    C. 长骨干横行骨折，骨折端对位至少达 1/2
    D. 干骺端骨折对位至少 3/4
    E. 下肢骨折缩短移位在成人不超过 1cm

154. 生长迅速的骨肿瘤最显著的症状是
    A. 局部肿胀   B. 局部肿块
    C. 疼痛   D. 病理性骨折
    E. 皮温升高

155. 感染性休克的首要处理措施为
    A. 加强营养   B. 控制感染
    C. 补充血容量   D. 降温
    E. 大剂量抗生素冲击

156. 食物中毒洗胃的最佳时间为
    A. 立即   B. 3h
    C. 6h   D. 9h
    E. 24h

157. 神经－肌肉阻滞剂中去极化肌松药代表药为
    A. 芬太尼   B. 吗啡
    C. 琥珀胆碱   D. 咪达唑仑
    E. 哌替啶

158. 晚期休克并发皮肤及消化道出血，疑有弥散性血管内凝血时，不宜使用的药物是
    A. 肝素   B. EACA
    C. 双嘧达莫   D. 抗血纤溶芳酸
    E. 止血剂

159. 对吞服强酸、强碱类腐蚀性物质的患者，治疗的禁忌为
    A. 止痛   B. 洗胃
    C. 导泻   D. 灌肠
    E. 输液

160. 链球菌感染时的脓液特点是
    A. 脓液稠，有粪臭
    B. 脓液稀薄，淡红色，量多
    C. 脓液稠厚，色黄，不臭
    D. 脓液淡绿色，有腥臭

E. 脓液具有恶臭

161. 为预防血液透析后发生上行尿路感染，患者应养成定时排尿的习惯，具体时间是

 A. 每 4 ~ 6 小时 1 次　　B. 每 3 小时 1 次

 C. 每 6 ~ 8 小时 1 次　　D. 每 2 ~ 3 小时 1 次

 E. 每 8 ~ 12 小时 1 次

162. 急性腹膜炎合并麻痹性肠梗阻所致的缺水类型为

 A. 低渗性缺水　　　　　B. 高渗性缺水

 C. 等渗性缺水　　　　　D. 原发性缺水

 E. 继发性缺水

163. 开放性骨折清创术中哪一项处理是错误的

 A. 若皮肤剥离面广，应将表面皮肤切开，显露皮下创腔或隧道

 B. 对仍有血液供应的皮肤，只切除 1 ~ 2mm 的污染区

 C. 彻底切除失去活力的筋膜、肌肉和肌腱

 D. 彻底清除大小游离碎骨片

 E. 保留与骨膜和软组织有联系的小骨片

164. 胆道感染最常见的致病菌为

 A. 链球菌　　　　　　　B. 金黄色葡萄球菌

 C. 大肠埃希菌　　　　　D. 副大肠埃希菌

 E. 铜绿假单胞菌

165. 诊断颅底骨折的确切依据是伤后出现

 A. 鼻腔或外耳道流血

 B. 鼻腔或外耳道有血性脑脊液外流

 C. 颅神经损伤的症状与体征

 D. 皮下瘀斑（眼睑或结合膜下或耳后）

 E. 颅骨 X 线摄片显示，颅顶骨折线向颅底部延伸

166. 以下哪一类肺癌对放射治疗最为敏感

 A. 腺癌　　　　　　　　B. 鳞癌

 C. 小细胞肺癌　　　　　D. 大细胞肺癌

 E. 细支气管肺泡癌

167. 以下先天性心脏病中，无心内分流的为

 A. 室间隔缺损　　　　　B. 房间隔缺损

 C. 动脉导管未闭　　　　D. 法洛四联症

 E. 房间隔缺损并肺动脉瓣狭窄

168. 每次排尿开始有血尿，而排尿终末尿液正常，提示出血部位在

 A. 膀胱底部

 B. 肾、输尿管

 C. 膀胱颈部及三角区

 D. 前尿道

 E. 前列腺

169. 骨与关节结核最常见的好发部位为

 A. 肘关节　　　　　　　B. 脊柱

 C. 膝关节　　　　　　　D. 踝关节

 E. 髋关节

170. 以下叙述哪一项错误

 A. 深Ⅱ度烧伤伤及真皮深层，2 ~ 3 周愈合

 B. Ⅰ度烧伤仅伤及表皮，3 ~ 5 天愈合

 C. 浅Ⅱ度烧伤伤及真皮浅层，约 2 周愈合

 D. Ⅲ度烧伤伤及皮肤全层，甚至肌肉、骨骼等，一般需植皮才能愈合

 E. 窄条状或小块Ⅲ度烧伤可由周围皮肤爬行修复

171. 新生儿复苏最佳的给药途径为

 A. 脐静脉注射　　　　　B. 气管给药

 C. 颈内静脉注射　　　　D. 心脏穿刺注射

 E. 头皮静脉穿刺注射

172. 烧伤休克期通常指烧伤后多少小时内

 A. 12　　　　　　　　　B. 30

 C. 48　　　　　　　　　D. 72

 E. 84

173. 临床上出现腹泻、心悸、颜面潮红和血钙降低等症状的甲状腺癌，可能是以下哪一类

 A. 滤泡状腺癌　　　　　B. 乳头状腺癌

 C. 未分化癌　　　　　　D. 髓样癌

 E. 结节性甲状腺肿恶变

174. 先天性腹股沟斜疝是由以下哪种解剖因素所致

 A. 腹膜鞘状突上端未闭

 B. 腹膜鞘突下端未闭

 C. 腹膜鞘突中段未闭

 D. 未闭的腹膜鞘状突只是一条非常细小的管道

 E. 腹膜鞘状突未下降到阴囊

175. 对于距肛缘 4cm 的直肠癌，最适当的根治性手术方式是

 A. Bacon 手术　　　　　B. Dixon 手术

 C. Miles 手术　　　　　D. 经会阴直肠切除术

 E. 经骶尾部直肠切除术

176. 治疗小脑扁桃体下疝畸形并发的脊髓空洞症，哪种手术方式最有效

 A. 小脑扁桃体切除术

 B. 脊髓空洞蛛网膜下腔分流术

 C. 颅后窝减压＋硬膜扩大成形术

 D. 脑室腹腔分流术

 E. 空洞切开引流术

177. 对法洛四联症出现蹲踞现象的解释，以下哪一

项是错误的

A. 静脉回流减少，心脏负担减轻

B. 下肢血管扭曲

C. 右向左分流增加

D. 体循环阻力增加

E. 缓解缺氧症状

178. 前列腺癌的内分泌治疗分为部分阻断和完全阻断，完全阻断指的是

A. 双侧睾丸切除 + 己烯雌酚

B. 双侧睾丸切除

C. 手术或药物去势 + 雄激素受体拮抗药

D. 双侧睾丸切除 + 双肾上腺切除

E. 手术去势 + 药物去势

179. 在对中毒者进行洗胃以清除毒物时，以下哪一项操作不恰当

A. 惊厥患者不宜插管，以免诱发惊厥

B. 在服毒6h内洗胃最有效

C. 昏迷患者不宜洗胃

D. 如服毒超过6h，则不必洗胃

E. 食管静脉曲张者不宜洗胃

180. 纠正休克并发酸中毒的关键在于

A. 利尿排酸　　　B. 改善组织灌注

C. 及时用碱性药物　D. 提高血压

E. 提高吸氧浓度

181. 第一次电除颤后应立即进行

A. 推注药物　　　B. 持续胸外按压

C. 评估心率　　　D. 人工通气

E. 测量血压

182. 急性缺血性脑卒中患者，血压为 200/90mmHg，哪一项处理最恰当

A. 马上给予静推拉贝洛尔

B. 立即舌下含硝苯地平1颗

C. 马上给予肌注酚妥拉明 10mg

D. 除非患者已有明显症状，否则应于 5min 后再测血压

E. 立即静滴硝普钠

183. 电烧伤损害的特点有

A. 出口重于入口　B. 外轻内重

C. 外重内轻　　　D. 进行性坏死少见

E. 不宜反复清创

184. 以下不属于急性乳腺炎的临床表现的是

A. 乳房疼痛，局部红肿、发热

B. 患侧腋窝淋巴结肿大、压痛

C. 白细胞计数明显增高

D. 乳房皮肤红肿、增厚、粗糙

E. 出现寒战、发热

185. 有关乳管内乳头状瘤的叙述，错误的是

A. 多见于经产妇

B. 肿瘤小，常不能触及

C. 可从乳头溢出血性液

D. 除乳头溢液外，一般无自觉症状

E. 属于良性病变，不会恶变

186. 阑尾切除术后应鼓励患者

A. 取平卧位　　　B. 卧床休息

C. 早期下床活动　D. 取侧卧位

E. 取半卧位

187. 绞窄性肠梗阻指的是

A. 肠管扭转引起肠梗阻

B. 肠梗阻伴有肠壁血运障碍

C. 肠内容物通过障碍

D. 肠壁炎性狭窄引起的肠梗阻

E. 肠梗阻伴无肠壁血运障碍

188. 引起细菌性肝脓肿最常见的原因为

A. 胆道化脓性感染　B. 开放性肝损伤

C. 坏疽性阑尾炎　　D. 右侧膈下脓肿

E. 肝包虫病

189. 胆固醇结石好发生于

A. 左肝管　　　　B. 胆总管

C. 右肝管　　　　D. 胆囊内

E. 以上都不是

190. 正常成人颅内压增高指的是压力大于

A. 160mmH$_2$O　　　B. 180mmH$_2$O

C. 190mmH$_2$O　　　D. 200mmH$_2$O

E. 220mmH$_2$O

191. 与大脑半球肿瘤临床表现不相符的为

A. 多尿　　　　　B. 癫痫发作

C. 进行性感觉障碍　D. 精神症状

E. 视野缺损

192. 膀胱过度充盈可使少量尿液从尿道口溢出，称为

A. 压力性尿失禁　B. 尿失禁

C. 充溢性尿失禁　D. 容量性尿失禁

E. 前列腺松弛

193. 动脉导管未闭一旦明确诊断，应采取

A. 吸氧　　　　　B. 强心利尿

C. 药物治疗　　　D. 手术治疗

E. 用抗生素防止心内膜炎

194. 骨折的最严重的并发症为

A. 畸形愈合形成肘内翻畸形

B. 正中神经损伤

C. 肌肉缺血性挛缩

D. 骨化性肌炎

E. 肺部感染

195. 急性血源性骨髓炎好发部位为

　　A. 尺桡骨　　　　　　B. 肱骨、髂骨

　　C. 胫骨、股骨　　　　D. 胫腓骨

　　E. 脊柱

196. 毒物由肺部吸收比胃黏膜吸收的速度快

　　A. 8 倍　　　　　　　B. 10 倍

　　C. 13 倍　　　　　　 D. 20 倍

　　E. 25 倍

197. 人工心肺复苏时，人工呼吸频率与心脏按压的
　　比值为

　　A. 1：5　　　　　　　B. 1：10

　　C. 2：15　　　　　　 D. 2：30

　　E. 1：15

198. 成人椎管内麻醉穿刺部位的选择

　　A. L1 以下　　　　　 B. L2 以下

　　C. L3 以下　　　　　 D. L4 以下

　　E. L5 以下

199. 微循环衰竭期（休克晚期）时患者会出现

　　A. 皮肤苍白　　　　　B. 表情淡漠

　　C. 尿量减少　　　　　D. 血压下降

　　E. 全身广泛出血

200. 脑死亡的诊断不包括

　　A. 昏迷　　　　　　　B. 瞳孔固定

　　C. 脑干反射消失　　　D. 自主呼吸停止

　　E. 脑电波呈平波

201. 大量输血指的是

　　A. 紧急输血量超过患者血容量的 1 到 1.5 倍或
　　　者 1 小时内输血量相当于患者血容量的 1/2

　　B. 输血量超过 3000mL

　　C. 输血量超过患者血容量的 1 倍以上或者 1 小
　　　时内输血量相当于患者血容量的 1/3

　　D. 紧急输血量超过 2000mL

　　E. 输血量相当于患者血容量的 1/2

202. 皮肤交界痣疑有恶变时，妥善的处理方法为

　　A. 硬化剂注射治疗

　　B. 完整切除送病理学检查

　　C. 激光治疗

　　D. 冷冻治疗

　　E. 化学药物烧灼治疗（点痣）

203. 以下体表肿瘤中哪一种是真性肿瘤

　　A. 皮脂腺囊肿　　　　B. 腱鞘囊肿

　　C. 皮样囊肿　　　　　D. 表皮样囊肿

　　E. 滑膜囊肿

204. 以下不属于器官移植常用的免疫抑制药为

　　A. 乳酸林格白蛋白　　B. 肾上腺皮质激素

　　C. 环孢素　　　　　　D. 抗淋巴细胞球蛋白

　　E. 环磷酰胺

205. 治疗破伤风的中心环节为

　　A. 大量破伤风抗毒素的应用

　　B. 处理伤口

　　C. 控制痉挛

　　D. 纠正水、电解质紊乱

　　E. 预防并发症

206. 胃切除术后最严重的并发症为

　　A. 术后胃出血　　　　B. 十二指肠残端破裂

　　C. 血栓性静脉炎　　　D. 术后伤口感染

　　E. 术后低血糖综合征

207. 大型帽状腱膜下血肿首选的治疗措施为

　　A. 加压包扎，静脉注射止血药物

　　B. 穿刺抽出积血，静脉滴注止血药物

　　C. 静脉或肌内注射止血药物，待其自行吸收

　　D. 穿刺抽出积血和加压包扎

　　E. 切开引流和加压包扎

208. 以下哪一型肺癌发病率最高

　　A. 鳞癌　　　　　　　B. 小细胞癌

　　C. 腺癌　　　　　　　D. 大细胞癌

　　E. 混合型肺癌

209. 决定室间隔缺损能否手术的主要因素为

　　A. 缺损大小　　　　　B. 年龄

　　C. 缺损部位　　　　　D. 肺动脉压力

　　E. 肺血管阻力

210. 尿路梗阻伴残尿量增加，尿液不断从尿道流出，
　　属于以下哪种情况

　　A. 急迫性尿失禁　　　B. 压力性尿失禁

　　C. 真性尿失禁　　　　D. 充溢性尿失禁

　　E. 混合性尿失禁

211. 髌骨粉碎性骨折最常发生的并发症为

　　A. 缺血性肌挛缩　　　B. 骨化性肌炎

　　C. 创伤性关节炎　　　D. 缺血性骨坏死

　　E. 骨折不愈合

212. 有关用琥珀胆碱行全身麻醉后发生的肌肉疼痛，
　　说法错误的是

　　A. 与术后患者过早活动无关

B. 肌痛持续时间有时短于切口痛

C. 肌痛发生率门诊较住院患者为高

D. 儿童或肌肉发达的成人尤易出现

E. 应用小剂量非去极化肌松药可防止术后肌痛

213. 成年人双下肢烧伤的面积占体表面积的百分之多少

A. 24 B. 34

C. 46 D. 55

E. 76

214. 结扎、切断甲状腺上动、静脉时应注意

A. 紧贴甲状腺被膜,以避免损伤喉返神经

B. 充分显露腺体

C. 紧贴甲状腺中静脉上方,以免损伤喉上神经

D. 紧贴甲状腺上极,以免损伤喉上神经

E. 紧贴甲状腺上极,以避免损伤喉返神经

215. 因所在的位置和血管关系密切,故胃、十二指肠溃疡中最易导致大出血的是

A. 幽门溃疡

B. 胃贲门部溃疡

C. 十二指肠球部后壁溃疡

D. 胃浅表性溃疡

E. 胃多发性溃疡

216. 最常见的脑干肿瘤是

A. 神经鞘瘤 B. 颅咽管瘤

C. 脑膜瘤 D. 髓母细胞瘤

E. 胶质瘤

217. 张力性气胸行闭式引流术,肺膨胀漏气停止,拔管最合适的时间为

A. 可立即拔管 B. 24h后拔管

C. 36h后拔管 D. 72h后拔管

E. 1周后拔管

218. 引起代谢性酸中毒的原因中不包括

A. 休克 B. 长期禁食

C. 急性腹膜炎 D. 长期反复呕吐

E. 急性肾衰竭

219. 乳腺癌的主要转移途径为

A. 经内侧淋巴管达锁骨上淋巴结

B. 经血运转移至肺

C. 经同侧腋窝淋巴结转移

D. 经皮下淋巴管转移至对侧乳房

E. 经血运转移至骨

220. 术后病理报告:直肠腺癌,侵犯直肠壁全层,无淋巴结转移,由此可知 Dukes 分期为

A. A 期 B. B 期

C. C 期 D. D 期

E. 以上叙述都不对

221. 在细菌性肝脓肿的诊断中不应包括

A. 全身化脓性感染史

B. 阿米巴原虫感染史

C. 胆道化脓性感染史

D. 肝肿大伴疼痛

E. 可见右膈升高、运动受限

222. 急性化脓性胆囊炎时,最容易穿孔的部位位于胆囊的

A. 颈部 B. 底部

C. 后壁 D. 前壁

E. 壶腹部

223. 颅内压增高的常见原因不包括

A. 硬膜外血肿 B. 硬膜下血肿

C. 蛛网膜下腔出血 D. 脑肿瘤

E. 颅骨缺损

224. 诊断颅底骨折首选的方法为

A. 头颅 MRI B. 头颅 CT

C. 头颅 X 线片 D. 临床表现

E. 实验室检查

225. 排尿中断的症状常见于

A. 膀胱癌 B. 输尿管结石

C. 肾结石 D. 肾结核

E. 膀胱结石

226. 肺切除手术的主要适应证为

A. 肺癌 B. 支气管扩张

C. 肺脓肿 D. 胸部严重损伤

E. 肺结核

227. 关于妥善固定目的的叙述,错误的是

A. 防止搬动时疼痛

B. 避免搬动时骨折端刺伤重要血管神经

C. 为了试行复位

D. 有利于预防休克

E. 防止软组织进一步挫伤

228. 急性化脓性骨髓炎的常见致病菌为

A. 乙型溶血性链球菌

B. 铜绿假单胞杆菌

C. 嗜血流感杆菌

D. 大肠杆菌

E. 溶血性金黄色葡萄球菌

229. 上消化道出血典型的临床表现为

A. 陶土样变 B. 鲜红色血便

C. 呕血和黑便 D. 咯血

E. 休克

230. 急性腹痛伴休克，最常见病因是
    A. 胃溃疡穿孔　　　B. 急性心肌梗死
    C. 急性重症胰腺炎　D. 急性坏疽性胆囊炎
    E. 急性肠梗阻

231. 可能自然消退的血管瘤是
    A. 皮下组织海绵状血管瘤
    B. 女婴皮肤毛细血管瘤
    C. 四肢蔓状血管瘤
    D. 肝脏海绵状血管瘤
    E. 青年女性面部毛细血管瘤

232. 下列患者中，不必酌增术前用药的是
    A. 冠心病患者　　　B. 甲亢患者
    C. 休克患者　　　　D. 产科患者
    E. 青壮年患者

233. 上消化道大出血一次出血量占总循环血量多少时，可出现休克
    A. 5%　　　　　　　B. 7%
    C. 15%　　　　　　D. 18%
    E. 20%

234. 在以下颅内占位性病变中，早期最易出现颅内压增高症状的是
    A. 第三脑室后部肿瘤
    B. 颅前窝底部肿瘤
    C. 枕叶肿瘤
    D. 矢状窦旁肿瘤
    E. 听神经瘤

235. 房间隔缺损产生典型杂音的机制为
    A. 缺损两侧的压力
    B. 经缺损的右到左分流
    C. 经缺损的左到右分流
    D. 肺动脉口狭窄，血流通过狭窄部
    E. 肺动脉口相对狭窄，血流形成涡流

236. 对大面积烧伤进行现场急救时，以下哪种情况可暂不做气管切开而转送上一级医院
    A. 头面颈部深度烧伤
    B. 四肢烧伤面积30%以下
    C. 中度以上吸入性损伤
    D. 上呼吸道梗阻者
    E. 面颈部严重水肿者

237. 心脏停搏时间指的是从循环停止到
    A. 意识恢复　　　　B. 心脏自主节律恢复
    C. 自主呼吸恢复　　D. 重建有效人工循环
    E. 呼吸心跳恢复正常

238. "仅损伤表皮的角质层、透明层、颗粒层"所描述的烧伤创面属于几度
    A. 一度　　　　　　B. 浅二度
    C. 深二度　　　　　D. 混合度
    E. 三度

239. 消化道恶性肿瘤血行转移时，最早、最常见的受累器官为
    A. 骨　　　　　　　B. 肺
    C. 肝　　　　　　　D. 肾
    E. 脑

240. 胫骨中下1/3交界处是骨折的好发部位，其原因是
    A. 此处骨形态变化大，结构脆弱
    B. 此处血液供应差
    C. 此处肌肉少
    D. 暴力作用好发于此
    E. 此处骨皮质薄

241. 诊断直肠癌简便又可靠的办法为
    A. 直肠镜和乙状结肠镜
    B. 直肠指检
    C. 直肠内镜B超
    D. 钡灌肠
    E. CT

242. 有关胰腺癌的叙述，错误的是
    A. 好发年龄在20~30岁之间
    B. 多为胰头癌
    C. 按组织类型，以导管细胞癌最多
    D. 广泛浸润周围组织、器官，并较早经淋巴转移
    E. 该病早期诊断困难，手术切除率低，预后差

243. 颅底骨折的诊断指征为
    A. 头痛　　　　　　B. 呕吐
    C. 脑脊液鼻漏　　　D. 偏瘫
    E. 昏迷

244. 早期支气管肺癌的首选治疗方法为
    A. 免疫疗法　　　　B. 早期手术
    C. 放射治疗　　　　D. 非手术综合治疗
    E. 化疗

245. 以下哪一项是腓总神经损伤的临床表现
    A. 足不能主动外翻
    B. 不能主动屈膝关节
    C. 足不能主动内翻
    D. 不能主动屈踝关节
    E. 脚尖不能抬起

246. 麻醉恢复期间属于呼吸系统并发症的是
     A. 术后呼吸道梗阻　　B. 高血压
     C. 低血压　　　　　　D. 心律失常
     E. 苏醒延迟

247. 硬膜外麻醉不可能发生的并发症为
     A. 全脊髓麻醉　　　　B. 头痛和感染
     C. 硬膜外血肿　　　　D. 麻痹性肠梗阻
     E. 脊髓损伤

248. 诊断张力性气胸最有力的依据为
     A. 广泛皮下气肿
     B. 心率增快
     C. 穿刺有高压气体冲出
     D. 气管移位
     E. 呼吸困难

249. 重度低渗性缺水，已有休克，抢救时一般先输给以下何种液体
     A. 0.45% 氯化钠注射液 200～300mL
     B. 5% 葡萄糖注射液 200～300mL
     C. 10% 葡萄糖注射液 200～300mL
     D. 5% 氯化钠注射液 200～300mL
     E. 0.9% 氯化钠注射液 200～300mL

250. 代谢性酸中毒常见于
     A. 幽门梗阻　　　　　B. 长期静脉滴注葡萄糖
     C. 急性阑尾炎　　　　D. 食管梗阻
     E. 弥漫性腹膜炎

251. 心搏骤停时最迅速有效的处理方法为
     A. 纯氧人工呼吸　　　B. 口对口人工呼吸
     C. 胸外心脏按压　　　D. 胸内心脏按压
     E. 口对口人工呼吸同时进行胸外心脏按压

252. 最易引起枕骨大孔疝的颅内占位性病变是
     A. 额顶叶肿瘤　　　　B. 蝶鞍区肿瘤
     C. 颞叶脑脓肿　　　　D. 侧脑室肿瘤
     E. 小脑半球肿瘤

253. 对于早期食管癌的诊断，简单易行的方法为
     A. 典型病史
     B. 用带网气囊采集器检查食管脱落细胞
     C. CT 检查
     D. 钡餐检查
     E. 基因芯片检查

254. 当发现昏迷患者时首选的处理措施是
     A. 注意保持呼吸道通畅
     B. 静脉注射 50% 葡萄糖（GS）20～40ml
     C. 应用呼吸兴奋药
     D. 应用地西泮 10mg 肌内注射以避免抽搐发生

     E. 使用抗生素预防吸入性肺炎

255. 急腹症患者最重要的腹部体征为
     A. 肝浊音界缩小
     B. 腹膜刺激征阳性
     C. 腹式呼吸减弱消失
     D. 肠鸣音消失
     E. 腹痛

256. 治疗脑脊液鼻漏，错误的处理方式为
     A. 注射抗生素　　　　B. 鼻腔填塞
     C. 头抬高　　　　　　D. 卧床休息
     E. 应用镇静剂

257. 食管癌术后最严重的并发症为
     A. 脓胸　　　　　　　B. 乳糜胸
     C. 血胸　　　　　　　D. 出血
     E. 吻合口瘘

258. 以下哪一项是诊断颈椎病最可靠的依据
     A. 颈肩部疼痛
     B. X 线照片显示有骨刺
     C. 手指麻木
     D. 臂丛神经牵拉试验阳性
     E. 提示骨质增生

259. 蛛网膜下隙阻滞术的并发症不包括
     A. 心率缓慢　　　　　B. 血压下降
     C. 心跳加快　　　　　D. 呼吸抑制
     E. 恶心、呕吐

260. 以下哪一项心电图改变不是高钾血症的改变
     A. T 波高尖　　　　　B. PR 间期延长
     C. QRS 波延长　　　　D. U 波出现
     E. QT 间隙延长

261. 有效循环血量指的是
     A. 在动脉内的血量
     B. 单位时间内通过心血管系统进行循环的血量
     C. 全身总血量
     D. 在微循环内的总血量
     E. 在静脉内的血量

262. 对不合作的患儿进行颈部肿块活检时，可选用以下哪种麻醉方法
     A. 局部浸润麻醉
     B. 基础麻醉
     C. 在基础麻醉下加局部浸润麻醉
     D. 区域阻滞麻醉
     E. 颈丛阻滞麻醉

263. 颅内压增高的一般处理中，以下哪一项是错误的

A. 呕吐频繁者用脱水药并暂禁食

B. 头痛头昏者用镇静止痛药

C. 抽搐者用抗癫痫药

D. 便秘者用肥皂水高压灌肠

E. 昏迷痰多者可行气管切开术吸痰雾化

264. 急腹症患者术前应采取的卧位是

A. 平卧位   B. 侧卧位

C. 头低足高位   D. 中凹卧位

E. 低半卧位

265. 急性梗阻性化脓性胆管炎的典型临床表现为

A. 胆囊肿大压痛

B. 右上腹阵发性绞痛

C. 墨菲征阳性

D. 雷诺五联征阳性

E. 夏柯三联征阳性

266. 骨盆骨折后尿道口滴鲜血，导尿管难以插入，应考虑合并

A. 膀胱损伤   B. 肾损伤

C. 前尿道损伤   D. 后尿道损伤

E. 前列腺损伤

267. 由于癌症引起的疼痛称为

A. 化学源性炎症   B. 生物源性炎症

C. 癌痛   D. 痛觉过敏

E. 异常性痛

268. 血液透析时，关于动静脉瘘口管理的叙述，哪一项是错误的

A. 造瘘肢体不能过度弯曲

B. 保持局部伤口无菌

C. 可以在造瘘侧肢体抽血、输液，可测量血压

D. 造瘘肢体不能受压

E. 避免包扎过紧

269. 治疗呼吸性碱中毒的主要方法为

A. 输0.1mol/L盐酸   B. 输2%氯化铵溶液

C. 输平衡盐溶液   D. 积极处理原发病

E. 输等渗氯化钠溶液

270. 缺氧性晕厥常见于

A. 房间隔缺损   B. 室间隔缺损

C. 动脉导管未闭   D. 肺动脉瓣狭窄

E. 法洛四联症

271. 脊柱骨折的常见部位为

A. C1～3   B. C3～5

C. T9～12   D. T10～12

E. L4～5

272. 下列有关氯胺酮麻醉的说法，错误的为

A. 选择性抑制丘脑-新皮层系统

B. 氯胺酮是一种非巴比妥类快速作用的静脉麻醉药

C. 麻醉下患者对周围环境改变不再敏感，意识与感觉分离，称为"分离麻醉"

D. 兴奋交感神经，血压升高，脉搏增快

E. 镇痛作用差

273. 抗休克最基本的措施

A. 输氧   B. 纠正代谢性酸中毒

C. 应用血管活性药物   D. 补充血容量

E. 控制原发病

274. 肾移植患者出现可提示排斥反应的症状中，不包括

A. 疲乏无力   B. 寒战、发热

C. 移植肾区胀痛   D. 尿量减少

E. 尿量增加

275. 等渗性缺水时输入大量等渗盐水，会出现

A. 高血钾   B. 高氯性酸中毒

C. 低钾性碱中毒   D. 低氯性碱中毒

E. 血钠降低

276. 代谢性酸中毒最突出的症状为

A. 呼吸深快，呼气时带酮味

B. 呼吸慢而浅，呼气时有烂苹果气味

C. 唇干舌燥，眼窝凹陷

D. 心率加速，血压降低

E. 疲乏，眩晕

277. 麻醉下产生高血压的原因为

A. 动脉血氧分压过低

B. 血容量不足

C. 术中的牵拉反应

D. 二氧化碳蓄积

E. 复合麻醉

278. 以下对颅内压增高的处理，哪一项最危险

A. 不规则使用利尿脱水药

B. 不限制出入水量

C. 未服用镇静止痛药

D. 侧脑室穿刺行脑脊液外引流

E. 腰穿放出脑脊液减压

279. 烧伤休克的主要原因为

A. 大量水分蒸发

B. 大量红细胞丧失

C. 疼痛

D. 大量体液从血管内渗出

E. 创面感染

280. 通常不选择内镜下治疗的腰椎间盘突出症类型是
    A. 极外侧型椎间盘突出
    B. 中央型椎间盘突出
    C. 椎间盘脱出并游离
    D. 中央型椎间盘突出伴钙化
    E. 前方型腰椎间盘突出

281. 头颅外伤中最常扪及头皮下波动的是
    A. 骨膜下血肿
    B. 帽状腱膜下血肿
    C. 皮下积液
    D. 皮下积脓
    E. 皮下血肿

282. 颅内压增高的三主征为
    A. 头痛、呕吐、癫痫
    B. 头痛、呕吐、眩晕
    C. 头痛、呕吐、视神经乳头水肿
    D. 头痛、呕吐、复视
    E. 头痛、呕吐、精神症状

283. 老年人因切割伤导致无名指端缺损，且有骨质外露，恰当的处理方式为
    A. 拉拢皮肤直接缝合
    B. 中厚皮片移植
    C. 带蒂皮瓣移植
    D. 缩短指骨缝合皮肤
    E. 断指再植

284. 角膜移植患者出院时，关于保护手术眼注意事项的叙述，哪一项是错误的
    A. 戴护眼镜
    B. 每天用地塞米松眼药水滴术眼
    C. 每天用氯霉素眼药水滴术眼
    D. 不揉擦术眼
    E. 每天用阿托品眼药水滴术眼

285. 在进行胃十二指肠溃疡幽门梗阻手术治疗前，应做的准备不包括
    A. 禁食，持续胃肠减压
    B. 肠道准备
    C. 纠正水电解质和酸碱平衡失调
    D. 每晚以生理盐水进行洗胃
    E. 加强全身营养支持，纠正贫血，低蛋白血症

286. 急性血源性骨髓炎应用抗生素治疗之后，出现 X 线片改变，全身及局部症状消失，仍需要应用抗生素的时间至少是
    A. 1 周
    B. 2 周
    C. 3 周
    D. 4 周
    E. 6 周

287. 患者黏液血便，右下腹触到 6cm 直径大包块，质硬，不规则。应首选哪一项检查
    A. 胃肠钡餐透视
    B. 灌肠气钡双重造影
    C. B 超检查
    D. CT
    E. 乙状结肠镜检查

288. 患儿，男，15 个月，诊断为右侧睾丸鞘膜积液，以下哪一项是最佳处理方案
    A. 观察到 2 岁
    B. 药物治疗
    C. 立即引流
    D. 鞘膜翻转术
    E. 穿刺抽吸

289. 某脑外伤患者，伤后即进入深昏迷，双侧瞳孔极度缩小，四肢瘫痪，高热，呼吸障碍，最可能的诊断为
    A. 颅内血肿
    B. 原发性脑干损伤
    C. 小脑挫裂伤
    D. 下丘脑损伤
    E. 脑室出血

290. 患者经测定 $CO_2 CP\downarrow$，$pH\downarrow$，$[HCO_3^-]\downarrow$。初步判断为
    A. 呼吸性碱中毒
    B. 代谢性碱中毒
    C. 代谢性酸中毒
    D. 呼吸性酸中毒
    E. 混合型碱中毒

291. 某患者因严重创伤，出现脉搏细速，血压降低，面色苍白，诊断为休克，在治疗时最应注意的是
    A. 急性肾衰竭的发生
    B. 及时扩充血容量
    C. 及时使用甘露醇
    D. 避免使用血管收缩药
    E. 药物对各脏器的毒性

292. 患者，男，49 岁。因肠梗阻发病 4 天入院，血压 75/52.5mmHg（10/7kPa），血钠 130mmol/L，血钾 3mmol/L，$CO_2 CP$ 14mmol/L。其治疗应首先
    A. 纠正酸中毒
    B. 补钾
    C. 急诊手术
    D. 补钠
    E. 输全血

293. 患者，男，68 岁，长期高血压及心肌缺血，因右下腹痛，高热（39℃），入院 4h，诊断为穿孔性阑尾炎而行硬膜外麻醉急诊手术，术中突然心搏骤停死亡，以下说法及做法错误的是
    A. 未及时纠正酸中毒
    B. 术前未用抗生素
    C. 补充血容量不足
    D. 术前术中没监测心功能

E. 不应该手术

294. 患者，男，25 岁。1 型糖尿病，2 天来出现恶心，面潮红，呼吸深快，渐发生神志模糊以致昏迷。最可能的诊断为

A. 尿毒症酸中毒　　　B. 乳酸性酸中毒
C. 呼吸性酸中毒　　　D. 糖尿病酮症酸中毒
E. 高渗性高血糖状态

295. 患者，男，57 岁，车祸撞伤脑部，出血后出现深昏迷，脑干反射消失，脑电波消失，无自主呼吸。根据以上表现应判断为

A. 生物学死亡期　　　B. 临床死亡期
C. 濒死期　　　　　　D. 疾病晚期
E. 脑死亡期

296. 患者，女，48 岁。右乳内上方可扪及 4×5cm×3cm 硬块，呈结节状，与皮肤有粘连，右腋下可扪及 2cm×3cm×4cm，融合成块状淋巴结，左锁骨上亦可扪及 4cm×2cm×3cm 淋巴结，质硬。应诊断为

A. 乳腺结核　　　　　B. 乳腺癌 I 期
C. 乳腺癌 II 期　　　 D. 乳腺癌 III 期
E. 乳腺癌 IV 期

297. 患者，男，38 岁。上腹饱胀、嗳气、呕吐宿食 3 个月余。体格检查：未扪及肿块，无压痛，可见胃型及胃蠕动，且有胃震水音。临床最可能的诊断为

A. 胃溃疡　　　　　　B. 急性胃扩张
C. 胃肠炎　　　　　　D. 慢性胃炎
E. 胃十二指肠溃疡瘢痕性幽门梗阻

298. 某战士左肘关节处被弹片炸伤，有活动性出血，上肢不能活动，需要搬运后再做治疗，此时最有效的止血方法为

A. 用压迫包扎止血法
B. 用手指止血法
C. 用填塞止血法
D. 左上臂中段止血法
E. 左上臂下 1/3 处止血法

299. 患者，女，23 岁，因原发性甲亢在颈丛麻醉下行甲状腺大部切除术，术后 12h 患者颈前有压迫感，呼吸困难，发绀，切口敷料呈红色，颈部肿胀，应当立即采取的措施是

A. 松解敷料
B. 给氧
C. 气管内插管加压给氧
D. 剪断缝线，敞开切口，清除血肿

E. 气管切开

300. 患者，男，56 岁。胃窦部癌，6cm×4cm×4cm 大小，已累及浆膜层。CT 检查左肝外叶有 3cm 大小转移灶，胰腺正常。此患者最合适的治疗是

A. 根治性胃大部切除术
B. 已无法手术，行全身化学疗法
C. 根治性胃大部切除加左肝动脉栓塞术
D. 根治性胃大部切除加左肝外叶切除术
E. 胃空肠吻合术

301. 患者，男，38 岁。溃疡病史 10 余年，突发上腹剧痛，迅速波及全腹。检查：腹部板状强直，广泛压痛，反跳痛，肝肺浊音界消失。腹部 X 线透视右膈下有新月状透亮影。首先应考虑

A. 急性阑尾炎合并穿孔
B. 绞窄性肠梗阻
C. 急性胆囊炎合并穿孔
D. 胃十二指肠溃疡急性穿孔
E. 急性出血坏死性胰腺炎

302. 患者，男，47 岁。上腹部疼痛十余天，近日加重。内窥镜和钡餐透视证实为十二指肠后壁溃疡，行手术治疗时恰当的术式应是

A. 毕 I 式胃大部切除术
B. 胃肠吻合术
C. 毕 II 式胃大部切除术
D. 幽门成形术
E. 溃疡切除术

303. 患者，男，47 岁。因胃溃疡作毕 II 式胃大部切除术，术后进流质饮食尚可，第 7 天，进稀饭后，发生呕吐，呕吐物中含胆汁，经胃肠减压输液治疗无好转，胃管每日吸出胃液 800～1000ml。钡餐检查：钡剂停留于输出端口。最应考虑的诊断为

A. 输出端梗阻　　　　B. 吻合口梗阻
C. 输入端梗阻　　　　D. 碱性反流性胃炎
E. 吻合口排空障碍

304. 某直肠癌患者，肿瘤位于齿状线上 6cm，肿瘤占直肠周径 1/2，病理报告为高分化腺癌。以下治疗方案，哪一项最合适

A. 局部电灼切除术
B. Dixon 手术
C. Miles 手术
D. 拉下式直肠癌切除术
E. 经骶部入路保留肛门术

305. 患者排便后肛门处剧烈疼痛，肛门边可触及疼痛明显的硬块，以下哪种疾病可以解释
    A. 直肠息肉脱出　　　B. 内痔脱出嵌顿
    C. 肛周脓肿　　　　　D. 血栓外痔形成
    E. 肛裂并前哨痔

306. 患者，男，25 岁。肛门部剧痛 1 天。检查发现肛门部有一暗紫色圆形肿物突出，触痛明显，首先应考虑
    A. 肛裂　　　　　　　B. 内痔嵌顿
    C. 外痔血栓形成　　　D. 肛门周围脓肿
    E. 肛瘘

307. 患者，男，46 岁，肛内胀痛，逐渐加重，伴畏寒发热 4 天，检查左侧肛周皮肤稍红。指检：肛门 4cm 左侧偏后有明显压痛，肿胀。首先考虑是哪种直肠肛管周围脓肿
    A. 肛门周围脓肿
    B. 坐骨直肠间隙脓肿
    C. 直肠壁内脓肿
    D. 骨盆直肠间隙脓肿
    E. 括约肌间脓肿

308. 患者，男，45 岁。肛门外经常潮湿不洁，分泌物有恶臭味，肛门处肿痛时常发生，检查发现距肛门口 2.5cm 处，有乳头状隆起，触诊有条索状物与肛门相连，有轻压痛。首先采用的治疗方法是
    A. 行血栓摘除术　　　B. 行 Miles 手术
    C. 挂线疗法　　　　　D. 痔环切除术
    E. 无需特殊治疗

309. 某患者 2 年前因患降结肠癌行根治性左半结肠切除术，复诊检查时发现以下哪一项指标升高常提示结肠癌复发
    A. CA125　　　　　　B. CEA
    C. AFP　　　　　　　D. CA19 – 9
    E. DNA 异倍体

310. 患者，男，9 岁，尿失禁，MRI 检查示脊髓圆锥下移至骶 2 水平，终丝变粗，横径约 3mm。根据以上表现，最可能的诊断是
    A. 脊髓脊膜膨出　　　B. 脊膜膨出
    C. 脊髓栓系综合征　　D. 脊髓圆锥肿瘤
    E. 马尾肿瘤

311. 患者，男，46 岁。主诉头痛伴恶心呕吐 2 个月，入院检查：左侧两点辨别觉、实体觉和对侧肢体的位置觉障碍，外院头颅 CT 示左侧大脑半球肿瘤，根据以上检查，肿瘤最可能位于半球的
    A. 颞叶　　　　　　　B. 额叶
    C. 顶叶　　　　　　　D. 枕叶
    E. 岛叶

312. 某脑出血的患者，很快昏迷，双侧瞳孔极度缩小，四肢瘫痪，高热，呼吸障碍，出血部位应考虑
    A. 外囊附近
    B. 内囊内侧和丘脑附近
    C. 脑桥
    D. 小脑
    E. 内囊内侧扩延至外囊附近

313. 患者，男，25 岁。寒战，发热，咳脓痰 3 天。体温 40.1℃，X 线胸片示右肺下叶大片致密影，右胸腔积液。体格检查中不应该有的体征是
    A. 气管移向健侧　　　B. 右胸活动度小
    C. 右胸叩诊浊音　　　D. 右胸肋间隙变窄
    E. 右肺呼吸音减弱

314. 患者，女，30 岁。胸部外伤 2h。查体：脉搏 120 次/分，血压 96/60mmHg，右胸可触到骨擦感和皮下气肿，叩诊鼓音，呼吸音消失，急救处理方法是
    A. 应用升压药
    B. 立即胸腔排气
    C. 胶布固定
    D. 输血，补液，抗休克
    E. 氧气吸入

315. 患者，男，58 岁。进行性吞咽困难 7 个月，近 20 天只能进少量牛奶。查体：明显消瘦，脱水，锁骨上可触及肿大淋巴结，X 线食管造影见中下段食管有约 8cm 狭窄，黏膜不规整，上段食管轻度扩张，其治疗方法为
    A. 食管内置管术
    B. 病变食管切除，食管重建
    C. 放射疗法
    D. 放疗后手术切除
    E. 胃造口术

316. 患者，男，33 岁。低热，咳嗽合并痰中偶带血丝 20 天，X 线胸片显示右肺上叶不张。最可能的诊断是
    A. 肺癌　　　　　　　B. 肺结核球
    C. 肺脓肿　　　　　　D. 支气管肺炎
    E. 纵隔淋巴肉瘤

317. 某贲门失弛缓症患者，患病 10 余年，近 1 个月症状加重，反复呕吐，其治疗方法是

A. 饭后散步　　　　B. 少食多餐

C. 应用平滑肌松弛药　D. 扩张疗法

E. 食管下段及贲门肌层切开

318. 患儿，5 岁，女。咳嗽，呼吸困难 2d 入院，查体：口唇微绀，心率：130 次/分，胸骨左缘第 3、4 肋间闻及 3/6 级粗糙收缩期杂音，肺动脉瓣区第 2 心音稍强，两肺细小水泡音，该患儿最可能的诊断是

A. 室间隔缺损并发肺炎

B. 动脉导管未闭并发肺炎

C. 房间隔缺损并发肺炎

D. 法洛四联症并发肺炎

E. 房缺伴心衰

319. 患者，女，26 岁。心尖区可闻及收缩中晚期吹风样杂音及喀喇音，超声心动图可见二尖瓣前叶 CD 段呈吊床样波形，最可能的诊断是

A. 二尖瓣关闭不全　　B. 二尖瓣狭窄

C. 主动脉瓣狭窄　　　D. 主动脉瓣关闭不全

E. 二尖瓣脱垂

320. 患者，男，42 岁，体重 70kg。在全麻下行二尖瓣置换术，在体外循环中手术野可发现大量出血的时期为

A. 降温期　　　　　　B. 降温前期

C. 外科手术期　　　　D. 复温期

E. 复温期及其后不久

321. 患者，男，32 岁，1 年前因左肾、左输尿管及膀胱结核，行左肾和左输尿管切除术，手术后行抗结核治疗 8 个月。目前患者尿常规检查阴性，IVP 显示右肾轻度积水，但患者尿频症状明显加重，原因是

A. 膀胱结核未能控制

B. 结核引起的尿道综合征

C. 结核复发

D. 合并有泌尿系统感染

E. 膀胱挛缩

322. 患者，男，67 岁，近来发现左侧阴囊逐渐增大但不痛，与体位无关，触不到左睾丸和附睾，透光试验阳性，应诊断为

A. 睾丸鞘膜积液

B. 交通性鞘膜积液

C. 精索鞘膜积液

D. 精液囊肿

E. 嵌顿性腹股沟斜疝

323. 患者，女，40 岁，以膀胱肿瘤于 1 周前行膀胱部分切除术，其预后主要取决于

A. 肿瘤的分化程度及浸润深度

B. 肿瘤的生长方式

C. 肿瘤的组织类型

D. 肿瘤的大小

E. 肿瘤的数目

324. 患者，男，63 岁，因跌伤致左胫、腓骨中下段横形骨折，经手法整复，达功能复位，给予管型石膏外固定，4 个月后拍片复查，骨折线清晰，未见明显骨痂生长，其最主要的原因是

A. 年老

B. 由于管型石膏外固定，影响患者功能锻炼

C. 周围软组织损伤的影响

D. 骨折段血液供应不良

E. 复位不理想

325. 患者，男，65 岁。前列腺增生病史 20 年，口服非那雄胺 10 余年，目前夜尿增多明显，残余尿 300ml；有高血压病史 30 年，血压控制良好，无其他明显并发症，该患者最适宜的治疗方法是

A. 留置导尿

B. TURP

C. 口服药物治疗

D. 耻骨上膀胱穿刺造瘘

E. 根治性前列腺切除术

326. 患者，男，7 岁，肘部外伤，用哪种体征来鉴别肱骨髁上骨折和肘关节脱位最可靠

A. 肘关节活动明显受限

B. 肿胀明显

C. 疼痛

D. 畸形

E. 肘后三角关系改变

327. 患儿，男，10 岁。胸椎后突畸形，呼吸、心跳正常，活动不受影响。最合适的辅助检查是

A. 胸部 X 线片

B. 胸椎正、侧位 X 线片

C. 腰椎正、侧位 X 线片

D. 颈椎正、侧位 X 线片

E. 骨盆 X 线片

328. 患者，男，63 岁。车祸致胸 11、12 椎体骨折脱位并截瘫。查体：耻骨联合平面以下触觉、痛觉、温觉减退，深感觉消失，双下肢主动运动完全丧失，肛管括约肌功能部分丧失。该患者的截瘫指数为

A. 0   B. 1 + 1 + 1 = 3

C. 2 + 1 + 1 = 4   D. 1 + 2 + 2 = 5

E. 2 + 2 + 2 = 6

329. 患者，男，14 岁。跌倒后 8 天，左膝上疼痛 5 天，伴高热 39℃ 以上，膝上皮温高，压痛，左膝屈曲状，浮髌试验阴性，X 线检查未见异常，行局部脓肿分层穿刺骨膜下抽出浑浊液体。诊断应是

    A. Ewing 肉瘤

    B. 左股骨下端急性血源性骨髓炎

    C. 左膝关节化脓性关节炎

    D. 左股部脓肿

    E. 左股骨结核

330. 患者，女，19 岁。右股骨下端肿 2 个月余，表面静脉怒张，皮温略高；X 线片示右股骨下端有边界不清的骨质破坏区，骨膜增生呈放射状阴影。最可能的诊断为

    A. 骨结核   B. 骨髓炎

    C. 骨肉瘤   D. 骨巨细胞瘤

    E. 骨转移癌

331. 患者，女，45 岁，环状软骨下端被打伤，5 天后左瞳孔缩小，眼睑下垂。关于该患者的情况，描述错误的是

    A. 如果诊断为颈动脉受创，第一线用药是抗凝血药

    B. 可能是颈动脉受创，需要做动脉造影确定诊断

    C. 影像学检查应先做头部计算机断层

    D. 这类患者喉气管的损伤不一定有症状

    E. 因为受伤位置在环状软骨下端，所以要做支气管镜

332. 患者，女，70 岁，有慢性肺心病，因发热 4 天来诊，动脉血气分析结果：pH 7.27，$PaCO_2$ 78mmHg，PaO_2 70mmHg，HCO_3^- 32mmol/L，其酸碱失衡诊断可能为

    A. 呼酸 + 代酸   B. 呼酸完全代偿

    C. 呼酸未完全代偿   D. 代酸失代偿

    E. 呼酸失代偿

333. 患者，男，68 岁，因慢性心房颤动合并肺部感染就诊，平时服用地高辛 0.125mg/d。查体：血压 104/58mmHg，脉搏 144 次/分，体温 39.3℃。心电图显示心房颤动，但无明显 ST 段变化。针对其目前心房颤动合并心动过速，以下叙述中，哪一项最正确

    A. 应先考虑给予静脉注射地尔硫草

    B. 应立即安排做经食管心脏超声

    C. 先给予静脉注射胺碘酮是有效而必要的选择

    D. 应先考虑立即同步电复律

    E. 目前不考虑针对其心动过速给予抗心律失常药物治疗

334. 患者，女，45 岁，因小腿上突然轻微青紫，查血小板为 $52 \times 10^9/L$，血红蛋白及白细胞正常。体检发现除小腿外无其他部位出血。以下叙述中，哪一项错误

    A. 此患者血小板过低有自发性内出血的危险，应该输注血小板浓缩液

    B. 若输注的新鲜血小板没有遭到破坏，一般可存活 3 ~ 5 天

    C. 若需要输注血小板，最好选择 ABO 血型相符的血小板

    D. 须仔细询问用药史，例如磺胺或青霉素类等可能引起血小板数目降低

    E. 须仔细询问病史及体检，例如肝硬化患者会因脾脏增大破坏较多血小板，导致血小板降低

335. 患者，男，68 岁，因咳嗽发热，转至本院急诊。到院时生命征象：血压 94/56mmHg，脉搏 112 次/分，呼吸 22 次/分，体温 38.6℃，SpO_2 91%。诊断为肺炎。下列临床处置中，最不适当的是

    A. 维持平均动脉压在 65mmHg 以上，为紧急处理早期目标之一

    B. 该患者已符合 SIRS 诊断

    C. 维持 $ScvO_2$ 最少 70% 以上，亦为紧急处理早期目标

    D. 抗生素应于 3h 内给予

    E. 非甾体抗炎药应于 1h 内给予

336. 在救助一位游泳池内溺水的 4 岁女孩时，你发现她脸色苍白没有反应，周围没有其他受过训练的人员可以帮忙，你应首先

    A. 将小孩从游泳池救上岸后，拨打 120

    B. 在水中给小孩做 2min 心肺复苏

    C. 先拨打 120 后，再将小孩从游泳池救上岸

    D. 尽快将小孩移到岸上进行心肺复苏

    E. 在水中给小孩做 30 次胸外按压

337. 患者，女，57 岁，由于突发神志不清 5min 入院，接诊医师发现其心跳呼吸均停止，立即进行心肺复苏，若在胸外按压有效的情况下，中

心静脉血氧饱和度可达到

A. 25% 以上　　　　B. 35% 以上

C. 40% 以上　　　　D. 50% 以上

E. 60% 以上

338. 患者，男，29岁，面部被刀刺伤8小时，刀口长4.3cm，深0.67cm，最适当治疗措施为

A. 清创缝合　　　　B. 换药

C. 延期缝合　　　　D. 理疗

E. 热敷

339. 患者，女，38岁，因排便习惯改变1年，左下腹腹痛加重1个月来诊。诉经常便血，有时腹泻，有时便秘。查体：腹软，左下腹扪及一5cm×4cm大小的包块，质硬，呈结节状，未见肠型及蠕动波。为确诊，应首选的检查方法为

A. CT检查

B. B型超声波检查

C. 钡剂灌肠检查

D. MRI检查

E. 血清学检查

340. 患者，男，38岁，上腹部不适、食欲不振3个月。一月来出现黄疸进行性加重，有体重减轻，全身明显黄染，肝未触及，深吸气时可触及肿大的胆囊底部，无触痛。化验结果：血胆红素15mg/dl，尿检结果：胆红素阳性。诊断最可能为

A. 胆石症　　　　B. 肝炎

C. 胰头癌　　　　D. 慢性胰腺炎

E. 肝癌

341. 患儿，女，4岁，右肘部被牵拉后即出现哭闹，肘略屈，不敢拿东西，诊断最可能是

A. 右肘关节软组织损伤

B. 右肘关节脱位

C. 右桡骨小头半脱位

D. 右肱骨髁上骨折

E. 右侧桡神经麻痹

342. 患者，男，59岁，主诉腹痛，经诊断为急性肠梗阻，入院血压60/40mmHg，急诊处理为

A. 抗休克同时手术治疗

B. 补液

C. 立即手术治疗

D. 非手术治疗

E. 先内科治疗，症状缓解后手术治疗

343. 患者，男，53岁，突发意识障碍3min入院，值班医师发现其心跳呼吸停止而行心肺复苏，评估该患者脑组织缺氧损伤的不可逆时间，一般认为是

A. 2～3min　　　　B. 2～4min

C. 3～6min　　　　D. 4～6min

E. 5～7min

B型题

（1~3题共用备选答案）

A. 甲硫氧嘧啶　　　　B. 普萘洛尔

C. 卢戈液　　　　D. 甲状腺素

E. 地西泮及泼尼松

1. 减少甲状腺肿大和动脉性充血可用

2. 常规应用碘、抗甲状腺药物不能耐受或无作用时，术前准备可用

3. 使甲状腺肿大和动脉性充血的是

（4~7题共用备选答案）

A. 腹内斜肌、腹横肌的弓状下缘

B. 腹股沟韧带和腔隙韧带

C. 腹外斜肌腱膜

D. 腹膜、腹横筋膜和联合肌腱

E. 腹内斜肌和联合肌腱

4. 构成腹股沟管的后壁的是

5. 构成腹股沟管的下壁的是

6. 构成腹股沟管的前壁的是

7. 构成腹股沟管的上壁的是

（8~10题共用备选答案）

A. 腹壁浅动脉外侧，腹股沟韧带上方

B. 腹壁浅动脉内侧，腹股沟韧带上方

C. 腹股沟韧带下方卵圆窝处

D. 腹壁下动脉外侧，腹股沟韧带上方

E. 腹壁下动脉内侧，腹股沟韧带上方

8. 腹股沟直疝的疝囊颈位于

9. 腹股沟斜疝的疝囊颈位于

10. 股疝的疝块常位于

（11~13题共用备选答案）

A. 结核菌素试验

B. 痰细胞学检查

C. 支气管镜检查

D. 痰培养加药敏试验

E. 经胸壁穿刺活组织检查

11. 患者，男，48岁。吸烟史20年，刺激性咳嗽，痰中带血丝3周，X线胸片显示右肺门处阴影增大，纵隔增宽，上叶不张，进一步检查应是

12. 患者，男，29岁。无吸烟史。高热，胸痛及咳嗽1周，咳脓痰3天，X线胸片显示右肺外周圆形肿块，中央薄壁空洞并有液体。进一步的检查应是

13. 患者，男，35岁。低热，乏力，咳嗽，痰中偶带血丝1年。X线胸片显示，双肺片状阴影，轮廓模糊。进一步的检查应是

（14～16题共用备选答案）

    A. 二尖瓣口面积4～$6cm^2$

    B. 二尖瓣口面积≥$2cm^2$

    C. 二尖瓣口面积≤$1.0cm^2$

    D. 肺毛细血管楔压>30mmHg

    E. 肺毛细血管楔压>20mmHg

14. 肺静脉压增高时

15. 二尖瓣重度狭窄时

16. 肺水肿时

（17～19题共用备选答案）

    A. 肝脏收缩期搏动

    B. Graham－Steell 杂音

    C. Austin－Flint 杂音

    D. 收缩中、晚期喀喇音

    E. 胸骨左缘第2肋间连续性机器样杂音

17. 二尖瓣狭窄伴明显肺动脉高压时可出现

18. 梅毒性心脏病重度主动脉瓣关闭不全时可出现

19. 动脉导管未闭时可出现

（20～21题共用备选答案）

    A. 肾母细胞瘤   B. 膀胱癌

    C. 肾盂肿瘤   D. 肾癌

    E. 肾囊肿

20. 患者，女，47岁，右腰胀痛9个月。B型超声检查：右肾下极4cm×6cm液性占位，排泄性尿路造影：右肾中、下盏之间距离拉长，呈弧形变，应诊断为

21. 患者，男，63岁，血尿4周，偶有左腰痛，尿中多次检出恶性肿瘤细胞，膀胱镜检查：左输尿管口喷血。B超检查无异常发现，应诊断为

（22～23题共用备选答案）

    A. Pauwels 角   B. 银叉畸形

    C. McMurray 征   D. Dugas 征

    E. 垂腕畸形

22. 肩关节脱位可有

23. 桡骨远端骨折可有

（24～27题共用备选答案）

    A. 消化性溃疡   B. 胰腺炎

    C. 腹主动脉瘤破裂   D. 肠梗阻

    E. 阑尾炎

24. 刀割样或撕裂痛可常见于

25. 持续性疼痛可常见于

26. 绞痛或痉挛性疼痛可常见于

27. 剧烈腹痛可常见于

（28～31题共用备选答案）

    A. 高压蒸汽灭菌法   B. 煮沸法

    C. 灼烧法   D. 药液浸泡法

    E. 甲醛蒸气熏蒸法

28. 适用于金属器械，常用于急需的特殊情况下的消毒方法是

29. 适用于内镜和腹腔镜等器械的消毒方法是

30. 适用于金属器械、玻璃制品及橡胶类物品的消毒方法是

31. 适用于敷料类物品的消毒方法是

（32～34题共用备选答案）

    A. 抗抑郁药   B. 吗啡

    C. 非阿片类镇痛药   D. 安定类药

    E. 盐酸曲马朵

32. 癌痛第三阶梯的常用药为

33. 癌痛第二阶梯的常用药为

34. 癌痛第一阶梯的常用药为

C型题

（1～2题共用备选答案）

    A. 术后呼吸困难和窒息

    B. 喉返神经损伤

    C. 喉上神经损伤

    D. 手足抽搐

1. 甲状腺术后最危急的并发症为

2. 甲状腺术后引起声嘶的原因为

（3～4题共用备选答案）

    A. Monteggia 骨折   B. Galeazzi 骨折

    C. Smith 骨折   D. Colles 骨折

3. 桡骨干下1/3骨折合并尺骨小头脱位称为

4. 尺骨干上1/3骨折合并桡骨小头脱位称为

（5～6题共用备选答案）

    A. 呼吸性碱中毒   B. 代谢性酸中毒

    C. 代谢性碱中毒   D. 呼吸性酸中毒

5. 严重呕吐及长期胃肠减压可产生的酸碱失衡类型为

6. 绞窄性肠梗阻最易发生的酸碱失衡类型为

(7~8 题共用备选答案)

    A. 中心静脉压低，血压低

    B. 中心静脉压低，血压正常

    C. 中心静脉压高，血压低

    D. 中心静脉压高，血压正常

7. 提示心功能不全或血容量相对过多的是

8. 提示血容量严重不足的是

(9~10 题共用备选答案)

    A. 应用广谱抗生素

    B. 胸膜腔闭式引流

    C. 消除致病原因和脓腔

    D. 彻底排净脓液，促进肺早日复张

9. 慢性脓胸的治疗原则是

10. 急性脓胸的治疗原则是

X 型题

1. 以下属于外科感染的病原体的有

    A. 病毒   B. 细菌

    C. 真菌   D. 寄生虫

    E. 昆虫

2. 创伤的并发症包括

    A. 感染   B. 器官功能障碍

    C. 休克   D. 应激性溃疡

    E. 脂肪栓塞综合征

3. 急性梗阻性化脓性胆管炎（AOSC）的临床表现包括

    A. 寒战和发热   B. 腹痛

    C. 黄疸   D. 休克

    E. 神经症状

4. 排尿困难包括

    A. 排尿时间延长   B. 尿线变细

    C. 排尿射程缩短   D. 不便滴沥

    E. 尿失禁

5. 跌倒时以手撑地，可能发生

    A. 尺桡骨双骨折   B. 柯雷骨折

    C. 肩胛冈骨折   D. 锁骨骨折

    E. 肩关节脱位

6. 以下哪些属于烧伤的治疗原则

    A. 预防和治疗低血容量性休克

    B. 保护烧伤区，防止和清除外源性污染

    C. 防治局部及全身性感染

    D. 促进创面愈合，减少瘢痕形成及功能障碍

    E. 防治器官的并发症

7. 乳腺癌第 II 期为

    A. $T_3N_0M_0$ B. $T_1N_1M_0$

    C. $T_0N_1M_0$ D. $T_2N_1M_0$

    E. $T_2N_2M_0$

8. 有关腹部损伤的描述，正确的是

    A. 腹部闭合性损伤，有时很难确定是否合并腹内脏器损伤

    B. 腹部损伤可分为开放性和闭合性两大类

    C. 直肠由于位置较深，故损伤发生率低

    D. 腹腔最易损伤的脏器是脾脏

    E. 腹部闭合性损伤均应剖腹探查，以免遗漏腹内脏器损伤

9. 以下不适合行膀胱镜检查的是

    A. 膀胱结核严重尿频

    B. 急性尿路感染

    C. 膀胱容量不足 50ml

    D. 尿道狭窄

    E. 前列腺肥大

10. 尿道损伤后局部治疗的方法有

    A. 引流膀胱尿液   B. 恢复尿道的连续性

    C. 彻底引流尿外渗   D. 彻底引流积血

    E. 全身应用抗炎治疗

11. 形成尿路结石的影响因素包括

    A. 梗阻   B. 感染

    C. 异物   D. 肾损伤

    E. 体质的强弱

12. 以下哪些部位骨折容易并发骨坏死

    A. 股骨颈   B. 桡骨远端

    C. 距骨   D. 手舟状骨

    E. 髌骨

13. 严重酸中毒时快速静滴碳酸氢钠将会出现

    A. 加重中枢酸中毒，可能出现病情加重

    B. 使原有氧离曲线左移

    C. 使儿茶酚胺失活

    D. 加重高钠血症及高渗状态

    E. 加重心肌及脑细胞内酸中毒，即反常性酸中毒

14. 胃、十二指肠溃疡常见的并发症有

    A. 穿孔   B. 出血

    C. 幽门梗阻   D. 十二指肠残端瘘

    E. 倾倒综合征

15. Reynolds 五联征是指

    A. 寒战高热   B. 腹痛

    C. 黄疸   D. 休克

    E. 神经中枢系统受抑制

16. 颅脑外伤后颅内压明显增高，临床上疑诊有颅内血肿，此时治疗措施可采用
   A. 闭式持续性控性脑室引流
   B. 脱水和激素治疗
   C. 冬眠低温和巴比妥疗法
   D. 腰穿放出血性脑脊液减压
   E. 气管内插管

17. 肺癌的肺外表现包括
   A. Horner 综合征　　B. 膈肌麻痹
   C. 重症肌无力　　D. 男性乳房发育
   E. 声嘶

18. 有关高血压患者术前准备的叙述，正确的是
   A. 凡舒张压持续超过 100mmHg，均给抗高血压药治疗
   B. 对舒张压超过 110mmHg，抗高血压药治疗必须延续到手术日晨
   C. 高血压并存心肌缺血者，择期手术应列为禁忌
   D. 长期用抗高血压药治疗，如血压稳定，术前 3 天可以停药
   E. 单纯慢性高血压患者，对麻醉的耐受力较差

19. 以下属于特异性感染的是
   A. 破伤风　　B. 霉菌
   C. 结核　　D. 气性坏疽
   E. 炭疽

20. 属于高钾血症处理原则的是
   A. 积极防治心律失常　　B. 立即停止钾盐摄入
   C. 降低血钾浓度　　D. 原发病治疗
   E. 改善肾功能

21. 常见的休克类型包括哪些
   A. 出血性休克　　B. 过敏性休克
   C. 心源性休克　　D. 创伤性休克
   E. 感染性休克

22. 以下哪些是抗休克治疗中常用的扩血管药物
   A. 异丙肾上腺素　　B. 前列腺素 E_1
   C. 酚妥拉明　　D. 妥拉唑啉
   E. 阿托品

23. 目前我国设立较多的专科 ICU 包括
   A. 五官科 ICU　　B. 心血管病 ICU
   C. 新生儿 ICU　　D. 烧伤 ICU
   E. 内科 ICU

24. 对损伤修复不利的因素有
   A. 感染　　B. 低蛋白血症
   C. 糖尿病　　D. 服用吲哚美辛
   E. 肝硬化

25. 急性重症胰腺炎的诊断要点为
   A. 心率 >120 次/分，心律失常，低血压或休克
   B. 呼吸困难，呼吸率 >30 次/分，PaO_2 <13.3kPa
   C. 血钙 >12mmol/L，血糖 >11mmol/L
   D. 尿量 <40mL/h，血尿素氮增高
   E. 发生 DIC

26. 良性前列腺增生患者的护理诊断主要包括
   A. 排尿模式改变　　B. 焦虑
   C. 镜下血尿　　D. 尿路感染
   E. 营养低于机体需要

27. 手部清创时，对伤口和深部组织损伤的处理，恰当的是
   A. 创面污染重，清创后缝合伤口，二期手术修复肌腱、神经损伤
   B. 创面新鲜清洁时，清创后同时修复深部组织损伤和缝合伤口
   C. 创面污染重，清创后缝合伤，二期手术修复骨折和脱位
   D. 尽管创面污染重，清创后也要同时处理手部骨折和脱位
   E. 受伤时间较长，污染严重的伤口，清创后延期缝合伤口

28. 甲状腺术后出现呼吸困难和窒息，可见于
   A. 双侧喉上神经损伤　　B. 喉头水肿
   C. 血肿压迫气管　　D. 气管塌陷
   E. 双侧喉返神经损伤

29. 腹股沟疝的特点为
   A. 以男性为多见
   B. 斜疝是从腹壁下动脉外侧的内环处突出
   C. 斜疝基本不会进入阴囊内
   D. 压内环后，疝块仍突出者为直疝
   E. 均需行手术治疗

30. 行肾盂造影的禁忌证包括
   A. 尿道狭窄　　B. 尿频
   C. 下尿路感染　　D. 膀胱肿瘤
   E. 泌尿系结石

31. 先天性肾位置异常可见于
   A. 盆腔　　B. 腰骶部
   C. 胸腔　　D. 对侧
   E. 腹部

32. 肾癌未发现转移时，治疗应
   A. 肿瘤 <4cm 可考虑部分肾切除
   B. 根治性肾切除
   C. 单纯性肾切除 + 放疗

D. 单纯性肾切除 + 化疗

E. 单纯性肾切除 + 化疗 + 放疗

33. 以下有关下肢骨折或脱位易损伤的神经，叙述正确的是

 A. 股骨髁上骨折易伤及胫神经

 B. 髋关节后脱位可伤及坐骨神经

 C. 腓骨颈骨折可伤及腓总神经

 D. 股骨干中 1/3 骨折可伤及坐骨神经

 E. 胫骨上 1/3 骨折可伤及腓总神经

34. 胃十二指肠溃疡的重要病因为

 A. 幽门螺杆菌　　B. 情绪多愁善感

 C. 胃黏膜屏障受损　D. 胃酸分泌过多

 E. 饮食习惯不良

35. 胆囊三角的组成有

 A. 胆囊管　　B. 肝动脉

 C. 肝静脉　　D. 肝脏脏面

 E. 肝总管

36. 颈椎病的临床分型包括

 A. 脊髓型　　B. 神经根型

 C. 椎动脉型　D. 交感型

 E. 食管型

37. 属于急诊诊断原则的是

 A. 把握患者全身各系统的功能状态

 B. 简明扼要地问诊及快速地体检

 C. 进一步的病史询问及体格检查

 D. 分析发病机制，及时把握病情变化

 E. 快速判断患者是否存在危及生命的症状体征

38. 属于猝死常见病因的是

 A. 重症感染　　B. 急性心肌梗死

 C. 心肌炎　　D. 中暑

 E. 脑出血

39. 临床麻醉学的组成包括

 A. 麻醉的实施与处理

 B. 术前评估与准备

 C. 专科患者的麻醉处理

 D. 危重疑难患者的麻醉处理

 E. 麻醉并发症的预防与诊治

40. 酰胺类局麻药包括

 A. 丁哌卡因　　B. 普鲁卡因

 C. 利多卡因　　D. 丁卡因

 E. 罗哌卡因

41. 以下属于外科感染疾病的是

 A. 盆腔脓肿　　B. 急性胆囊炎

 C. 急性骨髓炎　D. 支气管肺炎

 E. 阑尾脓肿

42. 肿瘤的实验室检查以下哪些叙述是正确的

 A. Bence - Jones 蛋白阳性提示有多发性骨髓瘤

 B. 甲胎蛋白阳性提示有继发性肝癌

 C. 酸性磷酶增高可见于前列腺癌

 D. BRCA - I 基因阳性者易患卵巢癌和乳腺癌

 E. 癌胚抗原增高是大肠癌术后复发的指标之一

43. 以下属于器官移植后体内插管护理措施的有

 A. 胸、腹、胃、膀胱等引流瓶（袋）每天更换消毒

 B. 心导管及动、静脉切开置管后每天清洁创面，并更换敷料

 C. 每天更换胸膜腔负压瓶内液体

 D. 每天更换静脉输液管

 E. 气管导管每班更换消毒

44. 破伤风患者较常见的并发症包括

 A. 角弓反张　　B. 酸中毒

 C. 窒息　　D. 高热

 E. 循环衰竭

45. 颅内压增高是神经外科常见的临床病理综合征，以下疾病中出现颅内压增高的有

 A. 脑肿瘤　　B. 颅脑损伤

 C. 脑出血　　D. 脑积水

 E. 颅内炎症

46. 早期食管癌的症状为

 A. 症状不明显　　B. 持续胸背痛

 C. 吞咽困难　　D. 吞咽哽噎感

 E. 吞咽食管内异物感

47. 以下不属于尿失禁的排尿异常是

 A. 急性尿失禁　　B. 输尿管异位开口

 C. 阴道膀胱瘘　　D. 压力性尿失禁

 E. 充溢性尿失禁

48. 对于甲亢患者，术前检查必需进行的是

 A. 喉镜检查　　B. 颈部透视或摄片

 C. 基础代谢率　D. 视力

 E. 心电图

49. 有关十二指肠损伤的叙述，正确的是

 A. 十二指肠损伤后，由于胆汁、胰液流入腹腔而引起腹膜炎，故易早期诊断

 B. 由于十二指肠位置较固定，损伤机会较多

 C. 十二指肠损伤，如能排除破裂和穿孔，可以采取保守治疗

 D. 十二指肠破裂的手术方法，取决于破裂的部位及伤口大小

E. 治疗十二指肠破裂的任何手术方式，均应附加减压手术

50. 破伤风的临床表现包括
    A. 张口困难　　　　　B. 颈项强直
    C. 四肢抽搐　　　　　D. 神志不清
    E. 角弓反张

51. 良性肿瘤的表现包括
    A. 一般呈现膨胀性生长
    B. 肿瘤细胞分化较好，类似于正常组织细胞
    C. 病程发展速度慢
    D. 境界清楚，有完整包膜
    E. 绝不会转化为恶性肿瘤

52. 在腹部损伤观察期间应注意
    A. 诊断不明时，不注射止痛剂
    B. 不随意搬动患者
    C. 禁食
    D. 灌肠
    E. 钡餐检查

53. 肝癌的检查方法有
    A. X 线　　　　　　　B. MRI 平扫 + 增强
    C. CT 平扫 + 增强　　D. 超声
    E. 血清 AFP

54. 以下手术方案中，适用于急性脑损伤治疗的有
    A. 去骨瓣减压术　　　B. 脑室外引流术
    C. 开颅血肿清除术　　D. 分流术
    E. 以上均适合

55. 急诊医疗体系包括
    A. 医院急诊　　　　　B. 院前抢救
    C. 科室内抢救　　　　D. 急诊手术
    E. 危重病监护

56. 非特异性感染病程进展，可能出现的结果为
    A. 炎症好转　　　　　B. 炎症扩散
    C. 局部化脓　　　　　D. 转变为特异性感染
    E. 转变为慢性炎症

57. 休克的综合治疗包括哪些内容
    A. 病因治疗　　　　　B. 一般紧急处理
    C. 扩充血容量　　　　D. 纠正酸中毒
    E. 血管活性药物的应用

58. 以下哪些是抗休克治疗中常用的缩血管药物
    A. 间羟胺　　　　　　B. 多巴胺
    C. 多巴酚丁胺　　　　D. 去氧肾上腺素
    D. 去甲肾上腺素

59. 下列选项中，可出现少尿的情况包括
    A. 心力衰竭

B. 大失血所致血容量不足
C. 肾衰竭
D. 抗利尿素（ADH）分泌减少
E. 亚低温治疗中

60. 等渗性缺水常见的病因包括
    A. 肠瘘　　　　　　　B. 大量呕吐
    C. 大创面慢性渗液　　D. 高热、大量出汗
    E. 腹腔内感染

61. 降低颅内压的治疗措施包括
    A. 激素治疗
    B. 冬眠低温或亚低温治疗
    C. 限制水钠的输入量
    D. 保持呼吸道通畅
    E. 合理的体位

62. 甲亢的临床表现包括
    A. 食多消瘦，怕热多汗
    B. 甲状腺肿大
    C. 失眠、易激动
    D. 心悸、脉快
    E. 双手颤动

63. 肾损伤的近期并发症包括
    A. 肾周脓肿　　　　　B. 高血压
    C. 尿囊肿　　　　　　D. 肾积水
    E. 对侧肾萎缩

64. 肾癌根治术的切除范围包括
    A. 肾周筋膜　　　　　B. 患有肿瘤的肾脏
    C. 脂肪　　　　　　　D. 肾门淋巴结
    E. 输尿管 + 部分膀胱

65. 对急性冠脉综合征的初始治疗包括
    A. 氧疗
    B. 在阿司匹林、溶栓等的基础上可加用氯吡格雷
    C. 非肠溶阿司匹林嚼服或溶剂口服
    D. 持续心电监护
    E. 建立静脉通道

66. 解剖位置较深，腹部损伤发生率较低的器官为
    A. 结肠　　　　　　　B. 直肠
    C. 十二指肠　　　　　D. 胰腺
    E. 肝脏

67. 胆石分为
    A. 胆色素结石　　　　B. 碳酸钙结石
    C. 胆固醇结石　　　　D. 胆酸结石
    E. 混合性结石

68. 颅内肿瘤应与以下哪些疾病鉴别

A. 脑结核瘤　　　　　B. 脑脓肿

C. 慢性硬膜下血肿　　D. 假性脑瘤

E. 先天性脑积水

69. 补液的原则包括

A. 先晶后胶　　　　　B. 先快后慢

C. 纠酸补钙　　　　　D. 见尿补钠

E. 见尿补钾

70. 以下哪些疾病可引起休克

A. 战伤

B. 急性肠梗阻

C. 异位妊娠和异常分娩

D. 小儿败血症

E. 药物注射过敏

71. 放射介入治疗前的准备包括

A. 做好碘过敏试验

B. 治疗前 4～6 小时禁水

C. 穿刺处备皮

D. 术前做好出、凝血时间测定

E. 停用有显影效果的药物

72. 手术室常用的化学消毒剂有

A. 10% 甲醛溶液　　　B. 0.1% 苯扎溴铵

C. 器械溶液　　　　　D. 95% 乙醇

E. 聚维酮碘

73. 有关胸壁恶性肿瘤的叙述，正确的是

A. 肉瘤多见　　　　　B. 骨软骨瘤多见

C. 生长迅速　　　　　D. 表面血运丰富

E. 多见病理性骨折

74. 甲亢手术禁忌证包括

A. 结节性甲状腺肿继发甲亢

B. 青少年患者

C. 甲状腺肿大显著，压迫附近器官者

D. 中期妊娠合并中度甲亢

E. 不能耐受手术者

75. 因一侧肾结核导致对侧肾积水的发生机制有

A. 输尿管口狭窄　　　B. 输尿管口关闭不全

C. 膀胱挛缩　　　　　D. 输尿管下段狭窄

E. 以上均不对

76. 在十二指肠溃疡手术适应证中，正确的有

A. 瘢痕性幽门梗阻

B. 有穿孔史、溃疡呈活动性

C. 内科治疗无效

D. 反复多次大出血

E. 不能排除或已经癌变者

77. 可因腹内脏器缺血及炎症扩散引起继发性腹膜炎

的有

A. 急性胰腺炎　　　　B. 急性阑尾炎

C. 绞窄性肠梗阻　　　D. 胆囊的坏死穿孔

E. 胃溃疡伴穿孔

78. 颅内压增高"三主征"指

A. 头痛　　　　　　　B. 头晕

C. 视神经乳头水肿　　D. 呕吐

E. 意识障碍

79. 甲状腺术后常见的并发症包括

A. 喉返神经损伤

B. 术后呼吸困难和窒息

C. 喉上神经损伤

D. 手足抽搐

E. 甲状腺危象

80. 有关大面积烧伤患者切痂植皮术的叙述，正确

的是

A. 全身情况稳定后，应及早采取切痂植皮手术

B. 伤后 1 个月以后采取切痂植皮手术

C. 在严密监测下可以考虑休克期切痂植皮手术

D. 一次性切痂植皮手术的范围不超过 10%

E. 肢体行切痂手术时，禁止使用止血带

81. 血液透析的适应证包括

A. 急、慢性肾炎　　　B. 水中毒

C. 急性左心衰　　　　D. 毒物或药物中毒

E. 急、慢性肾衰竭

82. 在哪些情况下，应采用部分小肠切除吻合术治疗

小肠破裂

A. 小段肠管有多处破裂伤

B. 裂口较大或裂口边缘部有肠壁组织挫伤

C. 肠管大部伤或完全断裂者

D. 肠管严重挫伤且有血运障碍

E. 肠壁内或系膜缘有大血肿者

83. 血胸的临床表现包括

A. 面色苍白　　　　　B. 脉搏细速

C. 血压下降　　　　　D. 末梢血管充盈不良

E. 呼吸急促

84. 甲状腺大部切除术后常见并发症包括

A. 喉上神经损伤　　　B. 呼吸困难和窒息

C. 心慌、胸闷　　　　D. 手足抽搐

E. 喉返神经损伤

85. 尿道扩张术的适应证包括

A. 探查膀胱及尿道内有无结石和异物

B. 探查前列腺大小

C. 探查尿道有无狭窄以及狭窄的部位和程度

D. 探查膀胱内有无憩室

E. 扩张尿道，以治疗尿道狭窄

86. 以下属于乳腺良性病变的为
   A. 乳腺小叶增生
   B. 乳腺纤维腺瘤
   C. 乳管内乳头状瘤
   D. 炎性乳癌
   E. 乳腺分叶状囊肉瘤

87. 乳房肉瘤包括
   A. 乳房纤维肉瘤
   B. 乳房分叶状纤维腺瘤
   C. 乳房淋巴肉瘤
   D. 乳房间质肉瘤
   E. 乳房纤维腺瘤

88. 单纯性甲状腺肿的病因可分为
   A. 甲状腺素需要量增加
   B. 甲状腺素原料缺乏
   C. 甲状腺素合成障碍
   D. 甲状腺素分泌障碍
   E. 高功能腺瘤

89. 乳腺癌的治疗包括
   A. 化学药物治疗　　B. 手术治疗
   C. 放射治疗　　　　D. 内分泌治疗
   E. 靶向治疗

90. 全身麻醉的分为
   A. 椎管内麻醉　　B. 静脉麻醉
   C. 吸入麻醉　　　D. 复合麻醉
   E. 联合麻醉

91. 全身麻醉的并发症有
   A. 低血压　　　　B. 呼吸抑制
   C. 呕吐与误吸　　D. 心脏骤停
   E. 苏醒延迟

二、填空题

1. 动脉瘤根据病理改变可以分为_____、_____、_____。

2. 气性坏疽的治疗，除全身支持疗法外，主要措施有_____、_____和_____。

3. 恶性肿瘤的发生发展过程包括_____、_____及_____。

4. 正常人通过_____、_____和_____3个途径摄入水分，通过_____、_____和_____3个途径排出水分。成人每天出水量为_____mL。

5. 甲亢术后产生呼吸困难的原因是_____、

_____、_____、_____。

6. 双侧输尿管结石先取_____严重的一侧，如条件许可也可同时取出_____。

7. 成人特重度烧伤指烧伤总面积在_____% 以上或Ⅲ度烧伤面积在_____% 以上者。

8. 急性乳腺炎的治疗原则是_____和_____。

9. 现代疝手术强调在_____的情况下进行缝合修补，常用的修补材料是合成纤维网。

10. 易发生胃癌的胃疾病包括_____、_____及_____。

11. 原发性肝癌的病理组织分为3型，即_____、_____和_____。其中以_____最常见。

12. 根据有无内分泌功能将垂体腺瘤分为_____和_____肿瘤。

13. 自发性蛛网膜下腔出血同时合并一侧动眼神经麻痹，其临床诊断主要考虑为_____。

14. 良性前列腺增生起始于前列腺腺体的_____。

15. 骨折愈合过程分为_____、_____、_____3期。

16. 急性冠脉综合征（ACS）包括_____、_____和_____。

17. 按引起甲亢的原因可分为_____、_____和_____三类。

18. 股骨颈骨折的并发症有_____和_____。

19. 抽搐按病因可分为_____、_____、_____、_____和_____五类。

20. 休克的本质是_____，引起死亡的主要原因是_____。

21. 挤压伤常并发_____，其发生与_____、_____有密切相关。

22. 移植按供者与受者的关系可分为_____和_____；按组织学可分为_____、_____和_____。

23. 等渗性缺水多发生于_____。

24. 原发性脑干损伤的主要特点是_____、_____和_____。

25. 骨折治疗的三大原则是_____、_____和_____。

26. 乳腺癌的治疗原则是以为基础的治疗，包括化疗、放疗、免疫治疗、_____、_____。

27. 肝癌大体病理形态分为3型：_____、_____和_____。

28. 冠状动脉旁路移植术的手术要点，一是_____，二是_____。

29. 正常人尿液镜检每高倍视野红细胞大于_____即为镜下血尿，白细胞大于_____为脓尿。

30. 中毒的处理原则有_____、_____、_____、_____。

31. 腹股沟疝分为_____和_____两种。

32. _____是抢救生命最基本的医疗技术和方法。

33. 影响创伤修复的因素有_____、_____、_____和药物影响等。

34. 介入放射影像学的导向设备主要为 X 线和电视透视、_____、_____和_____。

35. 排尿中断伴剧烈疼痛，并放射至阴茎头部和远端尿道，多系_____。

36. 直肠、肛管疾病的常见检查体位包括_____、_____、_____、_____、_____ 5 种。

37. 鞍区常见的肿瘤类型有_____、_____和_____。

38. 请列出6种可危及生命的非创伤性胸痛：_____、_____、_____、_____、_____和_____。

39. 结肠癌最好发部位是_____。

40. 外科常见的休克类型有_____、_____、_____。

41. 显微神经缝合有_____缝合法和_____缝合法。

42. 休克早期最典型的改变是_____，而_____。

43. 维持有效循环血量主要依赖_____、_____和_____。其中任何一个因素的改变超出人体代偿限度时，均可导致有效循环血量的急剧减少，而发生休克。

44. 休克患者补液首选_____。

45. 血钾浓度_____为低钾血症，血钾浓度_____为高钾血症。

46. 诊断水盐代谢和酸碱平衡失调必须明确有无缺水、_____、_____、_____和_____。

47. 低氧血症是指 PaO_2 低于_____mmHg。

48. 嵌顿的疝内容物为部分肠壁的疝称_____疝。

49. 喉上神经内侧支损伤引起_____，外侧支损伤引起_____。

50. 婴幼儿颅内压增高的主要临床表现是_____、_____和_____。

51. 应激性溃疡常见于_____和_____。

52. 各种休克的共同点均为_____。

53. 按血肿出现于头皮内的具体层次，头皮血肿可分为_____、_____和_____ 3 种。

54. 判定脑死亡的先决条件是_____和_____。

55. 急性排斥反应多发生于移植后_____至_____。

56. 常用的泌尿系内镜设备包括_____、_____、_____等。

57. 腹股沟斜疝重要的临床表现是腹股沟区有_____。

58. 膀胱癌最常见的临床表现是_____。

59. 中心静脉压的正常值为_____，若患者的中心静脉压和血压均低于正常，最可能的情况是_____。

60. 颅脑损伤可分为_____、_____和_____。

61. 乳腺癌的转移途径分为_____、_____和_____。

三、判断题

1. 我国在医院设置 ICU 始于 20 世纪 60 年代。

2. 腹部透视膈下无游离气体说明胃、肠道无损伤。

3. ICU 应备有麻醉机。

4. 手外伤后一般应争取在 24 ~ 36 小时内进行早期清创。

5. 我国农村最常见的恶性肿瘤是乳癌。

6. 休克时血糖增高。

7. 在抗休克治疗的全过程中，应该使用足量的缩血管药物。

8. 患者肾移植术后 6 天，突然体温升高至 40℃（腋温），并出现寒战、全身不适、烦躁不安、食欲下降、精神差、伤口渗血，临床上称此为超急性排斥。

9. 50% 左右的恶性肿瘤发病与食物有关。

10. 目前常用的介入方法有栓塞法、血管成形法以及区域性灌注法 3 种。

11. 乳腺癌早期的主要转移途径为血行转移。

12. 休克患者的最佳体位是头低足高位。

13. 泌尿科与泌尿外科是同义词。

14. 显微外科基本手术技术包括显微血管、神经、淋巴管以及肌腱等的吻合或缝合，其中显微血管吻合最为常见。

15. 最多见的腹外疝是脐疝。

16. 甲状腺术后最危急的并发症是喉返神经损伤。

17. 如果无菌性手术完毕，手套未破，在需连续施行另一手术时，则接连施行手术前必须重新洗手。

18. 体液正常渗透压通过肾素－醛固酮系统来恢复和维持，血容量的恢复和维持则是通过下丘脑－垂体－抗利尿激素系统。

19. 十二指肠溃疡急性穿孔引起化学性腹膜炎时，腹痛略有减轻的原因是胃十二指肠液对腹膜的刺激性减少。

20. 厌氧杆菌是继发性腹膜炎主要致病菌。

21. 目前，介入治疗仅能治疗某些心血管疾病和部分肿瘤。

22. 在急性肠梗阻的治疗中，首要的治疗措施是胃肠减压。

23. 开放性腹部损伤者在现场急救时，如伴有内脏脱出时应立即回纳。

24. 痔便血的特点是便后无痛性间歇性出血。

25. 胆囊结石 X 线检查基本全部显影。

26. 肾绞痛是肾结石的典型症状，通常在运动后或夜间突然发生一侧腰背部剧烈疼痛。

27. 肝功能轻度受损者，不影响手术耐受力。

28. CT 能准确提示肾损伤的程度，显示肾皮质裂伤、肾周血肿、尿外渗及血管损伤情况。

29. 腹部持续性剧痛是急性化脓性腹膜炎最主要的临床表现。

30. 血清甲胎蛋白（AFP）测定对诊断肝细胞癌有绝对的专一性。

31. 股骨颈骨折晚期最常见的并发症是股骨头缺血性坏死。

32. 预防结直肠癌应避免高脂肪、低纤维饮食。

33. 间歇性、无痛性肉眼血尿是膀胱癌最常见的症状。

34. 腹部损伤情况不明时禁用镇痛剂。

35. 第 1～3 肋骨粗短，最易折断。

36. 婴幼儿鞘膜积液一般应尽早手术治疗。

37. 未能预料的急性症状发作一小时内发生的以意识丧失为特征的由心脏原因引起的死亡称为心脏性猝死。

38. 对于二尖瓣术后再狭窄的病例，应行球囊扩张术和闭式二尖瓣交界分离术。

39. 高血压患者，术前当天可以继续服用降压药。

40. 骨筋膜室由骨、骨间膜、肌间隔和深筋膜组成。

41. 术后低氧血症主要原因是右向左的肺内分流。

42. 不管何种休克，处理措施首先是积极补充血容量。

43. 在脊柱骨折中，腰椎脊柱骨折最常见。

44. 上消化道出血指屈氏韧带以上的消化道出血。

45. 新生儿脊髓终止于第 1～2 腰椎之间，故蛛网膜下隙穿刺时应选择第 2 腰椎以下的间隙。

46. 蛛网膜下隙阻滞是指将局麻药注入硬脊膜外隙，暂时阻断脊神经根的神经传导的方法。

47. 最低肺泡有效浓度（MAC）越大，麻醉效能越强。

四、名词解释

1. 体外循环
2. 尿少和尿闭
3. 急性呼吸窘迫综合征（ARDS）
4. 新生儿呼吸窘迫综合征（NRDS）
5. 原发性缺水
6. 排斥反应
7. 酒窝征
8. 介入疗法
9. 血液透析（HD）
10. 逆行性嵌顿
11. 肾肿瘤三联征
12. 休克体位
13. 中度烧伤
14. 反常性酸性尿
15. 内痔
16. SIRS
17. Richter 疝
18. 间歇性跛行
19. 库欣（Cushing）反应
20. 低钠血症
21. 心力衰竭
22. 脓毒症
23. Vater 壶腹
24. 不稳定性膀胱
25. 穿透伤
26. 外痔
27. MELD 评分
28. 辅助性肝移植
29. 肛裂
30. 经皮肝穿刺胆管造影（PTC）
31. 温差性疼痛
32. 静脉性静息痛
33. 颅底角
34. Brown － Sequard Syndrome（脊髓半横切综合征）
35. Beck 征
36. 肺性骨关节病
37. Eisenmenger 综合征

38. 体外膜式氧合器氧合（ECMO）

39. 冠状动脉旁路移植术

40. 体外循环机

41. 缺血性心肌预处理

42. 挤压综合征

43. DIC

44. 三偏征

45. Chamberlain 线

五、简答题

1. 人工心脏瓣膜置换术术后并发症包括哪些？

2. 简述自发性蛛网膜下腔出血的常见原因。

3. 麻醉前用药的目的是什么？

4. 简述肾性高血压主要的病因。

5. 一急诊留观患者突然出现寒战、发热等输液反应，该如何处置？

6. 输血的并发症有哪些？

7. 简述前列腺增生的手术指征。

8. 简述急性脓胸的治疗原则。

9. 简述骨关节结核治愈的标准。

10. 简述休克抢救的原则。

11. 简述有机磷农药中毒的处理。

12. 简述手外伤的处理需特别重视的问题。

13. 简述血栓闭塞性脉管炎的临床诊断要点。

14. 简述小脑幕切迹疝的临床表现。

15. 试述慢性缩窄性心包炎手术剥除范围。

16. 简述腰椎间盘突出症的临床表现和治疗原则。

17. 简述烧伤休克期补液量的计算方法。

18. 试述胸腹联合伤处理要点。

19. 试述对放射线高度、中度、低度敏感的常见肿瘤。

20. 试述医院内感染的危险因素。

21. 试述过敏性休克的临床表现。

22. 试述意识障碍分类及其程度。

23. 严重创伤后常见的重要并发症。

24. 简述移植的分类。

25. 试述介入疗法在心血管疾病及肿瘤治疗中的应用。

26. 试述骨肿瘤的治疗原则。

27. 简述霍奇金淋巴瘤的临床表现。

28. 简述无菌操作规则。

29. 简述组织修复过程。

30. 简述乳腺癌的临床常用分期及相应治疗方案。

31. 腹部外伤时，临床上出现哪些症状及体征，应考虑合并有腹腔内脏器损伤？

32. 结肠癌的临床表现有哪些？

33. 原发性肝癌的影像学检查有哪些？

34. 肝移植手术的禁忌证有哪些？

35. 简述 Buerger 试验的流程。

36. 胆道蛔虫病的临床表现有哪些？

37. 风湿性二尖瓣狭窄的典型心脏体征是什么？

38. 停止体外循环的标准有哪些？

39. 请简述冠脉旁路移植术的体外循环的停机标准。

40. 叙述肾结核的临床表现。

41. 急性肾衰竭的主要病因有哪些？

42. ESWL（体外冲击波碎石）的主要并发症有哪些？

43. 尿路结石应如何选用内镜治疗？

44. 临床上如何鉴别腕部和肘部尺神经损伤？

45. 腕管综合征的病因及临床表现有哪些？

46. 试述骨巨细胞瘤的典型 X 线表现。

47. 简述大咯血的治疗原则。

48. 简述急性左心衰竭治疗原则。

49. 简述多发伤的处理原则。

50. 简述中暑的急救原则。

51. 试述有机磷中毒的治疗要点。

52. 试述 ARDS 的治疗原则。

53. 简述患者手术区皮肤消毒的方法及注意事项。

54. 简述急性肺损伤的诊断标准。

55. 简述烧伤的分度。

56. 简述甲亢外科手术治疗的适应证及禁忌证。

57. 简述乳腺癌的手术治疗方法。

58. 简述甲状腺危象的表现和治疗。

59. 简述胃癌的手术治疗。

60. 简述颅内血肿的手术指征。

61. 简述肾结石的治疗方法。

62. 简述肾癌的临床分期。

63. 简述创伤性窒息的处理原则。

64. 简述法洛四联症的手术治疗方法。

65. 简述骨折的并发症、急救处理和治疗原则。

66. 简述麻醉前的注意事项。

67. 简述全身麻醉时呼吸系统并发症。

第四节　妇产科学

一、选择题

A 型题

1. 我国目前产妇死亡率最高的疾病为

　A. 产褥感染　　　　B. 妊高征

　C. 产后大出血　　　D. 前置胎盘

E. 羊水栓塞

2. 以下哪项可以最早最准确诊断妊娠
   A. B 超检查
   B. 血β–HCG 放射免疫测定
   C. 黄体酮试验
   D. 基础体温测定
   E. 宫颈黏液检查

3. 以下哪一项不是女性生殖器的邻近器官
   A. 输尿管   B. 阑尾
   C. 膀胱   D. 直肠
   E. 乙状结肠

4. 月经周期的长短取决于
   A. 月经期的长短   B. 白体寿命长短
   C. 增殖期的长短   D. 分泌期的长短
   E. 黄体退化为白体时间

5. 关于输卵管内卵子受精部位的叙述，正确的是
   A. 伞部
   B. 峡部
   C. 间质部
   D. 壶腹部与峡部连接处
   E. 宫腔

6. 临产后主要产力为
   A. 子宫收缩力   B. 膈肌收缩力
   C. 腹肌收缩力   D. 肛提肌收缩力
   E. 腰大肌收缩力

7. 除了以下哪一项外，均是前置胎盘对母儿的影响
   A. 植入性胎盘   B. 产后出血
   C. 产褥感染   D. 羊水栓塞
   E. 早产

8. 产后出血的最常见的原因为
   A. 子宫收缩乏力   B. 软产道裂伤
   C. 胎盘因素   D. 凝血功能障碍
   E. 宫颈裂伤

9. 除以下哪一项外，其他均可引起产后高热
   A. 产褥感染   B. 急性盆腔炎
   C. 脓毒血症   D. 急性子宫内膜炎
   E. 产后出血

10. 除以下哪一项外均为滴虫性阴道炎的传播方式
   A. 经浴盆间接传播
   B. 经性交直接传播
   C. 经母婴传播
   D. 经衣物间接传播
   E. 经公共浴池间接传播

11. 确诊葡萄胎首选检查为

   A. 盆腔 CT   B. 盆腔平片
   C. 盆腔 MR   D. 盆腔超声
   E. 腹腔镜检查

12. 宫内节育器的避孕原理为
   A. 抑制卵巢排卵
   B. 组织精子和卵子相遇
   C. 影响精子获能
   D. 干扰受精卵着床
   E. 改变宫颈黏液性状

13. 以下哪一项不属于胎盘功能检查
   A. 尿 E_3 测定   B. 尿 E/C 比值
   C. 血清 HPL 测定   D. 胎动计数
   E. B 超观察胎盘成熟度

14. 左侧卵巢动脉可以来自
   A. 左髂外动脉   B. 左髂内动脉
   C. 右髂外动脉   D. 左肾动脉
   E. 阴部内动脉

15. 以下哪一项不属胎儿附属物
   A. 胎膜   B. 胎盘
   C. 脐带   D. 羊水
   E. 蜕膜

16. 引起胎儿生长受限最常见的原因为
   A. 多胎妊娠   B. 前置胎盘
   C. 胎盘早剥   D. 孕妇贫血
   E. 重度子痫前期

17. 导致产妇发生右心衰竭的是
   A. 子痫   B. 妊高征
   C. 前置胎盘   D. 胎盘早剥
   E. 羊水栓塞

18. 以下因素可能导致产褥中暑的为
   A. 产后过早哺乳
   B. 产后过早进食
   C. 产后过早下地
   D. 产后穿衣过厚及门窗关闭
   E. 产后应用抗生素时间过短

19. 萎缩性阴道炎的主要治疗方法是向阴道内补充
   A. 孕激素   B. 雌激素
   C. 雄激素   D. 催乳素
   E. 孕酮

20. B 超检查提示宫腔内"落雪征"是什么疾病特征性征象
   A. 完全性葡萄胎   B. 侵袭性葡萄胎
   C. 部分性葡萄胎   D. 绒毛膜癌
   E. 子宫内膜癌

21. 短效口服避孕药含有
    A. 雄激素
    B. 雌激素
    C. 孕激素
    D. 雌激素 + 孕激素
    E. 雌激素 + 雄激素

22. 保护会阴最主要的要点是
    A. 用手掌鱼际肌顶住会阴部
    B. 按分娩机转及时协助胎头俯屈和仰伸
    C. 指导产妇适时放松或采用腹压
    D. 在阵缩间隙期娩出
    E. 胎头娩出后仍不可放松保护

23. 以下哪项是女性青春期最早出现的变化
    A. 体格发育
    B. 乳房发育
    C. 月经来潮
    D. 骨盆变化
    E. 脂肪蓄积

24. 产妇临产的重要标志为
    A. 宫口不扩张
    B. 胎儿下降感
    C. 宫颈管不短缩
    D. 节律性宫缩
    E. 见红

25. 产妇如果出现病理性缩复环则提示
    A. 子宫破裂
    B. 先兆子宫破裂
    C. 子宫收缩
    D. 胎盘早剥
    E. 脐带脱垂

26. 维持阴道正常酸性环境的细菌为
    A. 乳酸杆菌
    B. 奈瑟菌
    C. 葡萄球菌
    D. 大肠埃希菌
    E. 结核分枝杆菌

27. 以下哪项是侵袭性葡萄胎与绒毛膜癌的主要鉴别要点
    A. 血 hCG 阳性
    B. 血 hCG 阴性
    C. B 超提示 "落雪征"
    D. MR 示盆腔肿块
    E. 病理检查有无绒毛结构

28. 长效口服避孕药含
    A. 孕激素
    B. 雌激素
    C. 雌激素 + 雄性激素
    D. 孕激素 + 雄性激素
    E. 雌激素 + 孕激素

29. 以下何种药物不加速胆红素代谢及排泄
    A. 泼尼松
    B. 白蛋白
    C. 苯巴比妥
    D. 三黄汤
    E. 地西泮

30. 卵巢的表面层是
    A. 皮质
    B. 髓质
    C. 结缔组织
    D. 生发上皮
    E. 腹膜

31. 第一产程潜伏期宫口扩张的大小为
    A. 1cm
    B. 2cm
    C. 3cm
    D. 4cm
    E. 5cm

32. 初产妇第一产程活跃期延长指的是超过
    A. 5h
    B. 7h
    C. 8h
    D. 11h
    E. 13h

33. 产褥期抑郁症多发生在产后
    A. 1 周
    B. 2 周
    C. 3 周
    D. 4 周
    E. 整个月子期

34. 子宫肌瘤最常见的变性为
    A. 肉瘤样变
    B. 红色样变
    C. 玻璃样变
    D. 钙化
    E. 灰色样变

35. 与痛经无关的是
    A. 子宫黏膜下肌瘤
    B. 无排卵性功血
    C. 子宫腺肌症
    D. 盆腔炎
    E. 巧克力囊肿

36. 口服避孕药的副作用不包括
    A. 卵巢肿瘤
    B. 色素沉着
    C. 短期闭经
    D. 体重增加
    E. 早孕反应

37. 以下哪一项不是新生儿窒息的常见原因
    A. 胎儿宫内窘迫
    B. 颅内出血
    C. 胎儿宫内肺炎
    D. 吸入羊水
    E. 分娩前使用过多镇静药

38. 了解子宫内膜周期性变化的最可靠方法为
    A. 诊断性刮宫
    B. 测定雌激素在体内的含量
    C. 测定基础体温曲线
    D. 镜检宫颈黏液
    E. 阴道脱落细胞涂片检查

39. 以下哪项是影响产妇子宫复旧最主要的原因
    A. 是否初产
    B. 生产方式
    C. 精神因素
    D. 是否卧床
    E. 宫内感染

40. 与中骨盆狭窄无关的为
    A. 坐骨棘间径
    B. 骨盆侧壁倾斜度
    C. 坐骨切迹宽度
    D. 骶尾关节活动度

E. 骶骨弯曲度

41. 宫颈柱状上皮异位分度的依据是
   A. 形状
   B. 位置
   C. 面积
   D. 数目
   E. 深度

42. 宫颈癌最常见的转移方式为
   A. 淋巴转移
   B. 种植转移
   C. 血行转移
   D. 直接浸润
   E. 自身转移

43. 排卵性功血多见于
   A. 绝经期
   B. 生育期
   C. 青春期
   D. 更年期
   E. 老年期

44. 以下避孕方法中最不可靠的为
   A. 避孕套
   B. 阴道隔膜
   C. 短效避孕药
   D. 宫内节育器
   E. 安全期避孕

45. 以下哪项不是子宫肌瘤的手术治疗指征
   A. 症状明显
   B. 子宫明显增大
   C. 导致不孕或多次流产
   D. 浆膜下子宫肌瘤
   E. 伴肉瘤样变

46. 以下哪项属于早期妊娠的确诊依据
   A. 停经史
   B. B超检查
   C. 尿 hCG 试验
   D. 早孕反应
   E. 黑加征阳性

47. 以下肿瘤标志物中属于卵巢内胚窦瘤的是
   A. CEA
   B. CA125
   C. AFP
   D. β-HCG
   E. LDH

48. 子宫肌瘤患者的临床症状与以下哪项密切相关
   A. 肿瘤部位
   B. 肿瘤数目
   C. 肿瘤大小
   D. 肿瘤变性
   E. 肿瘤与子宫壁关系

49. 以下哪项是女性生殖系统最常见的良性肿瘤
   A. 子宫肌瘤
   B. 黏液性囊腺瘤
   C. 浆液性囊腺瘤
   D. 畸胎瘤
   E. 葡萄胎

50. 无排卵性功血子宫内膜表现不可能为
   A. 复杂性增生
   B. 单纯性增生
   C. 增生和分泌并存
   D. 肥厚性子宫内膜
   E. 萎缩性子宫内膜

51. 有关外阴白色病变，描述错误的是

A. 增生型病变区皮肤发白增厚似皮革
B. 外阴白色病变又称慢性外阴营养不良
C. 苔藓型病变区皮肤萎缩变薄变白
D. 混合型病变区有增生与苔藓型两种病变
E. 萎缩型较易出现非典型增生

52. 除了哪一项外，均属于多胎妊娠的并发症
   A. 羊水过少
   B. 胎膜早破
   C. 宫缩乏力
   D. 产后出血
   E. 胎儿宫内生长受限

53. 以下哪项是确诊宫颈癌最可靠的手段
   A. 宫颈黏液涂片
   B. 宫颈细胞检查
   C. 宫颈锥切
   D. 阴道镜检查
   E. 宫颈活检

54. 以下5种法定性病中，哪种是衣原体所致
   A. 淋病
   B. 梅毒
   C. 软下疳
   D. 性病性淋巴肉芽肿
   E. 腹股沟肉芽肿

55. 宫颈癌最常见的病理类型为
   A. 鳞癌
   B. 腺鳞癌
   C. 腺癌
   D. 小细胞癌
   E. 黏液腺癌

56. 以下有关过期妊娠的定义，叙述准确的为
   A. 妊娠达到42周
   B. 妊娠超过42周
   C. 妊娠达到或超过40周
   D. 妊娠达到或超过43周
   E. 妊娠达到或超过42周

57. 痛经的常见临床症状不包括
   A. 面色发白
   B. 恶心、呕吐
   C. 下腹部坠痛
   D. 乏力
   E. 饥饿感

58. 与病理性缩复环关系最密切的是
   A. 嵌顿性肩先露
   B. 多胎妊娠
   C. 重度妊娠高血压疾病
   D. 中央性前置胎盘
   E. 胎盘早剥

B 型题

(1~3题共用备选答案)
   A. 女性生殖系统发育迟缓
   B. 中枢神经系统发育迟缓
   C. 几乎见不到药物的致畸作用
   D. 可产生形态或功能的异常而造成畸形
   E. 叶酸拮抗药可导致颜面部畸形、腭裂等

1. 受精后 3 周至 3 个月（12 周末之前）

2. 妊娠 3~5 周

3. 受精后半个月以内

（4~5 题共用备选答案）

    A. 性交后 3 天内，顿服 1 次

    B. 性交后 3 天内，顿服 2 次

    C. 性交后 72h 内，顿服 1 次

    D. 性交后 24h 内，12h 后重复 1 次

    E. 性交后 72h 内，12h 后重复 1 次

4. 口服米非司酮紧急避孕用法用量

5. 口服毓婷避孕紧急用法用量

C 型题

（1~2 题共用备选答案）

    A. 药物流产   B. 静滴缩宫素

    C. 人工流产吸宫术   D. 人工流产钳刮术

1. 停经 80 天 B 超确诊为妊娠的女性，终止妊娠最佳的方法为

2. 停经 60 天 B 超确诊为妊娠的女性，终止妊娠最佳的方法为

X 型题

1. 以下属于重型胎盘早剥必要的处理的是

    A. 输液、输血纠正休克

    B. 密切观察血压、脉搏、宫底高度等病情变化

    C. 用止血药物止血

    D. 人工破膜

    E. 积极终止妊娠

2. 子宫的解剖主要由以下哪些组成

    A. 宫体   B. 宫底

    C. 宫腔   D. 宫颈

    E. 宫角

3. 有关子宫肌瘤，以下说法正确的是

    A. 往往在绝经后有所缩小

    B. 是妇女最常见的良性肿瘤

    C. 可能与雌激素水平有关

    D. 肉瘤变较多见

    E. 一般不引起症状而是在盆腔检查时被发现

4. 以下属于子宫肌瘤手术指征的有

    A. 黏膜下肌瘤突出宫颈口者

    B. 子宫增大如孕 2.5 个月大小

    C. 肌瘤影响生育，患者要求生育

    D. 症状明显，导致贫血

    E. 肌瘤小，近绝经期无症状者

5. 女性内生殖器主要由哪些部分组成

    A. 大阴唇   B. 子宫

    C. 阴道   D. 输卵管

    E. 卵巢

6. 宫颈癌经淋巴转移途径可达

    A. 闭孔淋巴结   B. 宫旁淋巴结

    C. 髂内淋巴结   D. 腹股沟淋巴结

    E. 锁骨上窝淋巴结

7. 产科病房母乳喂养的规定包括

    A. 24 小时同室   B. 早吸吮

    C. 每天喂奶 6~8 次   D. 开奶前不喂食

    E. 婴儿吸吮困难时用奶瓶喂

8. 先兆临产常见的征象包括

    A. 胎儿下降感   B. 不协调宫缩

    C. 假临产   D. 见红

    E. 孕妇恐慌

9. 避孕药的常见副作用包括

    A. 阴道出血   B. 恶心

    C. 呕吐   D. 月经延迟

    E. 痛经

10. 三合诊是指联合检查

    A. 阴道   B. 腹部

    C. 宫颈   D. 直肠

    E. 肛门

11. 侵蚀性葡萄胎的诊断手段有哪些

    A. 病史   B. hCG 连续测定

    C. 相关临床表现   D. B 超

    E. 组织学诊断

12. 以下属于妊娠滋养细胞肿瘤的为

    A. 葡萄胎

    B. 绒毛膜癌

    C. 侵蚀性葡萄胎

    D. 胎盘部位滋养细胞肿瘤

    E. 卵巢上皮性肿瘤

二、填空题

1. 羊水的主要生理功能为_____、_____及_____。

2. 计划生育的具体内容包括_____、_____、_____及_____。

3. 女性外生殖器由_____、_____、_____和_____构成。

4. 女性尿瘘形成的原因有_____、_____及_____。

5. 产褥感染后引起急性盆腔炎，严重者侵及整个盆腔形成_____。

6. 蜕膜主要分为_____、_____和_____。

7. _____是女性青春期发动的标志，_____是女性青春期重要标志。

8. 女性内生殖器包括_____、_____、_____及_____，后两者称_____。

9. 月经周期一般分为_____、_____和_____三个阶段。

10. 影响分娩的因素包括_____、_____、_____、_____。

11. 羊水过多多发生于_____、_____、_____。

12. 流产的临床分型包括_____、_____、_____、_____。

13. 特殊类型的流产包括_____、_____、_____。

14. 子宫肌瘤分为_____、_____、_____。

三、判断题

1. 小阴唇损伤后容易形成血肿。

2. 乳房发育是女性青春期重要标志。

3. 月经周期中的增殖期一般对应的是月经周期的5～14日。

4. 底蜕膜是真蜕膜及包蜕膜以外覆盖子宫腔的蜕膜。

5. 阴道后穹隆位置最深，临床上可经此穿刺或引流。

6. 卵原核和精原核的染色体融合在一起时，标志着受精过程的开始。

7. 黄体分泌孕激素和雌激素，同时黄体能退化成白体。

8. 妊娠中期以后羊水的主要来源是胎儿尿液。

9. 血性恶露的持续时间是4～6周。

10. 妊娠纹是皮内组织改变，皮肤过度扩张，使皮肤的弹力纤维断裂。

11. 胎儿因素是影响分娩最主要的因素。

12. 胎儿先露部的指示点与母体骨盆的关系称胎方位。

13. 先兆流产即使经休息治疗也会发展为难免流产。

14. 初乳是产后2～3天孕妇分泌的乳汁。

15. 稽留流产后子宫会继续增大。

16. 治疗羊水栓塞所致肺动脉高压首选药物是阿托品。

17. 乙型病毒性肝炎的母婴传播最主要的途径是宫内感染。

18. 流产分为四类，其中流产感染易发生在不全流产。

19. 引起产后出血的最常见的原因是子宫收缩乏力。

20. 肩先露时如出现先兆子宫破裂征象，无论胎儿是否还有生命迹象，均应立即行剖宫产术。

21. 感染滴虫性阴道炎的孕产妇，在用甲硝唑治疗期间可哺乳。

22. 浆膜下肌瘤向子宫浆膜面生长，突出于宫腔。

23. 若胎头双顶径未达坐骨棘水平，则可以继续等待顺产分娩。

24. 萎缩性阴道炎的主要治疗方法是补充雌激素。

25. 原发性痛经疼痛多自月经来潮前开始。

26. 葡萄胎一旦确诊应立即清除宫腔内容物。

27. 活性宫内节育器因其含有孕酮成分，不仅能抑制宫内妊娠，还可抑制宫外孕。

28. 子宫内膜不规则脱落性月经失调主要表现为月经周期短。

29. 绒毛结构是侵蚀性葡萄胎与绒毛膜癌的鉴别点。

30. 绒毛膜癌有绒毛结构。

31. 生殖器官急性炎症时应禁止人工流产术。

四、名词解释

1. 围生期

2. 胎儿的附属物

3. 见红

4. 产褥期

5. 恶露

五、简答题

1. 产科病房母乳喂养的规定内容包括哪些？

2. 试述早期妊娠的辅助诊断方法。

3. 简述产科四步触诊法的主要步骤。

4. 试述先兆分娩的常见临床症状。

5. 简述新生儿Apgar评分及其意义。

6. 围绝经期综合征激素替代治疗的适应证及禁忌证。

第五节　儿科学

一、选择题

A 型题

1. 以下哪一项与母乳抗感染作用无关
   A. 分泌型 IgA 抗体　　B. 乳铁蛋白
   C. 特异性抗体　　　　D. 双歧因子
   E. 乳白蛋白

2. 与先天性甲状腺功能减退症发病有关的是
   A. 钠缺乏　　　　　　B. 钾缺乏
   C. 碘缺乏　　　　　　D. 镁缺乏
   E. 甲状腺激素缺乏

3. 新生儿先天性甲状腺功能减退症最早出现的临床表现为

A. 便秘　　　　　　　B. 腹胀

C. 脐疝　　　　　　　D. 生理性黄疸期延长

E. 末梢循环差

4. 以下属于小儿的中枢免疫器官的是

  A. 淋巴结　　　　　　B. 扁桃体

  C. 脾脏　　　　　　　D. 胸腺

  E. 肝脏

5. 以下不符合小儿生长发育的一般规律的是

  A. 由上到下　　　　　B. 由远到近

  C. 由粗到细　　　　　D. 由低级到高级

  E. 由简单到复杂

6. 关于 5 岁小儿的叙述，哪一项不正常

  A. 身长 105cm　　　　B. 体重 20kg

  C. 乳牙 20 颗　　　　D. 腕部骨化中心 6 个

  E. 上部量与下部量相等

7. 以下能够通过胎盘的免疫球蛋白为

  A. IgA　　　　　　　B. IgG

  C. IgE　　　　　　　D. IgM

  E. IgD

8. 确诊先天性甲状腺功能减退症的主要依据为

  A. T_3　　　　　　　B. T_4

  C. TSH　　　　　　　D. TRH

  E. T_4、TSH

9. 小儿补液中，4∶3∶2 溶液的组成成分为

  10% 葡萄糖注射液　0.9% 氯化钠注射液　1.4% 碳酸氢钠

  A. 2 份　3 份　2 份　　B. 4 份　3 份　3 份

  C. 3 份　4 份　2 份　　D. 2 份　3 份　4 份

  E. 2 份　4 份　3 份

10. 小儿腹泻经补液治疗时突发抽搐，最可能的原因为

  A. 低钾血症　　　　　B. 低钙血症

  C. 低钠血症　　　　　D. 低镁血症

  E. 低锌血症

11. 对佝偻病典型临床表现，说法最全面的为

  A. 生长中的骨骼改变，肌肉松弛和神经兴奋性改变

  B. 易激惹、烦躁、多汗、枕部秃发

  C. 神经症状，骨骼改变

  D. 颅骨软化、鸡胸、"X"形腿、"O"形腿

  E. 骨缝、前后囟门关闭及出牙延迟

12. 先天性甲状腺功能减退症治疗方式为

  A. 补充甲状腺激素

  B. 补充生长激素

  C. 补充碘剂

  D. 加强饮食

  E. 补充矿物质

13. 川崎病亚急性期及恢复期最主要并发症是

  A. 急性冠状动脉损伤　B. 无菌性脑膜炎

  C. 尿道炎　　　　　　D. 肺炎

  E. 肝炎

14. 1 周岁儿童的头围大约为

  A. 42cm　　　　　　B. 43cm

  C. 36cm　　　　　　D. 46cm

  E. 48cm

15. 关于急性链球菌感染所致肾炎的叙述，错误的是

  A. 多为 A 组 B 型溶血性链球菌感染引起

  B. 极少转为慢性

  C. 痊愈后极少复发

  D. 青霉素治疗无效

  E. 贫血持续不好转预后不佳

16. 小儿恒牙骨化开始的年龄为

  A. 新生儿时期　　　　B. 1 岁

  C. 2 岁　　　　　　　D. 3 岁

  E. 4 岁

17. 婴儿接种百白破疫苗的基础免疫时间是出生后

  A. 第 1、2、3 月　　　B. 第 2、3、4 月

  C. 第 3、4、5 月　　　D. 第 4、5、6 月

  E. 第 5、6 月

18. 治疗新生儿低体温的关键措施为

  A. 复温　　　　　　　B. 补液

  C. 控制感染　　　　　D. 喂养

  E. 纠正器官功能紊乱

19. 蛋白质 – 热能营养不良最早出现的症状为

  A. 体重不增　　　　　B. 身高低于正常

  C. 皮下脂肪消耗　　　D. 精神差

  E. 重要脏器功能损害

20. 维生素 D 缺乏患儿最早出现的骨骼改变为

  A. 颅骨软化　　　　　B. 方颅

  C. 枕秃　　　　　　　D. 肋骨串珠

  E. 手镯征

21. 母乳相较于牛乳的优势在于

  A. 含铁较多　　　　　B. 含蛋白质总量高

  C. 含脂肪较多　　　　D. 含钙较多

  E. 含乳糖较多

22. 维生素 D 缺乏性手足搐搦症的隐性体征为

  A. 克氏征阳性　　　　B. 喉痉挛

  C. 胸廓畸形　　　　　D. 陶瑟征阳性

  E. 惊厥

23. 胎龄（GA）≥42 周的新生儿称为
    A. 极早产儿　　　　　B. 早产儿
    C. 足月儿　　　　　　D. 过期产儿
    E. 难产儿

24. 小儿正常后囟门闭合的时间是
    A. 2 个月　　　　　　B. 6 个月
    C. 8 个月　　　　　　D. 1.5 周岁
    E. 2 周岁

25. 唐氏综合征患儿染色体核型最常见的为
    A. 46，XX，+21　　B. 47，XX，+21
    C. 47.XXX　　　　　D. 47，XX，-22
    E. 46，XX，-14

26. 麻疹最常见的并发症为
    A. 肺炎　　　　　　　B. 喉炎
    C. 中耳炎　　　　　　D. 脑炎
    E. 结核播散或活动

27. 维生素 D 缺乏性佝偻病早期诊断最可靠的指标为
    A. 血 $25-(OH)_2D_3$ 下降
    B. 血 $25-(OH)_2D_3$ 升高
    C. 血清钙
    D. 维生素 D
    E. 骨密度

28. 唐氏综合征的产前诊断的项目为
    A. 羊水细胞染色体检查
    B. 磁共振检查
    C. B 超检查
    D. 胎心检查
    E. 电生理检查

29. 风湿热的诊断标准中主要临床表现不包括
    A. 皮下结节　　　　　B. 心肌炎
    C. 关节炎　　　　　　D. 环形红斑
    E. 发热

30. 结核病常用的特异性诊断方法不包括
    A. 结核菌素试验　　　B. 体格检查
    C. 临床表现　　　　　D. 结核分枝杆菌检查
    E. X 线检查

31. 以下出疹性疾病中，疹退后无色素沉着的为
    A. 小儿急疹　　　　　B. 水痘
    C. 风疹　　　　　　　D. 麻疹
    E. 猩红热

32. 麻疹患者早期典型的临床表现为
    A. 眼睑水肿　　　　　B. 发热
    C. 眼泪增多　　　　　D. 畏光
    E. 麻疹黏膜斑

33. 胰液中最先出现的酶类为
    A. 糜蛋白酶　　　　　B. 胰蛋白酶
    C. 胰淀粉酶　　　　　D. 羧基肽酶
    E. 脂肪酶

34. 新生儿补体系统达成人水平的时间为
    A. 3~6 个月　　　　　B. 9~11 个月
    C. 1~2 个月　　　　　D. 2~3 个月
    E. 7~9 个月

35. 治疗原发综合征，首选药物为
    A. 利福平　　　　　　B. 异烟肼
    C. 链霉素　　　　　　D. 乙胺丁醇
    E. 异烟肼 + 利福平

36. 小儿最易发生腹泻的时期为
    A. 4~8 个月　　　　　B. 5~10 个月
    C. 6~24 个月　　　　　D. 12~24 个月
    E. >48 个月

37. 原发综合征患儿常见的临床表现不包括
    A. 盗汗　　　　　　　B. 高热
    C. 低热　　　　　　　D. 疲乏
    E. 食欲不振

38. 首次感染结核分枝杆菌，往往需要多长时间产生变态反应
    A. 2~3 周　　　　　　B. 3~5 周
    C. 5~7 周　　　　　　D. 4~8 周
    E. 6~9 周

39. 除以下哪一项外，均为小儿肺炎的常规处理措施
    A. 对症治疗　　　　　B. 控制炎症
    C. 免疫治疗　　　　　D. 防止和治疗并发症
    E. 改善通气功能

40. 2~3 岁小儿的心率一般为
    A. 110~140 次/分　　B. 120~130 次/分
    C. 100~120 次/分　　D. 90~100k/分
    E. 80~90 次/分

41. 潜伏青紫型心脏病常见于
    A. 室间隔缺损　　　　B. 大动脉转位
    C. 法洛四联症　　　　D. 肺动脉狭窄
    E. 主动脉缩窄

42. 小儿出生后主要的造血器官为
    A. 淋巴管　　　　　　B. 脾脏
    C. 骨髓　　　　　　　D. 肝脏
    E. 大肠

43. 处理热性惊厥的首要步骤为
    A. 监测生命体征　　　B. 建立静脉通路
    C. 保持呼吸道通畅　　D. 注意保暖

E. 口服镇静药

44. 目前临床确诊化脓性脑膜炎首选的方法为
　　A. 脑脊液检查　　　　　B. 头颅磁共振检查
　　C. 头颅 CT 检查　　　　D. 超声检查
　　E. 依据临床症状及病史

45. 儿童中性粒细胞与淋巴细胞的比例大致相等的时间为
　　A. 生后 3～4 天及 3～6 个月
　　B. 生后 2～4 天及 2～4 岁
　　C. 生后 4～6 天及 4～6 岁
　　D. 生后 5～6 天及 5～6 岁
　　E. 生后 6～8 天及 6～8 个月

46. 对缺铁性贫血进行铁剂治疗，首先出现的变化为
　　A. 红细胞计数升高　　　B. 网织红细胞升高
　　C. 游离原卟啉升高　　　D. 血红蛋白升高
　　E. 铁蛋白升高

47. 婴幼儿生理性贫血的时间是出生后
　　A. 1～3 个月　　　　　B. 2～3 个月
　　C. 3～5 个月　　　　　D. 4～6 个月
　　E. 5～6 个月

48. 导致化脓性脑膜炎最常见的致病菌为
　　A. 铜绿假单胞杆菌　　　B. 金黄色葡萄球菌
　　C. 大肠埃希菌　　　　　D. 肺炎链球菌
　　E. 流感嗜血杆菌

49. 治疗新生儿热性惊厥的首选药为
　　A. 苯妥英钠　　　　　B. 苯巴比妥
　　C. 地西泮　　　　　　D. 卡马西平
　　E. 异丙嗪

50. 患儿，男，9 岁，近期由于乏力就诊，血常规示 Hb：65g/L，属于
　　A. 轻度贫血　　　　　B. 中度贫血
　　C. 重度贫血　　　　　D. 极重度贫血
　　E. 正常

51. 患儿，男，3.2kg，初生 1 天。皮肤黏膜正常，心肺正常，肝肋下 2cm，脾未扪及，Hb 190g/L，RBC $6.0×10^{12}$/L，末梢血涂片可见少量有核红细胞及少量幼稚粒细胞，HbF 0.65。可能的诊断是
　　A. 新生儿血红蛋白病
　　B. 新生儿败血症
　　C. 新生儿红白血病
　　D. 正常新生儿
　　E. 新生儿溶血病

52. 患儿，男，4 个月，母乳喂养，腹泻近 3 个月，大便 3～4 次/天，糊状，无脓血，黏液，食欲良好，精神也不错，多种药物治疗无效，现体重 7kg，最可能的诊断为
　　A. 病毒性腹泻　　　　　B. 迁延性腹泻
　　C. 细菌性腹泻　　　　　D. 大肠埃希菌腹泻
　　E. 生理性腹泻

53. 患儿，女，10 个月，体重 10kg，腹泻 3 天，水样便，每天 7～8 次，伴呕吐 3～5 次/天，尿量明显减少，皮肤弹性差，眼窝凹陷，四肢尚暖，血清钠 128mmol/L。应考虑静脉输入
　　A. 2/1 等张含钠 200ml，30min 输入
　　B. 2/3 张含钠溶液 550ml，8～12h 输入
　　C. 1/3 张含钠溶液 550ml，8～12h 输入
　　D. 1/2 张含钠溶液 800ml，8～12h 输入
　　E. 1/5 张含钠溶液 500ml，8～12h 输入

B 型题

（1～2 题共用备选答案）
　　A. 舒喘灵　　　　　B. 沙丁胺醇
　　C. 氨茶碱　　　　　D. 喘康速
　　E. 异丙托溴铵

1. 属于抗胆碱药物的为
2. 属于茶碱类药物为

（3～4 题共用备选答案）
　　A. 患儿烦躁或精神萎靡
　　B. 口唇黏膜极度干燥
　　C. 哭时无泪
　　D. 失水占体重百分比在 5% 以下
　　E. 极少尿或无尿

3. 关于小儿中度脱水，说法正确的是
4. 关于小儿轻度脱水，说法正确的是

（5～6 题共用备选答案）
　　A. 先天性甲状腺功能减退症
　　B. 先天性心脏病
　　C. 21 - 三体综合征
　　D. 巨幼红细胞性贫血
　　E. 苯丙酮尿症

5. 患儿既有智能低下，又有生长发育迟缓的疾病为
6. 患儿尿液呈特殊鼠尿臭味的疾病为

C 型题

（1～3 题共用备选答案）
　　A. 先天性甲状腺功能减退症
　　B. 21 - 三体综合征
　　C. 两者均有
　　D. 两者均无

1. 智力低下见于

2. 汗及尿液为鼠臭气味见于

3. 惊厥见于

X 型题

1. 单纯性肾病综合征的主要临床特点包括

    A. 不同程度的水肿   B. 高血压和血尿

    C. 低蛋白血症   D. 高胆固醇血症

    E. 大量蛋白尿

2. 腺病毒肺炎的临床特点为

    A. 肺部体征出现较晚

    B. 多为稽留热

    C. 早期即有全身中毒症状

    D. 喘憋，呼吸困难

    E. 可并发渗出性胸膜炎

3. 符合小儿生长发育的一般规律的有

    A. 由近到远   B. 由上到下

    C. 由粗到细   D. 由低级到高级

    E. 由简单到复杂

4. 佝偻病初期可有的症状与体征包括

    A. 鸡胸   B. 枕部脱发

    C. 多汗   D. 手镯征

    E. 颅骨软化

5. 儿童体格生长发育的两个高峰时期为

    A. 学龄前期   B. 婴儿期

    C. 新生儿期   D. 学龄期

    E. 青春期

6. 新生儿溶血的治疗方法包括

    A. 光照疗法   B. 化学治疗

    C. 放射治疗   D. 换血疗法

    E. 药物治疗

7. 有关生理性黄疸描述，正确的为

    A. 一般 7 ~ 14 天自然消退

    B. 生后 2 ~ 5 天开始出现黄疸

    C. 表现为食欲下降，哭声低弱

    D. 血清胆红素浓度 < 205 μmol/L

    E. 早产儿生理性黄疸可延迟 3 ~ 4 周消退

8. 缺铁性贫血的病因包括

    A. 铁摄入量不足   B. 先天储铁不足

    C. 生长发育需要   D. 铁的吸收障碍

    E. 铁的丢失过多

9. 风湿热的主要临床表现包括

    A. 心脏炎症   B. 游走性多发性关节炎

    C. 皮下结节   D. 环形红斑

    E. 舞蹈病

10. 小儿重度脱水时临床表现包括

    A. 皮肤弹性极差，口腔黏膜极干燥

    B. 患儿呈昏睡或昏迷状态

    C. 眼窝及前囟凹陷极明显

    D. 极少尿或无尿

    E. 失水量占体重百分比在 10% 以上

11. 化脓性脑膜炎的常见并发症与后遗症包括

    A. 脑室管膜炎   B. 硬脑膜下积液

    C. 脑积水   D. 神经性耳聋

    E. 癫痫

12. Apgar 评分内容包括

    A. 心搏速率   B. 皮肤颜色

    C. 呼吸   D. 肌张力

    E. 对刺激的反应

13. 有关急性肾炎的治疗，正确的为

    A. 有感染灶的可给予青霉素治疗

    B. 急性期 1 ~ 2 周内应卧床休息

    C. 保护肾功能

    D. 对症治疗

    E. 要注意防止急性期严重症状的发生

14. 有关急性链球菌感染后肾炎的叙述，正确的为

    A. 贫血持续不好转者预后不佳

    B. 痊愈后多复发

    C. 极少转为慢性

    D. 必须应用青霉素

    E. 多为乙型溶血性链球菌感染引起

15. 唐氏综合征临床表现包括

    A. 特殊面容   B. 生长发育迟缓

    C. 免疫功能低下   D. 贯通手

    E. 智能落后

16. 预防及治疗脱水的方法包括

    A. 服用止泻药物

    B. 及时补充水分预防脱水

    C. 均衡饮食

    D. 对脱水患者进行补液

    E. 酸中毒者需要服用碱性药物

二、填空题

1. 对于肺炎伴腹泻患儿，静脉输液速度一般为每小时每千克体重_____ mL。

2. 小儿肺炎按照病程分为 _____、_____ 和_____。

3. 拟诊白念珠菌肠炎的简便方法是大便涂片镜检发现_____。

4. 风湿性舞蹈症系由于风湿病变累及_____所致。

5. 联合免疫缺陷病开始出现反复感染的时间是出生后_____。

6. 儿童体格生长发育的两个高峰为_____、_____。

7. 儿童体格发育常用的评价指标有_____、_____、_____、_____、_____。

8. 风湿热的五个主要临床表现为_____、_____、_____、_____和_____。

9. 水、电解质及酸碱平衡紊乱见于_____、_____、_____、_____和_____。

10. 先天性甲状腺功能减退症的主要症状包括_____、_____、_____。

11. 支气管肺炎的常见并发症有_____、_____和_____。

12. 先天性心脏病的分型为_____、_____。

13. 贫血按症状的程度的分类分为_____、_____、_____、_____。

14. 化脓性脑膜炎临床特征是_____、_____、_____、_____。

15. 常见的先天性心脏病以_____最多,其次为_____、_____和_____。

16. 麻疹患者的出疹特点是_____、_____、_____。

17. 先天性甲状腺功能减退症是由于_____或_____所致的一种疾病。

18. 先天性甲状腺功能减退症按病因分为_____和_____两类。

19. 脑膜刺激征包括_____、_____、_____。

20. 年长儿热性惊厥首选用药是_____,新生儿热性惊厥首选药是_____。

三、判断题

1. 早吸吮是指婴儿出生后 20 分钟以内开始吸吮母亲乳房。

2. 判断婴儿骨的生长,应拍摄左手及腕部 X 线片。

3. 结核菌素试验是目前确诊结核分枝杆菌感染最重要的手段。

4. 脑脊液检查是结核性脑膜炎重要的诊断性试验方法。

5. 恒牙出生时已经骨化。

6. 新生儿是指从脐带结扎到出生后 7 天的婴儿。

7. 风湿热一般是由咽喉部感染 A 组乙型溶血性链球菌后引起的风湿性疾病。

8. 苯丙酮尿症患儿特征性临床表现是智能发育落后。

9. 母乳喂养儿粪便较干,易发生便秘。

10. 小儿腹泻发生时容易并发代谢性酸中毒。

11. 4∶3∶2 溶液是 4 份生理盐水,3 份 5% 葡萄糖液,2 份 1.87% 乳酸钠溶液。

12. 小儿上呼吸道较下呼吸道更容易引起感染。

13. 急性腹泻病程小于 3 个月,慢性腹泻病程则大于 3 个月。

14. 室间隔缺损诊断一旦明确,应积极进行手术治疗。

15. 导致小儿肺炎合并脓胸最常见的细菌是革兰阴性杆菌。

16. 黄骨髓在必要时可转变为红骨髓而恢复造血功能。

17. 缺铁性贫血的贫血类型是正细胞性贫血。

18. 化脓性脑膜炎目前确诊主要依据临床症状和相关的病史。

19. 先天性甲状腺功能减退症的患儿智能发育落后,皮肤细腻。

四、名词解释

1. 婴儿期
2. 生长
3. 发育
4. 唐氏综合征
5. 化脓性脑膜炎

五、简答题

1. 简述高热惊厥的处理原则。
2. 简述小儿水痘的治疗措施。
3. 简述小儿原发性肺结核的特点。
4. 简述生长发育的概念及其一般规律。
5. 简述婴幼儿哮喘的诊断。
6. 简述新生儿窒息的 Apgar 评分。
7. 试述新生儿缺血缺氧性脑病的治疗。
8. 试述唐氏综合征的临床表现。
9. 简述室间隔缺损的外科治疗方法。
10. 试述肺炎合并心衰的临床表现及治疗原则。

第六节 传染病学

一、选择题

A 型题

1. 预防乙型肝炎最有效的措施为

    A. 管理带病毒者   B. 隔离患者

    C. 管理血源   D. 注射疫苗

    E. 注射免疫球蛋白

2. 初次抗原刺激后，较早产生的对传染病早期诊断有帮助的抗体为

A. IgA   B. IgG

C. IgM   D. IgD

E. IgE

3. 有关戴口罩方法的叙述，正确的为

A. 可以两面轮流使用

B. 深色面朝内，浅色面朝外

C. 将折面展开，完全包住嘴、鼻、下颌，使口罩与面部完全贴合

D. 将有金属条的一端戴在下方

E. 戴口罩是反复使用

4. 以下选项中，最能反映肝细胞受损的血清酶学指标为

A. ALP   B. AST

C. ALT   D. GGT

E. LDH

5. 根据突发公共卫生事件性质、危害程度、涉及范围，突发公共卫生事件中Ⅰ级响应代表什么含义

A. 特别重大   B. 重大

C. 较大   D. 一般

E. 普遍

6. 人体在被某种病原体感染的基础上再次被同一种病原体感染称为

A. 混合感染   B. 重复感染

C. 首发感染   D. 重叠感染

E. 继发性感染

7. 目前对于"新型冠状病毒肺炎"密切接触者医学观察期定为几天

A. 7 天   B. 14 天

C. 21 天   D. 2~3 天

E. 30 天

8. 世界上 HIV 传播的首要原因为

A. 性传播   B. 母婴垂直传播

C. 血液传播   D. 蚊虫叮咬

E. 静脉吸毒

9. 平静状态下测量体温（口腔温度）超过多少可判断为发热

A. 36.7℃   B. 37.1℃

C. 37.3℃   D. 37.6℃

E. 39℃

10. 传染病与其他感染性疾病的主要区别在于

A. 有流行病学特征

B. 有传染性

C. 有病原体

D. 有接触史

E. 有感染后免疫

11. 医疗机构应加强日常环境表面清洁和消毒工作，以下含氯消毒液中，可选用的是

A. 500mg/mL   B. 1000mg/mL

C. 2000mg/mL   D. 1500mg/mL

E. 2500mg/mL

12. 对狂犬病伤口进行清创主要用

A. 乙醇   B. 纯净水

C. 20% 肥皂水   D. 碘伏

E. 过氧化氢

13. 引起细菌性痢疾的为

A. 痢疾杆菌   B. 嗜血杆菌

C. 大肠埃希菌   D. 金黄色葡萄球菌

E. 分枝杆菌

14. 麻疹临床上比较特殊的症状为

A. 咳嗽   B. 发热

C. 流涕   D. 眼结膜炎

E. 口腔麻疹黏膜斑

15. 细菌性痢疾好发时期为

A. 青少年   B. 儿童

C. 婴儿   D. 中年

E. 老年

B 型题

（1~5 题共用备选答案）

A. 首发感染   B. 重复感染

C. 混合感染   D. 重叠感染

E. 继发性感染

1. 人体于某种病原体感染的基础上再被别的病原体感染，称为

2. 在重叠感染中，发生于原发感染后的其他病原体感染，称为

3. 人体同时被两种或两种以上的病原体感染，称为

4. 人体在被某种病原体感染的基础上再次被同一种病原体感染，称为

5. 人体初次被某种病原体感染，称为

C 型题

（1~3 题共用备选答案）

A. 经淋巴传播

B. 经血液循环传播

C. 经生殖器黏膜传播

D. 直接蔓延

1. β 溶血性链球菌感染是

2. 结核分枝杆菌感染是

3. 淋病奈瑟菌感染是

X 型题

1. 乙型肝炎患者抗病毒治疗可采取的措施有
   - A. 干扰素
   - B. 护肝片
   - C. 泛昔洛韦
   - D. 恩替卡韦
   - E. 某些中药

2. 保持手部卫生是预防疾病传播的重要手段，如果手部有可见脏污，应当
   - A. 纸巾毛巾擦拭
   - B. 流动水洗手
   - C. 使用肥皂和流动水洗手
   - D. 佩戴手套
   - E. 使用酒精或手部清洁剂擦拭

3. 传染病的基本特征包括
   - A. 有传染性
   - B. 有病原体
   - C. 有流行病学特征
   - D. 有感染后免疫
   - E. 无感染后免疫

4. 以下哪一项属于主动免疫制剂
   - A. 菌苗
   - B. 疫苗
   - C. 抗毒素
   - D. 类毒素
   - E. 丙种球蛋白

5. 属于重型肝炎的为
   - A. 亚急性重型肝炎
   - B. 急性重型肝炎
   - C. 重度慢性肝炎
   - D. 慢性重型肝炎
   - E. 急性黄疸型肝炎

6. 目前，新型冠状病毒肺炎患者主要临床表现为
   - A. 乏力
   - B. 发热
   - C. 咳嗽
   - D. 缺氧
   - E. 肺部等器官衰竭

7. 怀疑自己有新型冠状病毒肺炎的症状时，外出进门后需要
   - A. 摘口罩
   - B. 脱衣服
   - C. 洗手
   - D. 洗澡
   - E. 换鞋

8. 可作为艾滋病病毒母婴传播高危因素的分娩方式有
   - A. 阴式分娩
   - B. 产钳助产
   - C. 吸引器助产
   - D. 剖宫产
   - E. 以上均是

9. 以下能够预防新型冠状病毒方法有
   - A. 自我保护
   - B. 隔离传染源
   - C. 阻断传播途径
   - D. 尽量减少外出门
   - E. 不要去人群聚集的地方

10. 影响病原体的作用包括
    - A. 侵袭力
    - B. 毒力
    - C. 数量
    - D. 体积大小
    - E. 变异性

11. 怀疑自己有新型冠状病毒肺炎的症状时，应如何处理
    - A. 与对方保持 1~2m 以上社交距离
    - B. 佩戴口罩
    - C. 不与其他人同室居住
    - D. 不与其他人同桌进餐
    - E. 不与外卖投送人员直接接触

12. 肠阿米巴病的肠内并发症包括
    - A. 肠穿孔
    - B. 肠出血
    - C. 结肠病变
    - D. 阑尾炎
    - E. 肛周瘘管

13. 有关普通型阿米巴痢疾的叙述，以下正确的是
    - A. 起病急骤
    - B. 腹痛明显，尤以回盲部为甚
    - C. 通过污染的水源或食物经口感染
    - D. 体温大多正常
    - E. 以上均是

14. 预防新型冠状病毒肺炎，以下口罩中有作用的是
    - A. 活性炭口罩
    - B. 医用外科口罩
    - C. 普通棉布口罩
    - D. N95 医用防护口罩
    - E. 含铅口罩

15. 当细菌入侵艾滋病患者体内后会出现以下哪些病理变化
    - A. 病原体不易被消灭
    - B. 炎症反应强烈
    - C. 全身淋巴结可肿大
    - D. 炎症反应低下
    - E. 胸腺退变及萎缩改变

二、填空题

1. 发热有 _____、_____、_____、_____、_____、_____六种热型。

2. 感染性疾病是指由病原体感染所致的疾病，包括 _____和_____。

3. 许多传染病在发热的同时伴有发疹，称为发疹性传染病，疹子出现的时间及次序是有规律的，如水痘、风疹多于病程第_____天出皮疹，猩红热多于第_____天，麻疹多于第_____天，斑疹伤寒多于第_____天，伤寒多于第_____天等。

4. 多数伤寒患者肥达反应在病程第 2 周起出现阳性，

第3周阳性率大约_____，第4~5周可上升至_____，痊愈后阳性反应可持续几个月。

5. 目前伤寒治疗首选_____药物，儿童和孕妇选用_____。

6. 2019年末，引发肺炎疫情的冠状病毒被世界卫生组织（WHO）命名为_____的新型冠状病毒，是目前已知的第7种可以感染人的冠状病毒。引发重症急性呼吸综合征（SARS）的是SARS-CoV，引发中东呼吸综合征（MERS）的是MERS-CoV。

三、判断题

1. 霍乱按照甲类传染病严格隔离隔离，直到症状消失后5日，并隔日粪便培养一次，阴性方可解除隔离。

2. B超检查是阿米巴肝脓肿的确诊方法。

3. 猩红热皮疹典型表现为均匀分布的弥漫充血性针尖大小的丘疹，压之退色，有痒感，皮肤可见"粟粒疹""线状疹""口周苍白圈"。

4. 麻疹前驱期（初期），双侧第二磨牙对应的颊黏膜上出现麻疹黏膜斑具有诊断价值。

四、名词解释

1. 非典型肺炎

2. 冠状病毒

3. 人感染高致病性禽流感

五、简答题

1. 简述慢性乙型肝炎干扰素治疗的禁忌证。

2. 被狗咬伤后的伤口如何处理?

3. 简述钩端螺旋体病的治疗方法。

4. 简述疟疾发作的特点

5. 简述肠阿米巴病的治疗原则。

6. 简述艾滋病行为干预措施的主要内容。

第三章 基本技能

第一节 注射术

一、选择题

A 型题

1. 在以下哪种情况下皮内注射是最常用的方法
   - A. 血糖监测
   - B. 静脉注射不可行时
   - C. 骨折固定
   - D. 疼痛缓解
   - E. 预防疾病传播

2. 皮内注射用于局部麻醉时，注射部位应在
   - A. 前臂掌侧下段
   - B. 上臂三角肌下缘
   - C. 麻醉处
   - D. 需麻醉的局部皮内注射一皮丘
   - E. 以上都不对

3. 皮内注射的针头斜面应该向上的原因是
   - A. 方便药液注射
   - B. 减轻疼痛感
   - C. 降低注射部位感染风险
   - D. 便于进针
   - E. 提高注射准确性

B 型题

（1~2 题共用备选答案）
   - A. 前臂掌侧上段
   - B. 前臂背侧下段
   - C. 前臂掌侧下段
   - D. 前臂背侧上段
   - E. 上臂三角肌下缘

1. 在皮肤试验中，适用的注射部位是
2. 在预防接种中，常选用的注射部位是

C 型题

（1~2 题共用备选答案）
   - A. 10min
   - B. 20min
   - C. 二者均可
   - D. 二者均无

1. 皮内试验，注射完毕后嘱患者留观，观察局部反应等待的时间是
2. 皮内试验，如果采用对照试验，在另一侧前臂相应部位注入 0.1ml 生理盐水，行对照观察，等待的时间是

X 型题

1. 以下哪些情况下适合皮内注射
   - A. 药物过敏试验
   - B. 预防接种
   - C. 局部麻醉的起始步骤
   - D. 血液透析
   - E. 心脏手术

2. 下列哪些步骤是皮内注射的正确操作
   - A. 抽吸药物并将注射器内空气排尽
   - B. 用 75% 的乙醇消毒皮肤
   - C. 左手绷紧局部皮肤
   - D. 将注射器放平
   - E. 注入药液 0.1ml

3. 皮内注射后，应该对注射部位进行以下哪些观察和处理
   - A. 迅速拔出针头
   - B. 按压针眼
   - C. 按揉注射部位
   - D. 留观 20 分钟
   - E. 观察局部反应

二、填空题

1. 青霉素过敏试验时，试剂保存时间不得超过_____。
2. 青霉素过敏试验前，需备好急救药品，备_____。
3. 皮内注射的目的是将小量药液或生物制品注射于_____和_____之间。
4. 皮下注射的适用部位有_____、两侧腹壁、后背、大腿前侧、外侧等部位。
5. 肌肉注射的适用部位，常用 _____，其次_____、_____、_____及_____。

三、判断题

1. 皮内注射消毒可以用含碘消毒液。
2. 青霉素过敏试验时，为防止迟发反应，继续观察 30min。
3. 皮下注射是将药液注射于表皮和真皮之间。
4. 2 岁以下小儿肌内注射多选臀中肌、臀小肌处。
5. 静脉留置导管一般可在血管内保留 7 日至 2 年。

四、名词解释

1. 皮内注射法（ID）
2. 经外周中心静脉穿刺置管（PICC）

五、简答题

1. 青霉素皮试液应注入的剂量是多少？
2. 临床上常需作皮内试验的药物有哪些？
3. 在肌内注射时，常用的使注射部位的肌肉放松姿势有哪些？

4. 皮下注射前需排尽空气及回抽的原因是什么？

5. 刺激性强的药物漏出血管外，应当如何处理？

第二节　穿刺术

一、选择题

A 型题

1. 关于胸腔穿刺的方法，下列说法错误的是
   - A. 穿刺抽液时，穿刺点取浊音明显部位，一般取肩胛线第 7~9 肋间隙或腋中线第 6~7 肋间
   - B. 穿刺抽气时，穿刺点取患侧锁骨中线第 2 肋间
   - C. 穿刺时应沿肋骨下缘进针
   - D. 抽液量首次不超过 600ml，以后每次不超过 1000mL
   - E. 气胸抽气减压治疗时，可按抽液的方法，用注射器反复抽气，直到患者呼吸困难缓解

2. 肋间切开插管法多用于
   - A. 脓胸患者
   - B. 胸腔积气患者
   - C. 胸腔积液患者
   - D. 胸腔出血患者
   - E. 胸膜炎患者

3. 气胸时做胸膜腔闭式引流放置引流管的部位为
   - A. 锁骨中线第 2 肋间
   - B. 锁骨中线第 3 肋间
   - C. 腋前线第 4 肋间
   - D. 腋前线第 5 肋间
   - E. 胸骨旁线第 4 肋间

B 型题

（1~2 题共用备选答案）
   - A. 胸腔积气
   - B. 胸腔积液
   - C. 脓胸
   - D. 胸腔出血
   - E. 胸膜炎

1. 套管针置管法适用于
2. 切肋插管法常用于

C 型题

（1~2 题共用备选答案）
   - A. 髂前上棘穿刺点
   - B. 髂后上棘穿刺点
   - C. 胸骨柄穿刺点
   - D. 腰椎棘突穿刺点

1. 骨髓穿刺的最常用穿刺点是
2. 对于成人骨髓穿刺，很少选用的穿刺点是

X 型题

1. 骨髓穿刺常用的穿刺点包括
   - A. 髂前上棘穿刺点
   - B. 髂后上棘穿刺点
   - C. 胸骨柄穿刺点
   - D. 腰椎棘突穿刺点
   - E. 胫骨粗隆穿刺点

2. 以下哪些是腰椎穿刺的适应证
   - A. 脑和脊髓炎症性及血管性病变的诊断性穿刺
   - B. 阻塞性与非阻塞性脊髓病变的鉴别
   - C. 气脑造影与脊髓造影检查
   - D. 鞘内给药
   - E. 颅内高压早期的诊断性穿刺

3. 行动脉穿刺，在必要时可根据情况选择
   - A. 锁骨下动脉
   - B. 肱动脉
   - C. 股动脉
   - D. 足背动脉
   - E. 颈动脉

二、填空题

1. 正常脑脊液压力是_____，超过_____为颅内压增高。

2. 股静脉穿刺点位于靠近_____内侧_____cm 处。

三、判断题

1. 颅内压增高持续超过 2.0kPa 时可诊断为颅内压增高。
2. 在外环境不断变化的情况下，机体内环境各种理化因素的成分、数量和性质所达到的动态平衡状态称为稳态。
3. 休克期又称可逆性失代偿期，微循环淤血，患者出现休克的临床症状。
4. 锁骨下静脉输液时，为防止空气进入血管，不能使输液瓶滴空或使一段输液管低于患者心脏水平。
5. 腹腔穿刺抽出迅速凝固的血样液体，说明腹腔内出血。
6. 颅内占位性病变者禁行腰椎穿刺。
7. 胸腔穿刺应沿肋骨下缘进针。
8. 腹腔内出血时，腹腔穿刺抽出的血液会迅速凝固。
9. 股静脉穿刺点位于紧靠股动脉内侧 0.5cm 处。

四、名词解释

1. 诊断性腹腔灌洗

五、简答题

1. 若股静脉穿刺误穿入股动脉应当如何处置？
2. 环甲膜穿刺有哪些并发症？
3. 腹水标本如何收集？
4. 骨髓穿刺部位有哪些？
5. 脑脊液压力增高与减低分别见于哪些情况？
6. 骨髓穿刺抽不出骨髓液可能的原因有哪些？
7. 简述判断骨髓取材良好的指标。
8. 胸骨骨髓穿刺对于位置、进针方向及进针深度都

有哪些要求？

9. 抽吸关节积液后为什么须迅速拔出针头？

10. 关节腔穿刺最需注意的是什么？

11. 简述肝穿刺活体组织检查术后的并发症及处理方法。

12. 简述肝穿刺活组织检查的目的。

13. 穿刺过程中若无脓液抽出应该怎样操作？

14. 肝脓肿穿刺失败可能的原因有哪些？

15. 体表肿块穿刺并发症有哪些？

16. 穿刺取样细胞学检查优点有哪些？

17. 粗针与细针穿刺各有何特点？

18. 简述膀胱穿刺术操作原则。

19. 什么情况下选择放弃耻骨上膀胱穿刺术，而改用膀胱造口术？

20. 简述肘正中静脉压测定的临床意义。

21. 耻骨上膀胱穿刺时应当如何避免穿刺针误伤腹腔其他脏器？

22. 骨髓取材做细胞学检查时，抽吸骨髓液多少量为恰当？

23. 股静脉穿刺术后出现液体输入不畅的原因是什么？应如何解决？

24. 穿刺过程中判断动静脉的依据是什么？

25. 胸腔穿刺后需观察的症状和体征有哪些？

26. 简述复张性肺水肿的概念。

27. 复张性肺水肿应当如何处理？

28. 常见的胸腔闭式引流术的并发症有哪些？

29. 胸腔穿刺引流装置的种类有哪些？分别适用于哪些情况？

30. 简述胸腔穿刺闭式引流术后的拔管指征。

31. 腰椎穿刺术有哪些并发症？

32. 心包穿刺术有哪些常见并发症？如何防治？

33. 监测中心静脉压高低的意义包括哪些方面。

34. 简述测定中心静脉压的目的。

35. 锁骨下静脉穿刺置管并发症都有哪些？应当如何处理？

第三节　插管术

一、选择题

A 型题

1. 插胃管术的主要目的是什么

　　A. 引流出胃肠内容物

　　B. 增加胃肠道蠕动

　　C. 减少胃肠道压力

　　D. 促进胃肠道吸收

　　E. 防止胃酸反流

2. 胃管插管时，下列操作中不正确的是

　　A. 在胃管后段涂上石蜡油润滑

　　B. 一手用纱布托住胃管，一手持镊子夹住胃管前段

　　C. 沿一侧鼻孔缓慢插入鼻管约 10 ~ 15cm（咽喉部）时，清醒患者：嘱其做吞咽动作，同时将胃管送下；昏迷患者：左手将患者头托起，使下颌靠近胸骨柄，缓缓插入胃管

　　D. 插入深度为 45 ~ 55cm

　　E. 然后用胶布固定胃管于鼻翼处

3. 对于尿道口护理，下列做法中不正确的是

　　A. 定期更换导尿管，一般导尿管一周更换一次，乳胶导尿 1 个月左右更换一次。

　　B. 女患者用消毒棉球擦拭尿道口及外阴，男患者擦拭尿道口、龟头及包皮，每天 1 ~ 2 次

　　C. 排便后及时清洗肛门及会阴部皮肤

　　D. 不需要特别护理尿道口，只需定期更换导尿管即可

　　E. 尿道口护理时应注意保持清洁，避免感染

4. 在气管插管术中，下列哪项注意事项是正确的

　　A. 使用上门齿作为喉镜的支点

　　B. 在放牙垫之前取出喉镜

　　C. 推进喉镜片时不需要根据解剖标志循序推进

　　D. 插入导管时可以使用暴力

　　E. 确认导管在气管内并核对插入深度是不必要的

B 型题

（1 ~ 2 题共用备选答案）

　　A. 控制性给氧

　　B. 加大吸氧浓度

　　C. 使用呼吸机辅助通气

　　D. 提高室内通风

　　E. 增加氧气流量

1. 对于严重 CO_2 潴留患者，应采取哪种措施来防止呼吸抑制

2. 严重 CO_2 潴留的患者肺泡通气量减少，CO_2 潴留加重，应采取哪种措施

C 型题

（1 ~ 2 题共用备选答案）

　　A. 根据解剖标志循序推进喉镜片

B. 确认导管在气管内

C. 使用上门齿作为支点

D. 适当喷雾作表面麻醉

1. 气管插管术中，为了避免推进过深或太浅，应该注意的是

2. 气管插管术中，将导管插入声门时应注意的是

X型题

1. 检查胃管是否在胃内的方法有

    A. 抽吸胃液

    B. 听胃部气过水声

    C. 观察胃管末端是否有气泡逸出

    D. 用听诊器听胃部心音

    E. 观察胃管末端是否有胃液回流

二、填空题

1. 长期鼻饲者，普通胃管＿＿＿＿更换一次，硅胶胃管＿＿＿＿更换一次。

2. 气管插管显露声门，如果使用直形喉镜镜片，镜片前端应放置的正确位置是＿＿＿＿。

3. 为女患者插导尿管时，用血管钳持导尿管对准尿道口轻轻插入＿＿＿＿cm，见尿液流出再插入＿＿＿＿cm左右（气囊导尿管再插入3~4cm），松开固定小阴唇的手下移固定导尿管，将尿液引入集尿袋内。

4. 气管切开需经过的解剖层次有＿＿＿＿＿＿、＿＿＿＿＿＿、＿＿＿＿＿＿、＿＿＿＿＿＿。

5. 临床常用的动脉切开术的动脉径路有＿＿＿＿、＿＿＿＿。

三、判断题

1. 由炎症引起的三度喉阻塞应立即行气管切开术。

2. 吸氧患者停氧时，先关储氧瓶开关，再关流量表开关，然后打开流量表开关，放出余氧，再关此开关，最后卸表。

3. 鼻饲流质，每次不宜超过200mL，间隔时间为2h。

四、名词解释

1. 经口明视气管插管法

五、简答题

1. 简述导尿术的禁忌证。

2. 对于尿潴留患者，导尿成功后放液应注意哪些情况？

3. 气管切开术有哪些并发症？

4. 置胃管时经过食管有三处狭窄时需要动作是否轻柔，分别是哪三处？

5. 简述气管插管的优点。

6. 静脉切开的常用部位有哪些？

7. 行静脉切开术如何避免感染？

8. 动脉切开术后对于输注药物有何禁忌及原因？

9. 简述Allen试验的方法。

10. 脓肿切开引流过程中放置凡士林纱布的注意事项有哪些？

11. 如果分离囊肿时不慎剥破囊肿应如何处理？

12. 简述气管插管术的注意事项。

第四节　无菌技术

一、选择题

A型题

1. 在无菌条件下，下列持取物品操作正确的是

    A. 使用干燥无菌持物钳，每4h更换一次

    B. 使用干燥无菌持物钳，每8h更换一次

    C. 使用湿润无菌持物钳，每4h更换一次

    D. 使用湿润无菌持物钳，每8h更换一次

    E. 不需要使用无菌持物钳，直接用手取物品即可

2. 穿脱无菌手术衣的注意事项中，以下哪项是正确的

    A. 穿无菌手术衣应在手术间外进行

    B. 若发现手术衣有破损，可以继续穿戴

    C. 手术衣破损后，可以继续等待手术开始

    D. 穿好手术衣后，可以在手术间内的任意位置等待

    E. 手术衣破损后，应立即更换

3. 穿脱无菌手术的注意事项中，以下哪项是错误的

    A. 穿无菌手术衣应在手术间内比较空旷的地方进行

    B. 若发现手术衣有破损，应立即更换

    C. 手术衣破损后，可以继续等待手术开始

    D. 穿好手术衣后，应双手插入胸前特制的衣袋中，并选择手术间内较空旷处站立等待

    E. 接触未消毒的物件后，应立即更换手术衣

B型题

（1~2题共用备选答案）

    A. 戴手套的手

    B. 手套的外面

    C. 另一手套的内面

    D. 手套的内面

E. 两只手套

1. 未戴手套的手可以触摸

2. 已戴手套的手不可触摸

C 型题

（1～2题共用备选答案）

　　A. 每天更换

　　B. 定期更换

　　C. 立即更换

　　D. 不定时更换

1. 隔离衣应

2. 若隔离衣被溅湿或清洁面被污染，应

X 型题

1. 有关无菌持物钳的使用，说法正确的有

　　A. 无菌持物钳可用于换药或消毒皮肤

　　B. 无菌持物钳只能用来夹取无菌物品

　　C. 无菌持物钳在取物时应连同容器一起搬移

　　D. 无菌持物钳在被污染或可疑时应及时更换

　　E. 无菌持物钳可以触碰非无菌物品

2. 有关隔离衣的使用，说法正确的有

　　A. 使用过的隔离衣，衣领是污染区

　　B. 隔离衣只能在隔离区使用

　　C. 护理不同病种的患者不能共用隔离衣

　　D. 隔离衣应每日更换

　　E. 隔离衣弄湿后应立即更换

二、填空题

1. 取无菌手套时，不能用手接触手套_____。

2. 穿隔离衣的目的是_____，_____，_____。

三、判断题

1. 使用无菌容器时，打开无菌容器盖，盖的内面朝下，平放在桌上。

四、名词解释

1. 隔离衣

五、简答题

1. 接台手术时，应当如何穿脱手术衣？

2. 穿好手术衣之后，无菌范围包括哪些？

3. 操作中手疑被污染，应当如何处置？

4. 手术区消毒时，涂擦药液的顺序应当如何确定？

5. 手术铺单的基本原则有哪些？

6. 手术区铺巾的顺序。

7. 穿隔离衣适用于哪些场所？

8. 简述手术区皮肤消毒的范围。

第五节　清创、换药术

一、选择题

A 型题

1. 感染伤口换药应该

　　A. 隔1～2日1次

　　B. 每日1次

　　C. 3～5日1次

　　D. 每日1～2次

　　E. 2～3日1次

2. 对于新鲜创伤，以下哪种情况适合清创缝合

　　A. 受伤后12h内的伤口

　　B. 受伤后4h内的伤口

　　C. 受伤后10h内的伤口

　　D. 受伤后2h内的伤口

　　E. 受伤后6h内的伤口

3. 对于伤口污染严重或处理时间已超过伤后6～8h的情况，以下哪种处理方法是适当的

　　A. 立即进行清创缝合

　　B. 延期清创缝合

　　C. 进行化脓感染的伤口清洁处理

　　D. 进行抗生素治疗，不进行清创缝合

　　E. 不进行任何处理，等待伤口自然愈合

4. 关于处理伤口的顺序，正确的是

　　A. 先换清洁的伤口

　　B. 先换感染伤口

　　C. 先换严重感染的伤口

　　D. 先换疼痛程度最高的伤口

　　E. 先换最新的伤口

B 型题

（1～2题共用备选答案）

　　A. 1～2天后　　　　B. 3～5天后

　　C. 5～7天后　　　　D. 每天换药1次

　　E. 根据伤口情况决定

1. 对于无菌的手术伤口，如果没有特殊反应，多久后第一次换药

2. 对于感染伤口，分泌物较多时，应每天换药几次

C 型题

（1～2题共用备选答案）

　　A. 用剪刀剪除

　　B. 生理盐水冲洗

　　C. 用纯苯酚腐蚀，再用75%酒精中和

　　D. 用高渗盐水湿敷

1. 换药时，分泌物较多且创面较深时，应
2. 当肉芽组织有较明显水肿时，最适合的处理方法是

（3～4题共用备选答案）

    A. 4～5日   B. 6～7日
    C. 7～9日   D. 10～12日
    E. 14日

3. 根据拆线时间表，下腹部和会阴部的拆线时间是
4. 根据拆线时间表，臀部的拆线时间是

X型题

1. 根据拆线的适应证和禁忌证，在下列哪些情况下应延迟拆线

    A. 伤口有红、肿、热、痛等明显感染
    B. 严重贫血、消瘦以及轻度恶病质
    C. 严重失水或水、电解质紊乱尚未纠正
    D. 咳嗽没有控制时，胸、腹部切口
    E. 老年及婴幼儿患者

二、填空题

1. 初期完全缝合的切口分为＿＿＿＿、＿＿＿＿和＿＿＿＿三类。
2. 伤口愈合分为＿＿＿＿、＿＿＿＿和＿＿＿＿三种情况。

三、判断题

1. 胃次全切除术的手术切口属于清洁切口。
2. 清创术适用于新鲜创伤的伤口。

四、名词解释

1. 污染切口
2. 甲级愈合

五、简答题

1. 简述骨牵引的目的。
2. 放置引流管的伤口应当如何换药？
3. 简述清创缝合中骨折的处理原则。
4. 蝶形胶布如何使用？
5. 进行局部封闭治疗时，如误入肌腱会导致什么后果？
6. 石膏固定有哪些并发症？
7. 简述夹板固定的几种形式。
8. 简述夹板外固定的原理。
9. 简述石膏绷带固定的优缺点。
10. 如何判断出血的类型？
11. 缝合伤口出现异常时应当如何处理？
12. 感染或化脓的伤口应如何换药？
13. 在何种情况下应间断拆线？如何操作？
14. 牵引的作用有哪些？
15. 失血量的评估如何进行？
16. 一般情况下使用甲泼尼龙进行局部封闭时的剂量为多少？使用时间、疗程为多久？
17. 如果伤员就诊时受伤部位出现严重肿胀，可以进行手法复位吗？
18. 尝试手法复位失败时应该怎么做？
19. 若伤口有异物插入，如何包扎处理？
20. 对于特殊伤口（腹部脏器溢出、伴有创伤性气胸、伴有肢体离断伤、伴有颅底骨折、开放性骨折伴骨断端外露）应如何包扎处理？
21. 试述清创缝合中对肌肉神经及血管的处理原则。

第六节　急救术

一、选择题

A型题

1. 止血带在上肢包扎的位置是

    A. 上臂中上1/3   B. 上臂中下1/3
    C. 上臂下1/3   D. 上臂上1/3
    E. 上臂下2/3

2. 止血带在下肢包扎的位置是

    A. 膝盖上1/3
    B. 膝盖中1/3
    C. 膝盖下1/3
    D. 股中、上1/3交界处
    E. 小腿中1/3

3. 以下对心肺复苏的描述，错误的是

    A. 目击患者突发意识丧失，经判定发生心脏停搏即可启动心肺复苏
    B. 基础生命支持的常规操作程序是先行胸外心脏按压，再开放呼吸道，行人工呼吸
    C. 心肺复苏术30分钟后无自主心跳恢复者可终止抢救
    D. 心搏骤停者均应予胸外心脏按压
    E. 对心脏停搏者有条件时应首先判定是否为可除颤心律，随后实施心脏电击除颤

4. 有关骨折急救处理的叙述，错误的是

    A. 首先应止血及包扎伤口
    B. 无夹板时，可用树枝、木棍（板）等作临时固定支架
    C. 可将伤员上肢缚于胸壁侧面，下肢两腿绑在一起固定

D. 脊椎骨折患者最好处于俯卧位抬送

E. 搬动脊椎骨折患者时，应采取一人抱肩，一人抬腿的方法

5. 基础生命支持中，人工呼吸的首选方法为

　A. 口对口呼吸　　　　B. 球囊面罩

　C. 经口气管插管　　　D. 经鼻气管插管

　E. 气管切开

6. 某休克患者，心率快，测中心静脉压为 $5cmH_2O$（$0.49kPa$），应采取的措施是

　A. 迅速补充液体

　B. 控制小量输液

　C. 心功能不全，立即给强心利尿药

　D. 控制输液量，加用强心药

　E. 休克与血容量无关

B 型题

（1~2 题共用备选答案）

　A. 坐位或半坐位

　B. 左侧卧位

　C. 右侧卧位

　D. 去枕平卧位

　E. 俯卧位

1. 洗胃时，一般患者取

2. 洗胃时，昏迷患者取

C 型题

（1~2 题共用备选答案）

　A. 不用止血带　　　B. 慎用止血带

　C. 两者均有　　　　D. 两者均无

1. 需要施行断肢再植者或特殊感染截肢者

2. 动脉硬化症、糖尿病及慢性肾功能不全者

X 型题

1. 心脏骤停后自主循环恢复的主要指标包括

　A. 按压时能扪及大动脉搏动

　B. 患者面色、口唇、指甲及皮肤等处色泽转红

　C. 扩大的瞳孔缩小

　D. 出现自主呼吸

　E. 神志逐渐恢复，可有眼球活动，睫毛反射与对光反射出现，甚至手脚抽动，肌张力增加

2. 以下哪些是胸外心肺复苏术的禁忌证

　A. 有头部或胸部严重损伤，无法实施复苏操作

　B. 有不接受复苏的遗嘱

　C. 死亡时间过长，出现尸斑和尸僵

　D. 有心脏病发作的病史

　E. 有呼吸道梗阻导致无法进行有效通气

3. 关于止血带应用的描述，正确的是

　A. 橡皮管止血带常于急救时使用

　B. 应用弹性橡皮带时抬高患肢，用橡皮带重叠加压，包绕几圈止血

　C. 充气止血带适用于四肢活动性大出血或者四肢手术时

　D. 止血带法只适用于四肢大动脉出血

　E. 止血带法不能用于急救情况

二、填空题

1. 颅内压监护的适应证包括 ＿＿＿、＿＿＿、＿＿＿、＿＿＿和＿＿＿。

2. 高浓度给氧是指吸入的氧浓度为 ＿＿＿。

三、判断题

1. 洗胃时，清醒的患者可先用棉签或压舌板刺激咽喉催吐。

2. 洗胃机洗胃过程中，如果发现有食物堵塞管道，水流缓慢，可交替按"手冲"和"手吸"两键。

3. 未经引流减压的张力性气胸、纵隔气肿为使用呼吸机的相对禁忌证。

4. 使用一段时间呼吸机后，患者自主呼吸恢复、肺部感染得到控制、呼吸道分泌物不多、无严重的肺部疾病或全身合并症、动脉血氧分压 $>40mmHg$ 而二氧化碳分压无明显升高时，可考虑撤机。

四、名词解释

1. 手压止血法

2. 加压包扎止血法

3. "同轴性"移动

五、简答题

1. 吸痰术有哪些禁忌证？

2. 对于昏迷的患者洗胃需要采取什么体位？为什么？

3. 不同部位的吸痰顺序是什么？

4. 简述面罩吸氧的适用范围。

5. 洗胃术的适应证有哪些？

6. 经气管插管/气管切开吸痰的两种方法分别是？

7. 使用简易呼吸器时的 EC 手法指什么？

8. 简述简易呼吸器捏压气囊送气的方法。

9. CRRT 治疗的并发症有哪些？

10. 通气障碍的表现主要有哪些？

11. 对于颅脑损伤伤员的搬运，需注意什么？

12. 对于疑有脊柱脊髓损伤的伤员，应当如何正确搬运？

13. 简述排除成年人气管异物的 Heimlich 急救法的操作。

14. 固定后发生肢体缺血坏死的原因有哪些？如何预防？

15. 什么是 Inspiration time or Expiration time ratio？其参数范围为多少？

16. 哪些情况下可调整鼻导管法的吸氧流量？

17. 简述吸氧术的适应证。

18. 电除颤常见的并发症有哪些？

19. 胸外按压的作用机制是什么？

20. 为什么慢性阻塞性肺疾病患者适合低流量、低浓度持续给氧？

21. 呼吸机主要的通气模式有哪些，在实际临床工作中应如何选用？

22. 电除颤有哪些禁忌证？

23. 血液透析相关发热应如何处理？

24. 固定过程中哪些原因易导致皮肤及软组织损伤？如何预防？

25. 如果在搬运过程中伤员出现窒息应如何处理？如何预防？

26. 简述胸外心脏按压的操作要点。

第七节 内镜检查

一、选择题

A 型题

1. 以下哪项符合胃镜检查的准备要求
   A. 检查前 2 天禁食牛奶
   B. 检查前 1 天适当减食
   C. 检查当天早上可以吃降压药
   D. 检查前 2 天禁食软质流食
   E. 检查前 1 天禁食牛奶

2. 胃镜检查前患者应空腹几个小时以上
   A. 2h   B. 3h
   C. 4h   D. 6h
   E. 8h

3. 钡餐检查后多少天，才能行胃镜检查
   A. 2   B. 3
   C. 4   D. 6
   E. 8

4. 胃镜检查后几小时内应禁饮食
   A. 0.5   B. 1
   C. 2   D. 3
   E. 4

5. 下列关于结肠镜检查准备的步骤，不正确的是
   A. 检查前 3 天开始进食流质或少渣半流质饮食
   B. 检查当天上午空腹
   C. 检查前一天晚上服用甘露醇等导泻剂或清洁灌肠
   D. 检查前一天晚上忌食含纤维的食物
   E. 检查前一天晚上停止使用抗凝药物

6. 支气管镜检查术前应禁食
   A. 2 ~ 3h   B. 3 ~ 4h
   C. 4 ~ 5h   D. 4 ~ 6h
   E. 4 ~ 7h

B 型题

（1 ~ 2 题共用备选答案）
   A. 咽喉部损伤或舌腭梨状窝血肿
   B. 下颌关节脱位
   C. 急性胃胀气
   D. 对心血管的影响
   E. 消化道穿孔

1. 胃镜检查最常见的并发症是

2. 胃镜检查中，因检查时观察时间过长，注气过多，部分气体进入小肠而导致的并发症是

C 型题

（1 ~ 2 题共用备选答案）
   A. 严重的原发性高血压
   B. 全身出血性疾病
   C. 二者均有
   D. 二者均无

1. 属于结肠镜检查禁忌证的是

2. 属于膀胱镜检查禁忌证的是

X 型题

1. 以下适合做阴道镜检查的情况包括
   A. 宫颈刮片细胞学检查巴氏Ⅲ级或者以上者
   B. 外阴及阴道可疑病变
   C. TBS 提示 ACS 阳性以上和（或）高危 HPV DNA 阳性者
   D. 宫颈癌术前了解阴道壁的受累情况
   E. 宫颈局部冷冻、激光、电凝或者药物治疗后，坏死组织尚未完全脱落时

二、填空题

1. 支气管镜检成功的关键是_____。

2. 胃镜检查时，为消除患者紧张情绪，减少胃液分泌和胃蠕动以驱除胃内泡沫，使图像更清晰，必要时可在检查前 20 ~ 30min 给患者服用_____、_____、_____。

三、判断题

1. 行结肠镜检查，对于术前过度焦虑的患者，可给予地西泮肌注。

2. 结肠镜检查时，为保证结果的准确性，管插入可以尽量深一些。

3. 膀胱镜检查，检查前饮水 400ml 左右，以便于扩张膀胱和更清楚地观察膀胱内部的情况。

4. 阴道镜检查，存在宫颈管内有病变者，宜在接近排卵期时检查。

四、名词解释

1. 透壁电灼伤综合征

五、简答题

1. 结肠镜检查可探及哪些部位？

2. 胆道镜取石后的后续操作是？

3. 检查时为何不能用液状石蜡润滑镜体？

4. 简述胃镜检查的注意事项。

5. 简述膀胱镜检查的注意事项。

下篇
试题答案与解析

第一章 基本理论

第一节 人体解剖学

一、选择题
A 型题

1. D 颈椎两侧存在横突孔，横突孔内有椎动脉通过。

2. B 心尖在胸前壁的体表投影即心的左下点，即位于左侧第 5 肋间隙，距左锁骨中线内侧 1～2cm 处，距前正中线 7～9cm 处。

3. D 网膜孔，亦称温斯劳孔，是网膜囊向右通入腹膜腔的唯一孔道。其上界为肝尾叶，下界为十二指肠的上部起始段（球部），前界为肝十二指肠韧带，其内有 3 个重要结构，分别是肝固有动脉，胆总管，肝门静脉。后界为覆盖下腔静脉的腹后壁腹膜。网膜孔一般仅可通过 1～2 个手指。

4. E 精索是从腹股沟管深环至睾丸上端的一对柔软的圆索状结构，其内主要有输精管、睾丸动脉、蔓状静脉丛、输精管动静脉、神经、淋巴管和鞘韧带等。

5. A 面颅骨由 15 块骨组成，包括成对的上颌骨、颧骨、泪骨、鼻骨、腭骨和下鼻甲骨，单块的犁骨、下颌骨和舌骨。

6. A 一侧耳蜗神经核的损伤可以导致同侧耳的全聋。耳蜗神经核负责将听觉信息从耳蜗传递到大脑。当一侧耳蜗神经核受损时，该侧耳蜗传输的信号无法正常传递到大脑，导致同侧耳的听觉功能丧失。这种情况被称为同侧耳的神经性耳聋或感音神经性耳聋。

7. B 乳突是从颞骨乳突部的底面突出的圆锥形结构，体表可以触及，位于外耳道的后面和茎突的外面。

8. A 面肌是指位于面部的肌肉，主要与面部表情和咀嚼等功能相关。眼轮匝肌是面肌中的一部分，位于眼睑周围，是控制眼睑闭合的肌肉。它起到保护眼球和润滑角膜的作用。

9. C 髋关节由髋臼与股骨头构成的典型的杵臼关节，关节囊是由结缔组织构成，具有一定的厚度和韧性，提供对关节的支持和稳定。股骨颈只有一小部分被关节囊所包围，而大部分股骨颈在关节囊之外

的。由于髋关节有深度髋臼和强大的肌肉群支撑，髋关节具有较高的稳定性，适合承受身体重量和各种运动的负荷。关节囊内有一个重要的结构，即股骨头韧带，它连接股骨头和髋臼，起到一定的稳定作用。

10. B 斜方肌参与肩胛骨的稳定和旋转运动，但不是肩关节内收、内旋和前屈的主要肌肉。胸大肌是肩部的重要肌肉之一，它附着于胸骨、锁骨和上臂骨，可以进行肩关节的内收、内旋和前屈动作。竖棘肌参与肩胛骨的上提和稳定，对肩关节内收、内旋和前屈的动作影响较小。胸锁乳突肌主要参与肩胛骨的上提和稳定，对肩关节内收、内旋和前屈的动作影响较小。背阔肌是背部的一个肌肉群，主要参与肩胛骨的收缩和外旋，与肩关节内收、内旋和前屈的动作关系较小。

11. C 骨盆由左、右髋骨和骶、尾骨以及其间的骨连接构成。骨盆被斜行的界线（后方起于骶骨岬，经髂骨弓状线、髂耻隆起、耻骨梳、耻骨结节、耻骨嵴到耻骨联合上缘连线）分为两部分：界线以上叫大骨盆，又称假骨盆，其骨腔是腹腔的髂窝部，大骨盆参与腹腔的组成。界线以下叫小骨盆，又称真骨盆，其内腔即盆腔，前界为耻骨和耻骨联合，后界为骶、尾骨的前面，两侧为髋骨的内面、闭孔膜及韧带，侧壁上有坐骨大、小孔。盆部系指界线以下的小骨盆部分，它包括盆壁、盆膈和盆腔器官等，盆腔上口由界线围成，下口封以盆膈。盆膈以下的软组织称为会阴。骨盆的作用除了容纳和保护脏器之外，还有支持和传递重力的作用，也可以做轻微的运动。女性骨盆是胎儿分娩出的产道，所以男女骨盆有着显著的差异。

12. C 手指夹纸试验的具体操作是将一张纸夹在拇指和食指之间，然后要求患者用力夹住纸张。通过观察患者夹纸的能力和力度，可以初步评估尺神经的功能。正常情况下，尺神经是控制手指伸展的主要神经之一。如果尺神经受损，患者可能无法正常夹住纸张，或者夹纸的力度较弱。

13. A 胫骨前肌可以使足背屈并内翻足心；当足骨固定时与其他肌共同收缩可使小腿前倾。

14. E 骨髓是一种富含血液的柔软组织，位于骨髓腔和骨松质的腔隙内。它分为红骨髓和黄骨髓。红骨髓是主要的造血组织，负责产生红细胞、白细胞和

血小板。黄骨髓则主要由脂肪组织组成，不具备造血功能。在人体的生长发育过程中，5～6岁以前，体内的骨髓主要为红骨髓。随着年龄的增长，黄骨髓逐渐取代红骨髓的部分，并在成年后成为主要的骨髓组织。因此，黄骨髓不具备造血功能。

15. C 臀大肌呈宽厚四边形，起自髂骨外面和骶骨背面，纤维斜向外下，覆盖大转子，止于股骨的臀肌粗隆。此肌可使大腿后伸并外旋，下肢固定时伸直躯干并避免躯干前倾，以维持身体平衡。

16. B 颅中窝中央部是蝶骨体，蝶骨体上面中央的凹陷为垂体窝。窝前方两侧有视神经管，管的外侧有眶上裂，蝶骨体的两侧从前向后外有圆孔、卵圆孔和棘孔。

17. B 棘间韧带位于相邻的两个棘突之间的较深处，是连结棘突的结构。

18. E 脊柱的运动形式包括前屈、后伸、侧转、旋转等，通过脊柱的这些运动，人体能完成低头、抬头、弯腰、挺胸、侧身等动作。

19. D 小肠上端接幽门与胃相通，下端通过阑门与大肠相连，是食物消化吸收的主要场所。小肠分为十二指肠、空肠及回肠三部分。其中空、回肠被小肠系膜固定于腹后壁，故合称系膜小肠。小肠是消化管中最长的一段，也是进行消化吸收的最主要部位。小肠的上端起自幽门，下端与盲肠相接。

20. B 乳牙是在儿童时期出现的，通常在6个月至2岁之间开始生长，并且在6岁至13岁之间全部出齐。因此可知，乳牙在13岁左右并不是全部出齐。

21. B 十二指肠降部的中部后内侧壁上有一纵行皱襞，它下端的突起称为十二指肠大乳头，是胆总管和胰管的共同开口处，距中切牙约75CM。

22. D 肝的脏面位于中间部的横沟称为肝门，是肝固有动脉、肝管、门静脉以及神经、淋巴管出入的门户。

23. D 胸骨是胸廓的重要组成部分，位于胸部的前正中，是两侧肋软骨和肋弓附着的结构。正常的胸骨分为3部分，即胸骨柄，胸骨体，胸骨角，有人将剑突也算作胸骨的一部分。成人的长骨的两端、短骨（如手的腕骨）、扁骨（如胸骨）和不规则骨（如椎骨，骨盆）的骨松质内终生都是红骨髓。胸骨柄与体连接处微向前突称胸骨角，其两侧平对第2肋，向后平对第4胸椎体下缘，是计数肋的重要标志。

24. C 腹膜间位器官主要有升结肠、降结肠、肝、膀胱、子宫等。

25. C 唾液腺分为大、小两种唾液腺，小唾液腺位于口腔内部的黏膜内。大唾液腺分为腮腺、下颌下腺和舌下腺。

26. B 胰腺是人体的第2大腺体。它不仅分泌胰液，还分泌多种消化酶和激素，如胰岛素和胰高血糖素。胰腺位于第1、2腰椎水平，横贴于腹后壁。它由头、体和尾三个部分组成。胰腺属于腹膜内位器官，而不是腹膜外位器官。它位于腹腔内，与其他腹腔器官相互联系。

27. D 下呼吸道包括气管、支气管及其在肺内的各级分支。

28. B 椎间盘是位于相邻椎体之间的结构，由纤维软骨组织构成。它具有一定的柔韧性和弹性，可以吸收和分散脊柱上的压力和冲击力。因此可知，椎间盘是坚韧且有一定弹性的结构，而不是完全没有弹性。

29. B 咽峡是腭垂（悬雍垂）、腭帆游离缘、两侧的腭舌弓以及舌根共同围成的狭窄部。

30. B 腹膜内位器官几乎全部包被腹膜，活动度较大。主要的器官有：胃、十二指肠上部、空肠、回肠、阑尾、横结肠、乙状结肠、脾、卵巢、输卵管等。

31. D 消化腺包括唾液腺（腮腺、下颌下腺、舌下腺）、肝、胰以及散在分布于消化管壁内的小腺体。

32. D 鼻中隔前下部的黏膜内有丰富的血管吻合支，又称易出血区。

33. D 喉切开或穿刺的部位是环甲正中韧带（也称为环甲膜）。环甲正中韧带位于喉部前方，是连接甲状软骨的两侧的一个结构。在需要进行喉部切开或穿刺的情况下，通常会选择环甲正中韧带的位置。

34. A 根据人体解剖学，正常情况下左肾要比右肾高位。这是因为右侧的肝脏占据了腹腔的一部分空间，使得右肾相对较低，而左肾相对较高。

35. D 阑尾的位置是有变化的，而不是恒定的。阑尾常见的位置是盲肠的后内侧壁上，但并不总是固定的。

36. C 两侧肺下界大致相同，平静呼吸时位于锁骨中线第6肋间隙，腋中线第8肋间隙，肩胛线第10肋骨水平。

37. C 肾门约平第1腰椎体，距正中线约5cm。

38. D 声门裂是喉腔最狭窄的部位，是异物容易滞留的部位之一，也是上、下呼吸道的分界。

39. D 鼻旁窦的开口：上颌窦、额窦、筛窦的前、中小房开口于中鼻道；筛窦后群开口于上鼻道；蝶窦开口于上鼻甲的后上方。

40. C 膀胱三角位于在膀胱底的内面，两侧输尿管口与尿道内口三者连线之间的区域。

41. E 由肾门深入到肾实质内的盲囊状腔隙，称为肾窦，其内有肾动脉的分支、肾静脉的属支、肾小盏、肾大盏、肾盂、神经、淋巴管和脂肪组织。

42. B 输精管结扎术常用部位为精索部，介于睾丸上端与腹股沟管浅环之间，此段位于皮下，又称皮下部。

43. A 男性生殖腺指的是睾丸，睾丸位于阴囊之内，左右各一，可以分为上、下两端及左、右两侧缘和前、后两面，后方与附睾相连。

44. E 膀胱不属于腹膜内位器官，而是属于腹膜外位器官。

45. C 输精管起源于睾丸的上部，而不是下端。输精管的一部分位于精索内，但在途经腹股沟环后，输精管进入盆腔并与尿道融合。输精管可以分为4个部分，包括附睾部、升支部、横行部和降支部。输精管并不直接开口于前列腺，而是与尿道融合后，与尿道共同开口于尿道壶腹。输精管末端并没有膨大形成输精管壶腹，而是与尿道壶腹共同开口于尿道。输精管壶腹是位于输精管末端的一个扩张部分。

46. A 子宫位于膀胱和直肠之间。子宫底部通常位于小骨盆上口的水平线上。子宫是位于盆腔内的器官，而不是腹膜内的器官。子宫的位置可以有一定的变化，但通常是前屈位而不是后屈位。子宫是一个整体器官，没有分为两部。

47. B 附睾并不是男性的生殖腺，而是与睾丸相关的结构。附睾是由附睾管构成的，它是一条细长的管状结构。附睾位于睾丸的上方，与其相连，但并不贴附于睾丸的前缘。附睾并不直接连接到输尿管。附睾并不直接产生精子。附睾主要在精子成熟过程中提供一些辅助功能，如贮存和成熟精子的滞留时间的调节。

48. A 附睾管的末端急转向上直接延续成为输精管，是运输精子的管道。

49. E 前列腺是男性生殖系统的一部分，但它不是生殖腺。它位于膀胱底部下方，但并不与膀胱底相邻。前列腺由多个腺体组成，分为5叶。前列腺主要分泌前列腺液，其中包含了一些特定的物质，而不是雌性激素。最后，前列腺周围有尿道穿过，尿道经过前列腺的中央部分。

50. C 临床上外伤性尿道断裂最易发生在男性尿道的膜部。膜部是指尿道的中段，位于前列腺部和阴茎海绵体之间。由于膜部在解剖上比较薄弱，且周围缺乏保护结构，因此在外伤发生时较容易受到损伤。

51. E 做手术时医生识别输卵管的标志是输卵管伞部。

52. C 心脏主要位于胸腔中纵隔内，胸腔位于胸骨角水平，可以分为上纵隔和下纵隔，胸骨角之上称上纵隔，胸骨角之下称下纵隔。

53. B 卵巢位于盆腔内，与膀胱并不直接相邻。卵巢是女性生殖系统的一部分，是生产卵子和产生女性激素的主要器官。卵巢位于盆腔内，与腹膜并不直接相连。卵巢前缘的卵巢门是血管、淋巴管、神经出入之处，卵巢的后缘有丰富的血管供应，主要是由输卵管动脉和卵巢动脉提供血液。E项，卵巢是通过韧带与子宫相连，而不是通过卵巢固有韧带与其他结构相连。

54. D 心脏有4个腔，即左心房、左心室、右心房和右心室。右心房是心腔中最右边的部分，共有3个入口，即上腔静脉口、下腔静脉口和冠状窦口，右心房的出口为右房室口。

55. D 腋动脉于第1肋的外侧缘接锁骨下动脉，经腋窝至背阔肌下缘处接肱动脉，以胸小肌为标志分为三段。第一段：从第一肋外侧缘至胸小肌上缘。分支：胸上动脉。第二段：被胸小肌覆盖。分支：胸外侧动脉，胸肩峰动脉。第三段：胸小肌下缘至大圆肌下缘之间。分支：肩胛下动脉，旋肱前、后动脉。

56. A 心脏的正常起搏点是窦房结。窦房结位于右心房的上部，是心脏的起搏点，能够自发地产生心脏搏动的电信号。房室结位于右心房和右心室之间，起到传导电信号的作用。房室束、浦肯野纤维和左、右束支是心脏传导系统的一部分，负责将电信号从房室结传导到心室，但它们并不是起搏点。

57. B 左冠状动脉起始于升主动脉，向左行于左心耳与肺动脉干之间，至冠状沟分为前室间支和旋支。

58. B 左心室的出口叫主动脉口，左心室的血液通过此口入主动脉，向全身各组织器官分布，在主动脉口的周边也附有三片半月形的瓣膜，叫主动脉瓣。

59. A 左右冠状动脉均起自升主动脉根部的主动脉窦部。

60. E 右冠状动脉开口于右冠窦，右冠状动脉分支有六条：动脉圆锥支、右缘支、窦房结支、房室结支、后室间支。

61. C 颈外动脉的分支有甲状腺上动脉、舌动脉、面动脉、颞浅动脉、上颌动脉。

62. C 肝门静脉的属支包括胃左静脉、附脐静脉、肠系膜上静脉和脾静脉。肝静脉不是肝门静脉的属支，而是将经过肝脏的血液排出体外的主要静脉之一。

63. A 腹腔干为一短干，分为胃左动脉、肝总动脉和脾动脉三支。

64. A 下肢动脉主干包括股动脉、腘动脉、胫后动脉和胫前动脉。股深动脉不是下肢动脉主干，而是一个分支动脉。

65. D 面静脉借眼上静脉和眼下静脉与颅内海绵窦交通，起自内眦静脉，最后注入颈内静脉。

66. D 头静脉起自手背静脉网的桡侧，沿上肢外侧部上行，借肘正中静脉与贵要静脉交通，最后注入腋静脉或锁骨下静脉。

67. B 肠系膜上动脉的分支有胰十二指肠下动脉、空回肠动脉、中结肠动脉、右结肠动脉、回结肠动脉，肠系膜上动脉是起自腹腔动脉稍下方腹主动脉的前壁。

68. B 胸导管在注入静脉之前不会收纳右颈干。胸导管起自乳糜池，穿过膈肌的主动脉裂孔，收纳人体3/4的淋巴，最后注入左静脉角。

69. A 角膜是眼球纤维膜的一部分，属于眼球的透明前部，负责光的折射。脉络膜是位于眼球后部的含有丰富血管的层，为视网膜提供养分。视网膜位于眼球内部，包含感光细胞，负责接收和传递光信号。虹膜是位于眼球前部的有色环状结构，调节瞳孔大小。睫状体是位于眼球内部的一个环状结构，分泌眼球内的房水并调节晶状体的形状。

70. B 主动脉口属于左心室的结构，不属于右心室的结构。动脉圆锥是右心室的流出道，肺动脉口是接收肺动脉血液的出口，三尖瓣是位于右心室和右心房之间的瓣膜，隔缘肉柱是位于右心室室壁上的肌肉结构。

71. C 肾上腺是内分泌腺，可以分泌多种激素，包括肾上腺素和皮质醇等。腮腺是唾液腺，分泌唾液。前列腺是男性特有的腺体，分泌前列腺液。胰腺既有内分泌功能（分泌胰岛素和胰高血糖素等），也有外分泌功能（分泌消化酶等）。

72. B 乳头肌不是右心房的结构，它是位于心室内的肌肉结构，用于维持心瓣膜的闭合。上腔静脉口是接收上腔静脉血液的入口，冠状窦口是接收冠状窦血液的入口，卵圆窝是一个位于右心房间隔的洞孔，下腔静脉口是接收下腔静脉血液的入口。

73. B 甲状腺侧叶外侧没有甲状旁腺。甲状腺分为左、右侧叶和中间的峡部，甲状腺上动脉与喉上神经外支伴行，吞咽时甲状腺会随喉上下移动，峡部位于第2~4气管软骨环前方。甲状旁腺位于甲状腺侧叶的后外侧，不属于甲状腺的组成部分。

74. E 分泌黄体生成素的器官是卵巢。黄体生成素是由卵巢的黄体细胞分泌的激素。胸腺是免疫系统的一部分，胰腺主要分泌胰岛素和胰高血糖素，白体是指卵巢中黄体的一种形态，垂体分泌多种激素，包括促黄体生成素。

75. E 垂体位于垂体窝内。垂体分为腺垂体和神经垂体，借漏斗与间脑相连。神经垂体是通过神经纤维与下丘脑相连，主要分泌催产素和抗利尿激素。腺垂体分泌多种激素，包括促肾上腺皮质激素、促甲状腺激素和生长激素等，但不分泌催产素。

76. C 胸锁乳突肌瘫痪损伤的神经是副神经（也称为副神经或副神经）。胸锁乳突肌是由副神经支配的肌肉，它负责控制肩膀的运动。当副神经受损时，胸锁乳突肌会出现瘫痪，导致肩部运动的受限。面神经主要负责面部肌肉的运动，舌咽神经主要负责咽喉和舌根的运动和感觉，膈神经主要负责膈肌的运动，舌下神经主要负责舌下腺的分泌。

77. C 具有感光作用的结构是视网膜。视网膜位于眼球内部，包含感光细胞（视杆细胞和视锥细胞），负责接收和传递光信号。视神经盘是视神经纤维汇聚形成的区域，没有光感受功能。脉络膜是位于眼球后部的含有丰富血管的层，为视网膜提供养分。巩膜是眼球的外层结构，起到保护眼球的作用。角膜是眼球的透明前部，负责光的折射，但不具有感光作用。

78. B 脊髓灰质前角的神经元是躯体运动神经元。脊髓灰质前角是脊髓灰质的一个区域，其中包含控制肌肉运动的神经元。这些神经元发送神经冲动经过脊髓的前根，沿脊神经到达肌肉，从而控制躯体的运动。

79. A 角膜是眼球的透明前部，不属于眼球的内容物。前房水位于眼球前部的前房中，是一种无色透明的液体，提供营养和保持眼球的形状。晶状体位于眼球中部，负责对光线的折射，调节眼球的焦距。玻璃体位于眼球后部，是一种凝胶状物质，填充在晶状体和视网膜之间，保持眼球的形状。后房水位于晶状体和虹膜之间的后房中，也是一种透明液体，提供营养和保持眼球的形状。

80. A　检查成年人鼓膜时应将耳郭拉向后上方。这样可以使外耳道直线化，方便观察和检查鼓膜。拉向后上方可以拉直外耳道并拉紧鼓膜，有利于观察和检查鼓膜的状况。

81. B　管理腮腺分泌的神经是舌咽神经（也称为舌咽神经）。舌咽神经是由迷走神经的咽喉支和副神经的咽喉支组成的。它主要负责咽喉和舌根的运动和感觉，其中也包括腮腺的分泌调节。舌神经主要负责舌部的运动和感觉，迷走神经主要负责心脏、肺部和消化道的调节，面神经主要负责面部肌肉的运动和感觉，副神经主要负责颈部和胸部的运动和感觉。

82. A　腋神经损伤后萎缩的肌肉是三角肌。腋神经是肩部的主要神经之一，负责供应肩部和上臂的肌肉。当腋神经受损时，三角肌会出现萎缩，导致肩部的运动和力量减弱。肱三头肌由肱神经支配，肱二头肌由肱神经和肩神经支配，斜方肌由肩胛神经支配，背阔肌由腰神经支配。

83. E　不属于脑神经核的是楔束核。楔束核并不是脑神经的核团，而是大脑皮质下的一个重要的神经纤维束。滑车神经核是第十一对脑神经的核团，控制喉部和肩部肌肉的运动；面神经核是第七对脑神经的核团，控制面部肌肉的运动；孤束核是第十一对脑神经的核团，参与感觉传导；动眼神经核是第三对脑神经的核团，控制眼球肌肉的运动。

84. B　位于脑干腹侧的结构是锥体。锥体是脑干的一部分，位于脑干的腹侧。它是由脑干神经纤维束组成的，主要传递运动信号。薄束结节位于小脑蚓部，菱形窝位于四脑室底部，上丘和下丘位于间脑。

85. A　使瞳孔缩小的神经是动眼神经。动眼神经是第三对脑神经，负责供应眼眶内的肌肉，包括控制瞳孔缩小的瞳孔括约肌。当动眼神经受到刺激时，瞳孔会收缩。眼神经主要负责供应眼球的运动肌肉，视神经负责传递视觉信息，交感神经主要负责调节身体的应激反应，滑车神经主要负责调节心脏的收缩力和心率。

86. A　参与构成交感干的神经节是椎旁节。交感干是交感神经系统中的主要神经传导通路之一，负责将交感神经纤维从脊髓传递到目标器官。椎旁节是一系列神经节，位于脊髓两侧，与脊骨相邻。它们包括颈交感干的颈椎旁节、胸交感干的胸椎旁节和腰交感干的腰椎旁节。椎前节是指位于脊髓前侧的神经节，主要负责传递感觉信息。器官旁节和器官内节是指位于器官旁和器官内的神经节，主要负责调节和控制器官的功能。终节是指位于末梢神经末端的神经节，也称为感觉终节。

87. C　面神经核位于脑桥。脑桥是脑干的一部分，位于中脑和延髓之间。面神经核是面神经的起始核团，控制面部肌肉的运动。间脑位于脑干和大脑之间，中脑位于脑干的顶部，延髓位于脑干的底部，端脑是大脑的一部分。

88. B　造成两眼视野对侧半同向性偏盲的损伤部位是一侧视束。视束是指视觉信息从眼睛传入大脑的神经纤维束。在视交叉中，感觉神经纤维交叉到对侧脑半球。一侧视束是指来自同一侧眼睛的神经纤维束。当一侧视束受损时，会导致两眼视野对侧半同向性偏盲。一侧视神经、视交叉中部和视交叉外侧部的损伤会导致其他类型的视觉缺损，一侧眼球视网膜的损伤会导致单眼视野缺损。

89. B　脊髓第10胸节约平对第7胸椎。脊髓的节段与脊椎的节段不完全对应，因为脊髓的长度要比脊椎的长度短一些。一般来说，脊髓的节段比相应的脊椎节段向上移动两个椎间隙。因此，脊髓第10胸节约平对应于第7胸椎。

90. C　不属于面神经核下瘫表现的是口角歪向患侧。面神经核下瘫是指面神经核或其下行纤维损伤导致的面神经运动功能障碍。这种情况下，面部的肌肉对侧面神经的运动控制受损。面神经核下瘫的表现包括患侧额纹变浅或消失、患侧鼻唇沟变浅或消失、不能闭眼和流涎。口角歪向患侧更常见于面神经核上瘫，即面神经核或其上行纤维损伤导致的面神经运动功能障碍。

91. B　成年人脊髓下段约平于第1腰椎下缘。脊髓的长度在成年人是固定的，约为42～45厘米。脊髓下端约平于L1椎体下缘。因此，脊髓下段约平于第1腰椎下缘。

92. D　不属于下丘脑的结构是四叠体。四叠体是位于中脑上部的一个结构，与视觉功能有关。它包含了视交叉和上丘脑。乳头体是下丘脑的一部分，控制垂体的分泌。灰结节是下丘脑的一部分，负责调节运动控制。漏斗是下丘脑的一部分，与生殖系统的发育和功能有关。视交叉是下丘脑中的一个结构，负责视觉信息的传递。

93. D　位于延髓的神经核是孤束核。孤束核是延髓内的一个神经核团，位于延髓的后外侧部分。它是第十对脑神经（孤束神经）的核团，主要参与感觉传导，传递内脏感觉信息和味觉信息。滑车神经核是位于延髓的第十一对脑神经的核团，控制喉部和肩部肌肉的运动。展神经核是位于延髓的第十二对脑神经的核团，控制舌部肌肉的运动。面神经核是位于脑桥的第七对脑神经的核团，控制面部肌肉的运动。上泌涎核是位于脑桥的第七对脑神经的核团，控制唾液腺的分泌。

94. A　不属于脑干或脑干上方的结构是乳头体。乳头体是位于大脑内的一个结构，属于大脑基底核之一。它与运动调节和运动执行有关，不属于脑干或脑干上方的结构。中脑是脑干的一部分，位于脑干的上方。脑桥是脑干的一部分，位于延髓和中脑之间。延髓是脑干的一部分，位于脑桥的下方。四叠体是脑干上的结构，位于中脑的背侧，控制眼球的运动。

95. B　语言运动中枢位于优势半球的额下回后部。语言运动中枢是控制言语表达的区域，位于大脑皮层的优势半球。在左侧大脑优势半球的右撇子中，大约95%的人的语言中枢位于左侧额下回后部。额中回后部是负责执行高级认知功能的区域，中央后回是负责感觉与运动控制的区域，缘上回是负责视觉处理的区域，角回是负责空间认知和记忆的区域。

96. D　淋巴器官不包括肝。淋巴器官是指参与免疫系统功能的组织或器官。常见的淋巴器官包括脾、扁桃体、胸腺和淋巴结。脾是最大的淋巴器官，参与免疫反应和过滤血液。扁桃体是位于口咽部的淋巴组织，起到防御细菌和病毒入侵的作用。胸腺位于胸腔中，是淋巴细胞发育和成熟的场所。淋巴结分布在全身，起到过滤淋巴液和产生免疫反应的作用。肝虽然在体内有淋巴组织的存在，但它不属于典型的淋巴器官，因此不包括在淋巴器官的范畴中。

97. C　不属于大脑半球的分叶是边缘叶。大脑半球通过3条恒定的沟分为5叶：额叶、顶叶、颞叶、岛叶和枕叶。

B型题

1. E　经颈静脉孔进出颅腔的神经是迷走神经。颈静脉孔是位于颅底的一个孔洞，迷走神经通过颈静脉孔进入颅腔。迷走神经是颅神经的第十对，负责调节心率、呼吸和消化功能等自主神经活动。

2. B　经圆孔出颅腔的神经是上颌神经。圆孔是位于颅底的一个孔洞，上颌神经是通过圆孔进入颅腔的。上颌神经是颅神经的第二对，主要负责面部的感觉和咀嚼肌肉的运动。

3. C　位觉感受器是椭圆囊斑和球囊斑。椭圆囊斑和球囊斑是内耳前庭中的两个重要结构，负责感受头部姿势和直线加速度变化。它们与平衡和空间定位有关。

4. E　听觉感受器是螺旋器。螺旋器是内耳中的一个结构，包括蜗螺旋管和耳蜗。它是负责感受声音和转化为神经信号的部分。

5. A　有副鼻窦的颅骨是上颌骨。上颌骨是位于面部的一个骨头，它包括上颌突和上颌窦，上颌窦是副鼻窦的一种。副鼻窦是一些与鼻腔相连的空腔，起到减轻头部重量、增强声音共鸣和产生黏液的作用。

6. C　不成对的颅骨是枕骨。枕骨是位于颅底后部的一个骨头，它是颅骨中唯一一个不成对存在的骨头。

7. E　十二指肠溃疡好发部位是十二指肠球部。

8. D　胃溃疡好发部位是胃窦部。

9. D　腹膜间位器官是子宫。子宫是女性生殖系统中的一个器官，位于盆腔内，属于腹膜间位置。子宫是胚胎发育过程中形成的，承担着胚胎着床和孕育胎儿的重要作用。

10. B　腹膜外位器官是胰腺。胰腺是位于腹腔中的一个器官，它位于胃后方，属于腹膜外位置。

11. A　开口于中鼻道的是额窦。额窦是位于额骨内的一个空腔，它开口于中鼻道，与鼻腔相连。额窦的主要功能是减轻头部重量、增加声音共鸣和产生黏液。

12. C　开口于下鼻道的是鼻泪管。鼻泪管是一条连接眼眶和鼻腔的通道，它位于下鼻道，负责引流眼泪和鼻腔分泌物。

13. E　与排尿有关的结构是肾盂。肾盂是肾脏内部的一个腔体，连接肾小管和尿路系统。它的主要功能是收集肾小管中的尿液，并将其传输到输尿管，最终排出体外。因此，肾盂是与排尿有关的结构。

14. D　与尿液产生有关的结构是肾单位。肾单位是肾脏的基本功能单位，包括肾小球和肾小管。肾小球负责初步的尿液过滤，将血液中的废物和过剩的物质过滤出来形成初尿，而肾小管则对初尿进行重吸收和分泌，将尿液进一步浓缩。

15. D　属于肠系膜上动脉的直接分支是回结肠动脉。肠系膜上动脉是腹主动脉分叉后的一个主要分支，它供血给小肠、大肠和肠系膜。回结肠动脉是肠系膜上动脉的一个直接分支，它供血给结肠的回盲部、升结肠和横结肠。

16. C　属于腹腔干的直接分支是肝总动脉。腹腔干是指腹主动脉分叉后的两个主要分支，即肝总动脉和脾动脉。肝总动脉是腹腔干的一个直接分支，它供血给肝脏，并分为左、右肝动脉。

C型题

1. A　剖宫产取胎时切开子宫的位置是子宫峡。剖宫产是在子宫峡处切开子宫，将胎儿取出的一种分娩方式。子宫峡是子宫颈与子宫体的连接部位，也是剖宫产手术中切口的位置。通过在子宫峡处进行切口，可以安全地取出胎儿，保护母体和胎儿的安全。

2. B　子宫癌好发部位是子宫颈。子宫颈癌是指发生在子宫颈部位的恶性肿瘤，是女性常见的恶性肿瘤之一。子宫颈癌的发病率较高，尤其在中年女性中较为常见。

3. A　注入乳糜池的淋巴干是左、右腰干。乳糜池是指位于腹腔后上方的一个淋巴结团，是乳糜液汇聚的地方。乳糜液是由脂肪和淋巴液混合而成的液体。左、右腰干是主要的淋巴干之一，它们将乳糜液从乳糜池引流至体循环系统。

4. B　注入右淋巴导管的淋巴干是右锁骨下干。右淋巴导管是人体内最大的淋巴导管，它负责将淋巴液从右上肢、右侧头颈部和右半身引流至上腔静脉。右锁骨下干是右淋巴导管的前身，它汇合其他淋巴干后形成右淋巴导管。因此，注入右淋巴导管的淋巴干就是右锁骨下干。

X 型题

1. ABC　右心房的冠状窦口前内缘、三尖瓣隔侧尖附着缘和 Todaro 腱之间的三角区，称为 Koch 三角。

2. ACD　声波从外耳道传至内耳的传导途径包括鼓膜、听小骨链和前庭窗。鼓膜是声波传导的起始点，当声波进入外耳道时，会导致鼓膜振动。听小骨链由 3 块听小骨组成，分别是锤骨、砧骨和镫骨。当鼓膜振动时，听小骨链会将振动传递至内耳。前庭窗是内耳中的一个结构，位于耳蜗的基底部，它与听小骨链相连。听小骨链的振动会通过前庭窗传入内耳。半规管是内耳中的一个结构，用于平衡感知，并不参与声音传导。耳蜗是内耳中的一个结构，主要负责声音的转换和传导。虽然声波最终会到达耳蜗，但它不是声波传导的途径之一。因此，声波从外耳道传至内耳的传导途径包括鼓膜、听小骨链和前庭窗。

3. ACD　腮腺是位于口腔内的大型腺体，产生唾液，唾液中含有消化酶，参与食物的消化过程。甲状腺是内分泌腺体，主要负责产生甲状腺激素，不属于消化腺。肝是体内最大的腺体，虽然其主要功能是合成胆汁和代谢废物，但胆汁在消化过程中也起到重要的作用，帮助消化脂肪。胰腺是位于腹腔内的消化腺，产生胰液，胰液中含有多种消化酶，参与蛋白质、碳水化合物和脂肪的消化。胸腺是免疫腺体，主要位于胸腔中，参与免疫系统的发育和调节，不属于消化腺。

4. ABDE　肾门区域是肾动脉和肾静脉的进出口，肾动脉供应肾脏的血液，肾静脉将血液从肾脏回流至全身循环。肾门区域含有神经丛，主要是交感神经纤维，对肾脏的血管调节起重要作用。肝左管不是经肾门进入肾的结构，它是胆管系统的一部分，与肾门无直接关系。肾盂是肾脏内部的结构，它通过肾门与输尿管相连，将尿液从肾脏排出。肾门区域含有许多淋巴管，它们收集和引流肾脏周围的淋巴液。

5. AC　肛瓣是直肠与肛管之间的一段收缩环，肛柱是直肠下端的一段纵脊状突起，齿状线位于肛瓣与肛柱下端之间。直肠和肛管之间的分界线是肛瓣，而不是齿状线。在齿状线上方是皮肤，下方是黏膜，它们在这一区域相互转变。直肠和盲肠是大肠的两个不同部分，它们的分界线在齿状线之上。内痔和外痔是痔疮的两种类型，它们的分界线位于肛门括约肌上方，而不是齿状线。

6. ABCDE　肝门区域含有许多淋巴管，它们收集和引流肝脏周围的淋巴液。门静脉是肝脏的主要血管之一，它将含有营养物质和氧气的血液从消化系统引入肝脏进行代谢和处理。肝管是肝脏内胆管系统的一部分，将胆汁从肝脏排出。肝动脉是肝脏的主要供血动脉之一，它给肝脏细胞提供含有氧气的血液。肝门区域也有神经丛存在，包括迷走神经和交感神经纤维，对肝脏的调节起重要作用。

二、填空题

1. 喉前庭　喉中间腔　声门下腔。喉腔可分为以下三部分：①喉前庭：也称为喉入口，是喉腔的最上部分，位于会厌和声门之间。②声门下腔：位于声门以下的部分，包括声门和气管的上部。③喉中间腔：位于前庭裂与声门裂之间，向两侧突出的隐窝称喉室，喉室也称为声门腔，是声带之间的空间，是声音的产生和调节区域。

2. 浅　深　内　外。根据体表为准的标准，离体表近的结构被描述为"浅"，而离体表较远的结构被描述为"深"。这种描述方法常用于解剖学和临床实践中，以便描述和定位身体内部的结构。根据空腔脏器而言，离腔近的结构被描述为"内"，而远离腔的结构被描述为"外"。这种描述方法用于描述空腔脏器（如胸腔、腹腔等）中的结构，以确定其相对位置和方位。因此，根据体表和空腔脏器的描述方法，近体表者被称为"浅"，近腔者被称为"内"，远离体表和腔的结构被称为"深"和"外"。

3. 中脑　脑桥　延髓。脑干是连接大脑与脊髓的主要神经结构，位于颅底部。它起着传递神经信号和控制身体基本生理功能的重要作用。脑干由上到下分为中脑、脑桥和延髓，每个部分都有特定的功能和解剖特征。中脑位于脑干的最上部，负责处理视觉、听觉和运动控制等功能。脑桥位于中脑和延髓之间，它连接大脑和脊髓，承担着传递信息的重要任务。延髓是脑干的最下部分，控制着呼吸、心率和消化等自主神经功能。因此，中脑、脑桥和延髓是组成脑干的三个重要部分。

4. 上鼻甲　中鼻甲　下鼻甲。鼻腔外侧壁上自上而下有 3 个骨片，分别称为上鼻甲、中鼻甲和下鼻甲。上鼻甲是鼻腔外侧壁上最上方的骨片，位于中鼻甲的上方。中鼻甲是鼻腔外侧壁上中部的骨片，位于上鼻甲的下方，上方与上鼻甲相连。下鼻甲是鼻腔外侧壁上最下方的骨片，位于中鼻甲的下方，上方与中鼻甲相连。这三个骨片共同协助调节鼻腔内的气流和湿度，以及增加鼻腔内表面积。

5. 骨　骨连结　骨骼肌。运动系统包括骨、骨连结和骨骼肌三个主要部分。①骨：骨是运动系统的主要组成部分，它们为身体提供了支撑和保护，同时也是肌肉的附着点。骨具有不同的形状和功能，包括长骨（如肱骨、股骨）、短骨（如腕骨、脚腕骨）、扁骨（如骨盆骨）、不规则骨（如脊椎骨）等。②骨连结：骨连结是连接骨头之间的结构，它们提供了稳定性和灵活性，使骨能够相对运动。常见的骨连结包括关节（如肩关节、膝关节）、软骨（如鼻软骨、椎间盘）和韧带（如十字韧带、韧带）。③骨骼肌：骨骼肌是与骨骼相连的肌肉组织，它们通过肌腱与骨相连，起到使骨运动的作用。骨骼肌通过收缩和放松产生力量，使骨骼在关节处发生运动。骨骼肌通常由对称排列的肌纤维组成，由神经控制。这三个部分共同协作，使得人体能够进行各种运动和姿势，并提供了支持和保护身体的功能。

6. 垂直轴　矢状轴　冠状轴。与人体长轴平行，且垂直地平面的轴被称为垂直轴。垂直轴与人体纵轴垂直，用于描述与身体稍微转动有关的结构和运动。与人体长轴垂直，呈前、后方向的水平轴被称为矢状轴。矢状轴与人体的前后方向垂直，用于描述身体的前后方向的结构和运动。与人体长轴垂直，呈左、右方向的水平轴被称为冠状轴。冠状轴与人体的左右方向垂直，用于描述身体的左右方向的结构和运动。这些轴线用于解剖学和医学影像学中，以确定和描述人体或器官的位置、方向和运动。

7. 椎体　棘突　齿突　长　分叉。第 1 颈椎（寰枢椎）没有椎体和棘突，它由前后弓和横突组成。第 2 颈椎（枢椎）的椎体上方有一对齿突，也称

为齿状突或龙骨突。齿突是第 2 颈椎的特征，它与第 1 颈椎的前后弓相连，形成了颈椎的旋转关节。第 7 颈椎（寰椎）的棘突相对较长，并且末端不分叉。这是颈椎中的一个特征。棘突的长度和形状各个颈椎有所不同，第 7 颈椎的棘突相对较长。

8. 骨髓腔　骨松质网眼　红骨髓　黄骨髓。骨髓位于骨髓腔和骨松质网眼内，是一种软组织。它分为红骨髓和黄骨髓两类。红骨髓是活跃的骨髓组织，主要存在于骨髓腔中的长骨、骨盆、脊椎等骨骼部位。红骨髓主要负责造血功能，包括生成红细胞、白细胞和血小板等成分。黄骨髓则是相对不活跃的骨髓组织，主要存在于长骨骨干的髓腔中。黄骨髓主要由脂肪组织组成，其主要功能是脂肪储存。因此，骨髓内分为红骨髓和黄骨髓两类，它们在组织结构和功能上有所区别。

9. 2　7。肩胛骨是人体胸廓的一部分，位于背部上部，与肋骨和胸骨相连。肩胛骨的上角（肩胛骨外上角）平对第 2 肋骨，而下角（肩胛骨下角）平对第 7 肋骨。这个位置的标志可以用于计数肋骨，以确定特定肋骨的位置。

10. 豌豆骨　头状骨。腕骨是构成腕部的骨骼结构，由两排骨骼组成：近侧列和远侧列。近侧列的腕骨由外向内依次为手舟骨，月骨，三角骨和豌豆骨。远侧列的腕骨由外向内依次为大多角骨，小多角骨，头状骨和钩骨。

11. 枕骨　蝶骨　筛骨　额骨　顶骨　颞骨。不成对脑颅骨包括前部的额骨、后部的枕骨以及颅底的蝶骨与筛骨，4 块颅骨左右连为一体。成对颅骨：包括头顶部的顶骨以及两侧颞骨，均为左右各一，中间以骨缝相连。

12. 盲肠　阑尾　结肠　直肠。大肠分为五个部分：盲肠、阑尾、结肠、直肠和肛管。盲肠是大肠的起始部分，它连接到小肠的末端，并通过阑尾延伸。阑尾是一种小的管状结构，位于盲肠的附近。结肠是大肠的主要部分，分为升结肠、横结肠、降结肠和乙状结肠。直肠是连接结肠和肛管的短段，最终进入肛管，通过肛门排出体外。这五个部分组成了大肠，它在体内主要负责吸收水分和形成粪便。

13. 椎体　髓核　纤维环。椎间盘是位于相邻椎体之间的结构，由中央的髓核和周围的纤维环组成。中央的髓核是椎间盘的内部部分，具有凝胶状的特性，由胶原纤维和多糖组成，具有吸水性和减震功能。周围的纤维环是椎间盘的外围部分，由多层纤维组成，可以抵抗压力和承受外部应力，保护髓核并保

持椎间盘的结构完整。椎间盘在脊柱中起到缓冲和支撑作用，同时允许椎体之间的运动。

14. 胸椎 肋骨 胸骨。胸廓是由12块胸椎、12对肋骨和1块胸骨组成的。胸椎是胸廓的骨架，共有12块。肋骨连接于胸椎的横突上，通过软骨连接到胸骨上。胸骨位于胸廓的前中线位置，与肋骨通过软骨连接在一起。这些骨骼结构形成了胸廓的框架，并起到保护内部器官、支撑呼吸系统以及参与运动等重要功能。

15. 胸骨柄 胸骨体 剑突。胸骨自上而下分为胸骨柄、胸骨体和剑突三部分。胸骨柄是胸骨的最上部分，呈倒三角形状，与锁骨和第一肋骨相连。胸骨体是胸骨的中部，是较大且较宽的部分，由多个骨板组成。剑突是胸骨的最下部分，呈三角形状，位于胸骨体的下方。这三部分共同组成了胸骨，它们与肋骨和锁骨相连，形成了胸廓的前部框架。

16. 髋骨 骶骨 尾骨 界线。骨盆是人体下半部的骨架结构，由左、右髋骨、骶骨和尾骨组成。左右髋骨由髂骨、坐骨和耻骨组成，它们连接在一起形成骨盆的侧壁。骶骨是位于骨盆后部的三个椎骨融合而成的，连接在髋骨的上方。尾骨位于骨盆的末端，是由4~5个小椎骨融合而成的。骨盆可以根据界线的不同分为大骨盆和小骨盆两部分。大骨盆位于腹腔的上部，是胎儿生长和通过产道出生所必需的空间。小骨盆位于大骨盆的下部，是盆腔的一部分，包含生殖器官和部分消化器官。骨盆的结构稳固，承担着支撑身体重量、保护内脏器官以及参与运动和平衡的重要功能。

17. 髋臼 股骨头 股骨头。关节是由髋臼和股骨头组成的。髋臼是位于骨盆骨的髋臼窝，形状类似于杯子，它与股骨头相互配合形成关节。股骨头是位于股骨上端的圆形结构。在髋关节囊内，有股骨头韧带，也被称为髋关节韧带。它连接在股骨头的凹陷处，并在髋臼的前方继续延伸。股骨头韧带起到增强髋关节稳定性的作用。

18. 消化管 消化腺。消化系统由消化管和消化腺两大部分组成。消化管是指食管、胃、小肠和大肠等组成的管道，负责食物吞咽、消化和吸收。消化腺是指胃、肠道、胰腺和唾液腺等分泌消化液的腺体，它们分泌酶和其他消化物质，帮助消化食物。这两部分共同协作完成食物的消化和吸收过程。

19. 硬腭 软腭。腭是介于口腔和鼻腔之间的组织，构成口腔的顶部，分为前2/3的硬腭及后1/3的软腭。

20. 横切面 垂直 上 下。水平面又称为横切面，是指与人体或器官的长轴垂直的切面。当沿着这个平面将人体或器官切割时，会将其分为上部和下部两个部分。水平面的切割方向是水平的，与身体的纵轴垂直，通常用于解剖学和医学影像学中描述和研究器官的结构和关系。

21. 牙冠 牙颈 牙根。牙齿在外形上可以分为牙冠、牙颈和牙根三部分。牙冠是牙齿可见的部分，位于牙龈以上，通常是白色并用于咀嚼食物。牙颈是牙齿的颈部，连接牙冠和牙根，位于牙龈和牙槽骨之间。牙根则是牙齿隐藏在牙槽骨中的部分，通常比牙冠长，通过根尖与牙槽骨相连接。

22. 舌内肌 舌外肌。舌肌为横纹肌，位于舌上下面之间，由舌内肌和舌外肌两部分组成。

23. 颈部 胸部 腹部。食管依据其走行路径可以分为颈部、胸部和腹部。颈部食管位于颈部，从咽喉经过甲状软骨和气管前方，进入胸腔。胸部食管位于胸腔内，沿着前后中线的后方，最终穿过膈肌进入腹腔。腹部食管是指食管穿过膈肌进入腹腔的部分，与胃相连。这种分段方式便于描述食管在不同解剖位置的特征和相关疾病。

24. 十二指肠 空肠 回肠。小肠分为三个部分：十二指肠、空肠和回肠。十二指肠是小肠的起始部分，连接到胃的下方。空肠是十二指肠之后的延续，它是较长的一段小肠。回肠是小肠的最后一部分，连接到空肠的末端。这三个部分在小肠中承担着不同的消化和吸收功能。

25. 肱骨 尺骨 桡骨 肱尺关节 肱桡关节 桡尺近侧关节。肘关节由肱骨下端与尺、桡骨上端构成的复关节，包括3个关节：肱尺关节由肱骨与尺骨滑车切迹构成、肱桡关节由肱骨小头与桡骨关节凹构成、桡尺近侧关节则由桡骨环状关节面与尺骨桡切迹构成。

26. 胆囊底 胆囊体 胆囊颈 胆囊管。胆囊的位置位于右方肋骨下，肝脏后方的梨形窝囊袋结构，也就是肝的胆囊窝内。胆囊有浓缩和储存胆汁的作用，胆囊分为胆囊底、胆囊体、胆囊颈、胆囊管四部分。

27. 下颌下腺 舌下腺。人类有三大唾液腺，包括腮腺、下颌下腺、舌下腺。下颌下腺、舌下腺共同开口于舌下阜。

28. 直肠膀胱陷凹 直肠子宫陷凹。在坐位、半卧位和立位时，直肠膀胱陷凹（男性）或直肠子宫陷凹（女性）是腹膜腔最低点。

29. 三角　膀胱尖　膀胱底　膀胱体　膀胱颈。膀胱空虚状态下呈三角形，膀胱的外形可分为膀胱尖、膀胱底、膀胱体和膀胱颈四个部分。

30. 甲状软骨、环状软骨、会厌软骨。喉软骨构成喉的支架，包括单一的甲状软骨、环状软骨、会厌软骨和成对的杓状软骨、楔状软骨、小角软骨。共9块。

31. 第1。一般由于右肾受肝脏影响，右肾门较左肾门位置偏低大概2～3cm。一般左肾门平第1腰椎横突，右肾门平第2腰椎横突。

32. 肾筋膜、脂肪囊、纤维囊。肾的被膜自外向内依次为肾筋膜，肾脂肪囊，肾纤维囊。

33. 心血管系统　淋巴系统。脉管系统包括：①心血管系：心、动脉、静脉和毛细血管；②淋巴系：由淋巴管、淋巴器官和淋巴组织组成。

34. 内生殖器　外生殖器。生殖系统包括男、女性生殖器官，生殖器官又可分为内、外生殖器两部分。

35. 15～20。肾实质可分为肾皮质和肾髓质两部分，肾髓质由15～20个肾锥体组成。

36. 子宫　子宫口　腹腔口。输卵管内侧端连接到子宫，并且其开口被称为子宫口。输卵管的外侧端以腹腔口开口于腹膜腔。这样，输卵管形成了一个通道，使卵子从卵巢释放后能够通过输卵管进入子宫腔，同时也提供了精子进入子宫的通道。

37. 犁骨　筛骨垂直板　鼻中隔软骨。鼻中隔是由犁骨、筛骨垂直板和鼻中隔软骨等组成的。它们一起形成了鼻腔的中隔结构。犁骨是位于鼻腔内的垂直骨板，位于鼻腔前部。筛骨垂直板是位于筛骨内部的垂直骨板，位于鼻腔的中部。鼻中隔软骨位于鼻腔后部，连接着犁骨和筛骨垂直板。这些骨骼和软骨构成了鼻中隔的支架，支撑着黏膜，并帮助维持鼻腔的结构和形状。鼻中隔的畅通与否对于呼吸和鼻腔功能都有重要影响。

38. 宫颈阴道上部　宫颈阴道部。阴道顶端的穹隆又将子宫颈分为两部分：宫颈突入阴道的部分称宫颈阴道部，在阴道穹隆以上的部分称宫颈阴道上部。

39. 中纵隔内　左　右。心位于胸腔的中纵隔内，约2/3位于人体正中矢状面的左侧，1/3在右侧。

40. 左前下方　5　内1～2cm。心脏外形像个桃子，它的大小约和本人的拳头相似，近似前后略扁的倒置圆锥体，尖向左下前方，底向右上后方。其体表投影在左侧第5肋间隙，左锁骨中线内1～2cm处。

41. 卵巢　卵细胞　雌激素　孕。女性生殖系统主要包括卵巢、输卵管、子宫、阴道等，其中卵巢是女性的生殖腺（也叫性腺），是女性的主要性器官，卵巢能产生卵细胞并分泌雌性激素和孕激素。

42. 肺尖2～3cm。肺的上端称为肺尖，但是肺尖的位置高出锁骨内侧1/3上方2～3cm。

43. 特殊分化的心肌细胞　窦房结　房室结　房室束。心的传导系统主要由特殊分化的心肌细胞组成，包括窦房结，房室结，房室束，及分布到心室乳头肌和心室壁的许多细支；该系统的细胞类型有起搏细胞，移行细胞以及普肯野细胞三种；其中心肌兴奋的起搏点是起搏细胞，也称P细胞。

44. 头臂干　左颈总动脉　左锁骨下动脉。主动脉弓凸侧：从右至左分别发出的3大分支为头臂干、左颈总动脉、左锁骨下动脉。

45. 上腔静脉口　下腔静脉口　冠状窦口　右房室口。右心房有三个入口，一个出口。入口即上、下腔静脉口和冠状窦口。出口即右房室口，右心房借助其通向右心室。

46. 左右冠状动脉　胸主动脉　腹主动脉。升主动脉发自于心脏的左心室，在升主动脉的根部会发出左右冠状动脉，降主动脉的不同部位也会发出相应的分支。降主动脉，其中降主动脉又以膈的主动脉裂孔为界，分为胸主动脉和腹主动脉。

47. 淋巴组织　淋巴器官　淋巴管道　淋巴。淋巴系统由淋巴管道、淋巴组织、淋巴器官和淋巴组成。

48. 肾上腺上动脉　肾上腺中动脉　肾上腺下动脉。分布于肾上腺的动脉有肾上腺上动脉、肾上腺中动脉和肾上腺下动脉。这些动脉提供血液供应给肾上腺，使其能够正常功能。

49. 髂总　腔静脉孔　右心房。下腔静脉体内最大的静脉干，为下腔静脉系的主干，在第5腰椎平面，由左、右髂总静脉合成，沿腹主动脉右侧上升，经肝的后方，穿膈的腔静脉孔入胸腔，进入右心房。

50. 脾静脉　肠系膜上静脉。肝门静脉是一条短粗的静脉血管干，由肠系膜上静脉和脾静脉在胰头后方汇合而成。

51. 胃左动脉　肝总动脉　脾动脉。人体腹腔内的腹腔干分为胃左动脉、肝总动脉以及脾动脉，其中这三种类型的大分支也可以分为很多的小分支，且人体这几种分支的起始点和终末点都不同，但主要都是分布于腹膜腔的上部器官。

52. 流程长　流经范围广。体循环的主要特点是流程长，流经范围广，以动脉血滋养全身各部，而将代谢产物和二氧化碳运回心脏。

53. 流经范围小 流程短 完成气体交换。肺循环的循环途径是从右心室至肺动脉，经肺泡壁毛细血管和肺静脉向心回流至左心房。其特点是流经范围小，流程短。主要功能是完成气体交换。

54. 冠状沟 前室间沟和后室间沟。在心表面，冠状沟是指将心房和心室分开的沟槽，它位于心的外围。冠状沟也称为冠状窦，是心脏外部的一个解剖标志。前室间沟和后室间沟分别是左心室和右心室的分界标志。前室间沟位于心脏前方，沿着心室的前壁延伸，分开左右心室。后室间沟位于心脏的后方，沿着心室的后壁延伸，同样分开左右心室。因此，冠状沟是心房和心室的分界标志，而前室间沟和后室间沟是左心室和右心室的分界标志。

55. 左静脉角 6 3/4。胸导管（又称为主要淋巴管）是人体内最大的淋巴管，它位于胸腔中，主要负责收纳的淋巴干有左、右腰干，肠干，左颈干，左锁骨下干和左支气管纵隔干。胸导管最终注入左静脉角。胸导管收集的淋巴液大致占据了人体约 3/4 的淋巴。

56. 左房室口 二尖瓣 主动脉口 主动脉瓣。左心室的入口是左房室口，其周缘附有二尖瓣（也称为二尖瓣膜）。二尖瓣是由两个瓣叶组成的心脏瓣膜，位于左房室口，起到阻止血液逆流的作用。左心室的出口是主动脉口，其周缘附有主动脉瓣（也称为主动脉瓣膜）。主动脉瓣是由三个半月状瓣叶组成的瓣膜，位于左心室和主动脉之间，起到阻止血液逆流的作用。

57. 头 锁骨下静脉或腋 贵要 肱 肘正中。①头静脉起自手背静脉网桡侧，上行注入锁骨下静脉或腋静脉。头静脉是位于上肢的一个表浅静脉，它沿着前臂和上臂外侧走行，并最终注入锁骨下静脉或腋静脉。②贵要静脉起自手背静脉网尺侧，上行注入肱静脉。贵要静脉是另一个位于上肢的表浅静脉，它沿着前臂和上臂内侧走行，并最终注入肱静脉。③肘正中静脉是位于肘窝皮下的一条短干。它连接了贵要静脉和头静脉，位于肘窝正中央。肘正中静脉经常被用作采集血液样本或输液的通路。

58. 卵圆窝 室间隔肌部 膜部。卵圆窝是位于房间隔右心房面下部的一个卵圆形浅窝。它是胎儿时期孔型房间隔缺损（卵圆孔）的遗迹，是房间隔缺损的好发部位。室间隔下部大部分较厚称室间隔肌部，上部小部分缺乏肌质称膜部，是室间隔缺损的好发部位。

59. 右房室口 三尖瓣 肺动脉口 肺动脉瓣。右心室的入口是右房室口，其周缘附有三尖瓣。三尖瓣是由三个瓣叶组成的心脏瓣膜，位于右房室口，起到阻止血液逆流的作用。右心室的出口是肺动脉口，其周缘附有肺动脉瓣。肺动脉瓣是由三个半月状瓣叶组成的瓣膜，位于右心室和肺动脉之间，起到阻止血液逆流的作用。

60. 升主动脉 主动脉弓 降主动脉。主动脉依走行可分为升主动脉、主动脉弓和降主动脉等分支。具体来说：①升主动脉是主动脉的起始部分，从左心室发出，向上延伸。它包括了冠状动脉的起始部分，供应心肌血液。②主动脉弓是升主动脉的延续部分，向后弯曲形成一个弓状。主动脉弓上有三个主要的分支血管，它们是左锁骨下动脉、左颈总动脉和头臂干。③降主动脉是主动脉弓的延续部分，向下延伸。降主动脉又分为胸主动脉和腹主动脉。胸主动脉位于胸腔内，供应胸部的器官和组织。腹主动脉位于腹腔内，供应腹部的器官和组织。

61. 锁骨下动脉 腋动脉 肱动脉 尺桡动脉。上肢动脉主干自上而下依次为锁骨下动脉、腋动脉、肱动脉、尺桡动脉。

62. 甲状腺 甲状旁腺 肾上腺 垂体 松果体 胸腺 胰腺 性腺。人体主要的内分泌腺有：甲状腺、甲状旁腺、肾上腺、垂体、松果体、胰岛、胸腺和性腺等。

63. 左冠状动脉 右冠状动脉 冠状窦。心的动脉包括左冠状动脉和右冠状动脉。左冠状动脉分为左前降支和左回旋支，为心肌供血。右冠状动脉为心肌供血，分布在心脏的右侧。心的静脉主干是冠状窦，它是心脏中的一个大静脉通道，开口于右心房。冠状窦收集心肌内的静脉血液，将其输送回右心房，然后进入肺循环进行气体交换。

64. 腹腔干 肠系膜上动脉 肠系膜下动脉。腹主动脉的不成对脏支包括腹腔干动脉、肠系膜上动脉和肠系膜下动脉。具体来说：①腹腔干动脉是腹主动脉的一个分支，它是一个较短的动脉，分为左胃动脉、脾动脉和肝动脉。腹腔干动脉主要供应胃、脾和肝脏。②肠系膜上动脉是腹主动脉的另一个分支，它位于腹腔干动脉下方。肠系膜上动脉主要供应小肠、升结肠和右半结肠。③肠系膜下动脉是腹主动脉的第三个分支，它位于肠系膜上动脉下方。肠系膜下动脉主要供应左半结肠和直肠。这些不成对脏支是腹主动脉供血的重要分支，负责供应腹腔内的脏器和组织。

65. 颈内 锁骨下。静脉角是同侧颈内静脉和锁骨下静脉汇合形成头臂静脉时形成的夹角。具体来说，静脉角是指在锁骨下静脉与颈内静脉汇合的地方，头臂静脉的方向与锁骨下静脉和颈内静脉的方向之间的夹角。这个角度是通过超声等影像检查来测量的，可以用来评估上肢静脉回流的情况。

66. 腹主动脉　髂内动脉　回结肠动脉。①睾丸（卵巢）动脉起自腹主动脉。对于男性来说，睾丸动脉起自腹主动脉的下腹部分，供应睾丸。对于女性来说，卵巢动脉起自腹主动脉的下腹部分，供应卵巢。②子宫动脉起自髂内动脉。子宫动脉是女性生殖系统的主要供血动脉，起源于髂内动脉并向子宫和附件提供血液。③阑尾动脉起自回结肠动脉。阑尾动脉是回结肠动脉的一个分支，供应阑尾，即盲肠附属器官。

67. 肠系膜上静脉　脾静脉　肠系膜下静脉　胃左静脉　胃右静脉　胆囊静脉　附脐静脉。肝门静脉的主要属支包括肠系膜上静脉、脾静脉、肠系膜下静脉、胃左静脉、胃右静脉、胆囊静脉、附脐静脉等，都属于肝门静脉的分支，主要来源于肠系膜下、肠系膜上、脾静脉，最终与门静脉进行汇合。

68. 中枢神经　周围神经。人的神经系统应该是由中枢神经系统和周围神经系统组成。

69. 角膜　巩膜。①角膜是眼球纤维膜的前1/6部分。它是透明的、呈圆锥状的结构，位于眼球前部，与环境直接接触。角膜的主要功能是折射光线，使其聚焦到眼睛的后部。②巩膜是眼球纤维膜的后5/6部分。它是白色的、坚韧的组织，覆盖整个眼球，保护眼球的内部结构。巩膜的主要功能是提供支持和保护眼球，并与其他眼部组织连接。

70. 肾脏　半月　三角。肾上腺是人体的重要内分泌腺之一，位于腹膜之后，肾的内上方。左、右各一，左侧近似半月形，右侧近似三角形。

71. 甲状腺侧叶后方　丘脑的后上方。松果体内分泌：松果体也称松果腺，位于丘脑后上部，因形似松果而得名。甲状旁腺很小，位于甲状腺侧叶的后面，有时藏于甲状腺实质内。

72. 眼球　眼附属器　球壁　球内容物。眼睛包括眼球和眼附属器，而眼球可以分为球壁和球内容物两部分。①眼球是眼睛的主要组成部分，是一个球形结构。它由球壁和球内容物组成。②球壁是眼球的外部结构，包括三层：角膜、巩膜和脉络膜。角膜是透明的前部结构，巩膜是白色的坚韧组织，脉络膜则位于巩膜内层，富含血管。③球内容物是眼球内部的结构，包括晶状体、玻璃体和视网膜。晶状体是位于眼球中央的透明结构，负责调节光的折射，玻璃体是填充在晶状体和视网膜之间的透明胶状物质，视网膜则位于眼球内壁，包含视觉感受器，将光信号转化为神经信号。眼附属器包括眼睑、泪腺、结膜和泪器。这些结构与眼球紧密相连，起到保护和润滑眼球的作用。

73. 2～4。甲状腺峡部一般位于第2～4气管软骨环的前方。

74. 眼纤维膜　眼球血管膜　视网膜。眼球壁由外向内依次为眼球纤维膜，眼球血管膜和视网膜三层。

75. 视部　盲部。视网膜从功能上由后往前可分为两部，一为感光作用的视部，二为无感光作用的盲部，视部与盲部以锯齿缘为界。

76. 外耳　中耳　内耳。在解剖学中，耳由外耳、中耳、内耳三部分构成。

77. 虹膜　睫状体　脉络膜。眼球的血管膜包括虹膜、睫状体和脉络膜三部分。

78. 半规管　前庭　耳蜗。骨迷路由后向前、由外向内依次分为半规管、前庭和耳蜗三部分。

79. 椭圆囊斑　球囊斑　半规管　螺旋器。椭圆囊斑、球囊斑和半规管合称为前庭器，是位觉感受器。蜗器是耳朵内的一个结构，也被称为螺旋器，用于听觉感知。

80. 脑　脊髓　脑神经　脊神经。中枢神经包括脑和脊髓，周围神经包括脑神经（共12对）和脊神经（共31对）。

81. 动眼神经　滑车神经。通常与中脑相连的主要是第3对脑神经，即动眼神经，还有第4对脑神经，即滑车神经。

82. 脊髓圆锥　终丝。脊髓末端变细呈圆锥状，称脊髓圆锥，圆锥向下延续为终丝。终丝骶椎水平被硬膜包裹，向下止于尾骨的背面，对脊髓其固定作用。

83. 迷路　骨迷路　膜迷路。内耳由于结构复杂，又称为迷路，全部埋藏于颞骨岩部骨质内，介于鼓室与内耳道底之间，由骨迷路和膜迷路构成。

84. 端脑　间脑　小脑。脑是中枢神经系统的主要部分，位于颅腔内。低等脊椎动物的脑较简单。脑包括端脑（大脑）、间脑、小脑、脑干（脑干包括：中脑、脑桥和延髓）。

85. 鼓室　咽鼓管　鼓窦和乳突。中耳包括鼓室、咽鼓管、鼓窦及乳突四部分。

86. 大脑前动脉　大脑中动脉　大脑后动脉。直接分布于端脑的动脉干主要包括大脑前动脉、大脑中动脉和大脑后动脉。①大脑前动脉是大脑供血的主要动脉之一，它位于大脑的中线上方，负责供血给大脑的前部，包括额叶和前额叶。②大脑中动脉是大脑供血的主要动脉之一，位于大脑的侧面，负责供血给大脑的侧面和顶部，包括侧脑室和额、顶、颞叶等脑区。③大脑后动脉是大脑供血的主要动脉之一，位于大脑的后侧，负责供血给大脑的后部，包括枕叶和颞叶的后部。这三个动脉干直接分布于大脑的不同部位，为大脑提供血液供应。它们的病变或阻塞可能会导致不同脑区的缺血或卒中。

87. 背侧丘脑　上丘脑　下丘脑　后丘脑　底丘脑。间脑主要包括背侧丘脑、上丘脑、下丘脑、后丘脑和底丘脑。①背侧丘脑是间脑的主要部分，位于脑室的两侧，是一个对称的结构。背侧丘脑在感觉信息传递中起到关键作用，接收来自感觉器官的信号，并将其传递到大脑皮层进行处理。②上丘脑位于背侧丘脑的下方，是一个重要的神经内分泌中枢。上丘脑调节体温、饮食、水分平衡、性行为等生理功能，并与下丘脑和脑干的神经核相互连接。③下丘脑位于背侧丘脑和上丘脑之间，它包括多个神经核团，参与运动控制和神经调节。④后丘脑位于背侧丘脑的后部，包括松果体和间脑导水管。松果体分泌褪黑素，调节昼夜节律和睡眠模式。⑤底丘脑有时也被认为是下丘脑的一部分，位于上丘脑和下丘脑之间。底丘脑参与运动控制和神经调节，包括红核和被盖核等结构。

88. 脑桥　延髓　小脑。第四脑室，形似帐篷，位于延髓、脑桥和小脑之间，上通中脑导水管，下接脊髓中央管。

89. 对　对　痛温觉和粗触觉。脊髓丘脑束起自对侧的后角细胞，但它传导的是对侧躯干、四肢的痛温觉和粗触觉冲动。①脊髓丘脑束是一个上行纤维束，起源于脊髓的后角细胞。这些后角细胞接收来自躯干和四肢的痛温觉和粗触觉信息。②脊髓丘脑束纵行于脊髓的前侧，随后交叉到对侧，并上行到脑干的丘脑核。③在丘脑核内，脊髓丘脑束传递痛温觉和粗触觉信息到大脑皮层进行感觉信息的处理和知觉。

90. 椎动脉　脊髓支。脊髓的主要动脉来源是椎动脉和脊髓支动脉的分支。椎动脉是脊髓血液供应的主要来源，它们通过颈椎进入颅内，并沿着脊髓向下分支供血。脊髓支动脉是从椎动脉分支出来，直接供血给脊髓。

91. 肌皮　桡　腋。①肌皮神经支配肱二头肌。肌皮神经是一个运动神经，负责控制肱二头肌的运动，主要是肘关节的屈曲。②桡神经支配上肢的后群

肌肉。桡神经是一个混合神经，既传递运动信号，也传递感觉信号。它支配上肢的后群肌肉，包括三角肌、肱三头肌等，主要控制肩关节和肘关节的动作。③腋神经支配三角肌。腋神经是一个运动神经，负责控制三角肌的运动，主要是肩关节的外展和肩峰的抬起。

92. 脊髓侧角　椎旁节　椎前节。交感神经和副交感神经的区别是中枢部位不同，交感神经的低级中枢位于脊髓第一胸节到第三腰节的脊髓灰质侧角，副交感神经的低级中枢位于脑干和脊髓的骶部。交感神经节包括椎旁节（脊神经节）和椎前节（脊髓内的交感神经元群）。椎旁节位于脊柱两侧，沿着脊髓的背侧，是交感神经系统的主要节段。椎前节则位于脊髓内，是交感神经纤维离开脊髓的发出点。两者通过交感神经纤维相互连接，共同参与调节机体的自主神经功能，如心血管、消化、呼吸和代谢等。

93. 内侧膝状体　外侧膝状体。后丘脑包括内侧膝状体和外侧膝状体。

94. 中央后回及中央旁小叶后部　颞横回。躯体感觉中枢位于大脑的中央后回和中央旁小叶后部。听觉中枢位于大脑的颞叶，其中包括颞横回。①躯体感觉中枢主要位于大脑的中央后回，也被称为感觉皮层。中央后回位于中央回的后方，负责接收和处理来自身体各部位的触觉、痛觉、温度和位置感等躯体感觉信息。②中央旁小叶后部也参与躯体感觉的处理，它位于中央后回的后部延伸到顶叶。③听觉中枢位于大脑的颞叶，其中的颞横回位于颞叶内侧的顶部。颞横回是听觉皮层的一部分，负责接收和处理来自耳朵的听觉信息。这些区域在大脑中扮演着重要的角色，参与感觉信息的处理和知觉。

95. 语言运动中枢　写中枢。位于大脑额叶的语言中枢包括语言运动中枢和写中枢。①语言运动中枢位于大脑的额叶左侧（对于大部分右撇子来说），主要位于额叶的下侧额回前部。语言运动中枢负责语言的产生和控制，参与口语表达和语言的执行。②写中枢位于大脑的额叶左侧（对于大部分右撇子来说），位于额叶顶部的脑回后部。写中枢负责书写和手写的能力，参与文字表达和书写的执行。

96. 纹状体　尾状核　杏仁体。基底核是大脑半球髓质内的灰质团块，由于靠近脑底被称为基底核，包括纹状体、尾状核和杏仁体。纹状体由豆状核和尾状核组成。尾状核分为头、体、尾三部分，豆状核分为苍白球和壳核，尾状核和壳核称为新纹状体，苍白球称为旧纹状体。

97. 膈　臀下　臀上。①膈神经支配膈肌。膈神经是主要的运动神经之一，负责控制膈肌的收缩和放松，从而参与呼吸运动。②臀下神经支配臀大肌。臀下神经是一个运动神经，负责控制臀大肌的运动，主要是臀部的伸展和外旋。③臀上神经支配臀中肌和臀小肌。臀上神经也是一个运动神经，负责控制这两个肌肉的运动，主要是臀部的外展和内旋。

98. 联合纤维　联络纤维、投射纤维。基底神经核为大脑髓质内的皮质下运动中枢，大脑白质由联合纤维、联络纤维、投射纤维构成，大脑半球内的侧脑室。

99. 副　胸背　肋间。①副神经支配斜方肌。副神经是一个运动神经，负责控制斜方肌的运动，主要是肩部的抬举和旋转。②胸背神经支配背阔肌。胸背神经是一个运动神经，负责控制背阔肌的运动，主要是肩部的伸展和内旋。③肋间神经支配肋间肌。肋间神经是一组神经，从脊髓的胸段发出，沿着肋骨间隙分布，负责控制肋间肌的运动，主要是参与呼吸运动。

100. 脑干　脊髓的骶部。交感神经的低级中枢位于脊髓第一胸节至第三腰节的侧角，副交感神经的低级中枢位于脑干和脊髓的骶部。

101. 丘脑皮质束　皮质脊髓束　皮质红核束　顶枕颞桥束　视辐射　听辐射。内囊后肢通行的投射纤维包括：①丘脑皮质束是从丘脑传递感觉信息到大脑皮层的纤维束。②皮质脊髓束是大脑皮层运动区域的纤维束，负责传递运动指令从大脑皮层到脊髓。③皮质红核束是从大脑皮层传递运动指令到红核的纤维束。④顶枕颞桥束是从大脑皮层传递信息到脑桥的纤维束。⑤视辐射是从视觉皮层传递视觉信息到丘脑的纤维束。⑥听辐射是从听觉皮层传递听觉信息到丘脑的纤维束。

102. 椎动脉　颈内动脉。脑的动脉主要来源于两个主要的动脉：椎动脉和颈内动脉。①椎动脉：椎动脉是从锁骨下动脉分支出来的，通过颈椎的椎动脉孔进入颅腔。在颅腔内，椎动脉分为两条，一条进入脑干，另一条上行经过小脑，并在脑干和小脑之间形成基底动脉。②颈内动脉：颈内动脉起源于颈部的颈总动脉，进入颅腔后分为颈内动脉前、中、后脑动脉。其中，颈内动脉的前、中脑动脉供应大脑的前部和中部，而颈内动脉的后脑动脉分支则供应大脑的后部和脑干。

103. 食管　迷走神经。主动脉裂孔的左前上方，约在第10胸椎水平，有食管裂孔，食管和迷走神经经此孔通过。

104. 硬膜　蛛网膜　软膜。脑和脊髓的被膜共有三层，由外向内依次为硬膜、蛛网膜和软膜。

三、判断题

1. ×　屈肘时，肱骨内上髁、肱骨外上髁和尺骨鹰嘴并不会连成一条直线。这是因为在屈肘过程中，关节的运动会导致这些骨骼结构之间的相对位置发生变化。具体来说，屈肘时，肱骨内上髁会与肱骨外上髁以及尺骨鹰嘴之间形成一定的角度。这是由于屈肘过程中，肱骨滑动到前臂的内侧，导致肱骨内上髁相对于肱骨外上髁和尺骨鹰嘴发生一定的偏移。

2. ×　腮腺导管是腮腺的导管，负责将腮腺分泌的唾液输送到口腔内。腮腺位于面部的侧面，导管的开口通常位于上颌第二磨牙的颊面。然而，人体的解剖结构会存在一定的个体差异。因此，腮腺导管的开口位置可能会稍有变化，不一定严格平齐于上颌第二磨牙的牙龈上。

3. √　气管是呼吸系统的一部分，是连接喉部和支气管的管道。气管的上端位于第6颈椎水平，与环状软骨相连。环状软骨是气管上方的一个骨质环，它保持气管的开放和稳定。气管向下延伸，穿过胸腔，最终分为左、右两个主支气管。在胸骨角（位于胸骨上缘与第二肋骨连接处）的水平面上，气管分叉为左主支气管和右主支气管。左主支气管进入左肺，右主支气管进入右肺，从而分别为左肺和右肺供氧。

4. ×　左睾丸静脉注入左肾静脉，右睾丸静脉注入下腔静脉。

5. ×　肾锥体的基底朝向肾皮质；尖端圆钝，朝向肾窦。肾锥体的尖端称肾乳头，突入肾小盏。

6. ×　子宫颈与子宫体交界处称为子宫颈峡部，而不是子宫峡。子宫颈峡部是子宫颈与子宫体之间的狭窄部分，它标志着子宫颈的结束和子宫体的开始。在未妊娠的子宫中，子宫颈峡部是最明显的部位。它通常呈现为一个狭窄的环状区域，相对于子宫体和子宫颈其他部分，子宫颈峡部在形态上比较明显。然而，值得注意的是，子宫颈峡部的形态和外观可能会因个体差异而有所变化，并且在妊娠期间可能会发生一些改变。在妊娠期间，子宫颈峡部可能会逐渐扩张，为胎儿的通过做准备。因此，子宫颈与子宫体交界处称为子宫颈峡部，而不是子宫峡。在未妊娠的子宫中，子宫颈峡部是最明显的部位。

7. ×　主动脉弓发出三条分支，从左向右依次是左锁骨下动脉、左颈总动脉和头臂干。头臂干再分为右锁骨下动脉和右颈总动脉。故右锁骨下动脉不是起自于主动脉弓。

8. × 头臂静脉又称无名静脉，左、右各一，在胸锁关节的后方由同侧的颈内静脉和锁骨下静脉汇合而成。颈内静脉和锁骨下静脉汇合处的夹角称静脉角。

9. × 角膜是一个非血管化的组织，也就是说，它没有血管供应。角膜依赖于眼球周围的其他结构，如结膜和眼泪液，来提供氧气和营养物质。

10. × 激素是由内分泌腺体产生的化学物质，它们在体内通过血液或淋巴系统传播，作用于远离腺体的目标组织或器官。内分泌腺体是没有导管的，它们将激素直接释放到周围的组织间隙中，然后激素会被血液或淋巴系统吸收并运输到身体的其他部位。与内分泌腺体不同，外分泌腺体具有导管，它们通过导管将分泌物直接排出到体表或体腔中。例如，汗腺和消化系统中的胃液分泌腺属于外分泌腺体。因此，激素是由内分泌腺体产生的，它们通过血液或淋巴系统传播到身体的其他部位，而不是通过导管直接排出腺体。

11. × 内分泌腺产生的激素可以影响神经系统的功能。

12. × 临床手术时识别输卵管的标志是输卵管伞部。

13. × 基底核不是位于大脑半球基底部的白质，而是一组位于大脑半球基底核团附近的灰质结构。基底核包括脊髓纹状体、尾状核、苍白球、壳核和丘脑核。这些核团在大脑的基底节区域中起着重要的调控运动、情绪和认知功能的作用。基底核与大脑皮层之间通过纤维束相互连接，参与了运动控制、习惯形成和动作的协调等功能。白质则是指神经组织中由神经纤维构成的区域，主要负责传递神经信号。

14. × 内脏神经的中枢部分位于脊髓侧角内和延髓内侧。脊髓侧角内包含许多内脏感觉纤维的终点和细胞体，接收和传递来自内脏器官的感觉信息。然而，内脏神经的中枢部分也位于延髓内侧，延髓是脑干的一部分，包含许多控制内脏功能的核团。所以，内脏神经的中枢部分既位于脊髓侧角内，也位于延髓内侧。

四、名词解释

1. 腹膜腔：腹膜脏层和壁层相互延续、移行，共同围成不规则的潜在性腔隙，称腹膜腔。

2. 动脉圆锥：右心室的漏斗部又称动脉圆锥，是右心室腔向左上方延伸的部位。

3. 胸骨角：胸骨体与胸骨柄相连处稍向前突出称为胸骨角。

4. 睾丸鞘膜：睾丸鞘膜来源于腹膜，包裹于睾丸和附睾外，分脏、壁两层。

5. 肺门：肺内侧面中央凹陷部称为肺门。

6. 椎管：椎弓与椎体围成椎孔，所有椎孔相连，则形成椎管。

7. 膀胱三角：在膀胱底的内面有1个三角形区域，位于两输尿管口与尿道内口之间，称为膀胱三角。

8. 翼点：在颞窝内，额骨、顶骨、颞骨和蝶骨大翼4骨相交处称为翼点。

9. 耻骨联合：由两侧耻骨联合面借耻骨间盘连接而成。

10. 骶角：骶管裂孔两侧明显的突起称为骶角。

11. 齿状线：肛瓣与肛柱下端共同连成锯齿状的环形线，称为齿状线。

12. 颈动脉窦：颈动脉窦是颈总动脉末端和颈内动脉起始处的膨大部分，壁上有压力感受器。

13. 白质：在中枢神经内，神经纤维聚集之处，称为白质。

14. 网膜囊：是位于小网膜和胃后方的扁窄间隙，又称小腹膜腔。

15. 肋膈隐窝：在肋胸膜和膈胸膜相互转折处形成的胸膜隐窝称肋膈隐窝。

16. 视神经盘：视网膜视部的内面，在与视神经相对应的部位有一圆盘形隆起，称为视神经盘。

17. 反射：神经调节下，机体对内外环境刺激所作出的适宜的反应，称为反射。

18. 会阴：广义的会阴指盆膈以下封闭骨盆下口的全部软组织；狭义的会阴是指肛门与外生殖器之间的区域，即临床上所指的会阴。

19. 网状结构：在中枢神经内，神经纤维交织成网，网眼中含有分散的神经元和较小的核团，这些区域称为网状结构。

20. 子宫峡：子宫颈阴道上部的上端与子宫体相连处且较狭细的部位称为子宫峡。

五、简答题

1. 骨盆由骶骨、尾骨与左、右髋骨及其间的连结构成。连结有骶髂关节、耻骨联合、骶结节韧带、骶棘韧带及闭孔膜等。

2. 新生儿颅骨有前囟、后囟、前外侧囟、后外侧囟；前囟通常在1岁半左右闭合，其他囟在出生后不久闭合。

3. 有食管裂孔、腔静脉孔、主动脉裂孔；食管裂孔有食管与迷走神经通过，腔静脉孔有下腔静脉通过，主动脉裂孔有主动脉和胸导管通过。

4. 壁胸膜主要分为4部分：膈胸膜、肋胸膜、纵隔胸膜、胸膜顶。膈胸膜贴附于膈的上面；肋胸膜贴附于肋骨与肋间肌内面；纵隔胸膜贴附于纵隔的两侧面；胸膜顶突出胸廓上口，伸向颈根部。

5. 鼻旁窦又叫作副鼻窦，包括上颌窦、额窦、筛窦以及蝶窦。上颌窦、额窦及筛窦前中群开口于中鼻道，筛窦后群开口于上鼻道，蝶窦开口于蝶筛隐窝。

6. 胃分为4部分：贲门部、胃底、胃体以及幽门部。胃大部分位于左季肋区，小部分位于腹上区，贲门位于第11胸椎体左侧，幽门在第1腰椎体右侧。

7. 臀大肌起自骶骨背面和髂骨翼外面，止于股骨的臀肌粗隆及髂胫束。作用：伸髋关节，在人体直立时可固定盆骨，防止躯干前倾。

8. 第一个狭窄在食管的起始处，距中切牙15cm；第2个狭窄在食管与左主支气管交叉处，距中切牙25cm；第3个狭窄在食管穿过膈肌食管裂孔处，距中切牙40cm。

9. 眼的屈光物质包括角膜、房水、晶状体以及玻璃体。

10. 面部危险三角位于鼻根至两侧口角间的三角形区域，若感染处理不当时，细菌可逆行至海绵窦引起颅内感染。

11. 输尿管3个生理性狭窄分别在肾盂与输尿管移行处、与髂血管交叉处、壁内段。

12. 胃的主要动脉有胃左动脉、胃右动脉、胃网膜左动脉、胃网膜右动脉以及3~5支胃短动脉；胃左动脉起自腹腔干，胃右动脉发自肝固有动脉，胃网膜右动脉发自胃十二指肠动脉，胃网膜左动脉、胃短动脉发自脾动脉。

13. 脑干包括中脑、脑桥以及延髓；相连的脑神经有动眼神经、滑车神经、三叉神经、展神经、面神经、前庭蜗神经、舌咽神经、迷走神经、副神经和舌下神经。

14. 眼的神经有视神经、动眼神经、滑车神经、展神经、眼神经以及交感神经、副交感神经。

15. 股神经的肌支分布于髂肌、耻骨肌、股四头肌及缝匠肌，而皮支分布于股前部皮肤、小腿内侧面及足内侧缘皮肤。

16. 输卵管由内侧向外侧分为4部分：输卵管子宫部，输卵管峡，输卵管壶腹以及输卵管漏斗。其中输卵管子宫部管腔最为狭窄，以输卵管子宫口开口于子宫腔；输卵管峡是输卵管结扎的部位；输卵管壶腹是受精部位，也是输卵管妊娠发生部位；输卵管漏斗的输卵管伞可以作为手术时识别输卵管的标志。

17. 硬脑膜窦有上矢状窦、下矢状窦、直窦、横窦、乙状窦、海绵窦、岩上窦以及岩下窦；上矢状窦血液依次经直窦、窦汇、横窦、乙状窦流到颈内静脉，下矢状窦经直窦流入窦汇，海绵窦的血液经岩上窦、岩下窦分别流入横窦与颈内静脉。

18. 上颌窦在鼻腔两侧的上颌骨体内，呈四棱锥体形。上颌窦有5个壁，前壁由上颌体的前外侧面构成；后壁由上颌体的后面构成，毗邻颞下窝以及翼腭窝；上壁是上颌体的眶面并与眶腔相隔；下壁即上颌骨的牙槽突；内侧壁即上颌体的鼻面并同鼻腔相隔。上颌窦在其内侧壁上部开口于中鼻道的半月裂孔。

19.（1）门静脉由肠系膜上静脉及脾静脉汇合而成。（2）门静脉的特点：介于两端的毛细血管之间，缺乏功能性静脉瓣。（3）重要属支有肠系膜上静脉、脾静脉、肠系膜下静脉、胃左静脉以及附脐静脉等。

第二节　生理学

一、选择题

A 型题

1. B 肾小球滤过率（GFR）是指单位时间（通常为1min）内两肾生成的原尿量，正常成人为80~120ml/min左右。

2. B 氢化可的松可以使体内的血小板、红细胞、中性粒细胞、纤维蛋白原增多，使淋巴细胞、嗜酸性粒细胞、嗜碱性粒细胞减少。

3. D 心肌的有效不应期是指在一个动作电位发生后，心肌细胞需要一定的时间才能再次被激发产生新的动作电位。在心肌细胞的有效不应期内，无法产生新的收缩反应。

4. A 氧气（O_2）和二氧化碳（CO_2）进出细胞膜是通过单纯扩散进行的。单纯扩散是指脂溶性小分子物质从高浓度区域向低浓度区域自由移动的过程，不需要能量消耗。氧气和二氧化碳分子都是小而非极性的，因此可以通过细胞膜的疏水层自由扩散进出细胞。其他选项主动转运、易化扩散、继发性主动转运和出、入胞作用都是描述需要能量参与的物质运输方式，与氧气和二氧化碳的扩散不符。

5. C 大量饮清水后，体内水分增加，血浆容积增加，血液稀释，导致抗利尿激素（如抗利尿激素ADH）的分泌减少。抗利尿激素的减少会抑制肾小管对尿液的重吸收作用，使尿液量增多。因此，主要是由于抗利尿激素分泌减少。

6. B　钾离子是维持神经肌肉兴奋性的重要离子之一。高浓度钾会使细胞内外的钾离子浓度差减小，导致细胞膜的静息电位变得接近或超过阈值，从而增加神经和肌肉细胞的兴奋性。其他选项中，钾离子确实参与细胞内的糖和蛋白质代谢、静息电位的形成、维持细胞内的渗透压，以及高钾离子抑制心肌收缩是正确的。

7. E　促胃液素（胃泌素）是一种胃黏膜细胞分泌的激素，主要作用是刺激胃黏膜细胞增殖和分泌盐酸与胃蛋白酶原。它还可刺激胃窦与肠运动、刺激胰液、胆汁分泌。然而，促胃液素并不直接刺激幽门括约肌的收缩，而是通过其他机制来调节胃的排空。

8. A　醛固酮是一种由肾上腺皮质分泌的激素，主要通过以下几种方式促进钠的重吸收和钾的排泄：①在肾小管的远曲小管和集合管中，醛固酮作用于钠通道和钾通道，增加了钠的重吸收和钾的排泄。②醛固酮还促进钠和水的重吸收，从而增加了血容量。③醛固酮可以刺激醛固酮受体的转录活性，增加钠重吸收相关的基因表达，进一步增强了钠的重吸收。

9. C　甘露醇是一种渗透性利尿剂，它通过增加尿液的渗透浓度，使尿液中的渗透物质浓度增加，从而提高尿液的渗透性。当甘露醇进入肾小管时，它不能被重吸收，会留在肾小管内，增加尿液的渗透浓度，导致水分从肾小管中被排出，从而增加尿液的排出量，达到利尿的效果。因此，甘露醇利尿的基本原理是渗透性利尿。其他选项中，肾小球滤过率的增加、肾小管分泌减少、水利尿和增加清除率都与甘露醇的利尿作用无关。

10. C　重症肌无力是一种自身免疫性疾病，其特征是产生抗乙酰胆碱受体抗体。治疗重症肌无力的主要药物是乙酰胆碱酯酶抑制剂，如新斯的明。新斯的明可以抑制乙酰胆碱酯酶的降解，增加乙酰胆碱在神经肌肉接头的浓度，从而改善神经肌肉传递的功能，使肌肉活动恢复正常。

11. B　根据局部电流学说，神经冲动沿神经纤维传导的机制是通过局部电流流动来实现的。当神经细胞被刺激时，刺激点周围的离子发生流动，形成局部电流。这个局部电流会引起相邻区域的细胞膜上离子通道的开放，从而使冲动沿着神经纤维传导。

12. C　胰液是对脂肪和蛋白质消化作用最强的消化液。胰液由胰腺分泌，含有多种消化酶，包括脂肪酶和蛋白酶。脂肪酶能够将脂肪分解为脂肪酸和甘油，而蛋白酶则能够将蛋白质分解为氨基酸。这些消

化酶在小肠中起到重要的消化作用，帮助分解食物中的脂肪和蛋白质，使其能够被吸收和利用。因此，胰液是对脂肪和蛋白质消化作用最强的消化液。胃液、胆汁、小肠液和唾液虽然也有消化作用，但对脂肪和蛋白质的消化作用相对较弱。

13. D　单纯扩散和易化扩散的共同点是均为被动扩散，其扩散通量均取决于各物质在膜两侧的浓度差、电位差和膜的通透性。

14. E　射血分数是指每搏输出量占心室舒张末期容量的百分比。

15. E　动作电位沿着细胞膜不衰减地传导至整个细胞。

16. C　对心脏泵血功能的评定，通常用单位时间内心脏的射血量和心脏的做功量作为指标。

17. B　ABO 血型分类是根据红细胞膜上存在的特异凝集原（抗原）的类型来进行的。ABO 血型系统包括 A 型、B 型、AB 型和 O 型四种血型，它们分别对应着红细胞膜上 A 抗原、B 抗原、A 和 B 抗原的共存，以及没有 A 和 B 抗原的情况。A 型血液中的红细胞膜上有 A 抗原，B 型血液中的红细胞膜上有 B 抗原，AB 型血液中的红细胞膜上同时有 A 和 B 抗原，而 O 型血液中的红细胞膜上没有 A 和 B 抗原。

18. E　心肌自律性：①心肌细胞的自律性来源于特殊传导系统的自律细胞，其中窦房结细胞的自律性最高，叫作起搏细胞，为正常的起搏点。②窦房结细胞通过抢先占领与超驱动压抑（以前者为主）两种机制控制潜在起搏点。③心肌自律性的基础是自律细胞的 4 期自动去极化。在正常情况下，浦肯野纤维的自律性最低，即浦肯野纤维不会自发产生心搏。

19. C　肺通气的直接动力主要来源于肺组织，肺泡和外界大气压力之间的压力差，压力差形成主动的呼吸运动，主要是通过肺组织本身的呼吸肌肉的收缩和舒张形成。

20. B　每搏输出量与心室舒张末期容积是相适应的，即当心室舒张末期容积增加时，搏出量也相应增加，而射血分数基本保持不变。

21. B　唾液中除了唾液淀粉酶外，还含有溶菌酶。唾液中的溶菌酶是一种抗菌物质，具有溶解细菌细胞壁的作用，具有杀菌的功效。其他选项中的脂肪酶、蛋白分解酶、肽酶和寡糖酶并不是唾液中常见的酶。

22. B　影响动脉血压 5 种主要因素：①在其他因素不变的情况下，每搏输出量增加，收缩压上升较舒张压明显。反之，每搏输出量减少，主要使收缩压降

低；②心率增加时，舒张压升高大于收缩压升高。反之，心率减慢时，舒张压降低大于收缩压降低。脉压＝收缩压－舒张压，故心率增加时，脉压减小；③外周阻力增大时，舒张压升高大于收缩压的升高。反之，外周阻力减小时，舒张压降低大于收缩压降低；④大动脉弹性，大动脉管的弹性储备作用主要是缓冲血压。当大动脉硬变时，其缓冲作用减弱，收缩压会升高，但舒张压降低；⑤循环血量和血管系统容量的比例，当血管系统容积不变，血量减小时，比如失血时，则体循环平均压下降，动脉血压下降。当血量不变，血管系统容积增大时，动脉血压下降。

23. A 唾液分泌主要是通过神经调节来实现的。神经系统在唾液分泌中起着重要作用。

24. A 临床上给患者静脉注入可通过肾小球自由滤过但不被肾小管重吸收的物质，如甘露醇等，也可产生渗透性利尿效应。

25. A 氧解离曲线描述了血红蛋白与氧气的结合和释放关系。左移表示血红蛋白与氧气的结合能力增强，释放能力减弱。在肺毛细血管中，氧气的分压较高，pH 较高，温度较低，并且 2，3－二磷酸甘油酸含量较低，这些因素都会导致氧解离曲线向左移动，促使血红蛋白更紧密地结合氧气，有利于氧气的吸附和运载。

26. C MBR 的实测值与正常平均值比较相差在 ±（10%～15%）以内的，都属于正常范围。

27. A 纯净的胃液是一种无色透明的酸性液体，PH 值为 0.9～1.5。

28. D 发热是机体在致热原作用下使体温中枢的调定点上移而引起的调节性体温升高。

29. D 蒸发散热：指机体通过体表水分的蒸发而散失体热。当环境温度升高到接近或高于皮肤温度时，蒸发成为唯一有效的散热形式。

30. C 肾小球滤过率的主要影响因素有 3 个：滤过膜的通透性、滤过面积和肾血浆流量。其中，以肾血浆流量最为关键，滤过膜的通透性和滤过面积对肾小球滤过的影响相对较小。

31. C 在暗处，视网膜的周边部敏感度较中央凹处高，能感受弱光刺激，但分辨能力较低，且无色觉功能。

32. B 暗适应是指从强光下进入暗处或照明忽然停止时，视觉光敏度逐渐增强，得以分辨周围物体的过程。

33. B 在中枢神经系统，递质的释放在 0.3～0.5ms 即可完成。

34. B 负反馈调节是可逆的过程，当系统偏离目标值时，负反馈机制会调整系统的活动来使其回归到目标值。

35. A 牵涉痛是指某些内脏器官病变时，在体表某一特定部位发生疼痛或痛觉过敏的现象。

36. A 条件反射是通过后天学习和训练而形成的反射。

37. D 丘脑非特异投射核是指靠近中线的所谓内髓板内各种结构，主要是髓板内核群，包括中央中核、束旁核，中央外侧核等。这些细胞群通过多突触换元接替弥散地投射到整个大脑皮质，具有维持和改变大脑皮质兴奋状态的作用。此外，束旁核可能与痛觉传导有关，刺激丘脑束旁核可加重痛觉，而毁损此区则疼痛得到缓解。

38. A 甲状腺激素分泌主要受下丘脑（释放 TRH）和垂体（释放 TSH）的调节。下丘脑、垂体和甲状腺构成下丘脑－垂体－甲状腺轴（TRH 促进 TSH 释放，TSH 释放再刺激 T_3、T_4 的释放；T_3、T_4 对 TSH 的释放有负反馈作用）。甲状腺还有一定程度的自身调节。此外，甲状腺还接受交感和副交感双重神经支配，交感使其兴奋，副交感使其抑制。

39. C 下丘脑促垂体区分泌的主要调节腺垂体活动的肽类激素，称为下丘脑调节肽。下丘脑调节肽有 9 种：①促甲状腺激素释放激素（TRH）；②促肾上腺皮质激素释放激素（CRH）；③促性腺激素释放激素（GnRH）；④生长激素释放激素（GHRH）；⑤生长激素抑制激素（GHIH，或称生长抑素，SS）；⑥催乳素释放因子（PRF）；⑦催乳素抑制因子（PIF）；⑧促黑素细胞激素释放因子（MRF）；⑨促黑素细胞激素抑制因子（MIF）。

40. A 降钙素的主要作用是降低血钙和血磷。①对骨的作用：降钙素抑制破骨细胞活动，减弱溶骨过程，增强成骨过程，使骨组织释放的钙磷减少，钙磷沉积增加，因而血钙与血磷含量下降。②对肾的作用：降钙素能抑制肾小管对钙、磷、钠及氯的重吸收，使这些离子从尿中排出增多。

41. C 子宫内膜的增生和分泌期变化是由雌激素和孕激素共同调节的，而不仅仅是雌激素的作用。

42. D 长期应用尤其是连日给药的患者，减量过快或突然停药时，可引起肾上腺皮质萎缩和功能不全，这是由于长期大剂量使用糖皮质激素反馈性抑制垂体－肾上腺皮质轴所引起的。有少数患者特别是当遇到感染、创伤、手术等严重应激情况时，可发生肾上腺危象，需及时救治。所以停药须经缓慢的减量过程，不可骤然停药。

43. A 受精卵着床必备条件：①晚期胚泡透明带必须完全消失；②胚泡细胞滋养细胞必须分化出合体滋养细胞；③胚泡和子宫内膜的发育必须同步并且相互配合协调；④孕妇体内有足够量的孕酮，子宫一个极短的敏感期允许受精卵着床。

44. D 主动脉压在心室收缩时上升，当主动脉压高于心室内压时，主动脉瓣会关闭，防止血液从主动脉流回心室。心室肌收缩、心房肌收缩和主动脉瓣收缩不是主动脉瓣关闭的直接原因，它们是心脏收缩的过程中的其他事件。

45. D HCG 的主要功能就是刺激黄体由月经黄体转换为妊娠黄体，同时促进雌激素和黄体酮持续分泌，维持子宫内膜形态，促进子宫蜕膜的形成，并使胎盘生长成熟，对维持妊娠至关重要。

B 型题

1. A 神经调节是指在神经系统的直接参与下所实现的生理功能调节过程，是人体最重要的调节方式。例如当血液中氧分压下降时，颈动脉等化学感受器发生兴奋，通过传入神经将信息传至呼吸中枢导致中枢兴奋，再通过传出神经使呼吸肌运动加强，吸入更多的氧使血液中氧分压回升，维持内环境的稳态。

2. C 交感神经系统兴奋时，肾上腺髓质分泌，全身小动脉收缩属于神经-体液调节。这是因为交感神经系统的兴奋导致肾上腺髓质分泌，释放出肾上腺素（一种体液调节物质），从而引起全身小动脉的收缩。

3. E 兴奋-收缩耦联时，Ca^{2+} 与肌钙蛋白结合，使肌钙蛋白构型发生改变，暴露出肌凝蛋白横桥头部与肌纤蛋白的结合位点，使后者与肌凝蛋白的横桥结合，产生肌丝滑行。

4. B 终末池是肌肉纤维中的一个结构，它储存和释放钙离子（Ca^{2+}）。当肌肉受到神经刺激时，终末池会释放储存的 Ca^{2+}，触发肌肉收缩。释放的 Ca^{2+} 会与肌动蛋白和肌钙蛋白结合，使肌肉纤维产生收缩力。

5. A 嗜酸性粒细胞的作用：限制嗜碱性粒细胞和肥大细胞在 I 型超敏反应中的作用；参与对蠕虫的免疫反应。

6. E B 淋巴细胞主要与体液免疫有关，T 淋巴细胞主要与细胞免疫有关，自然杀伤细胞是机体天然免疫的重要执行者。

7. E 迷走神经末梢释放的主要递质是乙酰胆碱，通过乙酰胆碱的释放，可以引起胃肠道系统和心脏的肌肉收缩，而出现肌肉收缩、胃肠道蠕动加快，表现为腹痛、腹胀，甚至腹泻的症状，是一种兴奋作用。

8. B 交感缩血管纤维末梢释放的递质是去甲肾上腺素；交感和副交感神经节前纤维释放的递质是乙酰胆碱；交感舒血管纤维末梢释放的递质是乙酰胆碱；支配汗腺的交感神经节后纤维末梢释放的递质是乙酰胆碱。

9. B 传导是将机体的热量直接传给机体接触的温度较低的物体的方式，冰袋通过传导散热降低高热患者体温。

10. D 液体气化而带走热量称为蒸发散热，分为不感蒸发和发汗。当环境温度等于或超过机体皮肤温度时，唯一的散热方式是蒸发散热。

11. B 如果晶状体的凸度过大，或眼球前后径过长，远处物体反射来的光线通过晶状体折射后形成的物像就会落在视网膜的前方，导致看不清远处的物体，形成近视眼．近视眼戴凹透镜加以矫正。

12. C 远视的发生是由于眼球的前后径过短或折光系统的折光能力太弱所致，故远处物体发出的平行光线被聚焦在视网膜的后方，因而不能清晰的成像在视网膜上。

13. A 对正视眼来说，当眼在看远处物体时（6m 以外），从物体上发出的所有进入眼内的光线都可认为是平行光线，不需做任何调节即可在视网膜上清晰成像。

C 型题

1. C 降钙素是甲状腺的滤泡旁细胞合成和分泌。这种激素主要是调节钙磷代谢，有降低血钙和血磷的作用。

2. A 下丘脑分泌的激素有：生长素释放激素、促皮质素释放激素、促甲状腺素释放激素、促性腺激素释放激素、生长抑素、多巴胺等。

3. A 维生素 B_{12} 被释放，并与胃黏膜细胞分泌的一种糖蛋白内因子（IF）结合。维生素 B_{12}-IF 复合物在回肠被吸收。

4. A 胆汁中的胆盐或胆汁酸排至小肠后，绝大部分仍可由回肠末端吸收入血。

X 型题

1. ABCDE 正常情况下。血管内的血液不发生凝固的原因是：①血管内膜光滑，凝血系统不易启动；②凝血酶原没有活性；③正常血液中含有抗凝血物质对抗血液凝固；④体内含有纤维蛋白溶解系统；⑤血流速度快，血小板不易黏附聚集。

2. CE　胃次全切除会影响胃内产生和吸收维生素 B_{12} 的能力，从而导致维生素 B_{12} 缺乏性贫血。维生素 B_{12} 与内因子结合后才能被小肠吸收。因此，胃次全切除会导致内因子的缺乏，进而影响维生素 B_{12} 的吸收。

3. ABCDE　交感神经系统的神经纤维，在神经节前释放乙酰胆碱作为神经递质。大多数副交感神经节后纤维所支配效应器细胞膜上的胆碱能受体都是乙酰胆碱受体。交感神经系统的神经纤维，支配汗腺，并释放乙酰胆碱作为神经递质。交感神经系统的神经纤维，通过释放乙酰胆碱使血管舒张。躯体运动神经系统的神经纤维，在神经肌肉接头释放乙酰胆碱引起肌肉收缩。

4. ACDE　抗利尿激素可以收缩小动脉，增加血管阻力，从而升高血压。抗利尿激素通过增加远曲小管和集合管对水的重吸收作用，使得更多的水分被重吸收回血液，从而增加血容量。抗利尿激素可以增强肾脏远曲小管和集合管对水的重吸收作用，减少尿液的产生，从而保持体液平衡。抗利尿激素可以通过增加水分的重吸收来稀释血浆中的溶质浓度，从而降低血浆胶体渗透压。

5. ABCE　在临床上，肾脏的内分泌作用包括分泌肾素、促红细胞生成素、活性维生素 D_3、前列腺素以及缓激肽等。

6. ABCDE　由于皮肤血管扩张，血液流经皮肤的表面，使皮肤温度升高。为了调节体温，身体会通过皮肤血管扩张来增加血流量，以便散发热量。为了降低体温，身体会通过汗液分泌来增加蒸发散热量。随着皮肤温度升高，身体会增加辐射散热的速率，将多余的热量散发到环境中。随着汗液的蒸发，体表水分会蒸发，从而带走体内的热量，加快蒸发散热的过程。综上所述，当体温升至调定点水平以上时，会引起皮肤血管扩张、皮肤温度升高、汗液分泌、辐射散热加快和蒸发散热加快等反应。

7. ABCDE　评价指标有心输出量、心指数、心力储备、射血分数和功（每搏功和每分功）。心输出量又称每分输出量，心输出量＝每搏输出量×心率。

二、填空题

1. 神经调节　体液调节　自身调节。机体对各种功能活动进行的调节方式主要有 3 种，即神经调节、体液调节和自身调节。

2. 人绒毛膜促性腺激素　人胎盘催乳素（或人绒毛膜生长激素）　雌激素　孕激素。胎盘分泌的激素：人绒毛膜促性腺激素（HCG）是孕早期维持孕囊发育的基础，也是孕早期检测的主要指标；人绒毛膜生长激素（HCS）是胎儿发育的生长激素，可以保证胎儿营养需求和代谢；雌激素能维持孕期子宫状态，增加子宫与胎盘之间的血流量；孕激素能促进胎儿发育、预防排斥反应。

3. 心脏每搏输出量　心率　外周阻力　主动脉和大动脉的弹性储器作用　循环血量和血管系统容量的匹配情况。影响动脉血压的因素如下。①心脏每搏输出量：心脏每次收缩时泵出的血液量。增加心脏每搏输出量会导致动脉血压升高。②心率：心脏每分钟跳动的次数。增加心率会导致动脉血压升高，因为心脏每分钟泵出更多的血液。③外周阻力：血液在血管中流动时所遇到的阻力。增加外周阻力会导致动脉血压升高，因为心脏需要更大的推动力来克服阻力将血液推送到全身。④主动脉和大动脉的弹性储器作用：主动脉和大动脉具有弹性，能够储存和释放血液。当心脏收缩时，主动脉和大动脉的弹性储器作用会使血压升高，而在心脏舒张时则会使血压降低。⑤循环血量：体内循环的血液总量。增加循环血量会导致动脉血压升高，因为血液量的增加会增加对血管壁的压力。⑥血管系统容量的匹配情况：指循环血量与血管容量之间的平衡。当循环血量增加时，如果血管容量没有相应扩张，会导致动脉血压升高。

4. 物理溶解　化学结合。氧气（O_2）和二氧化碳（CO_2）在血液中以物理溶解和化学结合两种形式存在。①物理溶解：氧气和二氧化碳可以通过物理溶解的方式在血液中存在。在血浆中，氧气以溶解氧的形式以气体的状态溶解在血液中，并与血红蛋白结合。二氧化碳则以溶解二氧化碳的形式以气体的状态溶解在血液中。②化学结合：氧气和二氧化碳还可以通过化学结合的方式与血红蛋白结合。在红细胞中，氧气与血红蛋白结合形成氧合血红蛋白，而二氧化碳则以碳酸氢根离子（HCO_3^-）的形式与血红蛋白结合。物理溶解是氧气和二氧化碳在血液中的主要形式，而化学结合主要发生在红细胞中，通过血红蛋白和其他血液成分的相互作用。这些不同的形式存在，使得氧气和二氧化碳可以在血液中以不同的方式进行运输和交换，以满足机体对氧气和二氧化碳的需求。

5. 单纯扩散　易化扩散　原发性主动转运　继发性主动转运　出胞与入胞式物质转运。细胞膜的跨膜物质转运形式有：单纯扩散、易化扩散、主动转运、继发性主动转运和出胞与入胞式物质转运。

6. 外呼吸或肺呼吸　气体在血液中的运输　内呼吸或组织呼吸。呼吸过程在人体中由 3 个相互衔接且同时进行的环节完成，包括外呼吸（肺呼吸）、气体在血液中的运输和内呼吸（组织换气）。①外呼吸或肺呼吸：外呼吸发生在肺部，是指气体的交换过程。通过呼吸道，氧气进入肺泡，然后通过肺泡壁进入血液中，而二氧化碳则从血液中通过肺泡壁排出体外。这个过程实现了氧气的吸入和二氧化碳的排出。②气体在血液中的运输：在肺泡中，氧气与血液中的红细胞结合成氧合血红蛋白，而二氧化碳从血液中溶解并以氢氧根离子形式存在。这样，氧气和二氧化碳可以通过血液运输到全身组织。③内呼吸或组织呼吸：内呼吸发生在组织细胞水平，是指氧气和二氧化碳在组织细胞中的交换过程。在组织细胞中，氧气从血液中释放出来，进入细胞，而二氧化碳则从细胞中进入血液，以便运送到肺部排出。

7. 呼吸膜的厚度和面积　通气/血流比值　气体分子的分子量。影响肺换气的因素主要包括。①呼吸膜的厚度：肺泡气体通过呼吸膜（肺泡－毛细血管膜）与血液气体进行交换。气体扩散速率与呼吸膜厚度成反比，呼吸膜越厚，单位时间内交换的气体量就越少。呼吸膜的面积：气体扩散速率与扩散面积成正比。肺不张、肺实变、肺气肿、肺叶切除或肺毛细血管关闭和阻塞，均使呼吸膜扩散面积减小，进而影响肺换气。呼吸膜的面积：肺换气效率与扩散面积呈正比，与其厚度呈反比。②通气/血流比值：指每分钟肺泡通气量与每分钟肺血流量的比值，正常值 0.84，增大或减小都不利于气体交换。③也可能与气体本身的分子量有关。

8. 辐射散热　传导散热　对流散热　蒸发散热。人体散热的方式如下。①辐射散热：辐射散热是指通过热辐射的方式传递热能。人体会以热辐射的形式向周围环境散发热量，这取决于人体表面温度和周围环境温度的差异。②传导散热：传导散热是指通过物体之间的直接接触传递热能。当人体与较冷的物体接触时，热量会从人体传导到物体中，以达到热平衡。③对流散热：对流散热是指通过流体（如空气或液体）的流动来传递热能。当周围的流体经过人体表面时，会带走热量，从而促进散热。对流散热可以通过自然对流（自然空气流动）或强制对流（如风扇）来实现。④蒸发散热：蒸发散热是指当水分蒸发时带走热量。当人体出汗时，汗液蒸发消耗热量，从而降低体温。蒸发散热是人体散热中最有效的方式之一。

9. 有效滤过压　滤过系数。肾小球滤过率的大小取决于有效滤过压和滤过系数。①有效滤过压：有效滤过压是指在肾小球毛细血管内部和肾小球囊腔之间的压力差。它由血压、肾小球内部压力（肾小球内压），以及肾小球腔内和外部的血浆蛋白渗透压共同决定。有效滤过压越高，肾小球滤过率越大。②滤过系数：滤过系数是指肾小球滤过膜的通透性和可用滤过面积。它取决于肾小球毛细血管壁的通透性和有效滤过面积。滤过系数越大，肾小球滤过率越大。肾小球滤过率（GFR）是指单位时间内通过肾小球滤过的血浆量。它可以通过以下公式计算：GFR = 有效滤过压×滤过系数。肾小球滤过率的大小对于肾脏功能和体内水电解质平衡至关重要。它受多种因素的影响，包括血压、肾小球内压、血浆蛋白渗透压以及肾小球毛细血管壁的通透性和可用滤过面积。

10. 空气传导　骨传导。声波传入内耳的途径有两种，一种是空气传导、另一种是骨传导。①空气传导：是指发声时声波被耳郭收集，经外耳道到达鼓膜，引起鼓膜，人耳听到的外界声音是外界空气的振动通过耳膜将声音的信息传给听觉神经，加上大脑的加工处理，就形成听觉。②骨传导：声波直接经颅骨途径使外淋巴发生相应波动，并激动耳蜗的螺旋器产生听觉。

11. 球旁细胞　球外系膜细胞　致密斑。肾小球球旁器，位于肾小体近旁的球旁细胞、致密斑和球外系膜细胞组成。球旁器位于入球小动脉和出球小动脉壁之间，为变异的平滑肌细胞，是肾素合成分泌的主要细胞。致密斑是化学感受器，可感受尿液中钠离子浓度，从而可调节球旁细胞的肾素的释放。

12. 胆碱能受体　毒蕈碱受体　烟碱受体。ACh（乙酰胆碱）为胆碱能受体的配体，胆碱能受体分为两大类。①毒蕈碱受体：毒蕈碱受体是指在细胞膜上的七次跨膜蛋白，它们与 ACh 结合后介导胆碱能神经递质的信号传递。毒蕈碱受体主要存在于神经系统中，包括中枢神经系统和周围神经系统，以及其他组织和器官。②烟碱受体：烟碱受体也是一类在细胞膜上的蛋白质，与 ACh 结合后介导胆碱能神经递质的信号传递。烟碱受体主要存在于神经系统中，包括神经肌肉接头和自主神经节。

13. 激素的信息传递作用　激素作用的相对特异性　激素的高效能生物放大作用　激素间的相互作用（竞争、协同、拮抗、允许）。激素作用的共同特点如下。①激素的信息传递作用：激素通过与特定的受体结合，触发细胞内信号转导路径，从而传递信息并调控细胞功能和生理过程。这些信号转导路径可以影响基因表达、蛋白质合成、细胞增殖、分化和代谢等生物过程。②激素作用的相对特异性：不同的激素与特定的受体结合，具有相对的特异性。这意味着每种激素在细胞和组织中具有特定的作用和效应，而不同激素之间的作用有所区别。③激素的高效能生物放大作用：激素在体内以低浓度存在，但它们可以通过激活细胞内信号转导路径来引发强大的生物效应。这种放大作用使得一小量的激素能够调控广泛的生理过程。④激素间的相互作用：不同激素之间可以通过竞争、协同、拮抗和允许等方式相互影响。竞争是指多个激素竞争同一个受体结合位点。协同是指多个激素共同作用，产生更强的效应。拮抗是指一个激素对另一个激素的作用产生抑制作用。允许是指一个激素为另一个激素的作用提供必要的条件或前提。

14. 精原细胞　初级精母细胞　次级精母细胞　精子细胞　精子。在曲细精管的管壁中，由基膜至管腔，生精细胞的排序应为：①精原细胞：精原细胞是生精细胞的起始细胞，它们位于曲细精管壁的基膜附近。②初级精母细胞：精原细胞经过增殖和分化后，发展成初级精母细胞。初级精母细胞位于精原细胞的内部。③次级精母细胞：初级精母细胞经过减数分裂（减数第一分裂）后产生的细胞称为次级精母细胞。④精子细胞：次级精母细胞经过减数分裂（减数第二分裂）后产生的细胞称为精子细胞。精子细胞是未成熟的精子前体细胞。⑤精子：精子细胞经过成熟过程，包括细胞形态改变和功能发育，最终形成具有运动能力的精子。

15. 侏儒　巨人　肢端肥大。①幼年期缺乏生长激素导致侏儒症：生长激素是一种由垂体前叶分泌的激素，对于儿童的生长和发育至关重要。如果幼年期缺乏生长激素，会导致身材矮小、生长缓慢，称为侏儒症。②生长激素过多导致巨人症：当垂体前叶在幼年期分泌过多的生长激素，会导致骨骼和组织过度生长，从而引起身材异常高大，称为巨人症。③成年人的生长激素过多导致肢端肥大症：在成年人，如果垂体前叶分泌过多的生长激素，会导致肢体和面部骨骼的增大，软组织肥厚，手指和脚趾变大，称为肢端肥大症。

16. 心前区　左肩　左上臂。心肌缺血时可以出现心前区、左肩和左上臂部位的疼痛。这是因为心肌缺血导致冠状动脉供血不足，造成心肌缺氧和代谢产物积聚，激活疼痛感受器，导致疼痛信号传递至相应的神经节和脊髓。这种疼痛感常被形容为压榨、沉重或紧缩感，可能伴随呼吸困难、恶心、呕吐、出汗等心绞痛的典型症状。虽然心前区是最常见的疼痛部位，但有时疼痛可能辐射到左肩、左上臂、下颌、颈

部等区域，这被称为放射性疼痛。

17. 肺泡通气量　降低。浅快呼吸是指呼吸频率增加而呼吸深度减少的情况，导致每次呼吸的潮气量减少。这可能会导致以下问题。①肺泡通气量减少：由于呼吸深度减少，每次呼吸的潮气量减少，进而导致肺泡通气量减少。肺泡通气量是指每分钟参与气体交换的新鲜空气量，因此减少肺泡通气量会导致气体交换不足，影响氧气吸入和二氧化碳排出。使肺泡气体更新率降低。②通气/血流比例失衡：浅快呼吸可能导致通气/血流比例失衡。这可能会导致一部分肺泡通气不足，不能有效地与肺血流发生气体交换，从而影响氧气和二氧化碳的交换。③死腔通气增加：浅快呼吸可能导致死腔通气增加，即气道中的空气无法参与有效的气体交换。这是因为呼吸深度减少，导致肺泡通气主要发生在呼吸道的前部，而不是在肺泡区域，使得一部分呼吸空气没有机会与肺血流接触。

18. 有充足的血容量　有效的心排血量　良好的周围血管张力。有效循环血量主要依赖以下 3 个因素。①充足的血容量：有效循环血量需要以足够的血液容量为前提。血液容量不足会导致有效循环血量减少，从而影响组织和器官的灌注。②有效的心排血量：心排血量是指单位时间内心脏通过主动脉将血液推出的量。有效的心排血量意味着心脏能够有效地将血液推送到全身循环，维持足够的灌注压和血流动力学。③良好的周围血管张力：周围血管张力是指血管的收缩状态，它对血管的直径和阻力起调节作用。良好的周围血管张力可以保持适当的动脉阻力，维持足够的血流灌注。

19. 催产素　抗利尿激素。神经垂体中不含腺体细胞，不能够合成激素。下丘脑的视上核和视旁核合成的激素储存在神经垂体，通过神经垂体释放的激素，主要是抗利尿激素和催产素。

三、判断题

1. ×　肺的顺应性与其弹性阻力没有直接的关系。肺的顺应性是指肺组织对于体积变化的敏感性和可伸展性。顺应性越大，表示肺组织对于单位压力的变化更为敏感，即在施加相同的压力下，肺组织能够更容易地发生体积变化。弹性阻力是指肺组织在呼吸过程中产生的阻力。它主要受到两个因素的影响：肺组织的弹性和气道的阻力。肺组织的弹性指的是肺组织恢复原状的能力，它受到肺组织的弹性纤维和表面活性物质的影响。肺组织的弹性越好，弹性阻力越小。气道的阻力是指气流通过气道时所遇到的阻力。气道阻力受到气道直径、长度和黏性等因素的影响。

当气道阻力增加时，弹性阻力也会增加。

2. √ 第一心音（S1）标志着心室收缩开始，它是由心房和心室之间的二尖瓣和三尖瓣关闭所产生的声音。S1 声音较为浑厚，通常可以听到。第二心音（S2）是由主动脉瓣和肺动脉瓣关闭所产生的声音，标志着心室舒张开始。S2 声音较为清脆，通常有两个分裂的成分：A2 和 P2。A2 代表主动脉瓣关闭，P2 代表肺动脉瓣关闭。S2 的强弱可以反映主动脉和肺动脉压力的高低。在正常情况下，主动脉的压力较高，主动脉瓣关闭时产生的 A2 声音较为响亮。而肺动脉的压力相对较低，肺动脉瓣关闭时产生的 P2 声音较弱。

3. √ 中心静脉压是指在心脏右心房与上腔静脉或肺动脉之间的压力差。它是衡量血液回流和心脏前负荷的重要指标。正常情况下，中心静脉压的变动范围是 $4 \sim 12 cmH_2O$，这个范围可以根据不同的条件和个体有所变化。当 CVP 低于 $4 cmH_2O$ 时，表示心脏前负荷不足，可能提示血容量不足或心脏泵血功能不良。当 CVP 超过 $12 cmH_2O$ 时，表示心脏前负荷过高，可能是血容量过多或心脏泵血功能受限。监测中心静脉压可以帮助评估血容量状态、心脏泵血功能以及液体治疗效果等。需要注意的是，中心静脉压的解读应结合临床情况和其他指标进行综合评估，而不仅仅依赖于单一数值。

4. √ 唾液分泌的调节是通过纯神经反射来实现的，包括条件反射和非条件反射。唾液腺的分泌受到神经系统的控制。主要涉及的神经包括副交感神经和交感神经。副交感神经冲动通过迷走神经（第十对脑神经）传递，促进唾液分泌。交感神经冲动则通过交感神经纤维传递，抑制唾液分泌。条件反射调节也是唾液分泌的重要调节机制。这是一种学习和记忆相关的反射，通过先前的体验和刺激之间的关联来触发唾液分泌。例如，当我们闻到食物的香味或者看到食物时，大脑会通过条件反射机制发送信号到唾液腺，促使唾液分泌增加，为食物的消化做准备。非条件反射是指在没有学习和记忆的情况下，对特定刺激的自然反应。例如，当我们咀嚼食物或者把食物放入口腔时，唾液分泌会自然而然地增加，这是一种非条件反射。

5. √ 肾小球滤过作用的动力是有效滤过压（EFP）。有效滤过压是指驱动肾小球滤过的力量，它是由以下 3 个因素决定的：①毛细血管壁的静水压：毛细血管壁的静水压是血液在肾小球毛细血管内的压力。这个压力促使液体从血液中被推向肾小球腔。

②肾小球腔内的胶体渗透压：肾小球腔内的胶体渗透压是由于血浆蛋白和其他大分子溶质在血浆中的存在而产生的渗透力。这个渗透力对液体的滤过起到一定作用。③肾小球腔内的液体压：肾小球腔内的液体压是指肾小球腔内液体对滤过的抵抗力。这个压力主要由于肾小球腔内的液体的体积和阻力产生。

6. √ 下丘脑是较高级的调节内脏活动的中枢。它与边缘系统、脑干网状结构及脑垂体之间保持密切的联系，能将内脏活动和其他生理活动联系起来。下丘脑的作用涉及体温调节、食物摄取、调节水平衡、内分泌、情绪反应和生物节律等生理过程。

7. √ 用力肺活量（FVC）是评估肺通气功能的常用指标之一，它能够反映肺的容积和通气能力。用力肺活量是指在最大力气下，以最大速度吸气和呼气时能够吸入和呼出的气体总量。通过测量用力肺活量，可以评估肺的总容量、肺功能以及通气能力。用力肺活量的测量包括以下几个指标。①呼气用力肺活量（FEV_1）：从最大吸气到最大呼气的第一秒钟内呼出的气体总量。FEV_1 能够反映肺的通气能力和气流速度。②用力呼气峰流速（PEF）：在最大呼气时的最大气流速度。PEF 可以评估呼气能力和气流速度。③用力呼气容积（FEV_6）：在最大呼气的 6 秒钟内呼出的气体总量。FEV_6 能够评估肺容积和通气能力。通过测量用力肺活量及其相关指标，医生可以评估肺功能的状况，包括慢性阻塞性肺疾病（COPD）、哮喘等肺部疾病的诊断和监测。

8. × 降钙素是由甲状腺的 C 细胞分泌的一种肽类激素，降钙素的主要作用是降低血钙和血磷，它的受体主要分布在骨骼和肾脏。

9. × 四碘甲腺原氨酸（T_4）是甲状腺激素中含量最高的一种，但它并不是生物活性最高的甲状腺激素。甲状腺激素主要包括 T_4 和三碘甲腺原氨酸（T_3）。T_4 在体内是作为原型被合成和储存的，而 T_3 是通过 T_4 的脱碘反应或外源性甲状腺激素的转化而成的。尽管 T_4 的含量比 T_3 高，但 T_3 才是具有最高生物活性的甲状腺激素。T_3 比 T_4 更容易与细胞内的甲状腺激素受体结合，并在细胞内发挥生物学效应。T_3 对代谢、生长和发育、神经系统和心血管系统等方面具有重要的调节作用。T_4 则在体内起到一种前体的作用，可以在需要时转化为 T_3。

10. √ 大脑皮质功能的一侧优势现象，也称为脑侧化，是指大脑的两侧在一些特定的功能上存在差异，其中一侧的皮质功能相对于另一侧更加突出。这一现象在人类中表现得尤为明显。具体来说，人类的左脑半球主要负责语言、逻辑思维、数学能力等功能，而右脑半球则主要负责空间感知、音乐、艺术等功能。这种左右脑半球功能的差异使得人类能够产生高度复杂的认知和行为。相比之下，其他动物的大脑皮质功能的一侧优势现象不如人类明显。虽然在某些动物中也存在一定程度的脑侧化，但它们的脑侧化差异相对较小，不具有人类那样明显的左右脑半球功能分工。因此，大脑皮质功能的一侧优势现象在人类中才是最为显著的。

11. √ 患者如果出现去大脑僵直表现，表明病变已严重侵犯脑干，此时可以表现为头后仰，上下肢伸直，上臂内旋，手指屈曲，提示预后不良。

12. √ 卵巢在女性体内起着重要的内分泌作用，卵巢主要分泌雌激素，如雌二醇，是女性主要的性激素。然而，卵巢也能分泌少量的雄激素，如睾酮，雄激素的水平在女性体内通常较低。

13. × 机体内环境稳态是指机体内环境的相对稳定状态，包括细胞内液和细胞外液的化学成分、理化性质以及其他生理参数的相对稳定。它并不意味着细胞外液的化学成分和理化性质保持绝对不变。机体内环境稳态是由身体内部的调节系统维持和调整的，调节系统会检测环境变化，然后采取适当的反应来保持内部环境的稳定。细胞外液的化学成分和理化性质在机体内环境稳定的范围内会有一定的变化，以适应不同的生理需求和外部环境的变化。

14. √ 胎盘在妊娠期间能够分泌大量的孕激素和雌激素。①孕激素：胎盘分泌的主要孕激素是孕酮，它在维持和支持妊娠中起着重要的作用。孕酮能够促进子宫内膜的增厚和血管化，为胎儿提供充足的营养和氧气。此外，孕酮还能抑制子宫平滑肌收缩，防止早产的发生。②雌激素：胎盘也能分泌雌激素，主要是雌二醇。雌激素在妊娠期间具有多种作用，包括促进子宫和乳房的生长，促进子宫内膜的增厚和血管化，促进胎儿的生长和发育。雌激素还对骨骼代谢、心血管系统和神经系统等方面的生理过程起着重要的调节作用。

15. × 在酸中毒的情况下，肾脏会增加 Na^+-H^+ 泵的活性，以排出更多的 H^+ 离子，同时也会增加 Na^+-K^+ 泵的活性，以保持细胞内钾离子的浓度。由于 Na^+-K^+ 泵的增加活性，细胞内的钾离子会被主动转运到细胞外，导致血液中的钾离子浓度升高，从而出现高血钾的情况。

四、名词解释

1. 红细胞沉降率：通常以红细胞第 1 小时末下降的距离表示红细胞沉降的速度，称为红细胞沉降率。

2. 内环境：人体内绝大多数细胞并不与外界环境相接触，而是浸于机体内部的细胞外液中，因此细胞外液是细胞直接接触和赖以生存的环境。生理学中将围绕在多细胞动物体内细胞周围的体液，即细胞外液，称为机体的内环境，以区别于整个机体所处的外环境。

3. 主动转运：某些物质在膜蛋白的帮助下，由细胞代谢供能而进行的逆浓度梯度和（或）电位梯度跨膜转运，称为主动转运。

4. 血细胞比容：指血细胞在全血中所占的容积百分比。

5. 中心静脉压：是上、下腔静脉进入右心房处的压力，通过上、下腔静脉或右心房内置管测得，它反映右房压，是临床观察血液动力学的主要指标之一，它受心功能、循环血容量及血管张力 3 个因素影响。通常将右心房和胸腔内大静脉的血压称为中心静脉压。它是反映心血管功能的又一指标。

6. 肾小球滤过率：单位时间内（每分钟）两肾生成的超滤液量称为肾小球滤过率。

7. 暗适应：当人长时间在明亮环境中而突然进入暗处时，最初看不见任何东西，经过一定时间后，视觉敏感度才逐渐增高，能逐渐看见在暗处的物体，这种现象称为暗适应。

8. 肺通气：是指肺与外界环境之间的气体交换过程。

9. 潮气量：平静呼吸时每次呼吸时吸入或呼出的气体量为潮气量。

10. 突触：指一个神经元的冲动传到另一个神经元或传到另一细胞间的相互接触的结构。

11. 肠－胃反射：是指十二指肠壁上的感受器受到酸、脂肪、渗透压及机械扩张等刺激时，抑制迷走神经壁内神经丛，抑制胃的运动，引起胃排空减慢。这种反射称为肠－胃反射。

12. 微循环：是指微动脉和微静脉之间的血液循环。血液与组织之间的物质交换就是在微循环部分实现的。

13. 兴奋性突触后电位：突触后膜在某种神经递质作用下产生的局部去极化电位变化称为兴奋性突触后电位。

14. 脊休克：脊髓休克简称脊休克，是指脊髓突然横断失去与高位中枢的联系，断面以下脊髓暂时丧失反射活动能力进入无反应状态。

15. 调节肽：由下丘脑促垂体区肽能神经元分泌

的能调节腺垂体活动的肽类物质，统称为下丘脑调节肽。

16. 瞳孔对光反射：瞳孔的大小主要由环境中光线的亮度所决定，当环境较亮时瞳孔缩小，环境变暗时瞳孔散大。瞳孔大小由于入射光强弱变化而变化的现象称为瞳孔对光反射。

17. 激素：由内分泌腺或器官组织的内分泌细胞所合成与分泌的，以体液为媒介，在细胞之间递送调节信息的高效能生物活性物质。

18. 旁分泌：某些激素可不经血液运输，仅由组织液扩散而作用于邻近细胞，这种方式称为旁分泌。

19. 肌紧张：是指缓慢持续牵拉肌腱时发生的牵张反射，其表现为受牵拉的肌肉处于持续、轻度的收缩状态，但不表现为明显的动作。

五、简答题

1. 呼吸运动是肺通气的主要动力来源。气体进出肺的过程受到两种力量的影响，一是推动气体流动的动力，二是阻止气体流动的阻力。只有动力能够克服阻力，才能实现肺通气。肺内压力与大气压力之间的压力差是气体进出肺的直接驱动力。肺通气的阻力主要包括弹性阻力（由肺组织和胸廓的弹性特性引起）和非弹性阻力（包括气道阻力、惯性阻力和黏滞阻力）。在平静呼吸时，主要阻力是弹性阻力。

2. 由于下丘脑 - 神经垂体功能减退，抗利尿激素分泌减少，导致尿量增多，每天可达 4 ~ 5 升，甚至 30 ~ 40 升，这被称为真性尿崩症或神经垂体功能减退症。相反，如果抗利尿激素分泌正常，但肾小管对抗利尿激素的反应减弱，同样会导致尿量增多，这被称为肾源性尿崩症。注射抗利尿激素的方法可以鉴别这两种尿崩症。如果注射后尿量减少，那么就是真性尿崩症；如果注射后尿量没有改善，那么就是肾源性尿崩症。

3. （1）载体是细胞膜的特殊蛋白质，它们能够选择性地结合膜一侧的特定物质分子，并通过引起载体蛋白质的构象变化，将结合的物质从浓度高的一侧转运到浓度低的一侧，直到使得膜两侧物质的浓度达到平衡。例如，葡萄糖和氨基酸的转运依赖于相应的载体蛋白。（2）载体介导易化扩散的特点包括：①结构特异性：每个载体蛋白对特定物质具有高度的选择性，只能与特定的底物结合并转运。②饱和现象：由于载体蛋白数量有限，当底物浓度达到一定水平时，所有的载体位点都被占满，无法进一步增加转运速率，达到饱和状态。③竞争性抑制：当两种或多种物质具有相似的结构或特性时，它们可能竞争性地

与载体蛋白结合，从而降低其中一种或多种物质的转运速率。

4. 当肠道的蠕动将粪便推进直肠时，会刺激直肠壁内的感受器，这种刺激会通过盆腔神经和腹下神经传递到脊髓腰骶段的初级排便中枢，并同时传递到大脑皮质，引起便意和排便反射。在这个过程中，盆腔神经传出的冲动会引起降结肠、乙状结肠和直肠的收缩，同时引起肛门内括约肌松弛。由于阴部神经冲动的减少，肛门外括约肌松弛，从而促使粪便排出体外。此外，腹肌和膈肌的收缩也会协助粪便的排出。

5. 神经调节是有中枢神经系统参与的一种调节方式，它通过反射弧途径，以反射的方式控制效应器的活动。神经调节的特点是迅速和精确。当感受器受到刺激时，中枢神经系统会迅速产生反应并通过神经传递信号来调节效应器的活动。体液调节是指某些细胞产生特殊的化学物质通过血液循环或体液的运输到达靶组织或细胞，对生理活动进行调节。体液调节的特点是缓慢、持久和作用广泛。这些化学物质，如激素和细胞因子，通过与相应的受体结合，调节细胞内的代谢和功能活动，从而维持内环境的平衡和稳定。神经调节对于迅速的、短期的调节起着重要作用，而体液调节更多地参与长期、慢速的调节过程。两者相互协同工作，使得生理功能活动更加完善和适应环境变化。

6. 小肠是最重要的吸收部位原因如下：①巨大的吸收面积，可达 200 ~ 250m² 左右；②具有吸收的结构——绒毛；③食物在小肠内停留的时间较长；④食物在小肠内已被消化至适于吸收的小分子的物质。

7. （1）细胞膜内外离子不均衡分布是维持了静息状态下的电化学梯度，这是产生细胞的静息电位和动作电位的基础。（2）细胞膜内外离子不均衡分布是维持神经递质释放的必要条件。例如，细胞外高浓度的 Ca^{2+} 离子能够顺着浓度梯度进入细胞，触发突触小泡向前膜运动并与其融合，从而引起神经递质的释放。（3）细胞内高钾离子浓度是细胞代谢反应进行的必需条件，而细胞外高钠离子浓度能够防止细胞肿胀，维持细胞的正常状态。

8. （1）按照辐射散热原理，将患者放在阴凉环境（开空调）中以降温。（2）按照传导散热原理，利用冰帽、冰袋等给患者降温。（3）按照对流散热原理，加强通风（开电风扇）以利降温。（4）按照蒸发散热原理，用乙醇（酒精）擦浴以降温。

9. 血浆的渗透压主要来源于其中溶解的电解质

（80% 来自 Na^+ 和 Cl^-）、葡萄糖等晶体物质。晶体物质形成的渗透压被称为晶体渗透压。由于晶体物质大部分不能透过细胞膜，因此对于维持细胞内外的水平衡和保持细胞（如红细胞）的正常形态非常重要。由蛋白质形成的渗透压称为胶体渗透压，主要来自分子量小且数量较多的白蛋白。尽管胶体渗透压较低，但由于血浆蛋白一般不能通过毛细血管壁，因此对于维持血管内外的水平衡非常重要。

10. 自从 1901 年发现 ABO 血型以来，已经发现了 29 个不同的红细胞血型系统。其中在医学上最重要的血型系统是 ABO 和 Rh 血型系统。当输入血型不相容的血液时，在血管内可发生红细胞凝集和溶血反应。因此，即使 ABO 血型相匹配，其他血型（如 Rh 血型等）不一定匹配，而且 ABO 血型还存在亚型。在进行输血之前，必须进行交叉配血试验，以确保输血的安全性。

11. 人体血清中没有天然的抗 Rh 抗体存在，只有当 Rh 阴性的个体接受了 Rh 阳性的血液后，通过体液免疫反应才会产生抗 Rh 抗体。因此，当 Rh 阴性的女性首次怀有 Rh 阳性的胎儿时，少量的 Rh 阳性胎儿红细胞或 D 抗原可以进入母体，引发免疫反应并产生相应的抗体。当再次接受 Rh 阳性个体的血液时，可能会发生凝集性溶血反应。

12. 心室肌细胞的动作电位包括除极（去极化）和复极两个过程，并通常将整个过程分为 0 期、复极 1 期、复极 2 期、复极 3 期和复极 4 期，共计 5 个阶段。①0 期（去极化过程）：由于 Na^+ 的快速内流引起。②复极 1 期（快速复极初期）：由于 K^+ 的短暂快速外流引起。③复极 2 期（平台期）：Ca^{2+} 和 Na^+ 的内向离子流与 K^+ 的外向离子流处于平衡状态。④复极 3 期（快速复极末期）：由于 K^+ 的外向离子流进一步增强。⑤4 期（静息期）：此阶段膜的离子主动转运作用增强，排出 Na^+ 和 Ca^{2+}，摄取 K^+，使膜内外的离子分布恢复到静息状态。

13. （1）迂回通路：微动脉→真毛细血管→微静脉，是物质交换的主要场所，因此也被称为营养通路。（2）直接通路：微动脉 →通血毛细血管 →微静脉，使部分血液迅速通过微循环，直接回流至静脉，但其物质交换的意义较小。（3）动 - 静脉短路：微动脉→动 - 静脉吻合支→微静脉，不进行物质交换，而通过增加或减少散热来调节体温。

14. 肺表面活性物质主要由肺泡 II 型细胞产生，是一种复杂的脂蛋白混合物，其中主要成分是二棕榈酰基卵磷脂。它具有降低肺泡表面张力的作用，有助于维持肺泡的稳定性，防止肺泡塌陷。减少肺间质和肺泡内的组织液的生成；降低吸气阻力，减少吸气做功。

15. 胸膜腔内负压的形成与两种力有关：一是肺内压力，使肺泡扩张；二是肺的弹性回缩力，使肺泡收缩。这两种力同时作用于胸膜腔内，造成了负压状态。在呼气末或吸气末，胸膜腔内压力等于大气压。可见，胸膜腔负压实际上是由肺的回缩力造成的。胸膜腔负压有助于肺的扩张、静脉血和淋巴液的回流。

16. 房室交界是正常心脏兴奋从心房传导到心室的唯一通路，但其传导速度较慢，特别是结区传导速度最慢，因此占据较长的时间，约为 0.1 秒，这种现象被称为房室延搁。房室延搁的生理意义在于确保心房和心室的收缩不会同时进行。只有当心房完成兴奋和收缩后，才会引起心室的兴奋和收缩，从而使心室有足够的时间充盈血液，并利于有效射血。这种房室延搁有助于维持心脏的正常功能。

17. （1）小管液中溶质的浓度：当小管液中的溶质浓度增加时，会导致肾小管内的晶体渗透压升高，从而引起肾小管对水的重吸收。例如，输入高渗葡萄糖等高渗溶液会引发渗透性利尿。（2）球 - 管平衡：这是指近曲小管的重吸收率始终为肾小球滤过率的 65% ~ 70%。这种平衡是通过调节肾小管对水和溶质的重吸收来实现的，以维持体内的水电解质平衡。（3）肾小管细胞重吸收功能的改变：某些药物可以抑制肾小管的重吸收功能。这些药物的作用机制可能是通过影响肾小管细胞上的转运蛋白或离子通道来改变重吸收过程。（4）神经体液因素：一些激素和调节物质，如血管升压素、醛固酮、甲状旁腺激素、心房钠尿肽等，可以影响肾小管的重吸收过程。这些物质通过调节肾小管细胞上的离子通道和转运蛋白活性，从而影响水和溶质的重吸收。

18. （1）对分子大小的选择性过滤：滤过膜具有大小不等的孔隙，只有小于孔隙大小的物质分子才能通过。这种选择性过滤机制使得较小的溶质，如水、电解质和小分子代谢产物可以自由地通过滤过膜，而较大的分子，如蛋白质和红细胞则被阻止而无法被滤过。（2）对分子电荷的选择性过滤：滤过膜的各层含有许多带负电荷的物质，主要是糖蛋白。这些带负电荷的物质限制了带有负电荷的血浆蛋白的滤过。由于血浆蛋白通常具有较大的分子大小和负电荷，它们往往被滤过膜上的负电荷物质所排斥，从而阻止了它们的滤过。

19. （1）近视：近视即焦点落在视网膜前方，导致远处物体看起来模糊。为了纠正近视，可以佩戴凹透镜，使光线在进入眼睛后会散开，使得焦点能够准确地落在视网膜上。（2）远视：远视即焦点落在视网膜后方，导致近处物体看起来模糊。为了纠正远视，可以佩戴凸透镜，使光线在进入眼睛后会收敛，使得焦点能够准确地落在视网膜上。（3）散光：散光指的是角膜的曲率不均匀，导致光线无法准确聚焦在视网膜上，使得图像模糊。为了纠正散光，可以佩戴圆柱形透镜，其曲率与角膜的曲率相反，从而使得光线在进入眼睛后能够正确地聚焦在视网膜上，使图像清晰。

20. （1）视锥细胞：视锥细胞主要分布在视网膜的中央部位，对光的敏感性较差，只能感受较亮的光线。然而，视锥细胞能够产生色觉，对颜色的感知起重要作用。此外，视锥细胞的分辨力较强，能够产生精确的视觉，对细节的辨别能力较强。（2）视杆细胞：视杆细胞主要分布在视网膜的周边部位，对光的敏感性较高，能够感受较弱的光线。然而，视杆细胞不能辨别颜色，只能产生黑白视觉。视杆细胞的分辨力较低，主要在暗光环境下起作用，对于夜间视觉和周围环境的感知起重要作用。

21. 神经递质是指由突触前神经元合成并在末梢处释放，可特异性作用于突触后神经元或者效应细胞的受体，并使突触后神经元或者效应细胞产生一定效应的信息传递物质。外周神经递质主要有乙酰胆碱、去甲肾上腺素以及血管活性肽等。中枢神经递质主要包括乙酰胆碱、多巴胺、去甲肾上腺素、5－羟色胺、γ－氨基丁酸以及某些肽类等。

22. 反射的结构基础及基本单位是反射弧。反射弧包括感受器、传入神经、神经中枢、传出神经以及效应器 5 个部分。

23. 中枢神经系统调节骨骼肌的紧张度或者产生相应的运动，以保持或者改正身体在空间的姿势，这种反射活动称为姿势反射。主要包括牵张反射、屈肌反射和对侧伸肌反射、节间反射、翻正反射、直线或旋转加速运动反射、状态反射等。

24. 激素的传递方式：（1）旁分泌（组织液扩散）；（2）远距分泌（血液运送）；（3）自分泌（内分泌细胞分泌的激素局部扩散又返回作用于自身）；（4）神经分泌（具有内分泌功能的神经细胞产生的激素沿轴浆流动运送至末梢释放）。

25. （1）腺垂体分泌的促甲状腺激素（TSH），其作用是促进甲状腺激素的合成与释放。TSH 通过作用于甲状腺细胞上的受体，刺激甲状腺激素的合成和

释放，进而调节机体的能量代谢、参与生长发育和体温调节。（2）甲状腺激素的反馈调节，甲状腺激素能够通过负反馈机制调节腺垂体和下丘脑－垂体－甲状腺轴的功能。当体内甲状腺激素水平升高时，它们可抑制腺垂体促甲状腺激素细胞产生一种抑制性蛋白质，该蛋白质能够减少促甲状腺激素（TSH）的合成与释放，并降低腺垂体对甲状腺释放激素（TRH）的反应性。这样就能够调节甲状腺激素的合成与释放，使其维持在适当的水平。（3）甲状腺的自身调节，甲状腺具有自我调节的能力，可以根据体内碘的供应情况调节自身对碘的摄取和甲状腺激素的合成能力。当体内碘供应不足时，甲状腺会增加对血液中碘的摄取以及甲状腺激素的合成。相反，当体内碘供应过剩时，甲状腺会减少对碘的摄取和甲状腺激素的合成能力。（4）自主神经对甲状腺活动的影响，肾上腺素能纤维兴奋可促进甲状腺激素的合成与释放，而胆碱能纤维兴奋则抑制甲状腺激素的分泌。

26. （1）中央前回下部前方（布洛卡三角区，即运动性语言区）的损伤会导致运动性失语症，患者无法产生流畅的言语，口齿不清，但理解能力通常保持正常。（2）颞上回后部（语言听觉区）的损伤会引起感觉性失语症，患者无法理解他人的讲话，听到的语言变得模糊或无意义。（3）额中回后部（语言书写区）的损伤会导致失写症，患者丧失书写能力，无法通过书写表达自己的意思。（4）顶下叶的角回附近（语言视觉区）的损伤会导致失读症，患者无法理解书写的含义，看到的文字只是简单的形状，无法将其与具体的词汇和意义联系起来。

27. 着床须具备的条件：（1）透明带必须消失。（2）胚泡的滋养层细胞迅速增殖分化，形成合体滋养层细胞。（3）胚泡与子宫内膜必须同步发育及相互配合。（4）体内必须有足够数量的孕激素，并在雌激素配合下，使子宫出现一个极短的敏感期，才可接受胚泡着床。

28. （1）对子宫的作用：孕激素一方面促使子宫内膜发生分泌期变化，为胚胎着床提供适宜的环境。另一方面，孕激素也可抑制子宫的收缩，起到维持妊娠和保护胚胎的作用。（2）促进乳腺的发育：孕激素在雌激素的作用下促进乳腺的发育，并在妊娠后为泌乳做好准备，为母乳喂养提供支持。（3）升高基础体温：在排卵后，孕激素的升高会导致基础体温升高约 0.5℃左右，并在黄体期维持在此水平，这一现象常被用来判断排卵和妊娠。（4）其他作用：孕激素与雌激素有拮抗作用，能促进钠和水的排泄。此

外，孕激素还能降低血管和消化道肌肉的张力。因此，在妊娠期间，女性易发生静脉曲张、痔疮、便秘以及输卵管积液等问题。

第三节 病理生理学

一、选择题

A 型题

1. B 1979 年国内有关鼻咽癌的病理分型有 4 种，中高分化鳞癌，约占不到 10%；低分化鳞癌是最常见的病理学分型，约占 85% ~ 90%；未分化癌约占 5%，其他类型的癌约占 5% 左右。

2. A 钠离子是体内最主要的阳离子之一，具有维持体液渗透压液体平衡以及神经肌肉传导等重要作用。钠离子的浓度通常在血清中维持在正常在血清中的浓度相对较低。

3. C 低钠血症是指血液中钠离子的浓度低于正常范围，而伴有细胞外液减少的低钠血症是指在低钠血症的基础上，细胞外的液体量也减少。这种情况下，首先需要补充的是等渗氯化钠液，因为等渗氯化钠液与体液的浓度相当，可以维持细胞外液的渗透压平衡。低渗氯化钠液会进一步降低血液中钠离子的浓度，不适合治疗低钠血症；高渗氯化钠液会进一步增加血液中钠离子的浓度，可能加重低钠血症；葡萄糖液中的葡萄糖虽然可以提供能量，但对于低钠血症的治疗没有直接作用。

4. B 急性肾衰竭是指肾脏突然发生功能障碍，导致肾脏无法正常进行尿液形成和废物排泄的过程。这会导致体内废物和毒素的积累、电解质紊乱以及液体平衡失调等问题。因此，急性肾衰竭的本质是肾脏泌尿功能的急剧障碍。

5. D 肾性水肿是由于肾脏功能失调导致体内水分潴留，引起组织和器官水肿。眼睑处皮肤较薄，所以在肾性水肿时往往首先在眼睑出现明显的水肿。

6. E 细胞内外液的渗透压平衡是通过水的移动来实现的。在渗透压不平衡的情况下，水会从浓度较低的区域移动到浓度较高的区域，以达到渗透压平衡。这意味着，当外部液体的浓度较高时，水会从细胞内部流向外部，从而平衡渗透压。相反，当外部液体的浓度较低时，水会从外部流向细胞内部。

7. E 心力衰竭是指心脏无法有效地将血液泵出，气血交换不充分，无法满足机体对氧气和营养物质的需求。进而导致机体各个器官和组织的功能受到影响，出现一系列症状和体征。因此，心力衰竭的本质是心脏泵血功能的不足，无法满足机体的需要。

8. D 肾脏是维持体内钾离子平衡的关键器官。通过肾脏的滤过、重吸收和排泄机制，调节体内钾离子的水平。在正常情况下，肾脏可以根据体内的需要，调整钾离子的排泄量，以保持血液中的钾离子浓度在正常范围内。

9. D BE 是指血气分析中的剩余碱指标，是血液中碱性物质（如碳酸氢根离子、碳酸根离子等）与酸性物质（如氢离子）的差值。它可以直接反映血浆中碱储备的过多或不足。当 BE 为正值时，表示血液中碱储备过多；当 BE 为负值时，表示血液中碱储备不足。

10. A HCO_3^- 缓冲系统是血液中最主要的缓冲系统之一，它通过 H_2CO_3（碳酸）和 HCO_3^-（碳酸氢盐）之间的平衡反应来缓冲 H^+。当血液中的 H^+ 增加时，HCO_3^- 会与 H^+ 结合形成 H_2CO_3，从而减少血液中的 H^+ 浓度，保持血液的酸碱平衡。

11. D 持续大量呕吐可以导致代谢性碱中毒，而不是代谢性酸中毒。高热时，体内无氧酵解反应增加，酸性代谢产物也相应增加，可以导致代谢性酸中毒；休克时组织灌注不足，产生大量乳酸导致代谢性酸中毒；长期不进食会导致酮体生成增加，引起代谢性酸中毒；急性肾衰竭时肾脏无法有效排除体内的酸性代谢产物，导致代谢性酸中毒。

12. A 等张性缺氧是指由于血液循环障碍或肺功能异常导致的组织缺氧，此时血氧含量会降低。等张性缺氧时，血液中携氧能力降低，导致血氧容量降低；动脉血氧分压在等张性缺氧时通常可以维持正常范围；等张性缺氧时，A – V 血氧含量差通常会减小；等张性缺氧时，动脉血氧饱和度通常可以维持正常范围。

13. C 血氧分压是指血液中氧气分子的压力，它是衡量血液中氧气含量的重要指标。血液中的氧气与血红蛋白结合形成氧合血红蛋白，血氧分压的增加会促使更多的氧气与血红蛋白结合，从而提高血氧饱和度，是决定血氧饱和度最主要的因素。

14. A 急性期蛋白是一类在机体发生急性炎症或其他应激状态下产生的蛋白质。它们主要由肝脏合成，是机体应对感染和产生炎症反应的重要机制之一。肥大细胞是免疫系统中的一类细胞，主要负责释放组胺和其他炎症介质，参与过敏反应和炎症过程，但不是产生急性期蛋白的细胞。

15. E 细菌、病毒、真菌和螺旋体都可以引起感染，并激活机体的免疫反应，导致发热。细菌是单细胞有机体，可以引起各种感染，如细菌性肺炎、细菌性脑膜炎等，导致发热。病毒是非细胞的微生物，需要寄生在宿主细胞中才能复制，它们可以引起各种病毒感染，如流感、感冒等，导致发热。真菌是多细胞真核生物，可以引起真菌感染，如念珠菌感染、白色念珠菌感染等，导致发热。螺旋体是一类细菌，它们呈螺旋状，可以引起各种螺旋体感染，如钩端螺旋体病、梅毒等，并导致发热。

16. E　当代谢性酸中毒发生时，呼吸中枢会刺激呼吸加深和加快，以尝试排出体内的二氧化碳，从而导致过度通气。当二氧化碳的排出增加，血液中的碳酸根离子（HCO_3^-）浓度随之下降。随着 HCO_3^- 的丢失，血液变得高渗，水分会从细胞内转移到血液中，导致细胞内的水分减少，从而引起高渗性脱水。因此，代谢性酸中毒时过度通气可产生高渗性脱水。

17. E　应激时，交感 - 肾上腺髓质系统被激活，这会导致多种防御性反应的发生。心率加快和心肌收缩力增强可以增加心脏的排血量，以应对应激状态下身体对氧气和营养的需求增加。支气管扩张可以增加通气量，提高氧气的供应，以满足应激状态下身体对氧气的需求。促进糖原分解可以使血糖增高，提供更多的能量供应，以支持应激状态下身体的代谢需求。应激时交感 - 肾上腺髓质系统的兴奋会导致血液重新分布，将血液优先供应给重要的器官，如肌肉和大脑，以应对应激状态下的需要。因此，以上都是应激时交感 - 肾上腺髓质系统兴奋所产生的防御性反应。

18. C　应激反应是机体对于各种应激刺激的生理和心理变化的反应。在应激过程中，肾上腺皮质受到交感神经兴奋的刺激，会分泌大量的应激激素，如皮质醇。皮质醇的分泌会导致肾上腺皮质增大，这是应激反应的重要表现之一。

19. A　休克早期，即休克代偿期，又叫作缺血缺氧期。此期机体处于应激反应早期阶段，会动员多种代偿机制，维持大动脉血压、保证重要脏器血液灌流。其微循环灌流特点可以概括为：少灌少流，灌少于流。

20. E　休克是一种严重的循环衰竭状态，导致各组织器官无法得到足够的氧气和营养供应。在休克时，胰腺会产生一种被称为心肌抑制因子的物质，它具有抑制心肌收缩的作用。

21. E　休克的早期最易损伤的器官是肾脏，休克分早期、中期和晚期。在早期时肾脏会出现低血流量低灌注，从而导致急性肾功能受损。

22. C　人体的代偿机制可以在一定程度上弥补

血容量的减少，以维持组织器官的灌注和功能。一般认为，当失血量占全身血量的 10% 以下时，机体仍然能够通过代偿机制维持正常的生理功能，不会出现明显的症状。

23. A　缺血 - 再灌注损伤是指在血液供应恢复之后，组织器官受到再灌注所引起的损伤。它是一种特殊的病理生理过程，常见于心肌梗死、脑卒中、器官移植、冠状动脉搭桥手术、体外循环等情况。输血输液主要是为了扩充血容量，增加循环血量，提供足够的氧气和营养物质供应。在输血输液后，虽然血液的输注会增加组织器官的血流灌注，但并不会导致明显的缺血 - 再灌注损伤。

24. B　在缺血阶段，组织器官缺乏氧气和营养物质供应，导致细胞代谢紊乱和能量耗竭。当再灌注发生时，氧气和能量物质突然供应充足，这会引发一系列病理生理反应，如自由基的生成和活化，导致细胞膜脂质过氧化、细胞内钙超载、炎症反应等，从而加重组织损伤。

25. D　再灌注时，氧自由基的产生可以由多种细胞类型介导，包括血管内皮细胞、中性粒细胞、巨噬细胞等。其中，血管内皮细胞是产生氧自由基的主要部位。血管内皮细胞是血管壁的一部分，位于血管内膜上，具有调节血管张力和血流的功能。在再灌注过程中，血管内皮细胞受到缺血和再灌注的刺激，会释放氧自由基，导致细胞膜的氧化损伤和炎症反应的发生。

26. B　在休克过程中，及时补充液体是重要的治疗措施之一。正确的补液原则是需多少补多少，即根据患者的具体情况和休克严重程度，补充足够的液体来维持血容量和血液循环。

27. D　再灌注后白细胞增多主要与白三烯增多有关，其中 LTB4 具有强大趋化作用，吸引大量白细胞进入组织和粘附于血管壁，粘附的白细胞本身又可释放 LTB4，使循环中白细胞进一步增加。

28. B　细胞凋亡是一种由细胞自身启动和执行的程序性死亡过程。它是一种高度有序和可逆的细胞死亡方式，与细胞生长、发育和组织稳态的调节密切相关。

29. E　心力衰竭是指心脏无法有效泵血，导致全身组织器官灌注不足的疾病。心脏前负荷过重，如高血压、二尖瓣狭窄等，导致心脏收缩前负荷增加，使心脏需要更多的力量来泵血。心脏后负荷过重，如主动脉瓣狭窄、高血压等，导致心脏排血阻力增加，使心脏需要更大的力量来克服阻力。心肌代谢障碍，如冠心病、心肌梗死等，导致心肌供氧不足或损伤，影响心肌的正常代谢和收缩功能。弥漫性心肌病是一种心肌结构和功能异常的疾病，可能导致心脏扩大和心肌功能减退。体力负荷过重不是心力衰竭的直接病因。体力负荷过重可能导致心脏的暂时性过度负荷，但它通常不是导致持续性、慢性心力衰竭的原因。

30. B 再灌注时，由于缺血期细胞内糖原储备的消耗，再灌注后细胞膜外板与糖被分离，导致细胞膜通透性的增加。这使得细胞外的钙离子能够进入细胞内，引发钙超负荷的发生。

31. C PaO_2 是指动脉血氧分压，是衡量动脉血液中氧气含量的指标。正常情况下，在海平面条件下，成年人的 PaO_2 值应该在正常范围内，一般为 10.6kPa（80mmHg）或以上。呼吸衰竭是指由于呼吸系统功能障碍导致动脉血氧分压（PaO_2）低于正常水平，无法满足身体对氧气的需求。根据国际指南和临床实践，诊断成年人呼吸衰竭的标准之一是 PaO_2 低于 8.0kPa（60mmHg）。

32. B 贫血是指血液中红细胞或血红蛋白浓度低于正常范围的一种病理状态。严重贫血会导致氧供不足，影响心肌细胞内能量的产生。心肌细胞需要大量的能量来维持正常的收缩和功能。红细胞携带氧分子到达心肌细胞，氧与细胞内的线粒体进行氧化磷酸化反应，产生细胞内的三磷酸腺苷（ATP），从而供给心肌细胞所需的能量。当贫血发生时，血液中的氧分子减少，细胞内的氧供减少，导致线粒体的氧化磷酸化反应受到影响，使心肌细胞内的能量产生障碍。这会导致心肌细胞的收缩能力下降，最终引发心力衰竭。因此，严重贫血引起心力衰竭的主要机制是心肌能量产生障碍。

33. D 在心力衰竭的过程中，心脏会尝试通过一系列代偿机制来维持血液的泵送功能。心率加快是一种代偿机制，通过增加心率来提高心脏泵血的效率。这是一种正常的生理反应。紧张源性扩张是心力衰竭时心室容积增大的一种代偿机制，旨在增加心脏的充盈，从而增加每搏输出量。正性肌力作用是指心力衰竭时心室收缩力的增加，通常通过激活交感神经系统或使用正性肌力药物来实现，以提高心脏泵血能力。肌源性扩张是指心肌细胞的增大和心腔的扩张。在心力衰竭中，这种扩张往往是病理性的，并没有代偿的意义，反而会进一步削弱心脏的收缩能力。心肌肥大是心力衰竭时心肌重构的一种形式，旨在增加心脏泵血能力，有一定代偿意义，然而，长期的心肌肥大会导致心肌功能的进一步损害。

34. D 急性心力衰竭时代偿方式可能有心率加快、紧张源性扩张、交感神经兴奋、心肌肥大。

35. E 感染可以导致心力衰竭，特别是感染性心肌炎等心脏疾病。心律失常可以导致心脏泵血不协调，进而引起心力衰竭。妊娠和分娩是心力衰竭的常见诱因，尤其是在已有心脏疾病的基础上。过多过快的液体输入可能导致心脏负荷过重，引起心力衰竭。因此，以上都是心力衰竭的诱因。

36. B 心脏向心性肥大的本质是肌节的并联性增生。

37. D 右侧心力衰竭是指右心室功能不全，导致心脏无法有效地将血液从体循环送回肺循环。由于血液回流受阻，血液在肝脏和脾脏中滞留，导致肝脾淤血。由于右心室功能减退，静脉回流受阻，导致颈静脉怒张。由于血液回流受阻，血液在胃肠道中滞留，导致胃肠道淤血。由于右心室功能减退，静脉回流受阻，导致血液在下肢中滞留，引起下肢水肿。然而，右心室功能减退并不会导致肺淤血。肺淤血是指肺循环中的静脉回流阻力增加，导致血液在肺血管中滞留，引起肺部充血和水肿。肺淤血通常是左心衰竭的表现，而不是右心衰竭的表现。

38. A 限制性通气不足是由呼吸中枢抑制使呼吸肌活动受抑制，主要是吸气肌收缩受抑制，使肺泡扩张受限所引起。

39. D 阻塞性通气不足是指由于气道狭窄或堵塞导致空气在呼气和吸气时通过气道的阻力增加，从而限制了通气量的增加。常见的阻塞性通气不足的原因包括慢性阻塞性肺疾病（COPD）、哮喘、气道狭窄等。

40. E 肝性脑病发生在肝细胞广泛坏死而引起肝功能衰竭或慢性肝脏病变引起门体分流的基础上，是继发于严重肝脏疾病的神经精神综合征。

41. C 呼吸衰竭通常是外呼吸功能严重障碍的后果。

42. B 外源性肝性脑病是指由于门脉高压导致的肝功能异常，引发中枢神经系统功能障碍。门脉性肝硬化是外源性肝性脑病最常见的原因。

43. D 内源性肝性脑病是指由于肝脏功能异常导致的中枢神经系统功能障碍。急性重型肝炎是内源性肝性脑病最常见的原因。

44. B 肝脏合成大部分凝血因子，肝功能障碍使凝血因子合成减少，故容易出血。

45. D 严重肝病可以导致肝脏功能受损，从而影响激素代谢和灭活的能力。不同的激素在肝脏中的代谢和灭活方式不同，因此在严重肝病时受到不同程度的影响。甲状腺激素在肝脏中主要通过脱碘化代谢来灭活。严重肝病通常不会直接影响甲状腺激素的代谢和灭活，因此甲状腺激素的灭活不受影响。

46. C　肝性脑病是由肝脏功能异常导致的中枢神经系统功能障碍。对于肝性脑病的发病机制，目前还没有完全统一的理论。然而，综合学说被认为是对肝性脑病发病机制较为全面的解释。综合学说综合了多种因素对肝性脑病的影响，包括氨中毒、假性神经递质、血浆氨基酸失衡等。它认为肝性脑病的发病机制是多因素共同作用的结果。

47. D　肾前性急性肾衰竭是指由于肾脏血流减少或灌注不足导致的急性肾功能损害。休克是导致肾前性急性肾衰竭最常见的病因之一，它可以导致全身血流动力学障碍，进而引起肾脏血流减少。

48. C　肾性急性肾衰竭的临床特点有少尿、无尿、等渗尿、管型尿。

49. E　肝性脑病是由肝脏功能异常导致的中枢神经系统功能障碍，其神经精神症状可以表现为以下几个方面：①轻微性格和行为改变：患者可能表现出情绪波动、易怒、焦虑、抑郁等轻微的性格和行为改变。②睡眠障碍和行为失常：患者可能出现睡眠障碍，如失眠、嗜睡、昼夜颠倒等。行为方面，可能出现行为失常，如好动、冲动、易激惹等。③精神错乱：患者可能出现精神错乱，表现为意识模糊、注意力不集中、思维紊乱、言语不清等。④昏迷：在病情严重的情况下，可能进展至昏迷状态，患者意识丧失，无法与外界互动。

50. C　急性肾功能衰竭的最严重并发症主要有心力衰竭、肾性高血压和高钾血症等。

51. E　肾性急性肾衰竭是指由于肾脏本身的损害导致的急性肾功能障碍。急性溶血是指大量红细胞破裂和溶解，使得血液中游离的血红蛋白和溶血产物进入肾脏，对肾脏造成直接损害，引起急性肾衰竭。急性肾缺血可以由血液供应不足、肾动脉栓塞、肾动脉痉挛等引起，导致肾脏血流减少，进而导致肾功能受损，引起急性肾衰竭。急性肾中毒可以由各种原因引起，如药物中毒、重金属中毒、化学物质中毒等。这些中毒物质可以直接损伤肾小管和肾单位，导致肾功能受损，引起急性肾衰竭。急性肾小球肾炎是一种免疫相关性疾病，它可以导致肾小球的结构和功能损害，进而引起急性肾功能衰竭。

52. D　急性肾小管坏死性肾衰竭是一种严重的肾功能损害，通常分为少尿期和多尿期。在少尿期，肾脏排尿功能受损，导致尿量减少，同时也会引起一系列的电解质和酸碱平衡紊乱。少尿期时，肾脏功能受损，无法有效排出体内产生的酸性代谢产物，导致血液中的酸性物质累积，引发代谢性酸中毒。少尿期时，由于尿量减少，水分潴留在体内，可能导致水中毒，即体内水分过多。少尿期时，由于肾脏排泄功能减弱，无法有效排出体内的钾离子，导致血液中的钾离子浓度升高，引起高钾血症。在急性肾小管坏死性肾衰竭的少尿期中，由于尿量减少和水分潴留，血液中的钠浓度可能会下降，而不是升高，故不会出现高钠血症。少尿期时，由于肾脏排泄功能受损，无法有效排除体内的镁离子，导致血液中的镁离子浓度升高，引发高镁血症。

53. D　少尿期时，由于尿量减少，尿液的比重通常会增加，即尿比重 > 1.015。尿渗透压是尿液中溶质的浓度，少尿期时，尿液中因为尿量减少而溶质浓度增加，尿渗透压通常会 > 250mmol/L。尿液中的电解质浓度通常会增加，其中包括钠、钾等，因此尿电解质含量 > 40mmol/L。尿/血肌酐比值是用来评估肾小球滤过功能的指标，正常情况下，尿/血肌酐比值应该在 1∶1 左右。在急性肾小管坏死的少尿期，由于肾小球滤过功能受损，尿/血肌酐比值通常会降低，而不会超过 40∶1。急性肾小管坏死可以导致肾小球滤过膜受损，导致尿液中出现蛋白尿，即尿蛋白含量增加。

54. D　慢性肾衰竭晚期时，肾脏无法有效排出体内的磷酸盐，导致血磷水平升高。同时，肾脏维持血钙水平的功能也受损，无法有效调节体内的钙平衡，导致血钙水平降低。

55. B　急性肾衰竭是指在短时间内发生的肾功能急剧恶化的疾病，其机制有多种。然而，肾小球滤过功能障碍被认为是急性肾衰竭发生的主要机制。肾小球滤过功能障碍可以由多种因素引起，包括肾小球血流减少、肾小球滤过膜受损、肾小球滤过压降低等。这些因素导致肾小球滤过率下降，影响了尿液的形成和废物排泄，最终导致急性肾衰竭的发生。

56. E　尿毒症脑病是由于慢性肾功能衰竭导致体内尿毒症毒素积聚而引起的一组中枢神经系统症状。尿毒症患者由于肾功能衰竭，会导致脑血流量减少和脑代谢障碍，影响神经系统的功能。尿毒症患者肾功能衰竭导致体内尿毒症毒素（如尿素、肌酐等）无法正常排泄，这些毒素会积聚在体内随血液循环，对中枢神经系统产生毒性作用。尿毒症患者由于肾功能障碍，容易导致水、电解质平衡紊乱，如高钾血症、低钠血症等，这些电解质紊乱也会对中枢神经系统产生影响。尿毒症患者由于肾功能衰竭，无法排出体内的酸性代谢产物，导致代谢性酸中毒，这种酸中毒状态也会对中枢神经系统产生影响。综上所述，尿毒症脑病的发病原因是以上各种因素共同作用。

57. A　多系统器官衰竭时胃肠功能代谢改变有胃黏膜损害、胃出血、肠腔内毒素入血、胃肠道溃疡形成等。

58. D　肾性骨营养不良是由于慢性肾脏疾病导致的骨骼异常和钙磷代谢紊乱。慢性肾脏疾病导致肾小球滤过功能下降，无法有效排除体内的磷酸盐，导致血磷水平升高。慢性肾脏疾病导致肾脏对钙的重吸收功能减弱，同时也影响了肾脏对维生素 D 的激活过程，导致血钙水平降低。慢性肾脏疾病会导致酸碱平衡紊乱，使得体内酸性物质积累，酸中毒发生。酸中毒会抑制骨骼中的骨形成过程，进而导致骨质疏松。慢性肾脏疾病会导致肾脏对维生素 D 的激活能力下降，从而减少 $1，25-(OH)_2D_3$ 的合成。$1，25-(OH)_2D_3$ 是活性维生素 D，对钙磷代谢和骨骼健康起重要作用。甲状旁腺激素是调节钙磷代谢的关键激素，但在慢性肾脏疾病中，甲状旁腺激素的分泌通常会增加，以维持钙磷平衡，而不是减少。

B 型题

1. A　腹泻后只饮水会出现低渗性脱水。腹泻会导致大量水分和电解质的丢失，如果只饮水而不补充其他电解质，会导致体内电解质浓度的不平衡，从而引起低渗性脱水。尤其是失去了大量的钠离子，会导致低钠血症。因此，腹泻后除了饮水外，还需要适量补充电解质来防止低渗性脱水的发生。

2. C　尿崩症患者会出现高渗性脱水。尿崩症是指由于抗利尿激素（如 ADH）分泌不足或作用缺陷导致尿量增多，从而引起体内水分丢失过多。这会导致体内水分的浓度增加，引起高渗性脱水。

3. E　急性肾小球肾炎引起的水肿主要是由于肾小球滤过率的降低。在急性肾小球肾炎中，肾小球的滤过功能受到损害，导致滤过率下降。这会导致体内液体在肾小球滤过过程中无法有效排出，从而引起水肿。因此，急性肾小球肾炎引起的水肿主要是由于肾小球滤过率的降低。

4. C　肝功能障碍引起的水肿主要是由于血浆胶体渗透压的降低。肝脏对于合成和代谢蛋白质的能力受到损害时，血浆中的蛋白质水平下降，导致血浆胶体渗透压降低。这会造成水分从血管内部渗透到组织间隙，引起水肿。

5. D　在调节酸碱失衡中，肾脏的缓冲调节作用是最持久的。肾脏能够调节血液中的酸碱平衡，通过排泄酸性或碱性物质以及重吸收碳酸氢盐和氢离子的方式。这些调节作用需要一段时间才能发挥效果，但可以持续较长时间，对于维持酸碱平衡具有重要作用。

6. B　在调节酸碱失衡中，细胞起着较强的缓冲调节作用。细胞内的缓冲系统包括蛋白质缓冲和细胞内液体中的无机磷酸盐等。这些缓冲系统能够吸收或释放氢离子，以调节细胞内液体的 pH 值，帮助维持细胞内的酸碱平衡。

7. A　在调节酸碱失衡中，血浆的缓冲系统发挥作用最快。血浆中的缓冲系统包括碳酸氢盐/二氧化碳和血红蛋白/氧合血红蛋白等。这些缓冲系统，通过吸收或释放氢离子来调节血液的 pH 值，以维持酸碱平衡。

8. E　在调节酸碱失衡中，骨骼的缓冲调节作用相对较弱。骨骼中的碱性盐类可以吸收氢离子来缓冲酸性物质，但这个过程相对较慢并且不如其他系统的缓冲能力强。因此，在酸碱失衡时，骨骼的缓冲调节作用相对较小。

9. C　在调节酸碱失衡中，肺的调节作用是最强的。肺能够调节呼出的 CO_2 含量，进而调节血液中的二氧化碳浓度和酸碱平衡。通过调节呼吸率和深度，肺能够快速调节酸碱平衡，使血液的 pH 值维持在正常范围内。

10. D　低动力型休克，外周阻力会增高。低动力型休克是指由于心输出量减少导致的休克状态。为了维持血压和灌注器官，机体会通过神经和激素调节，增加外周的阻力。这一过程旨在提高动脉血压，以保证器官组织的血液供应。因此，低动力型休克时外周阻力会增高。

11. B　微循环淤血缺氧期，微循环前阻力血管会扩张。在微循环发生淤血时，微循环前阻力血管会发生扩张，以减少阻力和压力，促进血液的流动，从而改善组织的血流供应，减少淤血引起的缺氧情况。

12. A　微循环缺血缺氧期，微循环前阻力血管会收缩。当微循环遭受缺血缺氧时，为了维持组织的血流供应，微循环前阻力血管会发生收缩，以增加血液的灌注压力和流量，从而提供更多的氧气和营养物质供应给缺血的组织。

13. C　动脉粥样硬化的发病过程中细胞凋亡不足与过度并存。动脉粥样硬化是一种慢性炎症性疾病，其中动脉血管壁中的脂质沉积会导致斑块形成。

细胞凋亡不足可能与炎症反应的持续存在和斑块的形成相关。在此病理过程中，同时也存在细胞凋亡过度的情况，导致血管壁中平滑肌细胞和内皮细胞的大量凋亡，进一步促进斑块的破裂和血栓形成。

14. B 在某些神经元退行性疾病中，神经元会经历过度的细胞凋亡，导致神经元数量的减少。这种过度的细胞凋亡可能与遗传因素、环境因素或其他病理机制有关。

15. A 正常情况下，细胞凋亡是一个自我调节的过程，能够清除老化、受损或异常的细胞。然而，当细胞凋亡的调控机制出现异常，细胞凋亡不足时，可能会导致异常细胞的存活和增殖，从而导致肿瘤的发生。

16. E 离心性心肌肥大是指心脏腔室扩大和心肌壁变薄的一种心脏适应性变化。这种心肌肥大通常是由于心脏在舒张期的负荷增加，例如心脏容量负荷过重或心脏收缩功能减退。在这种情况下，心肌在舒张期需要产生更大的张力来保持心腔的充盈。为了适应这种负荷，心肌细胞会发生肥大。因此，离心性心肌肥大的主要发生机制是舒张期室壁张力增高。

17. D 向心性心肌肥大是指心肌细胞增大和心肌壁增厚的一种心脏适应性变化。这种心肌肥大通常是由于心脏长期受到的负荷增加所致，例如高血压或瓣膜疾病。在这种情况下，心肌收缩期室壁张力增高，心肌细胞需要增大以产生更大的力量来对抗负荷增加。因此，向心性心肌肥大的主要发生机制是收缩期室壁张力增高。

18. D 正常情况下，远曲小管能够调节尿液的酸碱平衡，使其保持适当的酸度。然而，当远曲小管的功能受损时，导致其无法有效调节尿液的酸碱平衡，使尿液的酸度异常升高，形成尿液酸化障碍。

19. A 氮质血症是指血液中尿素氮（BUN）和肌酐等氮质代谢产物的浓度升高。在正常情况下，肾小球能够过滤血液中的氮质代谢产物，并通过尿液排出体外。然而，当肾小球滤过功能出现障碍时，氮质代谢产物无法有效排出，导致其在血液中积累，形成氮质血症。

20. B 肾性糖尿是一种罕见的糖尿病类型，与胰岛素分泌和胰岛素作用无关。在正常情况下，肾小管对尿液中的葡萄糖进行重吸收，使其返回到血液中。然而，当近曲小管的功能受损时，葡萄糖无法被有效重吸收，从而出现葡萄糖随尿液排泄的情况，形成肾性糖尿。

C 型题

1. A 换气功能障碍指的是气体交换的问题，如肺泡通气不足或肺泡-动脉氧分压差异增加等。在这种情况下，由于肺泡通气不足或氧气扩散障碍，导致肺泡中的氧气无法充分进入血液，从而使动脉血氧分压（PaO_2）下降。换气功能障碍通常不会导致动脉血二氧化碳分压（$PaCO_2$）升高，因为二氧化碳的排出通常是通过通气功能实现的。

2. C 通气功能障碍指的是呼吸系统的问题，如肺部疾病或呼吸肌功能不全等。在这种情况下，由于通气不足或不正常，导致肺泡中的氧气供应不足，从而使动脉血氧分压（PaO_2）下降。同样，由于二氧化碳排出不足，导致动脉血二氧化碳分压（$PaCO_2$）升高。

3. B 苯乙醇胺是一种化学物质，其结构与去甲肾上腺素相似。去甲肾上腺素是一种神经递质，也是一种重要的药物，具有收缩血管和增加心脏收缩力的作用。

4. A 羟苯乙醇胺是一种化学物质，其结构与多巴胺相似。多巴胺是一种重要的神经递质，也是一种常用的药物，具有调节运动、情绪和认知功能等多种作用。

5. A 重度休克主要机制为激活凝血因子Ⅻ引起DIC。在重度休克的情况下，机体循环严重衰竭，导致血液凝固系统的激活。激活的凝血因子Ⅻ（Hageman因子）能够触发凝血级联反应，引发血液凝块的形成，从而导致DIC的发生。

6. B 宫内死胎主要是通过大量组织因子入血引起DIC。在宫内死胎的情况下，胎儿坏死组织会释放出大量的组织因子，例如组织因子（TF），进入血液。这些组织因子能够激活凝血系统，引发血液凝块的形成，导致DIC的发生。

X 型题

1. ADE 低钾血症是指血液中钾离子浓度低于正常范围。钾离子在维持正常细胞功能和兴奋性方面起着重要作用，包括骨骼肌、心肌和平滑肌细胞。低钾血症会导致骨骼肌细胞内钾离子浓度降低，影响细胞的正常兴奋性，导致骨骼肌兴奋性降低，表现为肌无力和疲劳感。低钾血症会导致心肌细胞内钾离子浓度降低，改变细胞的电位和影响动作电位形成，导致心肌细胞的自律性增加，可能引发心律失常。低钾血症会影响平滑肌细胞内钾离子浓度，导致平滑肌细胞的正常兴奋性降低，可能引起平滑肌功能障碍，例如消化道运动功能减弱。低钾血症会引起心肌传导性降低。

2. ABCD 缺氧是指组织细胞缺乏足够的氧气供应。在缺氧初期，为了弥补氧供应不足，心脏会通过多种机制来增加心排血量，以提高输送到组织的氧气量。缺氧会刺激心肌细胞产生一系列代偿反应，导致心肌收缩力增强，使得每次心脏搏动时排出更多的血液，增加心排血量。缺氧刺激交感神经系统的活动，导致心率加快，增加每分钟心脏搏动次数，从而增加心排血量。缺氧刺激交感神经系统的活动，导致静脉血管收缩，增加静脉回流，使得心脏能够更多地接收到静脉血液，增加心排血量。缺氧会刺激呼吸中枢，引起呼吸运动增强，增加氧气摄入和二氧化碳排出，提高氧气供应能力，进而增加心排血量。E项，缺氧会导致心肌代谢异常，增加心肌的耗氧量，这可能不是缺氧初期心排血量增加的直接机制，而是在长时间缺氧时的一种代偿反应。

二、填空题

1. 血容量减少　心排血量急剧减少　外周血管容量扩大。休克是一种严重的循环衰竭状态，其主要特征是有效循环血量不足，导致组织灌注不足和器官功能受损。虽然引起休克的原因多种多样，但休克发生的始动环节通常涉及血容量减少、心排血量急剧减少和外周血管容量扩大。①血容量减少：血容量减少可以由出血、脱水、大面积烧伤等引起。血容量的减少导致有效循环血量不足，血液无法充分灌注组织和器官，从而引发休克。②心排血量急剧减少：心排血量是心脏每分钟向体循环系统排出的血液量。在休克中，心排血量急剧减少，可能是由于心脏功能受损、心肌梗死、心律失常等原因引起的。心排血量的减少导致有效循环血量不足，造成休克状态。③外周血管容量扩大：外周血管容量扩大是休克的另一个特征。在休克中，血压下降和组织灌注不足会引起机体的代偿反应，导致外周血管扩张。外周血管容量扩大会导致血液在血管中的分布不均，血流动力学发生改变，加重休克的严重程度。

2. 神经机制　体液机制　细胞机制　分子机制。疾病发生的基本机制可以包括以下几个方面。①神经机制：神经系统异常在疾病的发生中起着重要的作用。一些疾病可以由神经系统的异常引起，例如神经退行性疾病、神经传导障碍等。②体液机制：体液包括血液、淋巴液、组织液等，它们在维持机体内环境稳定和免疫防御方面起着重要的作用。一些疾病可以由体液的异常引起，例如免疫系统疾病、电解质紊乱等。③细胞机制：细胞是构成机体的基本单位，许多

疾病都与细胞的结构和功能异常有关。细胞机制包括细胞增殖、细胞凋亡、细胞分化等过程，这些过程的异常均可能导致疾病的发生。④分子机制：分子是构成细胞的基本组成部分，许多疾病都涉及分子水平的异常。分子机制包括基因突变、蛋白质异常、代谢异常等，这些异常可能导致疾病的发生。

3. $280 \sim 310mmol/L$。血浆渗透压包括血浆晶体渗透压和血浆胶体渗透压，正常值为 $280 \sim 310mmol/L$。

4. Na_2HPO_4　NaH_2PO_4。代谢性酸中毒时，尿液酸度增高主要是由于肾脏通过调节酸碱平衡来排出代谢产物和维持酸碱平衡。肾脏会通过调节尿液的酸碱性来排出体内多余的酸性物质。在代谢性酸中毒时，肾脏会调节尿液的酸碱性，使尿液酸度增高。这是通过磷酸氢二钠（Na_2HPO_4）转化为磷酸二氢钠（NaH_2PO_4）来实现的。这个转化过程会产生更多的氢离子（H^+），从而增加尿液的酸度。

5. 代偿性代谢性酸中毒　失代偿性代谢性酸中毒。①代偿性代谢性酸中毒：如果二氧化碳的减少与 HCO_3^- 的减少的比值保持在20∶1，并且 pH 保持在正常范围内，这种情况被称为代偿性代谢性酸中毒。②失代偿性代谢性酸中毒：如果二氧化碳的减少与 HCO_3^- 的减少的比值小于20∶1，并且 pH 下降，这种情况被称为失代偿性代谢性酸中毒。

6. C 反应蛋白。急性期反应蛋白是一类在机体遭受感染、炎症或组织损伤时迅速产生的蛋白质。它们的产生受到炎症介质的调节，可以作为评估疾病活动性的指标之一。C 反应蛋白（CRP）是最常见的急性期反应蛋白之一。它由肝脏合成，在炎症和感染等病理状态下迅速升高。CRP 的测定可以用于评估炎症反应的程度和监测疾病的活动性，例如感染、风湿性疾病、肿瘤等。通过测定 CRP 的水平，可以对炎症反应和疾病活动性进行初步判断和监测，有助于临床诊断和治疗的指导。

7. 血小板第Ⅲ因子（PF3）。红细胞大量破坏时释放的红细胞素在 DIC 发病中的作用类似于血小板第Ⅲ因子（PF3）。

8. 微循环缺血期　微循环淤血期　微循环衰竭期。休克发展过程中按微循环变化可以分为3个阶段。①缺血期：在休克早期，由于循环血容量不足或血液流动受阻，导致微循环出现缺血状态。在这个阶段，微循环血流减少，组织缺氧加重，细胞代谢受到影响。②淤血期：随着休克的进展，血管扩张和血液黏稠度增加，导致血流缓慢或淤滞，微循环出现淤血

状态。在这个阶段，血管内血液淤积，微循环血流减少，组织缺氧进一步加重。③衰竭期：休克的晚期阶段，微循环出现衰竭状态。在这个阶段，由于多个因素的综合作用，微循环血流进一步减少，血管壁通透性增加，导致组织水肿、血液滞留和毛细血管破裂等变化。

9. 细胞膜　细胞膜通透性升高。在休克时，细胞膜是最容易受损伤的部位之一。休克引起的缺血和低氧状态会导致细胞膜的功能和结构发生改变，最终导致细胞膜通透性的升高。细胞膜通透性的升高意味着细胞膜对于离子、分子等物质的选择性透过性降低，导致细胞内外的物质交换紊乱。细胞膜通透性升高还会导致细胞内外的电位差改变、细胞内钙离子的增加等，进而影响细胞内的代谢和功能。

10. 凋亡信号转导　凋亡基因激活　细胞凋亡执行　凋亡细胞的清除。细胞从受到凋亡基因诱导作用到细胞凋亡的过程可以分为几个阶段：①凋亡信号转导：外界刺激或内部因素触发凋亡信号，通过一系列信号通路进行转导，最终导致凋亡程序的启动。这个阶段涉及多种信号传递分子和途径，如细胞死亡受体、线粒体通路、细胞内信号分子等。②凋亡基因激活：凋亡信号转导会导致激活一系列凋亡相关基因，包括促凋亡基因和抑制凋亡基因。促凋亡基因的激活会促使细胞凋亡，而抑制凋亡基因的激活则可以抵抗细胞凋亡。③细胞凋亡执行：在凋亡基因激活的作用下，细胞开始执行凋亡程序。这个阶段包括细胞核破裂、染色质凝聚、细胞质收缩、细胞膜破裂等一系列特征性的细胞形态和生化变化。④凋亡细胞的清除：凋亡细胞会被周围的细胞或免疫系统的细胞吞噬和清除。这个过程称为凋亡细胞的吞噬或凋亡细胞的清理，确保凋亡细胞的残留物不会引发炎症或其他不良反应。

11. 代谢障碍　胆汁分泌和排泄障碍　凝血障碍　免疫功能障碍　生物转化功能障碍 水电解质代谢紊乱。肝功能障碍可以表现在以下 6 个方面：①代谢障碍：肝脏在体内的代谢功能非常重要，包括蛋白质、脂肪和碳水化合物的代谢。肝功能障碍可以导致代谢紊乱，包括蛋白质合成减少、脂肪代谢紊乱、糖原合成和释放异常等。②胆汁分泌和排泄障碍：肝脏是胆汁的产生和排泄主要器官，肝功能障碍可以导致胆汁分泌和排泄障碍，表现为黄疸、胆汁淤积等症状。③凝血障碍：肝脏合成凝血因子和调节凝血功能，肝功能障碍会导致凝血因子合成减少，凝血功能异常，易出现出血倾向。④免疫功能障碍：肝脏在免疫调节

中起着重要作用，肝功能障碍可导致免疫功能异常，易发生感染和自身免疫疾病。⑤生物转化功能障碍：肝脏具有生物转化和解毒功能，包括药物代谢和毒物清除等。肝功能障碍可导致药物代谢减慢，药物在体内积累，同时也会影响毒物的清除，使毒物在体内滞留。⑥水电解质代谢紊乱：肝脏对水、电解质和酸碱平衡的调节起着重要作用，肝功能障碍可导致水电解质代谢紊乱，如钠、钾、钙、镁等离子浓度异常。

12. Ⅻ因子。外源性凝血途径首先激活凝血因子Ⅶ，内源性凝血途径首先激活凝血因子Ⅻ。

13. 心肌结构破坏　心肌能量代谢障碍　兴奋 - 收缩耦联障碍。心肌收缩性减弱的发生主要与以下几个方面有关：①心肌结构破坏：心肌结构的破坏可以导致心肌细胞的损伤和死亡，进而影响心肌的收缩功能。常见的心肌结构破坏包括心肌缺血、心肌梗死、心肌纤维化等。②心肌能量代谢障碍：心肌细胞需要大量的能量来维持正常的收缩功能。当心肌的能量供应不足或能量代谢紊乱时，会导致心肌收缩性减弱。常见的能量代谢障碍包括缺氧、酸中毒、能量物质供应不足等。③兴奋 - 收缩耦联障碍：心肌细胞的兴奋 - 收缩耦联是指心肌细胞受到兴奋后，产生收缩力的过程。当兴奋 - 收缩耦联过程受到干扰或损害时，会导致心肌收缩性减弱。常见的兴奋 - 收缩耦联障碍包括离子通道功能异常、钙离子释放异常等。

14. 干扰脑细胞的能量代谢。在正常情况下，肝脏会将体内产生的氨转化为尿素，通过尿液排出体外。然而，在肝功能受损的情况下，肝脏无法有效清除体内的氨，导致血氨水平升高。血氨升高会对脑细胞产生直接或间接的不良影响，其中之一是干扰脑细胞的能量代谢。高浓度的氨会进入脑细胞，干扰细胞内的能量代谢过程，包括三磷酸腺苷（ATP）的产生和维持，脑细胞对葡萄糖的利用等。

15. 氨的生成增多　氨的清除能力下降。在肝性脑病的发生中，血氨升高的原因主要是氨的生成增多和氨的清除能力下降。①氨的生成增多：正常情况下，氨主要由肠道细菌分解蛋白质和其他氮化合物产生，然后通过门静脉系统进入肝脏。在肝脏中，氨被肝细胞转化为尿素，然后通过尿液排出体外。但是，在肝脏疾病或功能受损时，肝脏对氨的代谢能力下降，导致氨的生成增多。这主要是因为肝细胞受损，无法有效地将氨转化为尿素。此外，肠道细菌过度生长和菌群失调也会增加氨的生成。②氨的清除能力下降：肝脏是氨的主要清除器官，但在肝功能受损时，肝脏的清除能力下降。这可能是由于肝细胞损伤导致

的清除功能减弱，以及门静脉血流受阻、肝脏灌注不足等因素导致的氨的清除能力下降。因此，肝性脑病时血氨升高的原因主要是氨的生成增多和氨的清除能力下降。这些因素共同导致血氨浓度升高，进而影响脑细胞的功能和代谢，引起肝性脑病的症状。

16. 单相速发型　双相迟发型。多系统器官衰竭（MODS）是一种严重疾病状态，通常是由于严重感染、创伤、失血、严重烧伤等原因引起的。MODS 的发病形式可以分为单相速发型和双相迟发型。①单相速发型：指在原发病因引起的初始阶段，多个器官同时或连续发生功能障碍。这种形式的 MODS 发病迅速，常常在数小时或数天内出现多个器官功能失调的表现。②双相迟发型：指在原发病因引起的初始阶段，虽然没有明显的器官功能障碍，但在数天或数周后，可能发生一次或多次的器官功能损害，出现新的器官功能障碍。这种形式的 MODS 发病相对较慢，常常是在原发病因得到控制或改善后才出现。

三、判断题

1. √　维生素 B_2，也称为核黄素，是一种水溶性维生素，它在人体中起着重要的代谢和生理功能。维生素 B_2 缺乏可以导致多种疾病，包括口角炎、唇炎、舌炎、脂溢性皮炎、角膜炎和阴囊炎等。

2. √　肺通气障碍导致 CO_2 呼出减少，会导致体内二氧化碳（CO_2）的潴留。CO_2 是一种酸性物质，当 CO_2 在体内潴留时，会引起酸碱平衡的紊乱，导致呼吸性酸中毒。呼吸性酸中毒是指肺无法有效地排出体内积累的 CO_2，CO_2 在血液中与水反应形成碳酸，进而解离为氢离子和碳酸氢根离子，增加了血液的酸性。各种原因引起的肺通气障碍，如呼吸道阻塞、肺部疾病、呼吸肌无力等，都可能导致 CO_2 呼出减少和呼吸性酸中毒。

3. √　严重呕吐可以导致代谢性碱中毒。胃液中含有胃酸（盐酸），当患者大量呕吐时，大量的胃酸丢失会使胃液的酸性减少，从而导致体内酸性物质的丢失过多。这种情况下，体内的酸碱平衡会向碱性方向倾斜，造成代谢性碱中毒。

4. √　严重贫血引起缺氧时，患者的皮肤和黏膜可能出现发绀。发绀是由于血液中的氧饱和度下降，导致血红蛋白的还原态（脱氧血红蛋白）在组织中显示出蓝色的一种表现。然而，严重贫血引起的发绀可能不明显，尤其在皮肤较深色的人群中。这是因为深色皮肤中的黑色素会掩盖发绀的表现，使其不易被观察到。此外，发绀的程度也取决于其他因素，如血红蛋白浓度、氧饱和度和组织氧需求等。

5. ×　溃疡性结肠炎是一种慢性炎症性肠道疾病，主要累及结肠的黏膜层，导致肠道的慢性炎症和溃疡形成。其病因尚不完全清楚，可能与遗传、免疫系统异常、环境因素等有关。溃疡性结肠炎属于自身免疫性疾病，而非应激相关疾病。自身免疫性疾病是指机体的免疫系统异常激活，攻击和破坏正常组织和器官。应激相关疾病通常指的是由于应激因素（如创伤、手术、重大感染等）。

6. √　休克是一种严重的循环血流不足状态，通常伴随着血压下降和组织器官灌注不足。在某些情况下，休克患者的皮肤血管会出现扩张，这是机体为了维持组织灌注而采取的反应之一。当机体感知到循环血流不足时，神经和体液调节系统会被激活，以增加心输出量和维持组织灌注。这可以导致血管扩张，特别是在皮肤表面的小动脉和毛细血管。血管扩张会增加血液在皮肤表面的流动，从而导致皮肤温度升高。因此，休克患者可能会出现皮肤血管扩张和皮肤温度升高的情况。这是机体对循环血流不足的一种自我调节反应，旨在改善组织灌注和代谢。然而，需要注意的是，休克的类型和原因可能会影响皮肤血管扩张的程度和表现方式。

7. √　弥漫性血管内凝血（DIC）是一种复杂的病理过程，其主要特征是凝血功能障碍。DIC 时，机体的凝血系统异常激活，导致血小板聚集和血栓形成，同时还引发凝血因子的异常消耗和纤维蛋白溶解。在 DIC 中，凝血因子过度激活和消耗导致血小板减少和凝血时间延长。这可能导致出血倾向和出血并发症的发生。同时，纤维蛋白溶解系统也被激活，导致纤维蛋白溶解产物如 D - 二聚体的增加。因此，凝血功能障碍是 DIC 病理过程的主要特征。然而，DIC 还涉及其他病理机制，如炎症反应、血管损伤和炎症介质释放等，这些因素与凝血功能障碍相互作用，共同促进 DIC 的发展和进展。

8. √　缺血 - 再灌注损伤是指组织或器官在缺血（血液供应不足）后再次灌注（血液供应恢复）时所遭受的损伤。这种损伤可以发生在各种组织和器官中，包括心脏、肾脏、肝脏、肺、脑等。当组织或器官长时间处于缺血状态时，细胞会因为氧和营养物质的不足而受到损害，代谢产物也会积累。当再次灌注血液时，氧和营养物质的供应突然增加，同时大量代谢产物也被冲洗出来，这可能导致细胞损伤的进一步加剧。缺血 - 再灌注损伤可能引发炎症反应、氧化应激、细胞凋亡等病理过程，导致组织和器官的功能障碍甚至损害。

9.×　内毒素导致 DIC 是因为其可激活内源性凝血系统，而不是可激活Ⅻ因子（凝血因子Ⅻ）。内毒素是一种由细菌释放的毒素，它可以引起机体的炎症反应。在炎症反应过程中，内毒素可以激活内源性凝血系统，导致凝血因子的异常激活和血栓形成，同时也会抑制纤溶酶的活性，导致血栓的稳定性增加。内毒素的作用主要是通过激活凝血因子，如凝血酶（凝血因子Ⅱa）和凝血因子X（凝血因子Ⅱa），来启动内源性凝血系统。这会导致血小板活化、血栓形成和纤溶酶系统的异常，最终导致 DIC 的发生。

10.×　急性缺氧和慢性缺氧导致外周血液红细胞和血红蛋白增多的机制并不相同。急性缺氧通常发生在急性心肺衰竭、严重呼吸困难或高海拔等情况下。在急性缺氧时，机体为了增加氧携带能力会通过骨髓释放更多的红细胞进入循环系统，从而导致外周血液红细胞和血红蛋白增多。慢性缺氧则是指持续时间较长的缺氧状态，如慢性肺部疾病、高原居住等。慢性缺氧情况下，机体的适应机制包括增加红细胞的生成和血红蛋白的合成，以提高氧携带能力。这主要是通过促进红细胞生成素（如促红细胞生成素）的释放来实现。

11.×　缺血-再灌注损伤是指组织或器官在缺血（血液供应不足）后再次灌注（血液供应恢复）时，过量自由基攻击再灌注组织所遭受的损伤。

12.×　细胞凋亡是指细胞在受到外界刺激后，机体内的细胞会发生自我更新，并且在凋亡过程中会产生一系列的酶类物质，从而使细胞恢复到原始状态。细胞坏死是指细胞的活性丧失，导致细胞的功能和结构发生变化。细胞凋亡可能是由于年龄增长、遗传因素等原因引起的，而细胞坏死可能是由于感染、缺血等原因引起的。细胞凋亡的患者可能会出现肌肉酸痛、麻木等症状，而细胞坏死的患者可能会出现高热、昏迷等症状。

13.×　心肌肥大是指心肌细胞增大和增厚，这可能是由于心脏负荷过重、高血压、心脏病等原因引起的。心肌肥大常伴随着心腔扩大，但并不意味着心肌的收缩性越强。实际上，心肌肥大可能导致心肌的收缩功能下降。由于心肌细胞的增大和增厚，心肌细胞之间的距离增加，导致心肌细胞之间的协调性下降。这可能导致心肌收缩的力量和效率降低，从而影响心脏的泵血功能。此外，心肌肥大还可能导致心肌纤维的排列紊乱和纤维化增加，进一步影响心脏的收缩功能。因此，心肌肥大并不一定意味着心肌的收缩性越强，相反地，心肌肥大可能导致心脏的收缩功能下降。

14.√　Ⅱ型呼吸衰竭患者给氧原则为持续性低浓度低流量吸氧，吸氧浓度为25%~29%，不宜超过30%，控制吸氧流速。

15.×　肝性脑病是由于肝功能受损导致血液中的氨（NH₃）在体内积聚，进入脑组织并引起神经系统功能障碍的一种疾病。在肝功能受损的情况下，肝脏无法有效地将氨转化为尿素，从而导致血液中的氨水平升高。高浓度的氨进入脑组织后，可以干扰神经递质的代谢，并导致能量代谢障碍。氨在脑内会与谷氨酸结合形成谷氨酰胺，进一步干扰谷氨酸的转化为脯氨酸和α-酮戊二酸。这会导致神经递质谷氨酸和γ-氨基丁酸（GABA）的合成和代谢受到干扰，影响神经传导，导致肝性脑病的症状。

16.×　中枢神经系统衰竭指的是中枢神经系统功能受损或丧失，导致神经系统无法正常调节身体的各种功能。烦躁不安和昏迷是中枢神经系统衰竭时可能出现的两种不同表现，二者不会同时出现。

17.√　呼吸衰竭是指机体无法维持正常的氧供和二氧化碳排出，导致氧合和/或通气功能受损的状态。在呼吸衰竭的情况下，动脉血氧分压（PaO₂）通常会降低。正常情况下，动脉血氧分压应保持在正常范围内，即在80~100mmHg之间。但是，当呼吸功能受损时，例如由于肺部疾病或呼吸肌无力等原因，氧气无法充分进入肺泡，导致动脉血氧分压下降。需要注意的是，呼吸衰竭还可能伴随其他呼吸功能指标的异常，如动脉血二氧化碳分压（PaCO₂）的升高。

18.×　氨基酸是既含氨基又含羧基的有机化合物。含有芳香环的氨基酸被分类为芳香族氨基酸，代表物质酪氨酸、苯丙氨酸、色氨酸。

19.√　氮质血症是指血液中氮质代谢产物（如尿素氮）的浓度升高，通常是由于肾脏功能受损而导致的。血肌酐是肌肉代谢产物，主要通过肾脏排泄，因此血肌酐含量可以作为评估肾脏功能的指标。在氮质血症的情况下，肾脏功能受损会导致血肌酐的排泄减少，从而导致血液中的肌酐浓度升高。因此，血肌酐含量是反映氮质血症的最佳指标之一。

20.×　补体在多系统器官衰竭中的作用是吸引和激活白细胞，但并不会增高血管通透性。补体是一组血浆蛋白，在免疫反应中起到重要的作用。在多系统器官衰竭中，炎症反应会激活补体系统，导致补体蛋白的激活和释放。激活的补体蛋白可以吸引和激活白细胞，促进炎症反应的进行。

四、名词解释

1. 阴离子间隙（AG）：是指血浆中未测定的阴离子（UA）与未测定的阳离子（UC）的差值，即 $AG = UA - UC$。

2. 低渗性脱水：低渗性脱水为伴有细胞外液减少的低钠血症，其特征是失钠多于失水，血清钠浓度 $<130mmol/L$，血浆渗透压 $<280mmol/L$。

3. 反常性酸性尿：碱中毒时尿液一般呈碱性，但在缺钾等引起的缺钾性碱中毒，因低血钾而 $Na^+ - H^+$ 交换加强，导致肾泌氢增多，故尿呈酸性，此为反常性酸性尿。

4. 水中毒：其特征为患者水潴留使体液量明显增多，血钠下降，血清钠浓度 $<130mmol/L$，血浆渗透压 $<280mmol/L$；但体内钠总量正常或增多，故又称之为高容量性低钠血症。

5. 实际碳酸氢盐：是指在隔绝空气的条件下，在实际 $PaCO_2$、体温和血氧饱和度条件下测得的血浆 HCO_3^- 浓度，因而受呼吸和代谢两方面的影响。

6. "CO_2" 麻醉：慢性呼吸衰竭 CO_2 潴留和缺氧都可引起中枢神经的损伤，特别是当 $PaCO_2$ 超过 $80mmHg$ 时，可引起精神错乱、震颤、谵妄或嗜睡，甚至昏迷，即所谓 CO_2 麻醉，临床又称为肺性脑病。

7. 反常性碱性尿：酸中毒时尿液一般呈酸性，但在肾小管酸中毒时，因肾小管排泌 H^+，或重吸收 HCO_3^- 发生障碍，尿呈碱性，此为反常性碱性尿。

8. 热惊厥：小儿高热时，因大脑皮质由兴奋转为抑制，而皮质下中枢兴奋性增强，易出现全身肌肉抽搐，称为热惊厥。

9. 心肌抑制因子（MDF）：心肌抑制因子是由缺血的胰腺等器官所释放的溶酶体内蛋白酶作用于血浆组织蛋白而形成的一种肽类，具有抑制心肌、收缩小动脉和封闭单核—吞噬细胞系统等作用，参与休克时心功能障碍的发生。

10. 医源性应激：医务人员的举止和言谈造成患者明显的抑郁、焦虑或愤怒者称为医源性应激。

11. 弥散性血管内凝血（DIC）：DIC 是指在某些致病因子的作用下，大量促凝物质入血，凝血因子和血小板被激活，使凝血酶增多，微循环中形成广泛的微血栓，继而因凝血因子和血小板大量消耗，引起继发性纤维蛋白溶解功能增强，机体出现以止、凝血功能障碍为特征的病理生理过程。

12. 凋亡小体：细胞凋亡后，胞膜皱缩内陷，分割包裹胞浆，内含 DNA 物质及细胞器，形成泡状小体称为凋亡小体。

13. 缺血－再灌注损伤：在一定条件下，缺血后再灌注，不仅不能使组织器官功能恢复，反而使组织器官损伤加重，称为缺血—再灌注损伤。

14. 心力衰竭：在各种致病因素作用下，心脏的收缩和（或）舒张功能发生障碍，使心排血量绝对或相对不足，以致不能满足机体代谢需要的病理过程或综合征称心力衰竭。

15. 端坐呼吸：心力衰竭患者平卧可加重呼吸困难而被迫采取端坐或半卧位以减轻呼吸困难的状态称端坐呼吸。

16. 后负荷过重：心脏收缩时承受的负荷过大称后负荷过重。

17. 呼吸衰竭：是指各种原因引起的肺通气和（或）换气功能严重障碍，使静息状态下亦不能维持足够的气体交换，导致低氧血症伴（或不伴）高碳酸血症，进而引起一系列病理生理改变和相应临床表现的综合征。

18. 急性肾衰竭：由于各种原因导致在短时间内双肾泌尿功能急剧降低，以致机体内环境发生严重紊乱，其主要代谢变化为氮质血症、水中毒、高钾血症和代谢性酸中毒。

19. 功能性肾衰竭：是指由于肾灌流量急剧降低所致的急性肾衰竭，肾无器质性改变，一旦肾灌流量恢复，肾功能也能恢复正常，称为功能性肾衰竭；又称肾前性氮质血症。

20. 内源性内毒素综合征：胃肠道是细菌和内毒素储存库，当肠缺血而黏膜屏障作用减弱及肝对内毒素滤过灭活功能下降时，内毒素可进入血和淋巴循环，导致全身多器官功能损害。

21. 肺性脑病：由于呼吸衰竭而引起的以中枢神经系统功能障碍为主要表现的综合征称肺性脑病。

五、简答题

1. 机体内无机电解质的主要功能：（1）维持体液的渗透压平衡及酸碱平衡。（2）维持神经、肌肉、心肌细胞的静息电位，并参与其动作电位的形成。（3）参与新陈代谢及生理功能活动。

2. 体液疗法时补液量应当包括补充累计损失量、供给治疗过程中损失量以及供给每天生理需要量3部分。

3. 高血钾可引起代谢性酸中毒、高血氯均可引起代谢性碱中毒。血钾改变会影响细胞内外和肾小管内外 $K^+ - H^+$ 交换，血氯改变会影响肾小管内 $Cl^- - HCO_3^-$ 交换。

4. 引起代谢性酸中毒的原因：固定酸生成过多；

肾排酸减少；碱性物质丧失过多；血钾升高；含氯制剂过量应用。

5. 细胞外液低钠或高钾、血管紧张素 Ⅱ 或血管紧张素 Ⅲ 均可直接刺激肾上腺皮质释放醛固酮。血管紧张素增多是因为循环血量减少导致肾内近球细胞分泌肾素所致，肾素作用于血管紧张素原而产生血管紧张素。

6. 失血性休克时既有大失血又有休克，大失血导致血液性缺氧，血氧变化有血氧含量降低，动 - 静脉血氧含量差减少；休克导致循环性缺氧，动 - 静脉氧含量差增大。血氧指标总的变化是血氧含量和血氧容量均降低。

7. ①中枢神经系统改变，表现为知觉迟钝、昏睡或昏迷，呼吸性酸中毒还可引起呼吸抑制和神经系统抑制；②心血管系统改变，表现为心肌收缩力降低、血管扩张和心律失常等；③可能导致高钾血症的发生；④呼吸系统改变，呼吸加深加快。

8. 应激时，细胞的糖皮质激素受体数目减少，对配体的亲和力降低，所以在一些持续强烈应激反应，尤其在出现肾上腺皮质功能不全时，常常需要及时补充大量糖皮质激素。

9. 应激性溃疡的发生机制：①胃肠黏膜缺血，不能产生足量的碳酸氢盐及黏液，减弱了保护能力；②胃腔内 H^+ 向黏膜内弥散，胃黏膜血流减少，反向弥散的 H^+ 可导致黏膜内 pH 明显下降，使细胞发生损害，胆汁的逆流使黏膜通透性升高，也使 H^+ 反向逆流入黏膜增多；从而造成应激性溃疡。

10. 发热过程分 3 个时相：第一时相是体温上升期，体内产热大于散热，患者畏寒、皮肤苍白、出现寒战及 "鸡皮"；第二时相是高温持续期（高峰期），产热与散热在高水平上保持平衡，患者自觉酷热，皮肤发红及干燥；第三时相是体温下降期（退热期），产热小于散热，患者出汗而皮肤潮湿，体温开始下降。

11. 休克期微循环淤滞的机制：①长期缺血、缺氧导致酸中毒，酸中毒导致血管平滑肌对儿茶酚胺反应性降低。②长期缺血、缺氧导致局部扩血管代谢产物组胺、腺苷以及激肽等增多。③血流动力学改变，由于血液浓缩导致血黏度增大，因血细胞聚集而流速减慢。④内源性毒素入血，刺激细胞产生扩血管物质等。

12. DIC 按发生快慢分为急性型、亚急性型以及慢性型。急性型由严重感染、严重创伤等引起；亚急性型由宫内死胎、恶性肿瘤转移等引起；慢性型由恶性肿瘤、胶原病以及慢性溶血性疾病等引起。

13. DIC 患者的主要临床表现：①凝血功能障碍，表现为广泛性出血。②低血压和休克。③多器官功能障碍。④微血管病性溶血性贫血。

14. 机体有两大抗自由基防护系统：①低分子清除剂，包括维生素 A、维生素 E、维生素 C 以及谷胱甘肽等。②酶性清除剂，包括过氧化氢酶、谷胱甘肽过氧化物酶以及超氧化物歧化酶等。

15. 缺血心肌在再灌注过程中的心律失常有室性心动过速及心室颤动等，产生机制可能与心肌电生理特性改变而造成传导性与不应期的不均一性有关。

16. 白细胞通过如下作用导致缺血 - 再灌注损伤：①嵌顿、堵塞毛细血管而形成无复流现象。②增加血管壁通透性。③产生氧自由基和释放溶酶体酶等。④产生各种细胞因子。

17. 根据功能不同，凋亡相关基因可分为 3 类：①抑制凋亡基因：如 EIB、IAP、Bcl - 2。②促进凋亡基因：如 Fas、Bax、ICE、P53 等。③双向调控基因：如 C - myc、Bclx 等。

18. （1）心力衰竭发生的基本原因：①原发性心肌收缩、舒张功能障碍，多因心肌病变、心肌缺血缺氧所引起；②心脏负荷过重，见于长期压力负荷或容量负荷过重。（2）心力衰竭发生诱因常见的有：感染；心律失常；妊娠和分娩等。

19. 慢性心衰时，由于心排血量减少，激活交感神经 - 肾上腺髓质系统和肾素 - 血管紧张素 - 醛固酮系统，由于肾血管收缩和醛固酮分泌增多而有钠水潴留，血容量增多。此外，体内血管升压素分泌增多，心房利钠因子和 PGE2 合成及分泌减少也促进钠水潴留而有血容量增多。

20. 发生凋亡的细胞，其表面的微绒毛逐渐减少，并逐步失去与周围细胞的接触。胞浆开始脱水，胞膜发生空泡化，导致细胞体积缩小，出现固缩现象。内质网开始扩张，并与胞膜融合，形成膜表面的芽状突起。在凋亡晚期，细胞质高度浓缩并融合成团，染色质呈新月形或马蹄形分布。胞膜皱缩内陷，分割并包裹胞浆，形成泡状小体，即凋亡小体。

21. 肺通气障碍有限制性通气不足与阻塞性通气不足两种类型。前者的原因有呼吸肌活动障碍、胸廓和肺的顺应性降低、胸廓积液和气胸；后者的原因有气道狭窄或阻塞，多由于气道痉挛、炎症、异物或肿瘤所造成。

22. 二者在氧疗方法上的区别主要在于给氧浓度。Ⅰ 型呼吸衰竭因只有缺氧而无 CO_2 潴留，因此可吸入较高浓度（40%~50%）的氧，Ⅱ型呼吸衰竭因既有缺氧又有 CO_2 潴留，此时患者呼吸刺激来自缺氧，CO_2 由于浓度过高已不起刺激作用，若氧疗时给予氧浓度过高，可因去除原来存在的缺氧刺激而产生呼吸停止，故一般宜吸入较低浓度（<30%）的氧，如用鼻管给氧，氧流速为 1~2L/min，即可使给氧浓度达到 25%~29%，叫作持续低流量给氧。

23. 由于肝脏是多种促凝血物质和抗凝物质的生成和清除的场所，当肝功能严重受损时，多种凝血因子（包括凝血因子Ⅰ、Ⅴ、Ⅷ、Ⅹ等）生成减少，因而容易造成出血。

24. ①肝脏对雌激素的代谢作用减弱，可能导致男性乳腺发育，造成女性患者月经失调，并出现由小动脉扩张引起的蜘蛛痣和肝掌；②肝脏对糖皮质激素的代谢作用减弱，使患者更容易发生感染并出现色素沉着；③肝脏对醛固酮和血管升压素的代谢作用减弱，导致肾小管对钠水的重吸收加强，从而导致水肿和腹水的出现；④肝脏对胰岛素的代谢作用减弱，可能导致高胰岛素血症，进而引发低血糖和支链氨基酸减少。

25. 产生肺内气体弥散障碍的原因如下。（1）肺泡膜面积减少：见于肺不张及肺实变。（2）肺泡膜厚度增加：见于间质性肺水肿、肺泡透明膜形成以及肺纤维化等。出现肺内气体弥散障碍时，由于 CO_2 的弥散能力比 O_2 大 20 倍，如果不伴发通气障碍，则只有缺氧（即 PaO_2 降低），而无 CO_2 潴留（即无 $PaCO_2$ 升高）。

26. 慢性肾衰竭时贫血的发生机制：①肾实质破坏，促红细胞生成素减少，导致骨髓干细胞形成红细胞受抑制。②体内潴留的毒物抑制骨髓造血功能。③体内毒物作用于红细胞使红细胞的脆性增加，导致红细胞破坏增多。④尿素及胍基琥珀酸等毒物，使血小板功能异常，导致出血及贫血。⑤体内潴留的毒物抑制肠道对铁的吸收，导致造血原料缺乏而加重贫血。

27.（1）多系统器官衰竭的原因：①大手术和严重创伤；②败血症和严重感染；③休克。（2）诱因：①输液过多、过快；②给氧浓度过高；③单核吞噬细胞系统功能低下等。

28. 急性肾功能不全分为肾前性、肾性、肾后性三类。①导致肾前性急性肾功能不全的原因：低血容量、心功能障碍以及各种休克等；②导致肾性急性肾功能不全的原因有：长期肾缺血、肾毒素作用、肾脏炎症和肾小管阻塞；③导致肾后性急性肾功能不全的原因有尿路结石、肿瘤、前列腺肥大以及尿路阻塞等。

29. 在 MODS 中，内毒素的作用：①直接损伤组织细胞；②促发 DIC；③刺激吞噬细胞释放细胞因子；④激活补体；⑤导致发热；⑥导致低血压等。

30. 急性肾衰竭并发高钾血症的发生机制：①尿量减少及肾小管损伤导致钾随尿排出减少。②组织破坏，释放出大量钾至细胞外液。③酸中毒导致细胞内的钾逸出到细胞外液。④摄入含钾食物或药物过多以及输入库存血液等。

31. MODS 的发病机制非常复杂，目前认为，SIRS 为其最重要的发病机制。（SIRS 指的是严重的感染或非感染因素作用于机体，刺激炎症细胞的活化，导致各种炎性介质的大量产生而引起一种难以控制的全身性瀑布式炎症反应。）MODS 的发病机制与以下有关。①炎症细胞活化：包括中性粒细胞、单核吞噬细胞等发生变形、黏附、迁移、趋化、脱颗粒及释放等反应。②炎症介质表达增多：包括细胞因子、黏附分子、脂类炎症介质、血浆源性炎症介质、氧自由基与一氧化氮以及抗炎介质。

第四节　药理学

一、选择题

A 型题

1. E 药物产生不良反应的剂量通常是治疗剂量。不良反应是指药物在治疗剂量下引起的不良的生理或病理效应。在治疗剂量下，药物可以产生预期的治疗效果，同时可能会引发一些不良反应。中毒量是指药物或毒物对机体产生明显的有害作用的剂量，TD_{50} 是指药物对 50% 个体产生毒性反应的剂量，无效剂量是指药物在该剂量下无明显治疗效果，而极量是指药物的最大耐受剂量。

2. D 抗组胺药的主要作用是与组胺竞争某些受体。组胺是一种重要的生物活性物质，它通过与组胺受体结合而产生生理和病理效应。抗组胺药物通过与组胺受体结合，阻断组胺与受体的结合，从而减轻或阻止组胺引起的生理反应，如过敏反应和炎症反应。减少组胺的释放、破坏组胺和抑制肥大细胞生成并不是抗组胺药的主要作用。拮抗组胺是指抑制组胺受体的活性，但与组胺竞争某些受体更准确地描述了抗组胺药物的作用方式。

3. C 药液漏出血管外引起局部缺血坏死的药物是去甲肾上腺素。去甲肾上腺素是一种血管收缩剂，具有收缩血管的作用。当如果是去甲肾上腺素漏出血管外时，它会收缩周围血管，导致局部血液供应不足，引起局部缺血和坏死。

4. D　抗癌药物最常见的严重不良反应是抑制骨髓。抗癌药物具有强烈的细胞毒性作用，它们主要通过抑制癌细胞的增殖来治疗癌症。然而，抗癌药物不仅对癌细胞有毒性，也对正常细胞造成损伤，尤其是对骨髓造血功能的抑制最为显著。这种抑制会导致造血功能下降，进而引发贫血、血小板减少和白细胞减少等血液系统的不良反应。肝脏损害、神经毒性、胃肠道反应和脱发都是抗癌药物可能出现的不良反应，但抑制骨髓是最常见和最严重的不良反应之一。

5. E　一些抗过敏药物具有镇静催眠的副作用，会导致患者感到疲倦、昏昏欲睡，降低警觉性和注意力，从而影响驾驶安全。因此，在服用这类药物期间，最好避免驾车或从事需要高度注意力和反应能力的活动。头晕、眼花、全身麻木、幻觉、精神错乱、眩晕、定向力障碍和视物模糊都可能是抗过敏药物的副作用，但引起嗜睡是最常见的副作用之一。

6. A　对革兰阴性菌无效，对革兰阳性菌和厌氧菌有较好疗效的药物是克林霉素。克林霉素属于大环内酯类抗生素，具有广谱抗菌活性，对革兰阳性菌和厌氧菌具有较好的疗效。然而，克林霉素对革兰阴性菌的覆盖范围相对较窄，很多革兰阴性菌对克林霉素具有耐药性。

7. E　阿托品不具有的作用是减慢心率。阿托品是一种抗胆碱药物，主要具有以下作用：扩瞳、抑制腺体分泌、解除胃肠平滑肌痉挛和引起便秘。阿托品可以通过阻断胆碱能受体来产生上述作用，但它不会减慢心率。相反，阿托品可能会导致心率加快，因为它会通过抑制迷走神经的作用而增加心率。

8. E　激动药是指药物与受体有亲和力，并且能够激活受体产生生物效应。

9. D　根据《中华人民共和国药品管理法》规定，第二类精神药品每张处方不得超过 7 天的常用量。这是为了控制和监管精神药品的使用，避免滥用和不当使用。

10. C　既是常用的局部麻醉药，又有抗心律失常作用的药物是利多卡因。利多卡因是一种局部麻醉药，常用于临床上的表面麻醉和局部麻醉。同时，利多卡因也具有抗心律失常的作用，可以用于治疗心律失常，特别是室性心律失常。苯妥英钠是一种抗癫痫药物，不是局部麻醉药；普鲁卡因胺是一种局部麻醉药，但没有抗心律失常的作用；胺碘酮是一种抗心律失常药物，但不是局部麻醉药；罗哌卡因是一种局部麻醉药，但没有抗心律失常的作用。

11. B　根据药物配伍禁忌，葡萄糖溶液中不能加入维生素 B_{12}。维生素 B_{12} 在碱性条件下不稳定，与葡萄糖溶液中的酸性成分相互作用会导致维生素 B_{12} 的降解，降低其疗效。维生素 C、维生素 B_6、氯化钾和维生素 B_1 都可以安全地加入葡萄糖溶液中。然而，在实际使用中，还需要根据具体情况和药物配伍禁忌的指引进行判断和决定。

12. A　新斯的明是一种胆碱酯酶抑制剂，主要用于治疗肌肉无力。其药理作用特点是兴奋骨骼肌作用最强。胆碱酯酶抑制剂能够抑制胆碱酯酶的活性，从而增加乙酰胆碱在突触间隙中的浓度，进一步激活乙酰胆碱受体，促进神经肌肉传导，增强骨骼肌收缩。

13. C　根据描述，患者在停药后出现心慌、心律失常加重的现象，属于停药反应。停药反应是指在停止使用某种药物后，出现一系列与药物使用有关症状的现象。普萘洛尔是一种 β 受体拮抗剂，用于治疗心律失常，患者停药后可能出现心律失常加重、心慌等症状。副作用是指药物使用时出现的不良反应；毒性作用是指药物对机体产生的有害影响；继发反应是指药物引起的一系列衍生症状或并发症；后遗效应是指药物使用后的长期影响。

14. E　在抢救因溺水、麻醉意外引起的心脏停搏时，最适宜的选择是肾上腺素。肾上腺素是一种强力的血管收缩剂和心脏兴奋剂，能够迅速提高心脏的收缩力和加快心率，增加心脏输出量，同时收缩外周血管，增加回心血量。因此，肾上腺素是一种常用的抢救心脏停搏的药物。

15. D　苯二氮䓬类药物取代巴比妥类药物用于治疗失眠的主要原因是停药不易出现反跳性多梦。巴比妥类药物是一类镇静催眠药物，但长期使用后容易出现依赖和反跳性多梦的现象。反跳性多梦指的是在停药后，睡眠质量恶化，出现更多的梦境和睡眠障碍。相比之下，苯二氮䓬类药物虽然也属于镇静催眠药物，但其停药后不易出现反跳性多梦的现象，因此更适合长期使用来治疗失眠。

16. E　高血压合并糖尿病患者宜首选血管紧张素转化酶抑制药。血管紧张素转化酶抑制药是一类常用于治疗高血压和糖尿病的药物。它们通过抑制血管紧张素转化酶的活性，降低血管紧张素 Ⅱ 的生成，从而减轻血管收缩和水钠潴留，降低血压。对于高血压合并糖尿病的患者，血管紧张素转化酶抑制药具有以下优点。①降低血压：血管紧张素 Ⅱ 是一种强力的血管收缩剂，抑制其生成可以降低血压。②保护肾脏：血管紧张素Ⅱ对肾脏有损害作用，抑制其生成可以减轻肾脏的损伤，对于糖尿病患者的肾脏保护尤为重要。③减少心脏事件：血管紧张素Ⅱ对心脏有损害作用，抑制其生成可以减少心脏事件的发生。

17. E　地高辛采用每日维持量给药法的原因是其半衰期适中，可以在短期内达到稳态血药浓度。地高辛是一种强心苷类药物，用于治疗心力衰竭。它的半衰期约为 36～48 小时，适中的半衰期意味着它可以在短期内达到稳态血药浓度。稳态血药浓度是指药物在给药后连续给药一段时间后，血药浓度达到一定水平，药物的摄取和排泄达到平衡状态。每日维持量给药法是指将药物分成多个剂量，每天定时给药，以维持药物在体内的稳态血药浓度。对于地高辛这样半衰期适中的药物，每日维持量给药法可以确保药物的血药浓度在治疗范围内，提供持续的抗心力衰竭作用。

18. E　通过竞争醛固酮受体而发挥利尿作用的药物是螺内酯。螺内酯是一种醛固酮受体拮抗剂，常用于治疗高血压和心力衰竭。它通过竞争性地与醛固酮受体结合，阻止醛固酮在肾脏中与其受体的结合，并抑制醛固酮对肾小管的作用。这样可以减少钠的重吸收，增加钠的排泄，从而增加尿量，发挥利尿作用。因此，氨苯蝶啶是一种作用于肾小管的钠重吸收抑制剂；乙酰唑胺是一种利尿药，但不是通过竞争醛固酮受体发挥作用；氢氯噻嗪是一种噻嗪类利尿药，通过抑制肾小管对钠和氯的再吸收发挥作用；呋塞米是一种袢利尿药，通过抑制肾小管对钠、氯和水的重吸收发挥作用。

19. E　他克林是一种乙酰胆碱酯酶抑制剂，用于治疗阿尔茨海默病。他克林治疗阿尔茨海默病的机制是通过抑制乙酰胆碱酯酶（AChE），增加脑内乙酰胆碱（ACh）的含量。阿尔茨海默病患者脑内乙酰胆碱含量减少，他克林通过抑制乙酰胆碱酯酶的活性，减少乙酰胆碱的降解，从而增加脑内乙酰胆碱的含量，缓解阿尔茨海默病的症状。

20. B　感染中毒性休克是由于严重感染引起的一种严重病情，其特点是全身炎症反应综合征（SIRS）和多器官功能衰竭。糖皮质激素具有抗炎和免疫调节作用，能够抑制炎症反应，减轻组织损伤，因此在感染中毒性休克的治疗中起到重要作用。其他类型的休克，如过敏性休克、低血容量性休克、心源性休克和神经源性休克，并不是首选糖皮质激素治疗的类型。过敏性休克主要通过抗组胺药物和血管加压素来治疗；低血容量性休克主要通过补液来治疗；心源性休克主要通过改善心脏功能来治疗；神经源性休克主要通过调节神经系统来治疗。

21. A　硫脲类抗甲状腺药是一类常用于治疗甲状腺功能亢进症（甲亢）的药物，如丙硫氧嘧啶（PTU）和甲巯咪唑（MMI）。通过抑制甲状腺的激素合成过程发挥治疗甲亢的作用。具体来说，硫脲类抗甲状腺药抑制甲状腺过氧化物酶（TPO）的活性，阻断甲状腺激素的合成过程。TPO 是甲状腺激素合成的关键酶，它催化甲状腺球蛋白（TG）上的碘化反应，从而形成甲状腺激素 T_3 和 T_4。硫脲类抗甲状腺药能够与 TPO 结合，抑制其催化作用，减少甲状腺激素的合成。硫脲类抗甲状腺药并不会直接破坏甲状腺组织及抑制甲状腺摄取碘或抑制甲状腺激素的释放；也不会降解已合成的甲状腺激素。

22. C　奥美拉唑治疗消化性溃疡的作用机制是通过抑制 H^+-K^+-ATP 酶而减少胃酸分泌。奥美拉唑属于质子泵抑制剂，常用于治疗消化性溃疡和胃-食管反流病。它通过抑制胃壁的 H^+-K^+-ATP 酶活性，阻断胃酸的分泌。H^+-K^+-ATP 酶是胃黏膜细胞中负责胃酸分泌的关键酶，它参与质子的转运和胃酸的形成。

23. D　磺酰脲类降血糖药物是一类常用于治疗 2 型糖尿病的药物，如格列本脲、格列吡嗪等。它们通过作用于胰岛 B 细胞的 ATP 敏感性钾通道，刺激胰岛 B 细胞释放胰岛素，从而降低血糖水平。具体来说，磺酰脲类药物能够闭合胰岛 B 细胞上的 ATP 敏感性钾通道，导致细胞内钾离子浓度的增加，细胞膜去极化，细胞内钙离子浓度的增加。这些变化最终导致胰岛 B 细胞释放胰岛素。胰岛素的释放促进了组织对葡萄糖的摄取和利用，从而降低血糖水平。磺酰脲类药物并不是通过促进葡萄糖降解、拮抗胰高血糖素作用、妨碍葡萄糖在肠道吸收或增强肌肉组织中糖的无氧酵解来发挥作用的。

24. B　氨基糖苷类药物是一类常用于治疗革兰阴性细菌感染的抗生素，如庆大霉素和阿米卡星。它们通过抑制细菌蛋白质合成来发挥抗菌作用。具体来说，氨基糖苷类药物能够结合到细菌的 30S 亚单位的核糖体上，阻碍核糖体的正常功能，抑制蛋白质的合成。这主要是通过阻止氨基酸的附着和蛋白质链的延伸来实现的。细菌蛋白质合成受抑制最终导致细菌生物体的功能受阻，从而导致细菌的生长受抑制或死亡。氨基糖苷类药物并不是通过增加胞质膜通透性、抑制细菌细胞壁合成、抑制二氢叶酸合成酶或抑

DNA 回旋酶来发挥抗菌作用的。

25. D 普萘洛尔是一种非选择性 β 受体拮抗剂，常用于治疗高血压、室上性心动过速等心血管疾病。然而，它禁用于变异型心绞痛的治疗。变异型心绞痛是一种特殊类型的心绞痛，通常是由血管收缩引起，而不是由冠状动脉狭窄引起。普萘洛尔属于非选择性 β 受体拮抗剂，可以抑制 β 受体的作用，包括冠状动脉的扩张作用，可能使血管收缩加重，导致心绞痛的发作。

26. A 青霉素 G 是一种 β - 内酰胺类抗生素，常用于治疗革兰阳性细菌感染。它通过抑制细菌细胞壁的合成来发挥抗菌作用。具体来说，青霉素 G 作用于细菌细胞壁合成的最后一个步骤，即黏肽合成。细菌细胞壁的主要组成物质是由 N - 乙酰葡萄糖胺和 N - 乙酰穆拉明酸组成的黏肽。青霉素 G 能够与细菌细胞壁的黏肽合成酶结合，阻止黏肽的交联，导致细菌细胞壁的合成受阻，最终导致细菌死亡。青霉素 G 并不是通过抑制二氢叶酸还原酶、抑制菌体蛋白质合成、抑制 RNA 多聚酶或增加胞质膜通透性来发挥抗菌作用的。

27. D 异烟肼是一种常用的抗结核药物，用于治疗结核病。异烟肼对结核分枝杆菌有较高的选择性，对其他细菌的影响较小。异烟肼能够抑制结核分枝杆菌的生长和繁殖，对结核分枝杆菌有明显的抗菌作用。异烟肼具有良好的组织渗透性，能够穿透纤维化病灶，达到感染部位。异烟肼单药治疗时，结核分枝杆菌会逐渐产生耐药性，因此通常需要与其他抗结核药物联合使用，以减少耐药性的发生。异烟肼在治疗剂量下，一般不会引起严重的不良反应。常见的副作用包括肝脏损害、神经系统损害等，但发生率较低。

28. B 过敏性休克是一种严重的过敏反应，可能由于青霉素等药物引起。在处理青霉素引起的过敏性休克时，肾上腺素是首选的药物。在过敏性休克中，肾上腺素可以通过刺激 α 受体收缩血管，增加血压，从而缓解休克症状。此外，肾上腺素还可以通过刺激 β 受体增加心肌收缩力和心率，增加心输出量。

29. C 奎尼丁是一种抗心律失常药物，属于 I a 类抗心律失常药物。它通过适度阻滞细胞膜上的 Na^+ 通道来发挥作用。Na^+ 通道是细胞膜上的一种离子通道，它参与了细胞膜的电位变化和动作电位的产生。通过阻滞 Na^+ 通道，奎尼丁可以减慢心肌细胞的传导速度和自律性，延长动作电位的持续时间。可以抑制心脏异位节律的发生和传导，治疗心律失常。

B 型题

1. E 先天遗传异常引起对药物的反应称为特异质反应。这是由于个体对药物的代谢、吸收、分布或靶点敏感性等方面存在基因变异，导致对药物的反应与一般人群有所不同。

2. C 停药后，血浆药物浓度降低至阈浓度以下时，仍可能残存的药理效应称为后遗效应。

3. B 用药剂量过大或药物在体内蓄积过多时，可能会导致危害性反应，称为毒性反应。

4. D 属于抗炎性平喘药的是倍氯米松。倍氯米松是一种糖皮质激素类药物，具有抗炎和免疫抑制作用，常用于哮喘的长期控制治疗。

5. A 选择性激动 $β_2$ 受体而平喘的药物是克仑特罗。克仑特罗是一种短效 $β_2$ 受体激动剂，用于缓解哮喘发作和预防运动诱发的哮喘。

6. A 既能扩张支气管，又能减轻支气管黏膜水肿的药物是肾上腺素。肾上腺素是一种 $β_1$ 和 $β_2$ 受体激动剂，具有强力的支气管扩张作用，同时也能减轻支气管黏膜水肿。然而，肾上腺素的使用应受限制，因为它可能引起心血管副作用。

7. E 既能治疗支气管哮喘，又能治疗心源性哮喘的药物是氨茶碱。氨茶碱是一种非选择性磷酸二酯酶抑制剂，具有支气管平滑肌松弛和抗炎作用，可用于治疗哮喘和心源性哮喘。

8. A 糖皮质激素治疗结核性脑膜炎主要是利用其强大的抗炎作用。结核性脑膜炎是由结核分枝杆菌引起的脑膜炎症，糖皮质激素能减轻炎症反应，并帮助控制疾病进展。

9. B 糖皮质激素治疗类风湿关节炎主要利用其免疫抑制作用。类风湿关节炎是一种自身免疫性疾病，糖皮质激素通过抑制免疫系统的活性，减轻炎症反应和关节炎症状。

C 型题

1. D 应用伯氨喹治疗疟疾时，患者出现溶血性贫血和高铁血红蛋白血症，这是由于患者对伯氨喹的特异质反应引起的。先天遗传异常引起对药物的反应称为特异质反应。

2. A 给 3 岁幼儿每天肌注链霉素 1.0g，数天后患儿听力明显减退，这是由于链霉素的毒性反应导致的，剂量过大或药物在体内蓄积过多引起的不良反应。

3. B 庆大霉素引起的严重不良反应是肾损害。庆大霉素是一种强效的抗生素，但在使用过程中可能导致肾脏损害，特别是肾小球损伤和肾小管损伤。这种肾损害可能导致肾功能衰竭和其他严重并发症。

4. A　氯霉素引起的严重不良反应是灰婴综合征。灰婴综合征是由于新生儿或婴儿对氯霉素代谢能力不足，导致药物在体内蓄积，进而引起严重的中枢神经系统抑制和代谢紊乱。

X 型题

1. ABCDE　蛋白结合率高的药物在血浆中与蛋白质结合形成复合物，降低药物的游离浓度。对于肝功能不全的患者，由于肝脏的代谢和排泄功能受损，药物的代谢和消除能力可能降低，导致药物的游离浓度升高，增加药物的毒性和不良反应的风险。因此，对于肝功能不全的患者，慎用蛋白结合率高的药物是很重要的。具体来说，下列 5 种药物蛋白结合率均较高。呋塞米是一种利尿剂；保泰松是一种糖皮质激素；利多卡因是一种抗心律失常药物；维拉帕米是一种钙通道阻滞剂；苯妥英钠是一种抗癫痫药物，以上 5 种药物肝功能不全的患者需要慎用。

2. ABCDE　原则上孕期孕妇最好不用药，但若有用药的必要，则应注意的原则：①用药必须有明确的指征和适应证。②可用可不用的药物应尽量不用或少用。③用药必须注意孕周，严格掌握剂量、持续时间。坚持合理用药，病情控制后及时停药。④当两种以上的药物有相同或相似的疗效时，就考虑选用对胎儿危害较小的药物。⑤已肯定的致畸药物就禁止使用。⑥能单独用药就避免联合用药，能用结论比较肯定的药物就不用比较新的药。⑦禁止在孕期用试验性用药，包括妊娠试验用药。

3. ABCDE　未经国家药品监督管理部门批准进口的药物属于假药，违法进口和销售这类药物也应按假药论处。未经国家药品监督管理部门批准生产的药物属于假药，违法生产和销售这类药物应按假药论处。药物在储存或使用过程中发生变质，导致药物的质量严重下降，这些变质药物也属于假药。药物在生产或储存过程中受到污染，导致药物质量下降，甚至可能对患者的健康造成危害，这些被污染的药物也属于假药。未取得国家药品监督管理部门颁发的批准文号的药物也属于假药，违法生产和销售这类药物也应按假药论处。

4. ABCDE　阿司匹林是一种非甾体抗炎药，长期服用可能增加胎儿出血的风险。华法林是一种抗凝血药物，长期使用或过量使用可能导致胎儿出血的风险增加。叶酸是一种重要的营养素，对胎儿的神经系统和面部发育至关重要。叶酸拮抗药物（如甲氨蝶呤）的使用可能导致胎儿颜面部畸形和腭裂等畸形。

氯霉素是一种广谱抗生素，分娩前使用可能引起新生儿循环障碍和灰婴综合征，导致新生儿出现呼吸困难、心血管抑制和灰婴综合征的症状。磺胺类药物可能引起红细胞缺乏葡萄糖－6－磷酸脱氢酶的新生儿溶血症。

5. ABCDE　疫苗类药品是一类特殊的药品，对其质量和安全性的要求非常严格，国务院药品监督管理部门要求对疫苗类药品进行检验，以确保其质量和安全性。对于首次在中国销售的药品，国务院药品监督管理部门要求进行检验，以确保其质量和安全性符合相关标准和要求。血液制品是一类来源于人体血液的药品，包括血浆制品、血小板制品等，国务院药品监督管理部门要求对血液制品进行检验，以确保其质量和安全性。用于血源筛查的体外诊断试剂是用于检测血液中病原体或其他相关指标的试剂，为保障血液安全，国务院药品监督管理部门要求对这些试剂进行检验。国务院药品监督管理部门还可能对其他生物制品进行检验，以确保其质量和安全性。

6. AC　低钾血症会增加心脏对强心苷的敏感性，使其毒性增加，容易导致强心苷中毒。高钙血症会增加心脏对强心苷的敏感性，使其毒性增加，容易导致强心苷中毒。

7. ABCDE　麻醉药品、精神药品、医疗用毒性药品、放射性药品、抗癌类药品都被归类为特殊药品，因为它们在使用和管理上具有一定的特殊性和风险性。麻醉药品用于手术过程中的麻醉目的，精神药品用于治疗精神疾病，医疗用毒性药品是指具有较高毒性的药物，放射性药品用于放射治疗或核医学检查，抗癌类药品用于治疗癌症。

8. ABD　保钾利尿药是指具有利尿作用的药物，同时能减少肾脏排钾的药物。螺内酯、阿米洛利和氨苯蝶啶都属于保钾利尿药。螺内酯是一种醛固酮拮抗剂，通过抑制醛固酮的作用减少钠和水的重吸收，同时减少钾的排泄。阿米洛利是一种醛固酮受体拮抗剂，也具有保钾利尿的效果。氨苯蝶啶是一种钾通道增敏剂，通过抑制钾的排泄来保持钾的平衡。

9. DE　根据患者的情况，患有 2 型糖尿病，但胰岛功能尚存，饮食控制无效，可考虑以下药物选用：①格列本脲是一种磺酰脲类口服降糖药物，适用于 2 型糖尿病患者，能促使胰岛素分泌增加，从而降低血糖。②格列喹酮是一种非磺酰脲类口服降糖药物，适用于 2 型糖尿病患者，能通过抑制肝糖原的分解和改善胰岛素抵抗性来降低血糖。

二、填空题

1. 血管紧张素 I 转化。卡托普利是一种血管紧张素转化酶抑制剂（ACEI），主要通过抑制血管紧张素 I 转化为血管紧张素 II 的酶（ACE），从而发挥降压作用。卡托普利作用如下。①抑制血管紧张素 II 生成：血管紧张素 II 是一种强烈的血管收缩剂，能够收缩血管，增加血压。卡托普利通过抑制 ACE 的活性，阻断了血管紧张素 I 向血管紧张素 II 的转化过程，从而减少了血管紧张素 II 的生成，使血管扩张，降低血压。②促进血管舒张因子生成：卡托普利抑制血管紧张素 II 的生成，同时也减少了一些被血管紧张素 II 抑制的血管舒张因子的降解，如一氧化氮（NO）。一氧化氮是一种强效的血管扩张剂，能够促进血管舒张，降低血压。

2. 度冷丁 镇静 镇痛。哌替啶（度冷丁）是一种镇痛药，作用于中枢神经系统的阿片受体产生镇痛和镇静作用。哌替啶是一种局部麻醉药，通过作用于中枢神经系统的阿片受体，抑制痛觉传导，从而产生镇痛效果。此外，哌替啶还具有镇静和抗焦虑的作用。然而，需要注意的是，哌替啶对于不同个体的镇痛和镇静效果可能会有差异，因此在使用时需根据患者的具体情况进行合理的剂量调整。

3. 3 15 7。根据中国卫生健康委员会发布的《门（急）诊药品管理办法》，对于门（急）诊癌症疼痛患者和中、重度慢性疼痛患者开具的特定药品，存在一定的处方用量限制。①麻醉药品、第一类精神药品注射剂：对于这类药品，每张处方不得超过 3 天的常用量。这是为了严格控制麻醉药品和精神药品的使用，避免滥用和不必要的药物风险。②控缓释制剂：对于控缓释制剂，每张处方不得超过 15 天的常用量。这类药物通常是长期治疗慢性疼痛的重要药物，但也需要控制使用量，避免滥用和不必要的用药。③其他剂型：对于其他剂型的药品，每张处方不得超过 7 天的常用量。这包括非注射剂的药物，如口服药物、外用药物等。同样是为了控制用药量，避免不必要的用药。

4. 7 3。根据相关规定，处方药的使用一般应在医生的指导下，并且处方的使用量有一定的限制。①一般处方不得超过 7 天用量：这是针对一般疾病和一般情况下的处方药使用的限制。医生在开具处方时，一般不会超过 7 天的用量，以避免患者滥用药物或出现不必要的药物副作用。②急诊处方不得超过 3 天用量：急诊情况下，医生为了迅速处理患者的症状，可能会开具急诊处方，但也受到用量的限制。急诊处方一般不会超过 3 天的用量，以便患者能够及时就医或复诊。③特殊情况下可适当延长处方用量，但应注明理由：对于某些慢性病、老年病或特殊情况，医生可能会根据患者的具体情况，适当延长处方用量。但医生在处方上应注明理由，以便监控用药情况和调整治疗方案。

5. 吸收 分布 消除 生物转化 排泄 肝微粒体酶。药物在体内起效取决于其吸收和分布。吸收是指药物从给药途径进入体内的过程，如口服、注射等。分布是指药物在体内的分布情况，包括药物在血液中的浓度分布以及药物在组织和器官中的分布。药物的作用终止取决于其在体内的消除。药物的消除是指药物从体内排除的过程，包括药物的生物转化和排泄。药物生物转化通常发生在肝脏中，其中多数药物在肝微粒体酶的作用下发生氧化反应。药物的排泄可通过肾脏、肝脏、肺、肠道等途径进行。

6. 舒张、增加。多巴胺是一种作用于多巴胺受体的神经递质，具有多种作用。其中，多巴胺通过作用于肾血管的多巴胺受体，可以产生舒张肾血管的效应，并增加肾血流量。在肾脏中，多巴胺主要通过激活多巴胺 D1 受体，引起肾血管扩张。这种扩张作用能够使肾血管舒张，增加肾脏血流量，进而增加肾小球滤过率和尿量。

7. 72～96。抗菌药物疗程因感染不同而异，一般宜用至体温正常、症状消退后 72～96h。

8. 各类水肿 高血压。氢氯噻嗪是一种利尿剂，常用于治疗各类水肿和高血压。它通过抑制肾小管对钠和水的重吸收，增加尿液排出，从而减少体内液体潴留，降低血容量和血压。氢氯噻嗪主要作用于肾脏，促使尿液中钠、氯和水的排出增加。这使得血浆容量减少，静脉回流减少，降低了心脏前负荷，从而减轻了心脏的负担。此外，氢氯噻嗪还可通过改善血管内皮功能，降低外周血管阻力，从而进一步降低血压。由于氢氯噻嗪的利尿作用，它常用于治疗各类水肿疾病，如心力衰竭、肝硬化引起的腹水等。此外，氢氯噻嗪也常用于治疗高血压，尤其是与其他抗高血压药物联合使用，以增强降压效果。

9. 发热者 正常的。氯丙嗪是一种抗组胺药物，也具有抗胆碱能和抗多巴胺能的作用。它被用于治疗发热以及控制恶心和呕吐等症状。在降温方面，氯丙嗪具有双重作用。它可以降低发热者的体温，通过抑制中枢神经系统的体温调节中枢，减少发热的程度。同时，氯丙嗪也可以降低正常体温，通过抑制体温调节中枢的活动，使体温下降。

10. 大 小。苯妥英钠属于抗癫痫药物，主要对癫痫大发作，对癫痫持续状态有良好的治疗效果。如果确诊为癫痫大发作，可以选择苯妥英钠。但对小发作无效。

11. M S。长春碱类抗肿瘤药物（如长春新碱、长春瑞滨等）主要作用于细胞周期的 M 期。这些药物能够干扰细胞分裂过程，阻断有丝分裂的进行，从而抑制肿瘤细胞的增殖。氟尿嘧啶是一种抗代谢类抗肿瘤药物，主要作用于细胞周期的 S 期。氟尿嘧啶是一种类似于嘧啶的化合物，它被转化为活性代谢物 5 - 氟尿嘧啶核糖核苷酸（FdUMP），FdUMP 能够与脱氧尿嘧啶酸（dUMP）结合，抑制胸腺嘧啶合成酶的活性，阻断 DNA 合成，从而干扰细胞的 S 期。

12. β_2。沙丁胺醇是一种选择性激动 β_2 受体的药物，属于短效 β_2 受体激动剂。它主要通过作用于支气管平滑肌上的 β_2 受体，引起支气管平滑肌的松弛，从而扩张支气管，缓解气道阻塞和痉挛，减少呼吸困难，起到平喘作用。β_2 受体主要分布在支气管平滑肌、支气管分泌腺和肺血管等组织中。通过激活 β_2 受体，沙丁胺醇能够促使支气管平滑肌松弛，舒张气道，增加气道通畅度，从而改善呼吸困难和喘息症状。

13. 心脏反应 胃肠道反应 中枢神经系统反应。强心苷类药物是一类常用于治疗心力衰竭和心律失常的药物，例如地高辛、洋地黄等。这些药物的主要不良反应通常涉及心脏、胃肠道和中枢神经系统。①心脏反应：强心苷类药物可以增加心脏收缩力，但在过量使用或药物累积时，可能导致心律失常，如室性心律失常、房性心律失常等。此外，这些药物还可能导致心脏传导阻滞。②胃肠道反应：强心苷类药物可刺激胃肠道，引起恶心、呕吐、腹痛、腹泻等消化道不良反应。这些反应通常是由于药物对胃肠道的直接刺激导致的。③中枢神经系统反应：某些强心苷类药物可以穿过血脑屏障，影响中枢神经系统。常见的不良反应包括头痛、疲劳、精神状态改变、视觉幻觉等。

14. H_2。法莫替丁是一种 H_2 受体拮抗剂，常用于治疗胃酸相关疾病，如胃溃疡、十二指肠溃疡和胃食管反流病等。它的作用机制是通过阻断胃壁细胞上的 H_2 受体，抑制胃酸的分泌。在胃壁细胞上，H_2 受体介导着组胺对胃酸分泌的调节。组胺通过结合 H_2 受体，激活细胞内的腺苷酸环化酶，导致环磷酸腺苷（cAMP）的增加，进而激活蛋白激酶 A，最终促进胃壁细胞的酸分泌。法莫替丁通过竞争性地结合 H_2 受体，阻断组胺与受体的结合，从而抑制细胞内腺苷酸环化酶的激活，减少 cAMP 的产生，进而降低胃酸的分泌。这样可以有效地减少胃酸的产生，缓解胃酸相关疾病的症状。

15. 肾脏。磺胺嘧啶是一种广谱抗生素，常用于治疗细菌感染。然而，磺胺嘧啶在一些情况下可能会导致结晶性尿路结石和肾脏损伤。碳酸氢钠可以被用作辅助药物，以帮助减少这种肾脏损伤的风险。磺胺嘧啶在体内代谢时会产生一种代谢产物叫作磺胺嘧啶代谢酸，它是引起肾脏结晶和损伤的重要因素。碳酸氢钠可以通过碱化尿液，使尿液的 pH 值升高，从而减少磺胺嘧啶代谢酸在尿液中的溶解度，减少结晶形成的风险，并降低对肾脏的损伤。

16. 缩 激动虹膜括约肌 M 受体 扩 激动虹膜开大肌的 α 受体。毛果芸香碱有缩瞳作用，机制是激动虹膜括约肌 M 受体。去甲肾上腺素有扩瞳作用，机制是激动虹膜开大肌的 α 受体。

17. 异烟肼。异烟肼是治疗结核病的一线药物之一，也是各型结核病的首选药物之一。它是一种抗结核分枝杆菌药物，通过抑制结核分枝杆菌细胞壁合成的酶（酮酸还原酶）来发挥作用。异烟肼具有广谱的抗结核活性，对活动性肺结核和潜伏感染均有效。它可以通过杀灭或阻断结核分枝杆菌的生长，从而治疗结核病并预防其传播。异烟肼通常与其他抗结核药物（如利福平、吡嗪酰胺、乙胺丁醇等）联合使用，形成结核分枝杆菌的联合治疗方案，以提高治疗效果、减少耐药性的发生。

18. 镇痛 心源性哮喘 止泻。吗啡的临床用途：①各种急性锐痛、癌症剧痛、对心肌梗死导致的剧痛，都有着非常好的效果。②心源性的哮喘患者也可以使用这一种药物，能够迅速缓解症状，作用的原理就是使外周血管扩张，降低外周的阻力，同时有镇静作用，可消除患者的紧张和恐惧的情绪，从而减轻心脏的负荷。③阿片酊等制剂可用于急、慢性消耗性腹泻。

19. 对乙酰氨基酚。对乙酰氨基酚（也称为扑热息痛、泰诺林等）是儿童发热的首选药物之一，被广泛认为是安全有效的发热药物。对乙酰氨基酚是一种非处方药，具有镇痛和退热作用。它能够通过作用于中枢神经系统的热调节中枢，降低体温。对乙酰氨基酚的发热作用相对温和，一般不会引起明显的副作用。对乙酰氨基酚在儿童中使用广泛，并且被认为是一种安全的发热药物，适用于各个年龄段的儿童。但是，在使用时需要根据儿童年龄和体重合理控制剂量，按照医生或药品说明书的建议给予。

三、判断题

1. √　药物相互作用包括协同作用和拮抗作用。协同作用是指两种或更多药物同时使用时，其效果相互增强，即比单独使用每种药物的效果更强。拮抗作用是指两种或更多药物同时使用时，其效果相互抵消或减弱，即比单独使用每种药物的效果更弱。药物相互作用可能影响药物的疗效和安全性，因此在使用药物时需要注意潜在的相互作用，并遵循医生或药师的建议。

2. ×　阿托品是一种抗胆碱能药物，主要用于治疗一些胃肠道疾病、控制痉挛以及扩张瞳孔等。然而，阿托品可用于各种内脏绞痛的治疗，也可用于儿童遗尿症，由于使用存在一定的风险和副作用，婴幼儿应慎用。

3. √　对于呼吸心跳停止者，应用呼吸兴奋剂无益。只有在自主呼吸功能恢复后，为提高呼吸中枢兴奋性，才可以应用。

4. √　哌替啶（度冷丁）适用于：①各种剧痛的止痛，如创伤、烧伤、烫伤、术后疼痛等。②心源性哮喘。③麻醉前给药。④内脏剧烈绞痛（胆绞痛、肾绞痛需与阿托品合用）。⑤与氯丙嗪、异丙嗪等合用进行人工冬眠。但无明显的镇咳、缩瞳作用。

5. √　新斯的明除抑制胆碱酯酶外，还能直接激动骨骼肌运动终板上的 Nm 受体和促进运动神经末梢释放乙酰胆碱，直接兴奋骨骼肌。

6. √　布洛芬是一种非甾体抗炎药（NSAID），具有解热、镇痛和抗炎作用。布洛芬的解热镇痛作用相对较强，可以用于缓解轻至中度的疼痛和发热症状。然而，布洛芬在胃肠道方面可能会引起一些不良反应。它可能导致胃肠道刺激，引发胃痛、胃溃疡和消化道出血的风险增加。因此，在使用布洛芬时需要注意剂量和使用时间，并在医生或药师的指导下使用，以减少胃肠道不良反应的发生。

7. √　磺胺类药物是一类广谱抗菌药物。它们作用于细菌的代谢途径，通过抑制细菌所需的二氢叶酸合成来发挥抗菌作用。这使得磺胺类药物对多种细菌都具有抗菌活性，包括革兰阳性菌、革兰阴性菌和一些原虫。磺胺类药物广泛用于治疗包括尿路感染、呼吸道感染、皮肤软组织感染等在内的多种感染。然而，由于细菌对磺胺类药物的耐药性逐渐增加，磺胺类药物在临床上的应用有一定限制。

8. ×　甲强龙（也称为甲基泼尼松龙）是一种糖皮质激素类药物，具有抗炎、免疫抑制和抗过敏等作用。在感染性休克的治疗中，甲强龙有时可以作为辅助治疗的一部分使用，但其使用剂量和疗程需要根据具体情况而定。

9. √　阿托品可阻断 M 受体，使呼吸道腺体分泌减少。麻醉前用可防止分泌物阻塞呼吸道及吸入性肺炎的发生。

10. ×　血药浓度监测一般用于治疗窗窄、毒性强、服药周期长、服药后个体差异大的药物。

11. ×　吗啡是一种强效镇痛药物，主要通过作用于中枢神经系统的 μ- 阿片受体来产生镇痛效果。此外，吗啡还具有镇静和抑制呼吸的作用。它可以减轻疼痛并产生放松和安眠的效果，同时也可以抑制呼吸中枢，导致呼吸抑制。

12. ×　血管紧张素转化酶抑制剂（ACEI）是一类降压药物，通过抑制血管紧张素 I 转化酶，阻断血管紧张素转化成血管紧张素 II 的过程，从而降低血管紧张素 II 的水平，扩张血管，降低血压。然而，ACEI 在治疗妊娠高血压方面存在一些限制和潜在的风险。妊娠期间使用 ACEI 可能对胎儿造成不良影响，特别是在孕早期和孕中期。ACEI 的使用与胎儿的发育问题和妊娠并发症（如低血压和肾功能受损）有关。因此，在治疗妊娠高血压时，需要谨慎考虑使用 ACEI，并在医生的指导下进行个体化的治疗决策。孕妇应与医生充分讨论利弊，并权衡使用 ACEI 的风险和益处。

13. √　钙通道阻滞药（例如二氢吡啶类药物）具有扩张冠状动脉的作用，可以通过阻断钙离子进入心肌细胞，减少冠状动脉平滑肌的收缩，从而增加冠状动脉血流。这使得钙通道阻滞药成为治疗变异型心绞痛的首选药物之一。变异型心绞痛是一种由冠状动脉痉挛引起的心绞痛，通常发生在静息状态下。钙通道阻滞药可以通过扩张冠状动脉缓解冠状动脉痉挛，减少心绞痛的发作频率和严重程度。然而，具体的治疗方案需要根据患者的情况和医生的建议进行个体化制定。

14. √　糖皮质激素在治疗炎症和免疫相关疾病方面具有广泛应用，但它们也可以抑制机体的免疫系统，包括细胞免疫和体液免疫。这意味着在使用糖皮质激素时，机体的防御能力可能会降低，增加感染的风险。

15. ×　磺酰脲类药物是一类口服降糖药物，主要用于治疗 2 型糖尿病，而不是胰岛功能丧失的糖尿病患者。2 型糖尿病是指胰岛素抵抗或胰岛素分泌不足所导致的糖尿病。磺酰脲类药物通过刺激胰岛素的分泌和增加胰岛素的效应来降低血糖水平。然而，当胰岛功能丧失严重并且胰岛素几乎完全不分泌时，磺酰脲类药物可能无法起到有效的降糖作用。对于胰岛功能丧失的糖尿病患者，需要胰岛素替代治疗，以补充胰岛素的不足。

16. × 第三代头孢菌素与第一、二代头孢菌素相比，在抗菌谱和抗菌活性方面有一些不同。第一代头孢菌素主要对革兰阳性菌（G^+菌）有较好的抗菌活性，如金黄色葡萄球菌和肺炎链球菌等。第二代头孢菌素对革兰阴性菌（G^-菌）的抗菌活性增强，包括某些肠道杆菌科成员。而第三代头孢菌素则更进一步扩展了对革兰阴性菌的抗菌活性，尤其是对产β-内酰胺酶的菌株，如肠杆菌属的产 ESBL 酶菌株。因此，可以说第三代头孢菌素对 G^- 菌的抗菌活性比第一、二代头孢菌素更强，但并不能一概而论地说第三代头孢菌素对 G^+ 菌的抗菌活性更强。抗菌谱和抗菌活性还受到具体药物的特征和临床应用情况的影响。

17. × 阿莫西林对耐药金黄色葡萄球菌（MRSA）引起的感染效果通常不好。阿莫西林是一种青霉素类抗生素，对于敏感的金黄色葡萄球菌（MSSA）有一定的抗菌活性，包括一些耐药性较低的菌株。然而，MRSA 是一种对青霉素类抗生素产生耐药的菌株，通常不对阿莫西林敏感。对 MRSA 感染的治疗通常需要使用其他抗生素，如利福平、替考拉宁等。这些抗生素对 MRSA 具有较好的抗菌活性。

18. × 新斯的明和毒扁豆碱都是胆碱酯酶抑制剂，但它们主要用于治疗胃肠道和膀胱的运动障碍，如肠梗阻、尿潴留等。并非首选治疗重症肌无力的药物。重症肌无力是一种自身免疫性疾病，其特征是神经肌肉接头处的抗体攻击和破坏，导致肌肉无法正常收缩，引起肌无力和疲劳。治疗重症肌无力的主要药物是胆碱酯酶抑制剂，如乙酰胆碱酯酶抑制剂（如乙酰胆碱、氨碘酮）和抑制胆碱酯酶的药物（如氨咖黄敏）。这些药物能够增加乙酰胆碱在神经肌肉接头处的浓度，从而改善神经肌肉传递，缓解症状。

19. √ 氟喹诺酮类药物主要以原形从肾脏排出，适用于治疗泌尿道感染，因为它们具有良好的抗菌活性、较高的肾脏浓度、良好的组织渗透性和长效作用，可以在泌尿道内迅速达到高浓度，对感染病原菌发挥有效的抗菌作用。

20. √ 胆碱受体是一类位于神经末梢和靶细胞上的受体，分为两个主要类型：M 型和 N 型。M 型胆碱受体主要分布在平滑肌、心脏和腺体等组织中，而 N 型胆碱受体主要分布在神经系统中的神经末梢。毛果芸香碱是一种选择性激动 M 型胆碱受体的药物。当毛果芸香碱与 M 型胆碱受体结合时，它能够模拟乙酰胆碱（一种内源性神经递质）的作用，进而激活 M 型胆碱受体传递信号。这种信号传递的效果包括增加平滑肌的收缩、增加腺体分泌（如唾液、泪液等）以及调节心脏功能等。

21. × 硫喷妥钠维持时间短主要是因为它在全身范围内被快速代谢和清除，而不是仅仅在肝脏代谢极快。硫喷妥钠是一种短效静脉麻醉药，常用于诱导和维持全身麻醉。它通过增强 γ-氨基丁酸（GABA）的抑制性效应，抑制中枢神经系统的活动，从而产生镇静和麻痹作用。其作用维持时间短主要是由于它在全身范围内可被迅速清除。硫喷妥钠的分布容积大，意味着它能够迅速进入组织并被吸附，从而降低其在血浆中的浓度。此外，硫喷妥钠还通过肾脏迅速排泄，加速了其清除过程。

22. √ 阿司匹林禁用于支气管哮喘患者的原因是因为存在阿司匹林过敏或非甾体抗炎药（NSAIDs）过敏史的一部分哮喘患者出现阿司匹林过敏性哮喘。这是一种特殊的过敏反应，表现为在接触阿司匹林或其他 NSAIDs 后，哮喘症状加重、支气管痉挛、呼吸困难等严重反应。对于已知对阿司匹林过敏或 NSAIDs 过敏的哮喘患者，阿司匹林是禁用的。普萘洛尔禁用于支气管哮喘患者的原因是因为普萘洛尔是一种非选择性 β 受体阻滞剂，在治疗高血压或其他心血管疾病时常用。然而，非选择性 β 受体阻滞剂会抑制 β_2 受体，这些受体在支气管平滑肌中起到舒张作用，通过激活 β_2 受体来促进支气管扩张。因此，普萘洛尔可能会导致支气管收缩，加重支气管痉挛，引发或加重哮喘症状。普萘洛尔在支气管哮喘患者中是禁用的。

四、名词解释

1. **药物效应动力学**：药物效应动力学简称药效学，是研究药物对机体的作用及作用机制的科学，为临床合理用药和新药研发奠定基础。

2. **血药浓度监测**：是以药代动力学原理为指导，分析测定药物在血液中的浓度，用以评价疗效或确定给药方案，使给药方案个体化，以提高药物治疗水平，达到临床安全、有效、合理的用药。

3. **二重感染**：长期应用广谱抗生素时，敏感菌被抑制，不敏感菌趁机大量繁殖，造成新的感染，称为二重感染。

4. **获得耐药性**：长期应用化疗药物后，病原体或肿瘤细胞对药物的敏感性降低。

5. TDM：指药物治疗监测，指在临床进行药物治疗过程中，观察药物疗效的同时，定时采集、检测患者的血液或尿液、唾液等液体中的药物浓度，以药动学和药效学基础理论为指导，借助先进的分析技术与电子计算机手段，并利用药代动力学原理和公式，使药物治疗方案个体化。

6. 药物代谢动力学：药物代谢动力学简称药动学，是研究药物在机体的影响下所发生的变化及其规律，包括药物在体内的吸收、分布、代谢和排泄过程，特别是血药浓度随时间变化的规律。

五、简答题

1. 毛果芸香碱滴眼的作用如下。（1）缩瞳：可激动瞳孔括约肌的 M 胆碱受体，使瞳孔缩小。（2）降低眼压：通过缩瞳作用，使虹膜向中心拉动，虹膜根部变薄，使处于虹膜周围的前房角间隙扩大，房水易于进入巩膜静脉窦，使眼压下降。（3）调节痉挛：使环状肌向瞳孔中心方向收缩，造成悬韧带放松，晶状体由于本身弹性变凸，屈光度增加，此时只适合于视近物，而难以看清远物，这种作用称为调节痉挛。基于毛果芸香碱滴眼的上述作用，其被用于治疗闭角型青光眼（充血性青光眼），用药后可导致患者瞳孔缩小、前房角间隙扩大，眼压下降。

2. 药物的不良反应如下。（1）副作用：在治疗剂量时，与治疗目的无关的药理作用所导致的反应。（2）毒性作用：指的是在剂量过大或药物在体内蓄积过多时发生的危害性反应，可以表现为急性毒性或者慢性毒性。（3）停药反应：指的是突然停药后原有疾病加剧，又称为回跌反应。（4）后遗效应：指停药后血药浓度已降至阈浓度以下时残存的药物效应。可以是短暂的，也可能是持久的。（5）变态反应：又叫作过敏反应，由免疫系统介导，是致敏者对某种药物的特殊反应。（6）特异质反应：指少数人由于遗传因素对某些药物的反应特别敏感从而出现与正常人不同性质的反应。

3. 可考虑手术前预防用药的情况：（1）手术范围大、时间长以及污染机会增加。（2）手术涉及重要脏器，一旦发生感染将导致严重后果者。（3）异物植入手术。（4）高龄、糖尿病或免疫缺陷者等高危人群。

4. （1）作用：镇静、催眠、抗焦虑、抗癫痫、抗惊厥、麻醉前给药、治疗紧张性头痛等。（2）常见不良反应：嗜睡、头晕、乏力、皮疹，大剂量可有共济失调、震颤，长期用药可致依赖性、成瘾性等。

5. 心力衰竭时，交感神经的激活促进心力衰竭的发展及恶化。β 受体拮抗药具有抑制交感神经兴奋作用，可避免过量儿茶酚胺对心脏的损害；并能反馈性上调 β 受体，恢复其信号转导能力；还可抗心肌缺血与抗心律失常；大量临床试验已经证实，长期使用 β 受体拮抗药能够降低心衰患者病死率、改善预后。

6. 毛果芸香碱（匹鲁卡品）是一种 M 胆碱受体激动药，它可以直接激活虹膜括约肌（环状肌）上的 M 胆碱受体，导致括约肌收缩，瞳孔收缩，虹膜根部变薄，并促进房水的回流，从而降低眼压，用于治疗青光眼。而毒扁豆碱（依色林）是一种胆碱酯酶抑制剂，它通过抑制胆碱酯酶的活性，减少乙酰胆碱的降解，从而增加乙酰胆碱的浓度，乙酰胆碱在眼睛中积累，间接地激活虹膜括约肌上的 M 受体，引起括约肌收缩，瞳孔收缩，并降低眼压。因此，毒扁豆碱通过间接作用于 M 受体来发挥作用。

7. 胰岛素的适应证：①1 型糖尿病；新诊断的 2 型糖尿病患者，如有明显的高血糖症状和（或）血糖及糖化血红蛋白水平明显升高，一开始即采用胰岛素治疗，加或不加其他药物；②2 型糖尿病经饮食控制或用口服降血糖药未能控制者；③发生各种急性或者严重并发症的糖尿病，如酮症酸中毒及非酮症性高渗性昏迷；④糖尿病合并严重感染、消耗性疾病、妊娠、高热、创伤及手术前后等应激状态；⑤细胞内缺钾者，胰岛素与葡萄糖可促使钾内流。

8. （1）常用抗休克血管活性药物：肾上腺素、去甲肾上腺素、多巴胺、多巴酚丁胺、间羟胺、去氧肾上腺素。（2）用药注意事项：①不可与碱性药物（如碳酸氢钠、肝素钠、氨茶碱等）混合在同一静脉输注。②定期核查输入速度，确保给药剂量的准确性。③在用药过程中监测心率、血压、尿量等。④必须及时纠正酸中毒，因为在酸性环境下，所有血管活性药物均不能发挥应有的作用。

9. 过敏性休克发生时，全身小血管扩张和毛细血管通透性增加，导致有效循环血量减少和血压下降，同时支气管平滑肌收缩引起呼吸困难。肾上腺素是一种兼具 α 和 β 肾上腺素受体激动作用的药物，它能够产生以下作用：①兴奋心脏的 β_1 受体，增加心率、增强心肌收缩力和提高心排血量；②兴奋血管的 α 受体，引起血管收缩，减少毛细血管通透性，从而提高血压；③兴奋支气管的 β_2 受体，使支气管平滑肌松弛，缓解呼吸困难；④兴奋支气管的 α 受体，收缩支气管黏膜血管，有利于减少黏膜水肿；⑤兴奋 β 受体还能抑制肥大细胞释放过敏物质。

10.（1）地西泮的药理作用如下。①镇静和催眠作用：地西泮可以通过增强中枢神经系统的抑制作用，产生镇静和催眠效果。它通过与大脑中的苯二氮䓬体结合，增强抑制性神经递质 γ - 氨基丁酸（GABA）的效应，从而产生这些作用。②抗焦虑作用：地西泮具有抗焦虑的效果，可以减轻焦虑症状。它通过增强 GABA 的抑制作用，抑制中枢神经系统的兴奋，从而产生抗焦虑作用。③抗惊厥作用：地西泮可以通过抑制脑内神经兴奋性，降低神经元的兴奋性，从而具有抗惊厥作用。它可以用于治疗癫痫发作和其他类型的惊厥。④肌肉松弛作用：地西泮具有肌肉松弛作用，可以通过抑制中枢神经系统的活动，减轻肌肉的紧张和痉挛。⑤其他作用：大剂量的地西泮可能导致暂时性记忆缺失，轻度抑制肺泡换气功能，并降低血压和减慢心率。（2）地西泮的临床用途如下。①抗焦虑：地西泮用于各种原因引起的焦虑症，也常用于心脏电击复律或内镜检查前的药物给予。②镇静催眠：地西泮用于不同类型的失眠，以及在麻醉前的药物给予。③抗惊厥抗癫痫：地西泮用于辅助治疗破伤风、子痫、药物中毒引起的惊厥，以及小儿高热惊厥。地西泮的静脉注射是治疗癫痫持续状态的首选方法。④缓解肌肉痉挛：地西泮用于缓解由大脑强直、脑血管意外或脊髓损伤引起的肌肉强直，以及减轻关节病变、腰肌劳损等引起的肌肉痉挛。

11. 哌替啶常常作为吗啡的替代品，与吗啡的不同点包括：①镇痛作用弱于吗啡，作用持续时间仅 3~4h；②较少导致便秘及尿潴留；③不对抗缩宫素的作用，不延缓产程，可用于分娩止痛；④可用于麻醉前给药和人工冬眠；⑤代谢产物去甲哌替啶有中枢兴奋作用，可导致惊厥和癫痫发作；⑥可阻断 M 胆碱受体，导致心悸、口干。

12. ACEI（血管紧张素转换酶抑制剂）是常用的降压药物，包括卡托普利、依那普利、雷米普利等。它们通过以下机制降低血压。①抑制 ACE 活性：ACEI 抑制血浆和组织中的 ACE 酶，从而减少体循环和心脏、肾脏、血管等组织中血管紧张素 Ⅱ 的形成。这减弱了血管紧张素 Ⅱ 收缩血管、促进心肌和血管增生、促进醛固酮分泌等作用。结果导致外周血管阻力降低、动脉顺应性改善，水钠潴留减少，并且可阻止心肌和血管的重构。②抑制缓激肽降解：ACEI 的使用使血中缓激肽的含量升高，从而促进一氧化氮（NO）和前列环素（PGI_2）的生成，增强它们的扩血管和降压作用。

13. 治疗心绞痛时，单一药物往往效果不佳，联合用药可以提高疗效并降低不良反应，是重要的治疗措施。硝酸酯类药物与 β 受体拮抗剂的联合应用可以相加地降低心肌耗氧量，并改善缺血区域的血液供应。此外，β 受体拮抗剂可以减少硝酸酯类药物引起的反射性心率加快和心肌收缩力增强，而硝酸酯类药物则可以减轻 β 受体拮抗剂引起的心室前负荷增加和心室射血时间延长。因此，联合应用这两类药物可以相互补充，发挥各自的优势。

14. 胃壁细胞分泌胃酸受多种内源性因素的调节，包括神经分泌（乙酰胆碱）、内分泌（胃泌素）和旁分泌（组胺、生长抑素和前列腺素）。这些因素作用于壁细胞上的特异性受体，通过增加细胞内 cAMP 和 Ca^{2+} 浓度，最终影响壁细胞上的质子泵（$H^+ - K^+ - ATP$ 酶），从而引起胃酸分泌。目前用于抑制胃酸分泌的药物可分为以下四类。①H_2 受体拮抗药：如西咪替丁、雷尼替丁等，通过阻断壁细胞上的组胺 H_2 受体，抑制基础胃酸分泌和夜间胃酸分泌。②$H^+ - K^+ - ATP$ 酶抑制药（质子泵抑制药）：如奥美拉唑、兰索拉唑等，可抑制 $H^+ - K^+ - ATP$ 酶的活性，从而阻断胃酸分泌的最终步骤，具有特异性高和强效抑制胃酸分泌的作用。③M 胆碱受体拮抗药：如哌仑西平，通过阻断胃壁细胞上的 M 受体，抑制胃酸分泌。④胃泌素受体拮抗药：如丙谷胺，通过竞争性抑制胃泌素受体，发挥抑制胃酸分泌的作用。

15.（1）长期大量应用糖皮质激素可能引起以下情况。①医源性肾上腺皮质亢进：表现为满月脸、水牛背、向心性肥胖、多毛、水肿、低血钾、高血压、糖尿病等症状。②诱发或加重感染。③消化系统并发症：可能引发或加重胃、十二指肠溃疡，甚至导致消化道出血或穿孔。④心血管系统并发症：可能引起高血压和动脉粥样硬化。⑤骨质疏松、肌肉萎缩、伤口愈合延缓。⑥糖耐量受损或糖尿病。⑦可能诱发精神病和癫痫。（2）糖皮质激素的停药反应如下。①医源性肾上腺皮质功能不全：长期使用糖皮质激素可能导致肾上腺皮质萎缩。突然停药后，如果遇到应激状态，由于体内缺乏糖皮质激素，可能引发肾上腺危象。②反跳现象：突然停药或减量过快可能导致患者原有疾病的复发或恶化。

16. 钙通道阻滞药对心脏有负性肌力、负性频率和负性传导作用，可以减慢心率并降低心肌耗氧量。对血管平滑肌有舒张作用，尤其是对动脉平滑肌的作用明显。它们可以扩张冠脉、脑血管、肾脏、肠系膜血管，从而降低血压，缓解血管痉挛，改善重要器官的血流。然而，不同的钙通道阻滞具有不同的作用特点：①二氢吡啶类药物（如硝苯地平、尼群地平等）具有较强的扩血管作用，对心脏的抑制作用相对较弱，常用于降压治疗。②尼莫地平、氟桂利嗪等药物对脑血管具有较高的选择性，适用于治疗脑血管疾病。③维拉帕米（异搏定）可以减慢心率，对房室传导的抑制作用较强，常用于治疗室上性心动过速。④地尔硫䓬对心脏和血管的作用居中，是常用于预防和治疗冠心病、心绞痛的药物。

17. 半合成青霉素分为 5 类。（1）耐酸青霉素：例如青霉素 V，其主要特点是能够耐受胃酸，可以口服给药。然而，它对 β-内酰胺酶不耐受，且抗菌谱较窄，仅对革兰阳性球菌感染有效。其抗菌作用相对于青霉素 G 较弱。（2）耐酶青霉素：代表药物包括苯唑西林、双氯西林等。这类药物的主要特点是对产生青霉素酶的金黄色葡萄球菌有强大的杀菌作用。除了甲氧西林外，其余药物都能耐受胃酸，可以口服或注射给药。（3）广谱青霉素：例如氨苄西林、阿莫西林属于这一类。其特点是具有广谱的抗菌活性，对革兰阳性菌和革兰阴性菌均具有杀菌作用，对革兰阴性菌的抗菌效果优于青霉素 G。这些药物可以耐受胃酸，可以口服给药，但对产生酶的金黄色葡萄球菌无效。（4）抗铜绿假单胞菌青霉素：羧苄西林、哌拉西林属于这一类。它们具有广谱的抗菌活性，特别是对铜绿假单胞菌的抗菌效果较强。然而，这些药物既不耐胃酸也不耐酶。（5）抗 G⁻ 杆菌青霉素：美西林、替莫西林等抗菌谱较窄，只对 G⁻ 杆菌有效。对 β-内酰胺酶有一定稳定性。

18. 可考虑进行血药浓度监测的情况：（1）血药浓度与药效关系密切的药物。（2）治疗指数低、毒性反应强的药物，如地高辛、茶碱、抗心律失常药、氨基糖苷类抗生素、抗癫痫药、甲氨蝶呤、锂盐等。（3）有效治疗浓度范围已经确定的药物。（4）具有非线性动力学特性的药物。这些药物在达到某一剂量时，体内药物代谢酶或转运载体发生饱和，出现了一级和零级动力学的混合过程。在这种情况下，稍微增加剂量，血药浓度会急剧上升，半衰期明显延长，出现中毒症状。常见的药物有苯妥英、普萘洛尔等。（5）药物的毒性反应与疾病的症状难以区分时，需要确定是给药剂量不足还是过量中毒，如地高辛等。（6）一些用于防治慢性疾病发作的药物（如茶碱、抗癫痫药、抗心律失常药）不容易很快判断疗效，可以通过测定稳态血药浓度来适当调整剂量。（7）若治疗失败会带来严重后果时需监测血药浓度。（8）患有心、肝、肾和胃肠道等脏器疾患会明显影响药物的吸收、分布、代谢和排泄的体内过程，导致血药浓度变动较大，需要进行监测。（9）在个别情况下需要确定患者是否按医嘱服药。（10）提供治疗上的医学法律依据。

19. 氟喹诺酮类药物的主要特点如下。（1）抗菌谱广、抗菌活性强：这类药物对大多数革兰阴性菌具有相似且良好的抗菌活性，对革兰阳性菌的作用明显增强，同时对厌氧菌、分枝杆菌、军团菌及衣原体等也有良好的作用，某些品种对铜绿假单胞菌及具有多重耐药性的菌株也具有较强的抗菌活性。（2）良好的药动学特征：多数药物口服吸收良好，血药浓度相对较高。药物在体内分布广泛，在肺、肝、肾、膀胱及性腺组织中的药物浓度常高于血药浓度。多数药物主要以原形经肾脏排出，能在尿中维持较高的杀菌水平。这类药物的半衰期相对较长。（3）较长的抗生素后效应：这类药物具有较长的抗生素后效应，即在药物浓度下降至最低有效浓度以下一段时间内，仍能保持抗菌效果。

20.（1）根据药物的化学结构和来源分类如下。①烷化剂：氮芥类、乙烯亚胺类、亚硝脲类等；②抗代谢物：叶酸、嘧啶、嘌呤类似物等；③抗肿瘤抗生素：丝裂霉素、博来霉素、放线菌素类等；④抗肿瘤植物药：长春碱类、喜树碱类、紫杉醇类、三尖杉生物碱类、鬼臼毒素衍生物等；⑤激素：肾上腺皮质激素、雌激素、雄性激素及其拮抗药；⑥其他：铂类配合物和酶等。（2）根据药物的作用机制分类如下。①干扰核酸生物合成的药物：甲氨蝶呤、氟尿嘧啶、巯嘌呤、羟基脲和阿糖胞苷等；②直接破坏 DNA 结构和功能的药物：烷化剂（环磷酰胺、噻替哌）、丝裂霉素、顺铂等；③干扰转录过程和阻止 RNA 合成的药物：放线菌素 D、柔红霉素等；④干扰蛋白质合成与功能的药物：长春碱类、紫杉醇类、三尖杉碱和门冬酰胺酶等；⑤影响激素平衡的药物：肾上腺皮质激素及雄激素、雌激素及其拮抗药。（3）根据药物作用的细胞周期或时相特异性分类如下。①细胞周期特异性药物：仅对增殖周期某些时相敏感的药物。如抗代谢药物甲氨蝶呤、巯嘌呤、阿糖胞苷、羟基脲等主要作用于 S 期；长春碱类主要作用于 M 期；②细胞周期非特异性药物：能杀灭增殖周期各个时相（M 期、G1 期、S 期、G2 期，甚至包括 G0 期）的细胞的药物。常用药物有烷化剂如环磷酰胺、白消安、卡莫司汀，抗癌抗生素如丝裂霉素、博来霉素及三尖杉生物碱类等。

第五节　医学微生物和免疫学

一、选择题

A型题

1. C　杀灭物体上所有微生物的方法称为灭菌。无菌操作是一种操作技术，旨在避免微生物的污染，并保持操作区域或物体的无菌状态，但不一定能杀灭所有微生物。无菌是指没有微生物存在的状态，可以通过无菌操作和灭菌等方法实现。防腐是指防止物体腐败或腐烂的过程，一般是通过添加防腐剂或采取其他措施来延缓微生物生长和活动。消毒是指通过使用化学物质或物理方法，减少或杀灭物体表面的病原微生物，以防止感染传播，但并不一定能够完全杀灭所有微生物。

2. A　蜡样芽孢杆菌、变形杆菌和金黄色葡萄球菌是一些常见的引起食物中毒的细菌。它们在食物中的存在和繁殖可以产生毒素，当人们食用被这些细菌污染的食品时，可能会引发食物中毒。肉毒杆菌是一种产生肉毒杆菌毒素的细菌，它引起的肉毒杆菌中毒与食物中毒有关，但不是常见的食物中毒细菌。结核分枝杆菌和伤寒沙门菌也不是常见的引起食物中毒的细菌。鼠伤寒沙门菌和破伤风梭菌不是常见的引起食物中毒的细菌。产气荚膜杆菌和肺炎链球菌也不是常见的引起食物中毒的细菌。副溶血弧菌、布氏杆菌与食物中毒没有直接关系。

3. A　鞭毛是细菌表面的一种重要结构，它们可以帮助细菌在液体中游动，寻找适宜的生存环境。鞭毛的变异可以导致细菌的游动能力发生改变。H-O变异是一种特定的鞭毛变异，它指的是细菌鞭毛上的H抗原发生改变，从而导致细菌的鞭毛结构和功能发生变化。

4. C　HBsAg（乙型肝炎表面抗原）是乙型肝炎病毒的表面抗原，可以通过血液检测来确认乙型肝炎病毒感染。HBeAg（乙型肝炎e抗原）是乙型肝炎病毒的早期抗原，也可以通过血液检测来确定乙型肝炎病毒感染和活动程度。抗-HBs是指针对HBsAg的抗体，可以通过血液检测来确定乙型肝炎病毒感染的免疫状态，例如乙肝疫苗接种后是否产生了免疫力。抗-HBc是指针对HBcAg的抗体，可以通过血液检测来确定乙型肝炎病毒感染，包括过去的感染和正在进行的感染。HBcAg是一般不能从血标本检测到的抗原。

5. A　Ig（免疫球蛋白）是一种由轻链和重链组成的抗体分子。轻链由可变区（VL）和常量区（CL）组成，重链由可变区（VH）和常量区（CH）组成。可变区的序列决定了抗体的特异性，它包含了与抗原结合的决定性部分。在Ig识别和结合抗原的过程中，轻链的VL和重链的VH会通过非共价键的相互作用来形成抗原结合位点，实现对特定抗原的识别和结合。

6. B　破伤风抗毒素是一种被动免疫制剂，通过注射给予人体，用于治疗或预防破伤风感染。破伤风抗毒素中的抗体能够中和破伤风细菌产生的外毒素，阻止其对人体的损害。破伤风是由破伤风梭菌产生的外毒素引起的，这种外毒素是破伤风感染的主要致病因素。注射破伤风抗毒素可以中和体内已经存在的破伤风外毒素，防止其对神经系统的损害，并帮助减轻破伤风症状。

7. B　IgE是一种免疫球蛋白，它在过敏反应中发挥重要作用。产生IgE的细胞主要是B淋巴细胞。B淋巴细胞是免疫系统中的一类重要细胞，它们能够识别和结合抗原，并分化为浆细胞，产生不同种类的抗体，包括IgE。在过敏反应中，当机体接触到过敏原后，特定的B淋巴细胞会被激活，分化为IgE产生的浆细胞，从而产生大量的IgE抗体。这些IgE抗体会结合到肥大细胞和嗜碱性粒细胞表面的IgE受体上，使得这些细胞对过敏原产生敏感性，导致过敏反应的发生。

8. E　细胞因子是一类分泌性蛋白质，它们在细胞间传递信号，调节免疫系统的功能和炎症反应过程。常见的细胞因子包括干扰素、IL-2、趋化因子和血管内皮生长因子。过敏素毒素并不是正式的细胞因子。过敏素毒素主要是指肥大细胞和嗜碱性粒细胞由过敏原刺激激活后，释放的一类生物活性物质，如组胺和白三烯等。这些物质在过敏反应中发挥重要作用，但不属于细胞因子这个范畴。

9. A　同种异型抗原是指在同种不同个体之间存在差异的抗原。这种差异可以是由于遗传基因的差异造成的，也可以是由于个体之间的环境差异导致的。在同种不同个体中，由于基因的不同，某些蛋白质或多肽的序列可能会有差异，从而产生不同的抗原性。这些差异抗原被认为是同种异型抗原。异种抗原指的是不同物种之间存在差异的抗原；异嗜性抗原指的是免疫系统对某些异物产生的抗原性反应；相容性抗原指的是在移植和输血等情况下，接受者对于供体组织或血液的抗原性反应；共同抗原指的是在不同物种中都能够存在的抗原。

10. E Ⅲ型超敏反应，也称为免疫复合物介导的超敏反应，是免疫系统异常反应的类型之一。在Ⅲ型超敏反应中，抗原与抗体结合形成免疫复合物，这些免疫复合物沉积在组织中，引发炎症反应。其中，中性粒细胞是炎症反应的重要细胞，它们会被激活并迁移至炎症部位，释放炎症介质，参与炎症反应的发生和发展。

11. E 流脑，也称为流行性脑脊髓膜炎，是由脑膜炎奈瑟菌引起的一种严重的细菌性感染病。流脑主要通过飞沫传播，当患者咳嗽、打喷嚏或说话时，会释放含有病原体的飞沫，健康人吸入病原体后易受感染。脑膜炎奈瑟菌产生的内毒素是主要的致病因素，它会引发炎症反应，并对中枢神经系统产生毒性作用。流脑的传染源主要是患者本身，患者体内的脑膜炎奈瑟菌可通过飞沫传播给其他人。流脑的暴发型主要发生在儿童和青少年人群中，尤其是学校和集体生活环境中的儿童容易发生聚集性疫情。95%以上由B群脑膜炎奈瑟菌引起的是错误的。实际上，流脑的病原体有多种，包括脑膜炎奈瑟菌的A、B、C、W135和Y群，其中B群是最常见的病原体，但并非所有流脑都是由B群引起的。

12. C 原核细胞型微生物是指细胞结构和组织与原核细胞相似的微生物。衣氏放线菌属于原核细胞型微生物。螺旋体是一类螺旋形状的细菌，属于原核细胞型微生物。白色念珠菌是真菌的一种，不属于原核细胞型微生物。真菌的细胞结构与原核细胞有明显的区别。立克次体是一类细胞内寄生的细菌，属于原核细胞型微生物。肺炎支原体是一类细菌样微生物，具有细胞壁和细胞膜，属于原核细胞型微生物。

13. C 免疫细胞泛指所有参与免疫应答或与免疫应答有关的细胞及其前体细胞，主要包括淋巴细胞、抗原提呈细胞、造血干细胞、粒细胞和肥大细胞等。其中淋巴细胞（T和B淋巴细胞）是参与适应性免疫的主体细胞，也被称为免疫活性细胞。

14. B T细胞是免疫系统中的一类重要的免疫细胞，它们在分化过程中会经历从幼稚细胞到成熟细胞的发育过程。骨髓是造血器官，主要负责成红细胞、白细胞和血小板等。虽然骨髓中也会发生一部分T细胞分化，但主要是B细胞的分化地点，不是T细胞分化成熟的主要场所。胸腺是T细胞分化成熟的主要场所。在胸腺中，幼稚的T细胞会经历正向选择和负向选择的过程，以获得正常的T细胞受体和免疫耐受。淋巴结是免疫系统中的重要组织，但它主要是免疫细胞的聚集地，包括成熟的T细胞、B细胞和吞噬细胞

等。腔上囊是一种胚胎发育过程中的结构，不是T细胞分化成熟的场所。脾是免疫系统中的重要器官，参与了机体的免疫防御。虽然脾脏中也有成熟的T细胞存在，但不是T细胞分化成熟的主要场所。

15. E 脑膜炎是指脑膜的炎症，可以由多种病原体引起。结核分枝杆菌是引起结核病的病原菌，虽然主要影响肺部，但在某些情况下也可以引起脑膜炎。新型隐球菌是一种真菌，可以引起脑膜炎，尤其是在免疫功能受损的人群中。脑膜炎奈瑟菌是导致流行性脑膜炎的主要病原菌。钩端螺旋体是引起钩端螺旋体病的病原菌，虽然主要影响肾脏和肝脏，但也可以引起脑膜炎。白喉棒状杆菌是引起白喉的病原菌，虽然可以感染上呼吸道，但一般不会引起脑膜炎。

B型题

1. B CD8是一种受体分子，主要表达在细胞毒性T细胞（CTL）表面。它与MHCⅠ类分子结合，通过这种结合来介导CTL对靶细胞的识别和杀伤。

2. C CD4是一种受体分子，主要表达在辅助T细胞表面。它与MHCⅡ类分子结合，通过这种结合来介导T细胞的信号传导和激活。

C型题

1. B NK细胞是一种重要的免疫细胞，具有非特异性杀伤靶细胞的能力。它们能够通过识别目标细胞表面的MHCⅠ类分子的表达情况，对缺乏或表达异常的细胞进行杀伤，从而维持机体的免疫稳态。NK细胞的杀伤作用不依赖于抗原特异性，因此被称为非限制杀伤。

2. A Ⅰ型超敏反应是一种免疫反应，通常与过敏反应相关。在Ⅰ型超敏反应中，肥大细胞起着重要的作用。当机体暴露于特定过敏原后，肥大细胞会释放儿茶酚胺等介质，引发过敏反应症状。

X型题

1. BCDE 食物中毒是通过摄入受污染的食物或饮水而引起的急性胃肠道疾病。霍乱弧菌引起的霍乱是一种肠道传染病，主要通过污染的水源或饮食物经口传染，属于细菌感染，不属于食物中毒。蜡样芽孢杆菌是一种常见的食物中毒病原菌，常见于不洁食品、生肉、熟食品等。其产生的毒素可以引起急性胃肠炎症状。肉毒杆菌是一种产生肉毒杆菌毒素的细菌，肉毒杆菌中毒是一种严重的食物中毒，常见于食物保存不当的罐头食品、腌制食品等。黄曲霉是一种产生黄曲霉毒素的真菌，常见于潮湿环境中的谷物、坚果、干果等食物。黄曲霉毒素摄入过量可引起急性或慢性食物中毒。产气荚膜梭菌是一种产生肠毒素的

细菌，常见于不洁食品、肉类制品、蔬菜等。其感染可导致食物中毒。

2. ABC　免疫三大标记技术是常用于免疫学研究和诊断中的重要技术手段。酶免疫测定是利用酶标记的抗体与目标抗原结合后，通过酶的催化作用产生可检测的信号，常用于酶联免疫吸附测定法（ELISA）等。免疫荧光技术是利用荧光标记的抗体与目标抗原结合后产生荧光信号，以检测目标抗原的存在和定位。放射免疫测定是利用放射性同位素标记的抗体与目标抗原结合后，通过放射性同位素的辐射信号进行检测，常用于放射免疫分析（RIA）等。协同凝集是一种免疫沉淀反应，通过抗原与抗体结合形成凝集现象进行检测，不属于免疫三大标记技术。免疫电泳是一种结合了电泳技术和免疫反应的方法，用于检测和分离复杂的免疫反应产物，但不属于免疫三大标记技术。

3. ABD　B细胞辅助受体包括B细胞共受体和共刺激分子等，B细胞共受体能促进BCR对抗原的识别及B细胞的活化。CD19是B细胞表面的一个辅助受体，它与CD21和CD81形成复合物，参与B细胞的信号转导和激活。CD19的表达水平可以作为评估B细胞活性的指标。CD21又称为CR2（补体受体2），是B细胞表面的一个辅助受体。它与CD19和CD81形成复合物，参与B细胞的信号转导和激活。CD25是IL-2受体的α链，主要表达在T细胞表面。它与CD122和CD132形成复合物，参与T细胞的信号转导和激活，而不是B细胞的辅助受体。CD81是B细胞表面的一个辅助受体，它与CD19和CD21形成复合物，参与B细胞的信号转导和激活。E项，CD4是T细胞表面的受体，与MHC-Ⅱ分子结合，参与T细胞的活化和调节，不是B细胞的辅助受体。

4. ABC　病毒灭活是指通过物理或化学方法使病毒失去其感染性，同时保留其抗原性和血凝特性。病毒灭活后，病毒仍然保留了其抗原性，可以激发机体免疫系统产生抗体。病毒灭活后，病毒失去了其传播和感染细胞的能力，无法引起疾病。病毒灭活后，病毒仍然保留了其血凝特性。一些病毒在灭活后可以用于制备血液制品，如凝血因子等。细胞融合特性主要涉及病毒与宿主细胞融合的能力，与病毒灭活的概念无直接关系。病毒灭活后，病毒失去了其复制和遗传能力，无法进行自我复制。

5. ABE　支原体可以在无生命培养基上繁殖。支原体没有典型的细胞壁结构，与细菌有所不同。支原体的大小相对较小，但不是世界上最小的微生物。支原体不属于病毒，它们是一类独立的微生物。肺炎支原体和解脲脲原体是两种常见的病原性支原体。

6. ABCD　细菌是原核生物，相对于真核生物，其细胞结构相对简单。细菌细胞壁是位于细胞膜外部的坚硬结构，主要由肽聚糖和肽聚糖多糖组成，它赋予细菌细胞形状和结构稳定性。细菌细胞膜是由脂质和蛋白质构成的双层膜结构，它包裹和保护着细菌细胞内部的组织结构。细菌细胞质是位于细胞膜和核质之间的胶状物质，其中包含了细菌的细胞器、溶质和其他细胞结构。细菌的核质是指细菌细胞内的遗传物质，也称为细菌核。细菌的核质中含有细菌的遗传信息，包括细菌的基因组和相关DNA。相对于真核生物，细菌细胞中的细胞器比较简单，通常只有一些原核生物特有的结构，如核糖体和类囊体等。不属于细菌的基本结构。综上所述，细菌的基本结构包括细胞膜、细胞壁、细胞质和核质。

7. BCDE　人畜共患病是指可以同时感染人类和动物的疾病。布氏杆菌是一种可以引起布鲁氏菌病的细菌，它可以感染多种动物和人类，属于人畜共患病。霍乱弧菌是引起霍乱的病原菌，它主要通过饮用被霍乱弧菌污染的水源传播。它不属于人畜共患病，因为它主要感染人类而非动物。梅毒是一种性传播疾病，主要通过性接触传播。它不属于人畜共患病，因为它主要影响人类而非动物。白喉棒状杆菌是引起白喉的病原菌，它主要通过飞沫传播。它不属于人畜共患病，因为它主要感染人类而非动物。淋病奈瑟菌是引起淋病的病原菌，它主要通过性接触传播。它不属于人畜共患病，因为它主要感染人类而非动物。

8. ABCD　自然疫源性疾病是指在自然界中存在的、以非人类动物为传染源的疾病。许多自然疫源性疾病的传播媒介是节肢动物，如蚊子、跳蚤等，它们可以作为病原体的中间宿主或传播媒介。自然疫源性疾病的病原体在自然界中长期存在于一定的传染源中，可以持续传播和感染。自然疫源性疾病在地理上有一定的分布特点，通常局限于特定的地区或地理环境。一些自然疫源性疾病的发病具有季节性规律，通常在特定的季节或时间段内更容易发生。自然疫源性疾病虽然可以在特定地区爆发，但并不一定具有烈性传染性，其传播方式和严重程度因疾病而异。

9. ABCDE　全身性细菌感染是指细菌侵入体内后在全身引起的感染。毒血症是指细菌产生的毒素进入血液循环并引起全身炎症反应和损伤。细菌的毒素可以通过血液传播到全身，导致全身症状和器官受损。菌血症是指细菌进入血液循环并在血液中繁殖引起的感染。细菌通过血液传播到全身各个部位，导致全身症状和器官受损。败血症是指细菌进入血液循环并引起全身炎症反应，包括发热、低血压、器官功能障碍等。败血症常常伴随菌血症和毒血症。内毒素血症是指细菌产生的内毒素进入血液循环并引起全身炎症反应和损伤。内毒素是细菌细胞壁中的一种成分，当细菌受损或死亡时会释放出来。脓毒血症是指细菌感染引起的化脓性感染同时伴随全身性炎症反应和败血症的情况。脓毒血症常见于严重感染或休克状态。

10. BDE　免疫的基本功能如下。①免疫防御：免疫系统的主要功能之一是防御机体免受病原体（如细菌、病毒、真菌和寄生虫）的侵袭。通过产生抗体、细胞介导的免疫反应和其他免疫机制，免疫系统能够抵御病原体的入侵并清除已经侵入的病原体。②免疫监视：免疫系统通过监视机体内的细胞和组织，检测和识别异常细胞（如癌细胞）或有害物质的存在。一旦发现异常，免疫系统会发起免疫应答，以清除这些异常细胞或有害物质。③免疫自稳：免疫系统具有自稳性，即它能够识别自身组织和维持免疫耐受性。正常情况下，免疫系统不会攻击和破坏自身组织，而是将免疫应答限制在攻击病原体和异常细胞上。

11. CDE　外周免疫器官是指分布在全身各个组织中的免疫组织结构，主要起到免疫细胞活化、抗原识别和免疫应答的作用。骨髓是产生造血细胞的组织，包括红细胞、白细胞和血小板，不属于外周免疫器官。胸腺是位于胸廓中央的免疫器官，主要负责 T 细胞的产生和成熟，不属于外周免疫器官。淋巴结是分布在全身的淋巴系统中的器官，主要负责过滤和清除体内的抗原和病原体，同时也是免疫细胞相互激活的场所，属于外周免疫器官。脾脏是位于左上腹部的免疫器官，主要负责过滤和清除体内的老化红细胞和病原体，同时也是免疫细胞相互激活的场所，属于外周免疫器官。包括位于呼吸道、消化道、泌尿生殖道等黏膜组织中的淋巴组织，如扁桃体、腺样体等。它们主要负责阻止病原体的侵入，属于外周免疫器官。综上所述，属于外周免疫器官的是淋巴结、脾脏和黏膜相关淋巴组织。

二、填空题

1. 细胞结构　蛋白质　核酸。噬菌体是一种寄生于细菌的病毒，它的结构是无细胞的。噬菌体主要由蛋白质和核酸（DNA 或 RNA）组成。蛋白质构成了噬菌体的外壳（也称为头部）和尾部，而核酸则是噬菌体的遗传物质，包含了噬菌体的基因信息。

2. 波状热（布鲁斯菌病）　鼠疫　炭疽。布氏杆菌是能够引起布鲁斯菌病（波状热）的病原菌。布鲁斯菌病是一种由布氏杆菌感染引起的人畜共患传染病，可引起发热、关节炎、淋巴结肿大。鼠疫是一种由鼠疫耶尔森菌感染引起的传染病，可出现高热、淋巴结肿大、出血等严重症状。炭疽是一种由炭疽芽孢杆菌感染引起的疾病，可以通过皮肤伤口、消化道、呼吸道等途径感染人体，引起皮肤炭疽、肺炭疽、肠炭疽等不同类型的病症。

3. 免疫器官　免疫细胞　免疫分子。免疫系统由免疫器官、免疫细胞和免疫分子组成。免疫器官包括胸腺、脾脏和淋巴结，它们是免疫细胞生成、成熟和激活的场所。免疫细胞包括白细胞（如 T 细胞、B 细胞、巨噬细胞、自然杀伤细胞等）和其他免疫细胞（如树突状细胞、嗜酸性粒细胞等），它们是免疫系统功能的主要执行者。免疫分子包括抗体、细胞因子、趋化因子等，它们参与信号传导、抗原识别、炎症反应等免疫过程。

4. 内毒素　脂多糖。内毒素是一种细菌产生的毒素，可以引起人体的发热反应。内毒素主要存在于细菌细胞外膜的脂多糖中。当细菌感染人体时，脂多糖会释放到体内，激活人体免疫系统产生炎症反应，可表现为发热。脂多糖是一种复杂的大分子，由脂肪酸和多糖部分组成。在细菌细胞外膜中，脂多糖通常以脂多糖复合物的形式存在，它们可以结合并激活宿主的免疫系统，导致炎症反应，包括发热、血管扩张和白细胞的活化等。

5. 正常组织　临床症状。自身免疫病是指免疫系统产生的自身抗体或细胞介导的免疫反应错误地攻击和破坏自身正常组织和器官，导致相应的临床症状和疾病。

6. 经典激活途径　MBL 激活途径　旁路激活途径。补体是一组血浆蛋白，参与免疫反应中的炎症、溶解病原体和调节免疫应答等过程。补体的激活途径主要包括经典激活途径、MBL（结合型凝集素）激活途径和旁路激活途径。经典激活途径是由抗体与抗原结合后，激活 C1 酶，进而激活补体级联反应。MBL 激活途径是由 MBL 结合病原体表面的糖基，激活 MBL 结合酶，进而激活补体级联反应。旁路激活途径是由病原体直接激活 C3 分子，形成 C3 转化酶，进而激活补体级联反应。

7. 动物接种　组织细胞培养　鸡胚接种。培养病毒是为了研究病毒的生物学特性和进行疫苗研发等目的。常用的培养病毒的方法包括动物接种、组织细胞培养和鸡胚接种。①动物接种：某些病毒只能在活体动物中进行培养。通过将病毒接种到实验动物体内，观察动物是否出现相应的病理变化和症状，从而进行病毒的生物学研究。②组织细胞培养：许多病毒可以在体外培养的人类或动物细胞中进行增殖。通过将病毒接种到细胞培养物中，使病毒感染细胞并进行复制。这种方法常用于病毒的研究和疫苗生产。③鸡胚接种：某些病毒可以在鸡胚内进行培养。通过将病毒接种到鸡胚的不同部位，观察胚胎的发育情况和病理变化，从而进行病毒的研究和生产。

8. 初染 媒染 脱色 复染。革兰染色法一般包括初染、媒染、脱色、复染等四个步骤。

9. 迟缓期 对数期 稳定期 衰亡期。细菌的生长曲线分为 4 个期，分别为迟缓期、对数期、稳定期、衰亡期。

10. 免疫原性 抗原性。完全抗原具有免疫原性和抗原性两种性能。免疫原性是完全抗原的基本特征，它使得抗原能够被免疫系统识别和攻击。抗原性是完全抗原与免疫系统相互作用的结果，它使得抗原能够被免疫系统识别为外来物质并引发免疫应答。完全抗原的免疫原性和抗原性是相互关联的，免疫原性是引发抗原性的前提。抗原性决定了抗原能够被免疫系统识别为外来物质并引发免疫应答。

三、判断题

1. √ 细菌细胞壁缺陷型（细菌 L 型）：细菌细胞壁的肽聚糖结构受到理化或生物因素的直接破坏或合成被抑制，这种细胞壁受损的细菌一般在普通环境中不能耐受菌体内的高渗透压而胀裂死亡。但在高渗环境下，它们仍可存活。这种细胞壁受损的细菌能够生长和分裂者称为细菌细胞壁缺陷型或细菌 L 型。

2. √ 病毒属于非细胞型微生物。最小，无典型的细胞结构，无产生能量的酶系统，只能寄生在活细胞内，核酸类型为单一的 DNA 或 RNA。

3. √ 迟缓期是指细菌被接种于培养基后最初的一段时间，主要是适应新环境的过程，此期约数小时，细菌分裂迟缓，繁殖较少。

四、名词解释

1. 非特异性感染：又称化脓性感染或一般性感染，占外科感染的大多数。常见有疖、痈、丹毒、急性淋巴结炎、急性乳腺炎、急性阑尾炎、急性腹膜炎等。致病菌有金黄葡萄球菌、溶血性链球菌、大肠埃希菌、变形杆菌、铜绿假单胞菌等，可由单一病菌导致感染，也可由几种病菌共同致病形成混合感染。病

变通常先有急性炎症反应，继而形成局部化脓。

2. 免疫耐受：指机体免疫系统接受某种抗原作用后产生的特异性无应答状态，但对其他抗原仍具有正常的免疫应答能力。

3. MHC：主要组织相容性复合体，是位于脊椎动物某一染色体上一组紧密连锁的基因群，其产物能提呈抗原，启动和调控特异性免疫应答。

4. 动物源性细菌：是指以动物为传染源，能引起动物和人类发生人畜共患病的病原菌

5. 细胞因子：指由活化免疫细胞或非免疫细胞合成分泌的能调节细胞生理功能、介导炎症反应、参与免疫应答和组织修复等多种生物学效应的小分子多肽。

6. 免疫应答：指的是免疫淋巴细胞对抗原分子的识别、自身的活化、增殖和分化以及产生效应的过程。

7. 自身抗原：自身组织细胞在正常情况下对机体无免疫原性，但在外伤、感染、电离辐射、药物等影响下，可以使其成分暴露或改变而成为自身抗原，从而产生免疫应答，而导致自身免疫性疾病。

五、简答题

1. Ⅲ型超敏反应（1）Ⅲ型超敏反应特点：①抗原抗体复合物游离于血液循环中。②在特定的条件下复合物沉积在某一部位。③一定有补体参与。④导致严重的组织损伤。（2）由Ⅲ型超敏反应引起的常见疾病有链球菌感染后的肾小球肾炎、类风湿关节炎、红斑狼疮、变应性肺泡炎等。

2. 细菌在合成代谢过程中，除了合成菌体自身成分外，还能合成一些其他代谢产物。这些产物包括但不限于以下几种。①致热原：许多细菌能合成一种物质，称为致热原，其主要成分是菌体中的脂多糖。致热原能引起人体或动物体的发热反应。致热原对高温和高压蒸汽灭菌具有耐受性，需要在高温下进行干烤才能被破坏。②毒素和侵袭性酶：细菌可以产生内毒素和外毒素两种毒素。此外，某些细菌还能产生具有侵袭性的酶，这些酶可以损伤宿主组织，例如链球菌的透明质酸酶。③色素：某些细菌在特定条件下能够产生各种颜色的色素。不同的细菌可能产生不同的色素，这对于细菌的鉴别有一定的意义。④抗生素：某些微生物在代谢过程中能够产生一些抗微生物的物质，这些物质被称为抗生素。抗生素可以抑制或杀死某些微生物和癌细胞。抗生素主要由放线菌和真菌产生。⑤细菌素：细菌素是某些细菌菌株产生的一类具有抗菌作用的蛋白质。与抗生素不同，细菌素的作用

范围较窄，仅对与产生该种细菌素的细菌有近缘关系的细菌才具有抗菌作用。

3.（1）Ⅰ型超敏反应由IgE抗体介导，特点为发生迅速，消退快；常引起生理功能紊乱，但不引起炎症组织损伤；具有明显的遗传倾向和个体差异。（2）Ⅱ型超敏反应由IgG和IgM抗体介导，涉及抗体、补体、吞噬细胞和NK细胞的参与；引起以细胞溶解或组织损伤为主的病变。（3）Ⅲ型超敏反应由IgG抗体介导，引起以局部充血、水肿、坏死和中性粒细胞浸润为主的炎症反应；可导致组织损伤。（4）Ⅳ型超敏反应由T细胞介导，可引起以单个核细胞浸润和组织损伤为主的炎症反应；反应发生较慢，与抗体和补体无关。

4. 补体的生物学作用：（1）溶菌和细胞毒作用：当补体被激活后，可导致溶菌、杀菌及细胞溶解。（2）调理作用：补体激活过程中产生的C3b、C4b是重要的调理素，可促进吞噬细胞吞噬异物和病原微生物。（3）清除免疫复合物：①补体与IgFc段结合抑制新的免疫复合物形成或使已形成的免疫复合物解离；②循环免疫复合物可激活补体，产生的C3b与抗体共价结合；③免疫复合物通过C3b与表达CR1和CR3的细胞结合而被肝细胞清除。（4）引起炎症反应：补体激活过程中产生的一些中间产物具有过敏毒素作用，可引起炎症反应。（5）免疫调节作用：可参与捕捉固定抗原，使抗原易被APC处理与递呈；可与免疫细胞相互作用，调节细胞的增殖与分化；参与调节多种免疫细胞的功能。

第六节　生物化学

一、选择题

A型题

1. E　G氧化指的是葡萄糖氧化过程，即将葡萄糖分解为产生能量的过程。这个过程主要发生在细胞质中的细胞质基质中，而不是细胞膜受体上。

2. B　基因是遗传信息的功能单位，是具有特定核苷酸顺序的DNA片段，遗传学上，基因是决定或编码某种蛋白质的DNA片段，以上论述都是基因的基本概念和定义。在细胞中，并非所有基因都处于活性状态。细胞可以通过调控基因表达来控制不同基因的活性，以适应不同的细胞类型、组织和生理状态。细胞可以通过甲基化、组蛋白修饰、转录因子的结合等机制来控制基因的表达，并使某些基因在特定时间和特定细胞类型中处于活性状态，而在其他情况下处于非活性状态。

3. E　一碳单位通常是指一个碳原子及其相应的化学基团。—CH_3表示一个甲基基团，即一个碳原子和三个氢原子。—CHO表示一个醛基（甲醛基），即一个碳原子、一个氧原子和一个氢原子。—CH＝NH表示一个亚氨基，即一个碳原子和一个氮原子。—CH＝表示一个亚烯基，即一个碳原子和一个氢原子，其中有一个双键。CO_2（二氧化碳）不是一碳单位，而是由一个碳原子和两个氧原子组成的化合物。

4. D　肽键是连接蛋白质中相邻氨基酸残基的化学键。它形成于氨基酸的羧基与下一个氨基酸的氨基之间，通过反应生成酰胺结构，形成肽链。盐键是通过氨基酸的带电官能团之间的静电作用形成的，二硫键是两个半胱氨酸残基之间的共价键，疏水键是水分子远离疏水性氨基酸残基而形成的疏水聚集，氢键是通过氢原子与氮、氧或氟原子之间的作用形成的。上述化学键都是与蛋白质结构相关的键，它们通常参与蛋白质的二级、三级或四级结构的稳定。

5. B　VLDL是一种血浆脂蛋白，主要负责将内源性三酰甘油从肝脏运输到其他组织。在肝脏合成的三酰甘油会结合蛋白质和其他脂质形成VLDL颗粒，然后释放到循环系统中。VLDL颗粒中的三酰甘油会被组织脂肪酶水解为游离脂肪酸，供组织使用。LDL主要负责转运胆固醇和其他脂质物质，而不是三酰甘油。CM负责转运饮食摄入的脂质。HDL主要负责逆向胆固醇转运。Lp（a）是一种含有低密度脂蛋白和一种特殊的蛋白质apo（a）的脂蛋白，不是转运内源性三酰甘油的血浆脂蛋白。

6. E　乙酰CoA是脂肪酸合成的起始物质，它是由糖类、脂肪或蛋白质代谢产生的乙酸通过酯化反应生成的，是脂肪酸合成的原料。丙酮酸是脂肪酸合成过程中的中间产物，甘油和脂蛋白是脂肪酸的运载体，草酰乙酸是脂肪酸合成的中间物，甘油和脂肪酸是脂肪酸的结构组成部分。上述物质在脂肪酸合成中也扮演重要的角色，但它们不是脂肪酸合成的原料。

7. C　RNA生物合成是指在转录过程中合成RNA分子的过程。在细胞中，RNA合成是由RNA聚合酶催化的。在细菌中，RNA聚合酶由核心酶和辅助因子σ-因子组成。σ-因子在RNA合成的起始阶段起关键作用，它能够辨认并结合到DNA上的启动子区域，指导RNA聚合酶选择正确的起始位点，从而启动转录过程。σ-因子的结合使得RNA聚合酶能够识别启动子序列，并开始合成RNA链。

8. D　呼吸链是细胞中产生ATP的过程，其中电子从 NADH 或 $FADH_2$ 等载体逐步传递给氧气，产生水并释放能量。NADH 完整呼吸链为：NADH→FMN→Fe－S→Q→Cyt b→Fe－S→Cyt c_1→Cyt c→CuA→Cyt a→Cyt a_3－CuB→O_2。琥珀酸氧化完整呼吸链为：琥珀酸→FAD→Fe－S→Q→Cyt b→Fe－S→Cyt c_1→Cyt c→CuA→Cyt a→Cyt a_3－CuB→O_2。

9. E 肠道菌是人体肠道内的微生物群落，它们在人体内发挥着重要的代谢和合成功能。许多维生素和营养物质可以通过肠道菌的合成来供给人体使用。然而，维生素 C（抗坏血酸）是一种人类必需的维生素，但人体无法合成，必须通过饮食摄入。

B 型题

1. A 凡与酶活性有关的基团称为必需基团。

2. B 与底物相结合的基团称为结合基团。

C 型题

1. B 氮正平衡指摄入的氮大于排出的氮，常见于生长发育期的儿童、孕妇以及恢复期的患者。

2. A 氮负平衡指摄入的氮少于排出的氮，常见于饥饿、严重烧伤、出血或消耗性疾病的患者。

X 型题

1. ABD 在生物学中，基因的转录过程会生成一条 RNA 链，然后通过翻译过程生成相应的蛋白质。转录和翻译的过程中，mRNA 上的密码子会被 tRNA 上的对应反密码子识别，并带来相应的氨基酸。然而，有三个特殊的密码子不对应任何氨基酸，它们被称为终止密码，也叫作停止密码。当翻译过程到达终止密码子时，翻译过程终止，蛋白质链停止生长。终止密码子包括 UAA、UAG 和 UGA。这些密码子出现在 mRNA 链上时，会引导翻译复合物中的释放因子结合，并导致翻译过程的终止。

2. ABDE G 蛋白耦联受体是一类跨膜蛋白，在细胞膜上与 G 蛋白形成复合物，并通过 G 蛋白耦联通路传递信号。这种信号传递机制广泛应用于许多生理过程中。胰高血糖素通过 G 蛋白耦联受体在胰岛细胞上发挥作用，促进葡萄糖的释放，增加血糖水平。肾上腺素通过 G 蛋白耦联受体在靶细胞上发挥作用，产生多种效应，如心率增加、血管收缩、支气管扩张等。甲状腺素的作用主要通过细胞核内的甲状腺激素受体发挥，与 G 蛋白耦联通路关系不大。促肾上腺皮质激素（ACTH）通过 G 蛋白耦联受体在肾上腺皮质细胞上发挥作用，促进肾上腺皮质激素的合成和分泌。抗利尿激素，如抗利尿激素（ADH，即抗利尿激素）通过 G 蛋白耦联受体在肾小管上发挥作用，调节尿液浓缩和水平衡。

3. ABCE 翻译是生物学中的一个重要过程，它将 mRNA 上的信息转化为蛋白质。翻译的起始由起始密码子（通常是 AUG）标志，起始密码子位于 mRNA 的开放阅读框（ORF）的 5′端。翻译过程是从 mRNA 的 5′端到 3′端进行的，tRNA 逐个识别 mRNA 上的密码子，并带来相应的氨基酸。翻译的终止由终止密码子（UAA、UAG、UGA）标志，终止密码子位于 mRNA 的开放阅读框的 3′端。当翻译复合物到达终止密码子时，翻译过程终止。翻译过程中，氨基酸通过肽键形成多肽链，多肽链的合成方向是从氨基端（N 端）到羧基端（C 端）延伸。翻译过程需要消耗能量，其中 ATP 和 GTP 是必需的能量分子。

4. BD 动脉粥样硬化是一种慢性炎症性疾病，主要由于血管内脂质沉积和炎症反应引起的血管壁损伤。血脂蛋白是血液中的脂质和蛋白质复合物，其中一些血脂蛋白与动脉粥样硬化的发展密切相关。LDL（低密度脂蛋白）是一种主要的血脂蛋白，它携带胆固醇和三酰甘油到身体各个组织。当体内的 LDL 水平过高时，LDL 可以在血管壁内膜形成斑块，促进动脉粥样硬化的形成。VLDL（极低密度脂蛋白）也是一种血脂蛋白，它携带三酰甘油到身体各个组织。高水平的 VLDL 可以促进动脉粥样硬化的发展。

二、填空题

1. NADH $FADH_2$。 在具有线粒体的生物中，典型的呼吸链包括 NADH 呼吸链和 $FADH_2$ 呼吸链。这两条呼吸链是线粒体内的两个主要电子传递通路。NADH 呼吸链是通过 NADH 的电子传递来产生能量。NADH 在呼吸链中被氧化成为 NAD^+，同时释放出电子。这些电子经过一系列的蛋白质复合物传递，最终转移到氧分子上，形成水，并释放出能量。$FADH_2$ 呼吸链也是通过 $FADH_2$ 的电子传递来产生能量。$FADH_2$ 是由某些代谢过程中的酶产生的。类似于 NADH 呼吸链，$FADH_2$ 中的电子经过一系列的蛋白质复合物传递，最终转移到氧分子上，形成水，并释放出能量。这两条呼吸链中的电子传递过程产生的能量被用来推动质子泵，将质子从线粒体内膜的内侧转运到外侧，形成质子梯度。最终，质子通过 ATP 合酶复合物回流到线粒体内膜内侧，催化 ADP 和磷酸根的结合，生成 ATP。

2. 两性 阳 阴。 等电点（pI）是指溶液中氨基酸带有的净电荷为零的 pH 值。在等电点时，氨基酸的负电荷和正电荷相互抵消，氨基酸以两性离子的形式存在。在 pH < pI 的溶液中，溶液的 pH 值较低，说明溶液中的负离子浓度较少，此时氨基酸以阳离子

形式存在，因为负离子较少，正电荷占优势。在 pH > pI 的溶液中，溶液的 pH 值较高，说明溶液中的负离子浓度较多，此时氨基酸以阴离子形式存在，因为负离子较多，负电荷占优势。

3. 底物磷酸化　氧化磷酸化。生物体内生成 ATP 的两种主要方式分别是底物磷酸化和氧化磷酸化。底物磷酸化是指在某些代谢途径中，通过直接将磷酸基团转移给 ADP，生成 ATP。这种方式通常在细胞内的某些代谢途径中发生，如糖酵解和三羧酸循环。在这些代谢途径中，通过磷酸化反应将磷酸基团转移给 ADP，产生 ATP。氧化磷酸化是指通过呼吸链中的电子传递过程来生成 ATP。在线粒体内，NADH 和 $FADH_2$ 通过呼吸链中的一系列蛋白质复合物传递电子，最终转移到氧分子上，形成水。这个过程伴随着质子的转运，形成质子梯度。然后，ATP 合酶复合物利用质子梯度来催化 ADP 和磷酸根的结合，生成 ATP。

三、判断题

1. √　蛋白质分子中的所有氨基酸，除了甘氨酸（Gly），都是 L 构型。在生物体内，蛋白质的合成和折叠过程中，只使用 L 型的氨基酸。L 构型的氨基酸是指其立体构型中的氨基和羧基位于同一侧。这是由于在生物体内的酶催化反应和其他生物过程中，L 构型的氨基酸更容易被识别和参与反应。相比之下，D 构型的氨基酸在生物体内非常罕见，几乎不存在于蛋白质中。D 构型的氨基酸是指其立体构型中的氨基和羧基位于相对的两侧。D 构型的氨基酸可能存在于某些细菌细胞壁的组成物质中，但在蛋白质中很少见。

2. ×　同工酶是指在同一生物体或组织中，具有不同的分子结构但具有相同的催化功能的酶。虽然同工酶的催化功能相同，但它们的分子结构可能会有所不同。同工酶通常由不同基因编码的多个亚型组成，这些亚型在氨基酸序列上有一些差异，可能存在于不同的组织或细胞类型中。这些差异可能导致同工酶在催化活性、稳定性、调节性等方面的差异。因此，同工酶是一组具有相同催化功能但在分子结构上有一些差异的酶。它们的结构和功能不完全相同。

3. ×　在蛋白质生物合成过程中，翻译是从 mRNA 的 5′端向 3′端进行的。具体来说，翻译是通过核糖体将氨基酸按照 mRNA 上的密码子序列连接成多肽链的过程。核糖体在 mRNA 上从 5′端找到起始密码子（通常是 AUG），然后依次读取 mRNA 上的密码子，将相应的氨基酸加入到正在合成的多肽链中。翻译的方向是从 5′端向 3′端，即从 mRNA 的起始端向终止端进行。

4. √　变性的蛋白质在某些情况下可能不会沉淀。蛋白质的变性是指其原有的二级、三级或四级结构发生改变，导致失去原有的功能和构象。变性可能由于电荷、溶液 pH、温度或其他环境条件的改变而发生，但并不一定导致蛋白质的沉淀。有些变性的蛋白质可能仍然保持在溶液中，而不会形成沉淀。另一方面，沉淀的蛋白质不一定是变性的。蛋白质的沉淀是指蛋白质从溶液中聚集形成固体沉淀物。蛋白质的沉淀可以由于多种因素引起，如 pH 改变、盐浓度变化、温度变化等。沉淀的蛋白质可能仍然保持其原有的结构和功能，没有发生明显的变性。

5. √　糖酵解是指将葡萄糖分解成乳酸或乙醛和丙酮酸的过程。这是一种无氧代谢途径，可以在缺氧条件下进行。糖酵解主要发生在细胞质中，通过一系列酶催化的反应将葡萄糖分解为两个分子的丙酮酸。在此过程中，少量 ATP（细胞能量的主要形式）和 NADH（一种还原型辅酶）被产生。在缺氧的条件下，细胞无法依赖氧气来进行氧化磷酸化（通过线粒体呼吸过程产生更多的 ATP）。因此，糖酵解成为一种重要的代谢途径，可以快速地将葡萄糖转化为少量的 ATP 来满足细胞的能量需求。尽管糖酵解产生的 ATP 较少，但它可以在缺氧条件下提供细胞所需的基本能量。

6. ×　肾脏不是合成尿素的主要器官，而是负责排泄尿素的主要器官。尿素是一种由肝脏合成的代谢产物，而不是在肾脏中合成的。

四、名词解释

1. 基因组：是指来自一个遗传体系的一整套遗传信息。不同生物的基因组含有不同数量的基因。细菌的基因组约含 4000 个基因；多细胞生物基因组含基因达数万个。人类基因组含 3 万 ~ 4 万个基因。

2. 半保留复制：是指以 DNA 两条链中的每一条链作为模板各自合成一条新的 DNA 链，这样新合成的子代 DNA 分子中一条链来自亲代 DNA，另一条链为新合成的。

3. 操纵子：指许多功能上相关的基因前后相连成串，由一个共同的控制区进行转录控制，包括结构基因以及调节基因的整个 DNA 序列，如乳糖操纵子。

4. 酶：由活细胞产生的生物催化剂，具有极高的催化效率和高度的底物特异性，其化学本质为蛋白质。

5. 糖异生：指从非糖物质转化为葡萄糖或糖原

的过程。关键酶有丙酮酸羧化酶、磷酸烯醇式丙酮酸羧激酶、果糖二磷酸酶和葡萄糖－6－磷酸酶。基本是糖酵解的逆反应过程，要越过三个不可逆的反应。

五、简答题

1. 基因诊断的基础是探针技术。探针可通过基因工程技术进行扩增、保存和改建。基因诊断已广泛应用于阐明一些危害人类健康的重大疾病的发病机制，如肿瘤、心血管病、艾滋病等，不仅限于遗传病的研究。基因治疗的指导思想是通过调控细胞中缺陷基因的表达来纠正或替代缺陷基因。应用范围也不仅限于遗传病，还涉及免疫缺陷、由癌基因或抗癌基因异常表达引起的恶性生长，以及其他由于基因表达失控或异常所致的疾病。

2. 染色体是细胞内具有遗传性质的物质，易被碱性染料染成深色，又称染色质。其本质是由脱氧核苷酸组成的 DNA 分子，染色体是细胞核内由 DNA 和蛋白质组成、能用碱性染料染色的线状结构，是遗传物质基因的载体。在无性繁殖物种中，生物体内所有细胞的染色体数目都一样；而在大部分有性繁殖物种中，生物体的体细胞染色体成对分布，称为二倍体。生殖细胞如精子、卵子等是单倍体，染色体数目只是体细胞的一半。雄性哺乳动物的性染色体对为 XY，雌性则为 XX。正常人的体细胞染色体数目为 23 对，并有一定的形态和结构。染色体在形态结构或数量上的异常被称为染色体异常，由染色体异常引起的疾病为染色体病。现已发现的染色体病有 100 余种，在临床上染色体病变常可造成流产、先天智力低下、先天性多发性畸形以及癌肿等。染色体异常的发生率并不少见，在新生儿群体中就可达 0.5% ~ 0.7%。

第七节　卫生法规

一、选择题

A 型题

1. **C**　强制诊疗关系是指国家基于医疗的特殊性及对公民生命和身体健康的维护，在法律上赋予医疗机构或医务人员以强制诊疗和患者的强制受诊义务的情况。在给出的选项中，只有吸毒人员被强制送往戒毒所进行治疗符合强制诊疗关系的定义。其他选项中的患者都是自愿接受医疗治疗或主动就诊，并没有涉及强制诊疗关系。

2. **B**　无因管理关系是指在医疗行为中，医生与患者之间缺乏事先建立的法律、合同、授权的关系。在无因管理关系下，医生不能对患者进行诊疗或治疗，除非出现紧急情况需要立即救治。医生对一名有监护人在场的非急危患者进行诊疗的行为符合无因管理关系的定义。其他选项中的情况可能涉及急救行为、紧急治疗或对行为能力正常的患者进行常规治疗，不符合无因管理关系的定义。

3. **B**　不予医师注册的情况包括：医师无民事行为能力或限制民事行为能力；受刑事处罚，刑罚执行完毕不满二年或者被依法禁止从事医师职业的期限未满；被吊销医师执业证书不满二年；因医师定期考核不合格被注销注册不满一年；法律、行政法规规定不得从事医疗卫生服务的其他情形。

4. **B**　甲类传染病包括鼠疫和霍乱。在给出的选项中，只有鼠疫属于甲类传染病。艾滋病、肺结核、疟疾属于乙类传染病；流行性感冒属于丙类传染病。

5. **A**　根据提供的信息，乙类传染病包括传染性非典型肺炎、艾滋病、病毒性肝炎、脊髓灰质炎等。在给出的选项中，只有脊髓灰质炎属于乙类传染病。风疹、流行性腮腺炎、麻风病和丝虫病属于丙类传染病。

B 型题

1. **A**　根据提供的传染病分类报告时限表，甲类传染病在城镇地区需要在发现后的 6 小时内进行报告，而在乡村地区需要在发现后的 12 小时内进行报告。

2. **C**　根据提供的传染病分类报告时限表，乙类传染病在城镇地区需要在发现后的 12 小时内进行报告，而在乡村地区需要在发现后的 24 小时内进行报告。

C 型题

1. **C**　一级医疗事故包括造成患者死亡、重度残疾。

2. **D**　四级医疗事故包括造成患者明显人身损害的其他后果。

X 型题

1. **ABC**　根据提供的信息，应向夫妻双方提出终止妊娠的情况包括：胎儿患有严重遗传性疾病、胎儿有严重缺陷、孕妇有严重疾病，继续妊娠可能危及孕妇生命或健康。夫妻双方不愿意继续妊娠并不是医学意见，而是个人的意愿；孕妇年龄较大，继续妊娠风险较高虽然可能需要医学评估后给出建议，但并不一定需要终止妊娠。

2. **ABC**　根据献血法的规定，献血者的年龄必须在 18 至 55 岁之间，每次采集血液量一般为 200ml，最多不得超过 400ml，两次采集血液的间隔期不得少于 6 个月。根据规定，无偿献血的血液必须用于临床，不得买卖。因为献血者的年龄有限制，在 18 至 55 岁之间。

3. ABCDE　药品生产企业、经营企业和医疗机构在药品购销中禁止给予或收受回扣或其他利益。同样，禁止药品的生产、经营企业或其代理人以任何名义给予使用药品的医疗机构负责人、药品采购员、医师等相关人员财务或其他利益。违反上述规定收受财物或其他利益的相关人员可能受到处分，并且违法所得可能会被没收。

4. ABCDE　根据《刑法》第三百五十五条规定，依法从事生产、运输、管理、使用国家管制的麻醉药品、精神药品的人员，违反国家规定，向吸食、注射毒品的人提供国家规定管制的能够使人形成瘾癖的麻醉药品、精神药品的，处三年以下有期徒刑或者拘役，并处罚金；情节严重的，处三年以上七年以下有期徒刑，并处罚金。向走私、贩卖毒品的犯罪分子或者以牟利为目的，向吸食、注射毒品的人提供国家规定管制的能够使人形成瘾癖的麻醉药品、精神药品的，依照本法第三百四十七条的规定定罪处罚。单位犯前款罪的，对单位判处罚金，并对其直接负责的主管人员和其他直接责任人员，依照前款的规定处罚。

5. ABDE　根据给出的内容，患者的权利包括：①生命健康权，即拥有获得医疗保健和维护生命健康的权利。②身体权，即拥有决定自己身体权利，包括接受或拒绝治疗等。③隐私权，即拥有保护个人隐私和个人信息的权利。④平等医疗保健权，即拥有平等获得医疗保健服务和医疗资源的权利。⑤知情同意权。财产权并不属于患者的权利范畴，因为财产权与患者的健康和医疗无直接关系。

二、填空题

1. 医疗措施　医疗风险。在医疗活动中，医疗机构及其医务人员有责任将患者的病情、医疗措施、医疗风险等如实告知患者。这是医务人员的法律和道德义务之一，也是尊重患者自主权和知情同意原则的具体体现。告知患者病情的目的是让患者了解自己的疾病情况，增强对治疗的信心，积极配合医疗措施。医务人员应当以清晰、准确、易懂的方式向患者解释病情、诊断结果、治疗方案等相关信息，回答患者的疑问。同时，医务人员还应当向患者告知可能存在的医疗风险和不良后果，以便患者能够做出知情同意的决策。患者有权知道医疗行为可能带来的风险和不利影响，并在知情的基础上做出是否接受治疗的决定。通过如实告知患者，医务人员与患者之间建立了良好

的沟通和信任关系，有助于优化医疗决策，提高治疗效果，保护患者的知情权和自主权。

2. 自然灾害　事故灾难　公共卫生事件　社会安全事件。《医师法》规定，遇有自然灾害、事故灾难、公共卫生事件和社会安全事件等严重威胁人民生命健康的突发事件时，县级以上人民政府卫生健康主管部门根据需要组织医师参与卫生应急处置和医疗救治，医师应当服从调遣。

3. 强制性　互济性　福利性　社会性。社会医疗保险作为社会保障的一项内容，具有以下基本特征。①强制性：社会医疗保险通常是由国家法律或政策规定的强制性保险制度，要求符合条件的个人和单位必须参加并缴纳保险费。这种强制性的参保要求旨在确保社会医疗保险的普及程度和公平性，以实现社会风险共担和共享的目标。②互济性：社会医疗保险是一种互助共济的制度，参保人通过缴纳保险费共同形成医疗保险基金，用于支付参保人的医疗费用。这种互助共济的机制使得参保人在面临医疗风险时能够得到相应的经济支持，减轻个人负担。③福利性：社会医疗保险的目的是提供经济保障，为参保人在发生疾病或医疗需求时提供医疗费用补偿。它是一种社会福利制度，旨在保障人民的健康权益和提高医疗服务的可及性。④社会性：社会医疗保险是一种社会化的制度，通过集中管理和再分配的方式，将社会各个群体的资金集中起来，实现医疗费用的公平分配。它是国家和社会为了保障人民的健康和提高医疗服务的可及性而建立的一种社会保险制度。

4. 二。不予医师注册的情况：①无民事行为能力或者限制民事行为能力。②受刑事处罚，刑罚执行完毕不满二年或者被依法禁止从事医师职业的期限未满。③被吊销医师执业证书不满二年。④因医师定期考核不合格被注销注册不满一年。⑤法律、行政法规规定不得从事医疗卫生服务的其他情形。

三、判断题

1. √　对需要紧急救治的患者，医师应当采取紧急措施进行诊治，不得拒绝急救处置。因抢救生命垂危的患者等紧急情况，无法取得患者或者其近亲属意见的，经医疗机构负责人或者授权的负责人批准，可以立即实施相应的医疗措施。国家鼓励医师积极参与公共交通工具等公共场所急救服务；医师因自愿实施急救造成受助人损害的，不承担民事责任。

2. √　医师应当使用经依法批准或者备案的药品、消毒药剂、医疗器械，采用合法、合规、科学的诊疗方法。除按照规范用于诊断治疗外，不得使用麻

醉药品、医疗用毒性药品、精神药品、放射性药品等。

3. × 参加新型农村合作医疗（新农合），只能以个人为单位参加。

四、名词解释

1. 卫生行政救济：是指公民、法人或者其他组织认为卫生行政机关的行政行为造成自己合法权益的损害，请求有关国家机关给予救济的法律制度的总称，包括对违法或不当的行政行为加以纠正，以及对于因行政行为而遭受的财产损失给予弥补等多项内容。

2. 医疗缺陷：是指医疗机构及其医务人员在医疗活动中，违反医疗卫生法律、法规和诊疗护理技术规范、常规，或存在技术过失、医疗设备问题以及医院管理不善等，给患者造成病情、身体、心理的不利影响或损害。从诊疗过程可划分为诊断缺陷、治疗缺陷、护理缺陷、感染缺陷和服务缺陷等。根据损害后果程度分为医疗事故、医疗差错、医院感染。

五、简答题

1. 医师权利：①在注册的执业范围内，按照有关规范进行医学诊查、疾病调查、医学处置、出具相应的医学证明文件，选择合理的医疗、预防、保健方案。②获取劳动报酬，享受国家规定的福利待遇，按照规定参加社会保险并享受相应待遇。③获得符合国家规定标准的执业基本条件和职业防护装备。④从事医学教育、研究、学术交流。⑤参加专业培训，接受继续医学教育。⑥对所在医疗卫生机构和卫生健康主管部门的工作提出意见和建议，依法参与所在机构的民主管理。⑦法律、法规规定的其他权利。

2. 医师义务：①树立敬业精神，恪守职业道德，履行医师职责，尽职尽责救治患者，执行疫情防控等公共卫生措施。②遵循临床诊疗指南，遵守临床技术操作规范和医学伦理规范等。③尊重、关心、爱护患者，依法保护患者隐私和个人信息。④努力钻研业务，更新知识，提高医学专业技术能力和水平，提升医疗卫生服务质量。⑤宣传推广与岗位相适应的健康科普知识，对患者及公众进行健康教育和健康指导。⑥法律、法规规定的其他义务。

3.《医师法》规定，在执业活动中有以下情形之一的，医师应当按照有关规定及时向所在医疗卫生机构或者有关部门、机构报告：①发现传染病、突发不明原因疾病或者异常健康事件；②发生或者发现医疗事故；③发现可能与药品、医疗器械有关的不良反应或者不良事件；④发现假药或者劣药；⑤发现患

涉嫌伤害事件或者非正常死亡；⑥法律、法规规定的其他情形。

4.《中华人民共和国医师法》规定，注销注册，废止医师执业证书的情况有：①死亡。②受刑事处罚。③被吊销医师执业证书。④医师定期考核不合格，暂停执业活动期满，再次考核仍不合格。⑤中止医师执业活动满二年。⑥法律、行政法规规定不得从事医疗卫生服务或者应当办理注销手续的其他情形。

5. 从广义上划分，医疗保险可分为社会医疗保险和商业医疗保险。现就社会医疗保险的基本概念简述如下：医疗保险是一种社会保险制度，根据立法规定，通过强制性社会保险原则，由国家、单位（雇主）和个人共同缴纳保险费，形成医疗保险基金，用于集中管理和再分配。当个人因疾病需要接受医疗服务时，社会医疗保险机构将提供医疗保险费用补偿。社会医疗保险的基本原理是将具有不同医疗需求的群体的资金集中起来，通过风险共担和公平分配的方式，实现医疗费用的社会化保障。社会医疗保险的目的是提供经济保障，使参保人在发生疾病或医疗需求时能够获得合理的医疗费用补偿。社会医疗保险的运行机制包括缴费、参保、定点医疗机构、医疗费用结算等环节。参保人根据规定缴纳一定比例的工资或收入作为保险费，同时单位（雇主）也需缴纳相应比例的费用。参保人在需要医疗服务时，前往合作的定点医疗机构接受治疗，医疗机构将根据规定的医疗费用报销比例，向参保人提供医疗费用补偿。社会医疗保险的目标是为社会各个群体提供基本的医疗保障，减轻个人医疗支出的负担。它是国家和社会为了保障人民的健康和提高医疗服务的可及性而建立的一种社会保险制度。

6. 在1996年的全国卫生工作会议上，党中央、国务院确定了新时期的卫生工作方针是："以农村为重点，预防为主，中西医并重，依靠科技与教育，动员全社会参与，为人民健康服务，为社会主义现代化建设服务。"

第八节 医学伦理学

一、选择题

A型题

1. D 医师权利是指医师在医疗活动中享有的合法权益和行使的权力。对患者实施"安乐死"的权利不属于医师权利，因为在大多数国家和地区，安乐死是非法的，医师没有权利主动实施这种行为。

2. D 医患关系模式是指医生和患者之间的相互

作用和合作方式。不同的医患关系模式适用于不同的情况和需求。指导－合作型，医生为患者提供指导和建议，患者在治疗过程中积极参与和合作。这是一种常见的医患关系模式，适用于大多数情况。主动－被动型，医生主动决定治疗方案，患者被动接受。这种模式在紧急情况下可能适用，但不适合长期治疗和慢性病管理。共同参与型，医生和患者在决策和治疗过程中共同参与，通过合作和沟通达成共识。这种模式适用于涉及重大决策和治疗选择的情况。根据具体情况确定，医患关系模式应根据具体情况、患者需求和医生专业判断来确定。不同的疾病、患者个体差异和治疗目标可能需要不同的医患关系模式。

3. B　能力、智力、气质和理想都是人格的一部分，但它们不是人格的核心。人格是指个体在行为、思维、情感等方面的稳定和一致的特质模式，是一个人的独特的个性特征。而性格是人格的核心组成部分，它涉及个体的态度、价值观、情绪、行为习惯等方面的特点。因此，性格是人格的核心。

4. C　办事见异思迁、虎头蛇尾的人指的是在做事情时容易改变主意、缺乏决断力，开始办事情积极但最后表现得不坚决。这种情况表明其意志活动缺乏坚韧性。坚韧性是指一个人在面对困难、挫折或逆境时能够保持坚定、持久的意志和行动。缺乏坚韧性的人容易受到外界的干扰和诱惑，难以坚持目标和完成任务。

5. E　情绪是指个体对特定情景或刺激产生的主观体验和生理变化的综合反应。情绪的形成是由情景、认知和生理变化三个要素相互作用而产生的。

B 型题

1. B　指导－合作型模式适用于长期治疗和慢性病管理，这种模式强调医生为患者提供指导和建议，患者积极参与和合作。

2. C　共同参与型模式适用于涉及重大决策和治疗选择的情况，这种模式强调医生和患者共同参与、合作和沟通，通过达成共识来进行决策和治疗。

C 型题

1. A　及时原则是指医务人员尽快地对疾病做出正确的诊断，主动地治疗，认真地对待疾病。

2. B　有效原则是指医务人员学习和掌握科学的诊疗手段，认真地实施有效治疗，实事求是地判断治疗效果。

X 型题

1. ABDE　道德的特点如下。①稳定性：道德是一种相对稳定的价值观念和行为准则，具有相对持久性的特点。②规范性：道德是社会规范和行为准则的

一种体现，具有规范人们行为的功能。③社会性：道德是社会共同遵循的准则，是社会关系和社会秩序的基础。④层次性：道德观念和行为准则存在不同的层次和等级，包括个体道德、家庭道德、社会道德等层面。

2. AD　医患纠纷发生的原因如下。①医疗部门自身的缺陷：医疗机构的管理不善、医疗质量问题、医务人员素质不高等因素可能导致医患纠纷的发生。②患者就医行为的缺陷：患者可能存在就医知识不足、不合理的诉求、不合规的就医行为等问题，这些因素也可能导致医患纠纷的发生。

3. ABCD　在进行人体试验时，需要遵循的原则如下。①受试者同意：进行试验前，必须获得受试者的知情同意，并确保其理解试验的目的、方法、风险和效益等信息。②维护受试者的权利：在试验过程中，需要确保受试者的人权和尊严得到尊重和保护，不得侵犯其权益。③医学目的原则：进行试验的目的必须是为了促进医学科学的发展和提高医疗水平，不能违背医学伦理和道德。④随机对照原则：在进行试验时，需要采用随机对照的方法，将受试者分为试验组和对照组，并进行比较分析，以确保试验结果的准确性和可靠性。

4. ACDE　按照记忆的内容分类如下。①形象记忆：指的是对视觉和感知经验的记忆，包括对图像、场景、物体等的记忆。②运动记忆：指的是对动作和技能的记忆，包括学习和记忆各种运动和动作的能力。③逻辑记忆：指的是对事实、概念、知识和信息的记忆，包括学习和记忆语言、数学、科学等的能力。④情绪记忆：指的是对情绪体验和情感事件的记忆，包括对情绪状态、情感体验和情感事件的记忆。强迫记忆不是记忆的常见分类，它通常指的是一种强制性的回忆和重复记忆的情况，与正常的记忆过程有所不同。

二、填空题

1. 医师。医疗工作的主体是医师。医师是具有医学专业知识和技能的专业人士，负责诊断、治疗和预防疾病，提供医疗服务和健康咨询。医师通过学习和实践，获得了丰富的医学知识和临床经验，能够对患者进行综合评估、制定治疗方案，并实施相应的医疗措施。因此，医师是医疗工作的主要执行者和决策者。

2. 避孕　人工流产　绝育。生育控制的方法主要包括避孕、人工流产和绝育。避孕是指通过各种方法避免受孕，包括药物避孕、避孕套、避孕环等。人

工流产是指通过手术或药物方法终止怀孕。绝育是指通过手术或其他方法永久性地阻塞或切除生殖器官，以达到永久性不育的目的。这些方法都是常见的生育控制措施。

3. 能力　气质　性格。人格特质是指人的性格、气质、能力等特征的总和。

4. 不赞成　不支持　不允许　不接受。中国政府对克隆人问题的态度是不赞成、不支持、不允许。中国在 2003 年发布了《人类辅助生殖技术管理办法》，明确规定禁止人类克隆活动。此后，中国政府一直坚持不允许和不支持克隆人的研究和实践。因此，不允许和不接受也可以作为正确的表述。

5. 生理需要　安全需要　社交需要　自尊的需要　自我实现的需要。人类需要的五个层次是生理需要、安全需要、社交需要、自尊的需要和自我实现的需要。这是美国心理学家亚伯拉罕·马斯洛在他的人类需求层次理论中提出的。根据这个理论，人类需要按照一定的层次和优先级来满足，从基本的生理需求开始，逐渐发展到更高级别的需求，直至实现自我实现的需要。

6. 稳定性　规范性　社会性　层次性。道德除了具有明显的阶级性外，还具有以下特点。①稳定性：道德是人类社会长期形成和传承的行为准则和规范，具有一定的稳定性和持久性。②规范性：道德是人们行为准则和行为规范的集合，它规范了人们的行为和社会关系，要求人们遵循一定的道德规则和道德价值。③社会性：道德是社会生活中的一种规范，它与社会关系和社会秩序紧密相关，是社会共同生活的基础。④层次性：道德有不同的层次和水平，从个体的道德行为到社会的道德规范，从个人的道德素质到社会的道德风尚，形成了一个层级结构。

三、判断题

1. ×　医学道德是指医学伦理和医学职业道德，它是医学职业在实践中应遵循的道德规范和原则。尽管医学道德的核心原则如尊重患者的尊严、保护患者的权益、保密等是基本且普遍适用的，但医学道德也会受到社会、文化、技术和伦理观念的变化影响。随着医学科学的发展、医疗技术的进步、社会价值观的变化等，医学道德也需要不断适应和调整。例如，随着生命科学和遗传学的进步，医学伦理在面对生命起源、生命延续和生命结束等伦理问题时面临新的挑战和讨论。

2. ×　在医学人体试验中，对照实验使用安慰剂和进行双盲法试验，同样需要征得患者的知情同意。

使用安慰剂是为了与实际治疗组进行比较，评估新药物或治疗方法的疗效。在这种情况下，患者需要被告知他们可能会接受安慰剂而非实际治疗，以便他们能够做出知情决策。双盲法试验是一种试验设计方法，旨在减少主观偏见。在双盲法试验中，既有患者也有医务人员不知道患者所接受的是实际治疗还是安慰剂。在这种情况下，患者同样需要被告知他们可能被分配到接受安慰剂的组别，以便他们能够做出知情同意。

3. ×　我国现行法律规定，不允许"代孕"人工生殖，因为胎儿有两个心理母亲，一个是子宫提供者，另一个是卵细胞提供者，存在着很大的法律争议空间。

4. ×　根据我国《医师法》的相关规定，医师进行试验性临床医疗需要符合以下条件。①经过医疗机构的伦理审查和批准：医师进行试验性临床医疗需要经过医疗机构的伦理审查委员会或者伦理审查机构的批准。②征得患者本人或其近亲属的知情同意：医师在进行试验性临床医疗时，应当征得患者本人或其近亲属的知情同意，并且明确告知试验性医疗的目的、方法、风险和可能的效果。试验性临床医疗是指在科学研究和医学技术进步的基础上，为了寻求新的治疗方法、新的药物或新的诊断手段，对患者进行尚未广泛应用的医疗实践。在这种情况下，医师必须经过医院批准，并征得患者本人或家属的知情同意。

5. √　荨麻疹、偏头痛和抑郁症都属于心身障碍的范畴。心身障碍是指心理因素对身体健康产生影响的一类疾病，其特点是身体症状和心理症状之间存在着密切的关联。荨麻疹、偏头痛和抑郁症都可以由心理因素引起或加重，且心理和情绪状态的改变可以影响这些疾病的发作和病情的变化。因此，荨麻疹、偏头痛和抑郁症都可以被归类为与心身障碍相关的疾病。

6. √　患者在医疗过程中有权利接受、拒绝或选择治疗方案。这是基于尊重患者的自主权和自主决策能力的伦理原则。根据医学伦理，患者有权利知情并参与医疗决策。他们应该被充分告知他们的疾病、可行的治疗方案、可能的风险和益处，以便能够理解并做出知情决策。患者有权选择是否接受提供的治疗方案，他们也有权拒绝或要求其他治疗方案。医务人员应该尊重患者的意愿，并与他们进行充分的沟通和共同决策。

四、名词解释

1. 疾病：躯体器官功能性和器质性病变的客观

症状和体征称为疾病。

2. 健康不仅是身体没有疾病或异常，而且要生理、心理、社会功能和道德方面都保持完好状态或最佳状态。

3. 职业道德是指从事一定职业的人们在特定的工作环境中或劳动中的行为规范的总和。职业道德也可称为行业道德。

4. 智力下降主要表现为反应速度减慢，快速做出决定和解决问题的能力下降，容易健忘。

5. 患者是指有各种疾病的人，包括虽有病痛的症状和感觉，但未发现躯体病理改变的人。

6. 临终是指由于疾病或意外事故而造成人体主要器官的生理功能趋于衰竭，生命活动趋向终结，濒临死亡但尚未死亡的状态。

五、简答题

1. 儿童从6个月起，开始建立起一种"母子联结"的关系，在这种以母爱为中心的关系上保持着对周围环境的安全感和信任感。一旦孩子离开妈妈，大都恐惧不安，经常哭闹、拒食及不服药，而母亲与孩子一起时，这些反应很快消失。

2. 医疗过失纠纷是由于医务人员的过失行为而造成的医疗纠纷。如医务人员缺乏责任心，不认真分析病情，导致的临床误诊、误伤等；未按照规章制度及流程办事，导致差错或事故等；这些医疗过失是人为因素导致的，属于渎职行为。

3. 患者抑郁心理的常见原因：（1）抑郁多见于重危患者或有严重丧失组织器官的患者（如器官摘除、截肢或预后不良的患者）。（2）病情加重时常会产生抑郁。（3）敏感者更易产生抑郁。这些人常性格内向，易悲观，缺乏自主，表现孤独。（4）病理生理因素。如分娩或绝经期的激素变化，某些疾病后敏感性增强（如流行性感冒、慢性疼痛等），均可能发生抑郁。（5）有些疾病目前没有好的治疗方法，

疗效不佳，患者长期受疾病折磨，渐渐对治疗丧失信心，回避或拒绝治疗，任病情继续发展。

4. 老年人常见的心理问题如下。（1）智力下降：主要表现为反应速度减慢，快速做出决定和解决问题的能力下降，容易健忘。（2）情绪改变：有的老年人情感变得幼稚，情绪不稳定，甚至像小孩一样，容易激动，有时因小事而兴高采烈，有时不顺心则不安、生气、哭泣。（3）人格变化：较多的老年人表现为比较顽固，守旧，不易接受新事物和他人意见，猜疑心较强。有的则过多的感慨、伤感，沉湎于回忆往事之中。（4）生活方式变化：孤独寂寞，社会活动减少使老年人选择更多的不良生活方式，如吸烟、嗜酒、缺乏运动等，不良的生活方式与心脑血管疾病、糖尿病等慢性疾病的发生和发展有着密切关系。此外，老年人睡眠时间短，易醒，白天爱打瞌睡，这种睡眠习惯的改变应与失眠进行区别。

5. 临床诊治工作的基本道德原则如下。①及时原则：医务人员应尽力在合理时间内对疾病做出诊断，并及时采取治疗行动，以满足患者的需求和疾病的变化。②准确原则：医务人员应充分利用现有条件，认真、严谨地做出准确的判断，以确保诊断和治疗方案符合患者的实际病情。③有效原则：医务人员应采用科学的方法和治疗手段，实施对疾病有稳定、缓解和良好转归效果的治疗方案。有效原则是有关医务人员选择何种治疗手段的质量规定，包括确定何种治疗手段可以使用以及如何使用。④择优原则：医务人员应仔细选择对患者最有益且代价适当的诊疗措施，以提供最佳的医疗服务。⑤尊重患者自主权原则：患者在诊疗过程中有权了解病情，接受或拒绝或选择诊疗方案。医务人员应尊重患者的自主权，把患者的意愿作为诊疗行为的重要指导，并严格遵守此原则。

第二章 基本知识

第一节 诊断学

一、选择题

A 型题

1. D 诊断的内容通常包括病因诊断、解剖诊断、病理诊断和基因诊断。预后诊断不属于诊断的内容，它涉及对疾病进展和结果的预测。

2. D 正常成人的安静状态下的脉率通常在 60 ~ 100 次/分之间。这是指在没有进行任何体力活动、情绪激动或生理刺激的情况下，测量的静息脉率。

3. D 胆囊炎是胆囊的炎症，通常由胆囊内结石引起的胆道梗阻导致。患者常常会出现右上腹部的持续性疼痛，可能向右肩部放射。这种疼痛通常是阵发性的，可以伴有恶心、呕吐和发热等症状。其他选项中，肠炎、阿米巴痢疾和胃炎引起的腹痛通常不会向右肩部放射。胰腺炎引起的腹痛通常位于上腹部，并向背部放射，而不是向右肩部。

4. B 病例分型标准：（1）A 型（一般病例）：凡是病种单纯，病情稳定（包括明确诊断且病情稳定的肿瘤患者）无合并症的一般住院者。（2）B 型（一般急诊病例）：凡急需紧急处理，但病种单纯、病情较稳定、无其他合并症的急诊患者。（3）C 型（疑难重症病例）：凡病种或病情复杂，或具有合并症；病情较重、诊断治疗均有很大难度，预后差的患者。（4）D 型（危重病例）：凡病情复杂危重，随时有生命危险；或有循环、呼吸、肝、肾、中枢神经等重要器官功能衰竭之一者。

5. C 虽然头发的变白是随着年龄增长而常见的现象，但并不是绝对的老年特征。头发变白可以受到遗传、环境、压力等多种因素的影响。大多数老年人均有牙齿脱落，是因为随着年龄的增长，牙齿的健康状况会受到多种因素的影响，如龋齿、牙周炎等，从而导致牙齿脱落。皮肤弹性随年龄增长而减低，是因为随着年龄的增长，皮肤中的胶原蛋白和弹力纤维减少，导致皮肤弹性下降。角膜老年环见于 60 岁以上的老人，是一种与年龄相关的眼科病变，常见于老年人。老年人大多肌肉萎缩松弛，是因为随着年龄的增长，肌肉的质量和功能会逐渐下降，导致肌肉萎缩和松弛。

6. C 尿中含有的不使尿相对密度增高的物质是尿素。尿相对密度是尿液浓缩程度的指标，通常受到尿中溶质的影响。高浓度的溶质会使尿相对密度增高，而低浓度的溶质则不会显著影响尿相对密度。右旋糖酐是一种存在于尿液中的有机物，它可以使尿相对密度增高。放射造影剂是一种用于影像学检查的药物，它通常会被肾脏排泄，会使尿相对密度增高。高蛋白质的摄入会导致尿中蛋白质含量增加，从而使尿相对密度增高。高葡萄糖的存在会导致尿中葡萄糖含量增加，从而使尿相对密度增高。

7. E 入院记录是指患者入院时医生对患者进行详细的身体检查、病史询问和相关检查的结果进行记录的文件。它包括患者的个人信息、主诉、既往病史、家族史、体格检查结果、初步诊断和治疗计划等内容。再入院记录是指患者再次入院时医生对患者进行详细的身体检查和病史询问的记录。24h 内入出院记录是指患者在住院期间，24 小时内医生对患者的病情进行记录，包括体温、脉搏、呼吸、血压、入量出量、特殊检查结果和治疗情况等内容。24h 内入院死亡记录是指患者在入院后 24 小时内死亡时医生对患者的死亡情况进行记录。会诊记录是指医生对患者的病情进行会诊后所做的记录，包括会诊目的、会诊意见和建议等内容。故会诊记录不属于入院记录范畴。

8. E 腹泻是指每日大便频次增多、大便稀烂或水样，并伴有排便时腹部不适等症状。当腹泻症状持续时间超过 3 个月，被认为是慢性腹泻。

9. B 消化性溃疡是指胃或十二指肠黏膜发生溃疡形成的疾病。患者常常会出现上腹部疼痛，餐后痛多见于胃溃疡，饥饿痛或夜间痛，进食后缓解多见于十二指肠溃疡，可以通过服用碱性药物来缓解疼痛。慢性胃炎、食管炎、胰腺炎和胆囊炎也可能引起上腹部疼痛，但它们的特点和疼痛缓解方式与消化性溃疡不同。

10. B 转科记录是指患者由一个科室转入另一个科室时，接收科室医师必须完成的一份记录。根据规范，转入记录应该在患者转入后的 24 小时内完成，以便及时记录患者的转入情况、诊断信息和治疗计划等内容。

11. D 第二性征是在青春期发育过程中，由性激素的作用引起的与生殖功能无关的体征变化。常见的第二性征包括体毛和阴毛分布的特征、乳房发育及皮下脂肪、肌肉发达程度和声音强弱和音调。皮肤色素分布并不属于第二性征的区别。皮肤的色素分布主要受到遗传和环境的影响，与性激素的作用关系较小。

12. E 粪便隐血试验是一种常用的筛查结直肠癌和其他消化系统疾病的方法。在进行化学法粪便隐血试验时，通常需要在前三天禁食含有血红蛋白的食物，以避免误判。这些食物包括动物血、肉食、猪肝和含叶绿素的食物。而果酱不含有血红蛋白，因此在进行化学法粪便隐血试验时，前三天不必禁食果酱。

13. C 尿液的浑浊程度可以受到多种因素的影响，包括盐类、晶体、细菌、红细胞等物质的存在。在这种情况下，加热后浑浊消失，表明尿液中的物质在加热后溶解或转化为可溶性物质。尿酸盐是尿液中常见的物质，它可以在低温下结晶并导致尿液浑浊，但在加热后会溶解，使尿液变清澈。

14. A 尿液干化学分析仪是一种常用的尿液分析仪器，用于对尿液中的各种成分进行定量分析。干化学法对尿内不同蛋白质成分的敏感度不一，主要对白蛋白敏感，而对球蛋白、本-周蛋白不敏感。故通常检测的是白蛋白的含量。白蛋白是一种主要存在于血液中的蛋白质，正常情况下应该不应该出现在尿液中，因此其检测可以用于判断尿液中是否存在蛋白质异常。

15. C 诊断思维是指在医学诊断过程中所使用的思维方式和方法。它包括观察、分析、推理和判断等过程，旨在通过收集和整理临床资料，找出疾病的本质和原因，并进行正确的诊断。主要与次要是诊断思维中的另一个重要问题。在临床实践中，医生需要辨别出患者的主要症状和次要症状，以帮助确定正确的诊断。现象与本质是诊断思维中的一个重要问题。在临床实践中，医生需要通过观察患者的各种现象（临床表现、体征、实验室检查结果等）来推断疾病的本质。局部与整体是诊断思维中的一个关键问题。医生需要综合考虑患者的局部症状和体征，以及全身的临床表现，以帮助确定正确的诊断。典型与不典型是诊断思维中的一个重要问题。医生需要通过比对患者的临床表现和已知的典型病例，来判断患者的病情是否符合某个特定疾病的典型表现。临床表现与主诉不属于诊断思维的注意问题。主诉是指患者自己主动向医生陈述的症状和不适，而临床表现是指医生通过观察和检查患者获得的一系列症状、体征和实验室检

查结果。虽然临床表现和主诉在诊断过程中都很重要，但它们并不是诊断思维中需要特别注意的问题，而是作为诊断的重要依据之一。

16. B 肝上界是指肝脏在胸廓前面的最高点。在正常情况下，肝上界位于第5肋间右锁骨中线附近。

17. C 疟疾是由疟原虫感染引起的传染病，其典型特征是周期性发热。间歇热是疟疾最常见的热型，表现为高热发作和无热间期交替出现。间歇热表现为热发作时温度较高，持续数小时，然后突然降至正常体温或接近正常体温，进入无热间期，通常持续一天至数天。接着再次发作，如此循环。

18. A 桡反射是一种腱反射，可通过敲击桡骨触发。它是由桡骨下端的腕屈肌（尤其是腕屈肌腱）收缩引起的。桡反射是由C5和C6段的神经根支配的。

19. A 急性心肌梗死是由于冠状动脉的血流突然中断导致心肌缺血坏死所引起的严重心血管疾病。患者通常会出现胸部剧烈的压迫性或窒息性疼痛，常常向左肩、左臂、颈部或下颌放射。该疼痛通常持续较长时间，不易缓解，并伴有其他症状，如出冷汗、恶心、呕吐等。肋间神经痛是由于肋间神经受到刺激或损伤引起的胸部疼痛，通常表现为短暂的、针刺样的疼痛，不会持续较久。食管炎、自发性气胸和心包炎引起的胸痛也有可能出现，但与急性心肌梗死相比，其胸痛的特点和持续时间有所不同。

20. E 透视是一种医学影像学技术，通过投射X射线或其他形式的辐射进入人体，然后通过检测设备来获取影像。透视可以提供有关器官形态和功能状态的信息，可以从不同角度和方位进行观察，设备操作方便，经济省时。然而，透视也有一些缺点，其中之一是影像细节显示不够清晰。由于透视使用的是辐射，而不是直接观察器官，所以影像的细节可能不够清晰，有时难以准确识别和诊断病变。另外，透视也需要防护措施，因为使用辐射会对人体产生一定的辐射剂量，需要采取措施保护患者和医护人员的安全。

21. D D型病例是指病情危重、有生命危险的情况，且出现了循环、呼吸、肝、肾、中枢神经等多个系统的衰竭病变。A型病例指病情不稳定、可能进展为危重的情况；B型病例指病情稳定，但存在多个系统的衰竭病变；C型病例指病情稳定，但存在单个系统的衰竭病变；E型病例指病情稳定，但存在单个器官的衰竭病变。

22. E 动脉瘤是血管壁的局部扩张，常见于动脉血管。为了准确诊断和评估动脉瘤，需要进行血管造

影检查。DSA 是一种介入性的血管造影技术，通过在患者体内注入对比剂，然后使用透视或 X 射线摄影来观察血管的影像。DSA 可以清晰地显示动脉瘤的位置、大小和形态特征，是最有价值的检查方法。CR 和 DR 是数字影像技术，用于获取常规 X 射线影像。MRI 和 CT 是非侵入性的成像技术，可以提供详细的解剖结构信息，但对于动脉瘤的诊断和评估可能不如 DSA 准确。

23. E 出院记录是指患者离院后，经治医生完成的一份记录，包括患者住院期间的诊断、治疗、手术、检查结果、用药情况、转归情况等内容。根据规范，经治医生应该在患者出院后的 24 小时内完成出院记录，以便对患者住院期间的情况进行综合总结和记录。这样可以为患者的后续治疗、随访和转诊提供重要的参考依据。

24. D 急性脑梗塞是指脑血管突发性阻塞导致的脑组织缺血和坏死。对于急性脑梗塞的诊断，MRI 是首选的检查方法。

25. E 感染是指病原微生物（例如细菌、病毒、真菌或寄生虫）侵入机体，导致免疫反应引发的炎症反应。这种炎症反应通常会导致体温升高，即发热。颅脑损伤、变态反应、无菌性坏死物质的吸收以及内分泌与代谢障碍也可能引起发热，但它们相对而言并不是最常见的原因。

26. C 阳性对比剂是一种在医学影像学中使用的物质，具有较高的密度或特殊的化学性质，可以在影像中产生明显的对比效果，帮助医生诊断病变。常见的阳性对比剂包括碘化物、钡剂等。在给定的选项中，膀胱、尿路、胃肠道和神经系统造影都是可以使用阳性对比剂进行检查的。例如，膀胱造影、尿路造影、胃肠道钡餐检查和脑部 CT 增强等都是常见的阳性对比剂检查。然而，关节囊检查通常不使用阳性对比剂。关节囊检查主要使用超声、MRI 或关节镜等技术来评估关节的结构和功能，不需要使用阳性对比剂。

27. A 病程记录是医护人员对患者病情变化和治疗情况进行记录的文书。对于病情稳定的慢性病患者，一般要求至少每 3 天记录一次病程记录，以便及时掌握病情的变化和调整治疗计划。

28. C 脑出血是指在脑组织内发生的出血病变。对于脑出血的诊断，CT 是首选的检查手段。

29. E 在进行肺部比较叩诊时，需要按照一定的方法和顺序进行。在叩诊肩胛下区时，应该将板指放置在肩胛下区的第七肋间，这样可以准确地叩诊该区域。

30. D 中枢神经系统包括大脑、脊髓和脑脊液等结构，对于对中枢神经系统的检查，MRI 是首选的方法。相比于其他，CR 和 DR 是用于获取常规 X 射线影像的技术，对于中枢神经系统的检查不够详细和准确。CT 是一种较常用的成像技术，可以提供详细的解剖结构信息，但对于中枢神经系统的软组织分辨率相对较低。而 MRI 利用磁场和无线电波来生成具有高分辨率的图像，可以清晰地显示中枢神经系统的解剖结构和病变，对于中枢神经系统的检查具有很高的敏感性和准确性。DSA 是一种介入性的血管造影技术，主要用于评估血管疾病，并不是中枢神经系统检查的首选方法。

31. D 抬举性心尖冲动是指心尖搏动的位置明显抬高，通常可以触及第五肋间或第六肋间，甚至超过该位置。这种心尖冲动的出现可以是由于左心室肥厚、扩张或增大所引起的，常见于高血压、主动脉瓣关闭不全、左心室肥大等高血压心脏病的患者。

32. D X 线摄影是一种利用 X 射线穿透物体并在感光介质上产生影像的成像技术。感光介质可以是胶片或数字感光器件，其具有对 X 射线的感光性。当 X 射线通过物体后，会在感光介质上产生感光效应，形成 X 射线影像。

33. B 急性阑尾炎是指阑尾发生急性炎症，常常导致右下腹痛。疼痛开始时可能是腹部不适或隐痛，逐渐加重，并转移到右下腹。疼痛特点为转移性右下腹痛。疼痛通常是持续性的，但也可能出现阵发性的疼痛。阵发性腹痛、左下腹痛、持续右下腹绞痛和下腹痛不符合急性阑尾炎的疼痛特点。

34. D 肝血色素沉着病是一种遗传性疾病，患者体内的铁离子异常积聚，导致肝脏组织中的血色素增加。在 CT 扫描中，肝血色素沉着病表现为肝脏密度的增加。CT 值是衡量组织密度的参数，通常以 HU 为单位。正常肝脏组织的 CT 值约为 40～60HU。而肝血色素沉着病引起的血色素沉积会增加肝脏的密度，使得 CT 值增加。根据文献报道，肝血色素沉着病的 CT 值通常在 86～132HU 之间。

35. B 三叉神经痛是一种特征性的疼痛，表现为突发性、剧烈的电击样或撕裂样疼痛，通常限于面部的一侧，可以波及额部、眼部、鼻部、上颌和下颌。疼痛发作通常持续数秒至数分钟，可以多次反复发作。脑供血不足、偏头痛、肌紧张性头痛和高血压也可以引起头部疼痛，但它们的疼痛特点与三叉神经痛不同。

36. D 乳腺检查是一种用于早期发现乳腺疾病的检查方法。软线摄影是乳腺检查中常用的一种成像技术。软线摄影是一种通过使用较低能量的 X 射线，以较低的辐射剂量进行乳腺检查的摄影技术。它可以提供较高的分辨率，对乳腺病变的检测有较高的敏感性。

37. E 检查发现患者胸廓的前后径等于横径，肋间隙增宽，应考虑为桶状胸。桶状胸属于胸廓畸形的一种，特征是胸廓的前后径与横径相等或接近，肋间隙增宽。这种胸廓畸形通常由于肺部过度膨胀、胸廓软骨的改变或胸廓肌肉的异常发育引起。

38. B 低密度组织结构在 CT 图像上表现为密度较低的区域，通常对应于较低的 CT 值。这些组织结构包括呼吸道腔、脂肪组织、胃肠道气体和乳突气房。膀胱尿液的密度与水相似，通常在 CT 图像上表现为与周围组织相近的密度。因此，膀胱尿液不属于低密度的组织结构。

39. B 梅毒血清学试验是用于诊断梅毒的一种血清学检测方法。常用的梅毒血清学试验包括 USR（非梅毒特异性试验）、RPR（快速梅毒反应素试验）、VDRL（梅毒螺旋体沉淀试验）和 TPHA（补体结合试验）。这些试验通过检测患者血清中是否存在梅毒抗体来进行梅毒的诊断。ESR 是一种检测炎症反应程度的指标，通过测量红细胞在一定时间内沉降的速度来间接反映血液中的炎症反应。与梅毒血清学试验无关。

40. E 尿微量白蛋白是指尿液中含有少量的蛋白质，通常在常规尿蛋白定量方法无法测量出来的范围内。尿微量白蛋白的定义并不涉及蛋白的分子量。尿微量白蛋白通常是尿蛋白定量方法无法测量出来的范围内的蛋白质，因此在超过尿蛋白正常范围的上限时，定性方法也无法测量出尿微量白蛋白。尿微量白蛋白的测定通常需要使用敏感性更高的方法，如免疫测定法，以检测尿液中含量较低的蛋白质。尿微量白蛋白在一些肾脏疾病中，如隐匿型肾炎和肾炎的恢复期，尿液中可能会出现。尿微量白蛋白的测定可以用作早期发现肾损伤的指标，因为它可以检测到尿液中含量较低的蛋白质。

41. B 尿液干化学分析仪是一种用于定量分析尿液中各种成分的仪器。它通过化学反应检测尿液中的化学物质含量，例如白细胞酯酶、白细胞酯酶酶活性等，从而判断尿液中白细胞的存在与数量。同样，它也可以检测尿液中的红细胞相关指标，例如红细胞酯酶、红细胞形态等。而显微镜检查尿液是一种直接观察尿液沉淀物下显微镜的方法，用于计算尿液中白细胞和红细胞的数量和形态。显微镜检查可以观察到尿液中的白细胞和红细胞，但不能提供具体的化学物质含量。因此，尿液干化学分析仪检查白细胞和红细胞与显微镜检查白细胞和红细胞之间是没有对应关系的，它们是两种不同的检查方法，提供的信息也有所不同。

42. E 常见诊断失误的原因有多种，包括但不限于：①病史资料不完整、不准确：不完整或不准确的病史资料可能导致医生对患者疾病的判断和诊断错误。②查体不细致、不全面：查体的不细致或不全面可能导致医生忽略了某些重要的体征，从而对患者的疾病做出错误的判断和诊断。③医学知识不足：医生医学知识的不足可能导致对患者的疾病了解不深入或出现错误的诊断。④主观臆断：医生主观臆断可能导致对患者疾病的判断和诊断不准确。患者欠合作并不是常见的诊断失误的原因。尽管患者欠合作可能会给医生带来困扰，但它通常不是导致诊断失误的主要原因。

43. A 蛲虫寄生在人体的肠道中，其雌虫产下的卵可以通过粪便排出体外。在一些情况下，蛲虫的卵可能会经过尿液排出，一般是由于肠膀胱瘘或肠造口等情况引起。

44. B 红细胞增多是一种生理或病理反应，通常是为了适应环境或应对某些疾病或情况而产生的。反复腹泻会导致大量的水分和电解质丢失，血液浓缩，红细胞增多。连续呕吐会导致失水和脱水，使得血液浓缩，红细胞增多。出汗过多也会导致失水和脱水，血液浓缩，红细胞增多。大面积烧伤会引起体液丢失和失水，血液浓缩，红细胞增多。然而，高山居民红细胞增多是一种特殊环境下的生理性适应。在高海拔环境中，因氧气稀薄，机体通过增加红细胞数量来增加氧气的携带和供应，此现象被称为高原反应。这种红细胞增多并不是由于血液浓缩，而是为了应对高海拔环境而产生的适应性变化。

45. A 尿液干化学分析仪是一种常用的尿液分析仪器，用于对尿液中的各种成分进行定量分析。通常检测的是尿液中的中性粒细胞的含量。中性粒细胞是一类白细胞，是免疫系统中的主要细胞之一，参与身体对抗细菌、病毒和其他病原体的免疫反应。因此在尿液干化学分析仪中，通常主要检测尿液中的中性粒细胞的含量。

46. B 做尿液妊娠试验灵敏度最低，且已被淘汰的方法为雄蟾蜍试验。胶乳凝集抑制试验是一种传统的尿液妊娠试验方法，通过观察尿液样品与特定抗体反应的凝固现象来判断是否怀孕。雄蟾蜍试验是一种已经被淘汰的尿液妊娠试验方法。该试验是通过将尿液样品与雄蟾蜍的尿囊接触，观察是否引起蟾蜍的产卵反应来判断是否怀孕。由于该方法存在诸多局限性和不准确性，并且对动物造成了伤害，因此已经不再被使用。单克隆酶免疫法是一种常用的尿液妊娠试验方法，具有较高的灵敏度和特异性。放射免疫法曾经是一种常用的尿液妊娠试验方法，但由于放射性物质的使用和辐射风险，目前已经被其他非放射性方法所取代。红细胞凝集抑制试验也是一种传统的尿液妊娠试验方法，通过观察尿液样品与红细胞的凝聚情况来判断是否怀孕。

47. E　外生殖器是指位于人体外部的生殖器官。阴道、子宫、输卵管和卵巢都属于内生殖器，位于盆腔内部。而前庭是外生殖器的一部分，位于女性阴部。前庭包括阴蒂、阴唇和尿道口。

48. D　异位妊娠是指受精卵着床在子宫以外的部位，如输卵管、卵巢、腹腔等。当异位妊娠发生破裂时，常常会引起剧烈的腹痛，伴有阴道出血。停经是一个重要的提示，因为正常妊娠期间应该有月经停止。急性肾盂肾炎、肝破裂、脾破裂和急性膀胱炎不太可能导致剧烈腹痛和停经的症状。

49. D　咯血是指咳嗽时咳出的血液。咯血患者胸片示右上肺阴影，最常见的原因是肺结核。肺结核是由结核分枝杆菌引起的一种传染病，常见症状包括咳嗽、咯血、胸痛和体重减轻等。胸片上的阴影可能是由于肺部的结核病灶导致的炎症和纤维化。肺癌虽然也可以引起咯血，但胸片上通常会显示肿块或肿瘤阴影。肺炎通常表现为肺部感染引起的炎症，胸片上可以显示肺实变或浸润阴影。肺不张指肺组织的部分或全部塌陷或收缩，通常胸片上会显示肺组织的减少或塌陷。肺脓肿是肺部的脓肿，通常表现为肺部阴影中的空洞或有液体积聚。

50. D　根据患者长期发热，皮肤、关节、心、肝、肾各方面都有病态表现，最可能的诊断是系统性红斑狼疮。系统性红斑狼疮是一种自身免疫性疾病，可以累及多个器官和系统。其典型症状包括长期发热、关节痛和肿胀、皮疹、心肌炎、肝炎和肾炎等。

B 型题

1. A　巴宾斯基征是指用叩诊锤柄沿足底外侧缘由后向前划至小趾跟部转向内侧趾时，拇趾背伸而其余四趾向背部扇形张开的表现。

2. D　戈登征是指用手以一定力量捏压腓肠肌时，拇趾背伸而其余四趾向背部扇形张开的表现。

3. C　夏达克征是指在足背外侧划线刺激时，拇趾背伸而其余四趾向背部扇形张开的表现。

4. B　奥本海姆征是指用拇指及示指沿患者胫骨前缘用力由上向下滑压时，出现拇趾背屈，其余四趾扇形展开的表现。

C 型题

1. D　乳头分泌物常见于不同类型的炎症。

2. C　近期出现乳头内缩可能提示肿瘤的存在。

X 型题

1. ABCDE　循证医学是一种基于最新的科学证据，结合临床医生的经验和患者的价值观，进行医疗决策和实践的方法。它旨在提供最有效和最安全的医疗护理。制定卫生政策是指通过制定相关政策和法规，推动卫生领域的发展和改善。循证医学可以为卫生政策的制定提供科学支持，帮助政策制定者根据最新的科学证据来决策和规划。医疗管理是指对医疗机构的组织、规划、协调和控制进行管理的过程。循证医学可以为医疗管理提供科学依据，帮助医疗机构做出决策和制定策略。卫生技术评价是指对医疗技术、设备和方案进行评估和审查。循证医学可以提供科学方法和指导，帮助评价卫生技术的有效性和安全性。指导临床实践是循证医学最核心的应用领域之一。循证医学通过整合最新的科学证据，帮助临床医生做出最佳的医疗决策，提供最有效和个体化的治疗方案。药物研究与应用是循证医学的重要领域之一。循证医学可以帮助评估药物的疗效和安全性，指导药物的选择和使用，推动药物研究和临床应用的进展。

2. ABCDE　①喂养史：包括母乳喂养或人工喂养的方式，喂养频率和量，引进辅食的时间等。②生产史：包括胎儿在母体内的生长发育情况，分娩方式，分娩时的情况等。③预防接种史：记录儿童接受的疫苗接种情况，包括接种疫苗的种类、接种时间和接种剂量等。④生长发育史：包括儿童的身高、体重、头围等生长指标的发展情况，以及发育里程碑的达成情况等。⑤生活史：包括儿童的居住环境、家庭情况、饮食习惯、睡眠情况等，以及儿童的社交互动、学习情况等。

3. ABC　通过脑脊液检查可以了解中枢神经系统的状况。增加的淋巴细胞数量可以提示中枢神经系统受到病毒感染、真菌感染或结核性脑膜炎的影响。中枢神经系统真菌感染是指由真菌引起的中枢神经系统的感染，如脑膜真菌感染。真菌感染常导致脑脊液中淋巴细胞增多。中枢神经系统病毒感染是指由病毒引起的中枢神经系统的感染，如脑炎、脑膜炎等。病毒感染常导致脑脊液中淋巴细胞增多。结核性脑膜炎是由结核分枝杆菌引起的脑膜炎症。结核分枝杆菌感染常导致脑脊液中淋巴细胞增多。急性脑膜白血病是一种罕见的白血病类型，主要表现为白血病细胞侵犯脑膜。淋巴细胞增多在急性脑膜白血病中并不常见。化脓性脑膜炎是由细菌引起的脑膜炎症。虽然脑脊液中淋巴细胞可以增多，但通常伴有中性粒细胞的明显增加，所以不完全符合题中描述的条件。

4. ACD　目前体温测量的方式有三种，包括口腔测量、腋下测量和肛门测量。

5. ABCDE　临床思维的基本原则如下。①实事求是的原则。②"一元论"原则。③用发病率和疾病谱观点选择诊断的原则。④首先考虑器质性疾病的诊断，然后考虑功能性疾病的原则。⑤首先考虑可治疾病的原则。⑥简化思维程序的原则。⑦见病见人的原则。

6. ABCDE　深反射是指刺激肌腱或肌腱附近的结构，引起相应肌肉的收缩反应。刺激肱三头肌的肌腱，引起肱三头肌的收缩反应。刺激肱二头肌的肌腱，引起肱二头肌的收缩反应。刺激桡骨骨膜，引起桡骨肌的收缩反应。刺激膝腱，引起股四头肌的收缩反应。刺激跟腱，引起腓肠肌的收缩反应。

7. AC　脑膜刺激征是指脑膜受到刺激后产生的一系列体征。Kernig 征和 Brudzinski 征属于常见的脑膜刺激征的体征。Kernig 征是指当患者仰卧位时，屈髋关节至直角后无法伸直大腿，或伸直大腿后无法屈曲小腿。这是由于脑膜炎引起的腰椎强直和脑脊液压力增高所导致的。Brudzinski 征是指当患者头颈部被被动屈曲时，双侧下肢会出现自发性屈曲反应。这是由于脑膜炎引起的颈部强直和脑脊液压力增高所导致的。Iasegue 征和 Gordon 征并非脑膜刺激征。Babinski 征是一种神经系统体征，用于评估脊髓损伤或大脑皮质损伤。它提示足底反射异常，即足趾背屈而不是屈曲。

8. ABCDE　综合的临床诊断包括：①病因诊断，根据临床的典型表现，明确提出病因。②病理解剖诊断，是对病变部位性质、结果变化的判断。③病理生理诊断，是指疾病引起机体功能变化，如心功能不全、肝肾功能障碍等。④疾病的分型和分期，不管疾病有不同的型别和成期治疗、预后意义各不相同，诊断中应予以明确。⑤并发症的诊断。⑥伴发疾病的诊断，同时存在与主要诊断疾病不相关的疾病，对机体

和主要疾病可能发生影响。

9. ADE　气胸是指气体进入胸腔，导致胸腔内压力增高，使气管向健侧移位。胸膜粘连通常不会导致气管明显向健侧移位。肺不张通常不会导致气管明显向健侧移位。当胸腔积液量过多时，胸腔内的液体压力增高，使气管向健侧移位。当甲状腺肿大，特别是向胸腔内生长时，可以对气管施加压力，使气管向健侧移位。

10. ABCDE　学习诊断学需要了解常用的实验室检查项目及其临床意义，可以帮助诊断和评估疾病。能独立进行有针对性的问诊，并以规范化手法进行有序的体格检查，是学习诊断学的基本要求，通过问诊和体格检查获取患者的病史和体征信息，为后续诊断提供基础。心电图是常用的非侵入性检查方法，学习诊断学需要熟悉正常心电图的特点和异常心电图的图像分析方法。学习诊断学需要学会整理和归纳患者的问诊和体格检查资料，以提高诊断的准确性和效率。学习诊断学需要能够综合分析患者的病史、体格检查、实验室及辅助检查等信息，做出初步诊断。

11. ABCDE　体格检查是医生在诊断和评估疾病时对患者进行的一系列检查方法。常用的体格检查方法包括望诊、触诊、叩诊、听诊和嗅诊。

12. BC　A 项，大量胸腔积液会使胸腔内压力增加，使气管向健侧移位，而不是患侧移位。当肺部发生不张时，患侧气体吸收减少，导致气管向患侧移位。胸膜粘连是指胸膜受到炎症、手术或其他原因引起的粘连，导致肺与胸壁之间的粘连，使气管向患侧移位。气胸通常会导致气管向健侧移位，而不是患侧移位。甲状腺肿大可能对气管施加压力，导致气管向健侧移位。

13. ABCD　误诊和漏诊是临床实践中常见的问题，原因多种多样。其中，观察不细致或检验结果误差可能导致医生忽略了一些重要的体征或实验室检查结果，进而对疾病进行错误的判断。病史资料不完整、不确切可能导致医生无法全面了解患者的病情和病史，从而影响正确的诊断。先入为主、主观臆断是指医生过于依赖自己的主观判断或经验，而忽视了客观证据和科学依据，从而导致误诊或漏诊。医学知识不足、缺乏临床经验可能导致医生无法正确理解疾病的特点和诊断要点，从而无法进行准确的诊断。疾病的临床表现不同是指同一种疾病在不同患者身上可能表现出不同的临床特征，不属于误诊、漏诊的原因。

14. ABCD　成人脊柱的生理性弯曲如下。①颈曲：也称为颈椎前凸，是脊柱在颈椎部位向前凸出的

生理性曲度。②胸曲：也称为胸椎后凸，是脊柱在胸椎部位向后凸出的生理性曲度。③腰曲：也称为腰椎前凸，是脊柱在腰椎部位向前凸出的生理性曲度。④骶曲：也称为骶椎后凸，是脊柱在骶椎部位向后凸出的生理性曲度。而侧曲指的是脊柱在水平面上发生的侧弯，不属于成人脊柱的生理性弯曲范围。

15. ABC 急性心肌梗死是指心肌血供突然中断导致心肌细胞坏死的疾病。在心肌梗死发生后，受损的心肌细胞会释放出一些特定的酶，这些酶的活性在血清中可以被检测到，有助于诊断急性心肌梗死。肌酸激酶同工酶是肌酸激酶的亚种，分为三个同工酶：CK－MB、CK－MM 和 CK－BB。其中，CK－MB 主要存在于心肌细胞中，其水平在心肌梗死后会升高。因此，肌酸激酶同工酶也常用于诊断急性心肌梗死。肌酸激酶是一种存在于心肌、骨骼肌和脑组织中的酶，其活性在心肌梗死后会升高。因此，肌酸激酶常用于诊断急性心肌梗死。乳酸脱氢酶是一种存在于心肌、肝脏和红细胞中的酶，其活性在心肌梗死后也会升高。因此，乳酸脱氢酶也可以用于诊断急性心肌梗死。淀粉酶和碱性磷酸酶与急性心肌梗死的诊断无直接关系。

16. ABCE 对住院病历病史采集要求的内容如下。①一般项目：包括姓名、性别、年龄、职业、住址等基本信息。②主诉：患者或患者家属陈述的主要症状和问题，是病史采集的起点。③现病史：详细描述患者当前的症状、体征和疾病过程，包括起病时间、症状表现、发展过程等。④既往史及系统回顾。⑤其他：个人史、婚姻史、月经史、家庭史等，这些内容有助于了解患者的个体特征、生活环境、疾病风险因素等。

二、填空题

1. 敏感性 特异性。增强磁共振成像（简称MRI）相比于平扫磁共振成像，可以进一步提高诊断的敏感性和特异性。增强 MRI 是在进行磁共振成像时，通过给患者静脉注射一种特殊的对比剂（如含有钆的造影剂），来增强图像的对比度。这样可以更清晰地显示出病变区域，增加对病变的检测和诊断的准确性。对于一些疾病如肿瘤、血管异常、脑部炎症等，增强 MRI 可以更好地显示病变的边界、大小、形态等特征，有助于医生做出更准确的诊断和治疗方案。

2. 归纳法 排除法 鉴别诊断法。常用的临床诊断方法包括归纳法、排除法和鉴别诊断法。①归纳法是指根据患者的病史、体格检查和实验室检查等信息，综合分析病情，从而得出初步的诊断。②排除法是指通过逐步排除可能的疾病原因，最终确定最有可能的诊断。通过排除其他可能的疾病，来确定最终的诊断。③鉴别诊断法是指在拥有多个可能的诊断选项时，通过比较和分析不同疾病的特点和表现，来确定最终的诊断。

3. 右上角 加盖急字章 3。根据相关法规和规定，急诊处方需要在处方右上角注明"急"字或加盖急字章。这是为了区分急诊处方和普通门诊处方，以便药房和药店能够及时处理急诊病患的用药需求。此外，急诊处方的药量限制为 3 天。这是为了确保急诊病患能够在紧急情况下获得及时的治疗，同时也是为了避免滥用和浪费药物。药量的限制可以根据具体情况和医生的判断进行调整，但通常不会超过 3 天的用量。

4. 1.5∶1。有些患者的胸廓前后径与横径的比值可以小于1∶1.5，比如扁平胸患者，其比值可以达到1∶2。

5. 问诊 体格检查 辅助检查。①问诊：医生通过与患者交谈和询问问题，了解患者的主诉、病史、症状等信息。问诊是获取患者病史和症状的主要途径，可以通过开放性问题和闭合性问题来获取详细的信息。②体格检查：医生通过观察、触摸、听诊、叩诊等手段，对患者的身体进行全面的检查。体格检查可以帮助医生评估患者的生理状况、发现异常体征和疾病体征，从而进行正确的诊断和治疗。③辅助检查：辅助检查是指医生根据患者的具体情况，选择相应的实验室检查、影像学检查、生理学检查等方法来获取更多的诊断信息。辅助检查可以帮助医生进一步确认诊断、评估疾病的严重程度和预测疾病的进展。

6. 经治医生。医嘱是指经治医生在医疗活动中为诊治患者而下达的医学指令。医嘱是医生对患者进行诊断和治疗的指导，包括药物治疗、手术、检查、护理措施等内容。医嘱的目的是为了确保患者能够得到适当的治疗和护理，并提供指导给其他医务人员执行。医嘱通常以书面形式记录在病历或医嘱单上，并包括患者的个人信息、治疗方案、药物剂量和使用频率、特殊注意事项等。医嘱是医生与患者之间的重要沟通方式，确保医疗团队对患者的治疗方案有明确的指导和执行依据。

7. 护理常规 护理级别 病危或病重 隔离（种类） 饮食及体位 各种检查和治疗 药物名称剂量和用法。按照护理常规、护理级别、病危或病重、隔离（种类）、饮食及体位、各种检查和治疗，以及药物名称、剂量和用法的顺序，可以更好地组织和管理患者的护理和治疗过程。这个顺序有助于医护人员更清晰地了解和执行医嘱，并确保患者得到正确的护理和治疗。

8. 口头 口头 立即据实。一般情况下，医师不应下达口头医嘱。医嘱应以书面形式记录在病历或医嘱单上，以确保准确和明确的执行。口头医嘱存在着信息传递不准确、遗漏和误解的风险，可能对患者的治疗和护理产生不良影响。然而，在抢救危急患者的情况下，由于时间紧迫，医师可能需下达口头医嘱。在这种情况下，护士应当立即记录口头医嘱，并复诵一遍以确保准确理解。复诵口头医嘱有助于减少信息传递错误的风险，确保护理人员正确执行医嘱。抢救结束后，医师应当立即据实补记医嘱。这是为了确保所有的医疗活动都能够得到记录，并为患者的后续护理和治疗提供准确的指导和依据。

9. 24 停止 24 指定 12 失效 24 停止。长期医嘱的有效时间是 24 小时以上，医师在医嘱中注明停止时间后即失效。临时医嘱的有效时间是在 24 小时以内，需要在指定时间内严格执行医嘱。临时备用医嘱（SOS 医嘱）的有效时间是在 12 小时以内，如果过期尚未执行，则医嘱失效。长期备用医嘱（PRN 医嘱）的有效时间是 24 小时以上，需要经治医师注明停止时间后方失效。这些规定有助于确保医嘱的及时执行和患者的安全。医护人员需要在医嘱有效期内执行，并在医嘱失效后停止执行，以保证患者获得正确的治疗和护理。

10. 原发性肝癌。甲胎蛋白（AFP）是一种蛋白质，在正常情况下主要由胎儿的肝脏合成。然而，甲胎蛋白在成人体内的合成量通常很低。当肝细胞发生恶性变化时，如原发性肝癌（HCC），肿瘤细胞也可以合成和分泌甲胎蛋白，导致血液中甲胎蛋白水平升高。因此，甲胎蛋白被广泛用作原发性肝癌的血清标志物之一。通过检测血液中甲胎蛋白的水平，可以帮助诊断和监测原发性肝癌的存在和进展。

11. 灼痛 绞痛 胀痛 隐痛 持续时间。询问疼痛的性质对于鉴别不同病因和疾病非常重要。不同类型的疼痛可能与不同的病理机制和病因有关。常见的疼痛性质的描述如下。①灼痛：感觉像被火烧或热物灼伤的疼痛。②绞痛：感觉像被绳子或带子扎紧的疼痛，常伴有持续或间歇性的剧烈痛感。③胀痛：感觉像局部或整个区域充血或充盈的疼痛，常伴有不适感。④隐痛：感觉像轻微的隐隐作痛，不明显但持续存在的疼痛。疼痛的性质可以为医生提供有关可能的

病因和疾病的线索。例如，胸部绞痛可能与冠心病相关，而胃灼痛可能与胃溃疡有关。此外，了解疼痛的持续时间也很重要，因为急性疼痛和慢性疼痛可能与不同的病理过程相关。

12. 广博的医学知识 正确的临床思维 准确的逻辑分析。正确诊断疾病的必备条件如下。①广博的医学知识：医生需要具备广博的医学知识，包括疾病的病因、发病机制、临床表现、诊断标准、治疗方法等方面的知识，以便能够对不同的病情进行全面的分析和判断。②正确的临床思维：医生需要具备正确的临床思维方式，即通过收集、整理和分析患者的病史、体格检查和各种辅助检查结果，来推导和确定最可能的诊断。临床思维需要注重细节、善于观察、善于提问和思考，并能够综合运用各种信息进行推理和判断。③准确的逻辑分析：医生需要具备准确的逻辑分析能力，能够根据病情的特点和规律，运用科学的逻辑方法进行分析和推理。逻辑分析能力有助于医生从各种可能性中找出最有可能的诊断，并排除其他可能性。

13. 手术医师 麻醉医师 巡回护士。手术安全核查记录需要由手术医师、麻醉医师和巡回护士三方进行核对，并在记录上签字确认。这是为了确保手术过程中的安全和准确性。手术安全核查是在手术前进行的一项重要程序，旨在确认患者身份、手术部位和手术程序等关键信息，以避免手术错误和不良事件的发生。三方核对可以增加核查的准确性和可靠性，减少人为失误的可能性。手术医师、麻醉医师和巡回护士在核查过程中需要互相确认，确保每个环节的准确性和一致性。他们需要在手术安全核查记录上签字，表示对核查结果的认可和负责。

14. 4 小时内。心肌梗死是由于冠状动脉的血液供应中断导致心肌缺血坏死所引起的一种疾病。在心肌梗死发作后，心肌细胞开始死亡并释放细胞内酶，其中包括肌酸激酶（CK）和肌红蛋白等。这些酶的释放进入血液，导致其浓度升高。肌酸激酶是一种酶，存在于心肌、骨骼肌和脑组织等位置。在心肌梗死发作后，心肌细胞受损释放的肌酸激酶进入血液，血液中的肌酸激酶浓度就会增高。一般来说，心肌梗死发作后 4 小时内即开始出现血液中肌酸激酶浓度的升高，达到峰值的时间通常在 16～24 小时左右，3～4 天恢复正常。然而，现代临床中更常用心肌标志物如心肌肌钙蛋白来诊断心肌梗死，因为它的特异性更高。

15. 全身状态 皮肤 淋巴结。一般的体格检查

确实包括对全身状态、皮肤和淋巴结的检查。①全身状态检查：医生会观察患者的一般状态，包括意识状态、体位、行走姿势、呼吸状态等，以评估患者的整体健康状况。②皮肤检查：医生会检查患者的皮肤，观察皮肤的颜色、湿度、温度、弹性等，以及是否有异常的红斑、疹子、溃疡、肿块等皮肤病变。③淋巴结检查：医生会检查患者的淋巴结，包括颈部、腋窝、腹股沟等常见淋巴结区域。医生会触摸淋巴结，检查其大小、形状、质地和是否有肿大或疼痛等异常。

16. 10^9。人体血常规检测中，正常成人白细胞（英文简称 WBC）总数正常值为 $(4\sim10)\times10^9$/L。

17. 体温　呼吸　脉搏　血压。基本生命体征主要包括体温、呼吸、脉搏和血压，这是评估一个人生命体征稳定与否的常用指标。

18. 1 倍。血白细胞计数是指在特定单位体积的血液中白细胞的数量。白细胞计数可以受到多种因素的影响，包括生理因素和病理因素。在生理情况下，血白细胞计数可以因为多种原因而波动。例如，白细胞计数在一天中的不同时间可能会有所变化。通常，白细胞计数在早上较低，而在晚上较高。这与人体的生物钟和激素水平有关。此外，运动、饮食、情绪等因素也可能对白细胞计数产生影响。因此，由于这些生理因素的影响，血白细胞计数在一天内最高值与最低值之间的差异可以达到 1 倍。

19. Ⅰ度位于咽腭弓内　Ⅱ度超过咽腭弓　Ⅲ度达到或超过咽后壁中线。扁桃体肿大，临床分为三度：①一度肿大，扁桃体肿大，但是仍在咽腭弓范围内，不超过咽腭弓。②二度肿大，扁桃体肿大，超过咽腭弓，但尚未达到咽后壁中线。③三度肿大，扁桃体肿大，达到咽后壁中线，或者是超过咽后壁中线。

20. 出现的时间　部位　性质　持续时间和程度缓解　加剧。当询问患者主要症状时，应该尽可能详细地了解以下方面。①出现的时间：询问症状的起始时间，了解是突然出现还是逐渐发展的，以及它们是否有规律地出现。②部位：了解症状发生的具体部位，例如头部、胸部、腹部等。③性质：询问症状的性质，例如疼痛的感觉是刺痛、胀痛、隐痛等。④持续时间和程度：了解症状的持续时间，即症状的持续时间是多长时间，以及症状的程度有多严重。⑤缓解和加剧的因素：询问症状缓解或加剧的因素，例如特定的姿势、活动、药物等是否可以缓解或加剧症状。

21. 3~4h　300ml~500ml　膀胱充盈。腹部 CT 平扫前通常需要禁食 3~4 小时，这是为了避免食物残渣对肠道显影造成干扰。同时，对比剂的使用可以帮助显示肠曲，常规剂量为 300ml~500ml。至于盆腔扫描，需要使膀胱充盈。这是因为充盈的膀胱可以提供更好的对比，使得盆腔结构更清晰可见。通常，在盆腔 CT 扫描之前，患者需要饮水以充盈膀胱，从而帮助医生更好地评估盆腔器官。

22. 发展　机体　脏器。并发症是指因原发病的发展，导致机体或脏器进一步损害。原发病是指引起并发症的基础疾病或病因。并发症通常是原发病的结果，可以是疾病的自然演变或治疗的副作用。当原发病发展到一定程度时，可能会引发并发症。并发症的发生可以对机体或脏器造成进一步的损害，导致病情加重或产生新的症状和问题。因此，诊断并发症是指在原发病基础上对进一步损害的评估和诊断。

23. 常见　多发。在疾病诊断过程中，一般应首先考虑常见病与多发病。这是因为常见病与多发病的发病率较高，医生在实践中经常会遇到这些疾病，并且对这些疾病的病因、临床表现、诊断标准和治疗方法等方面的了解更加深入。通过首先考虑常见病与多发病，医生可以尽快确定可能的诊断范围，并进行相关的病史收集、体格检查和辅助检查，从而缩小诊断范围，提高诊断的准确性和效率。另外，常见病与多发病往往具有一定的典型病史和临床表现，这也有助于医生进行更加有针对性的诊断和治疗。

三、判断题

1. × 额温枪是一种使用红外线技术测量体温的设备。它通过测量人体额头上的红外线辐射来估计体温。额温枪通常是非接触式的，只需将其对准额头，即可快速测量体温。而电子体温计是一种使用电子传感器来测量体温的设备。它通常是在口腔、腋下或直肠使用的，并通过与身体接触来测量体温。

2. × 主诉是指患者或患者家属所描述的主要症状或问题，是医生在初次接诊时了解患者病情的重要来源。主诉通常包括患者此次就诊的主要症状、症状的发生时间、症状的程度和持续时间等。主诉的目的是帮助医生初步了解患者的病情，指导后续的诊断和治疗。

3. × 检查皮肤弹性常选用的部位是前臂或手背的皮肤。在进行皮肤弹性测试时，医生通常会选择前臂或手背的皮肤，因为这个部位的皮肤较为薄且相对平坦，便于进行触诊和评估皮肤的弹性程度。腰背部的皮肤并不是常用的检查部位。

4. × 甲醛具有还原性，不适于尿糖等化学成分检查，过量可干扰显微镜检查。

5. √ 在急诊病历中，就诊时间应当具体到分钟。这是因为急诊病历需要准确记录患者到达急诊科的时间，以便后续医疗团队能够了解患者的就诊时长和处理情况。具体到分钟的就诊时间可以提供更准确的时间参考，有助于医生和护士进行评估和决策。因此，在急诊病历中，就诊时间应当尽量具体到分钟。

6. × 伤寒是由伤寒沙门菌引起的传染病，确诊伤寒的黄金标准是从患者的血液、骨髓、粪便或尿液等标本中分离出伤寒沙门菌。然而，有时在初期或治疗早期可能无法从患者的血液中培养出伤寒沙门菌，这可能是由于抗生素治疗或病情轻微导致菌量不足。因此，仅仅因为血液培养未能检测到伤寒沙门菌而排除伤寒的诊断是错误的。在这种情况下，可以考虑使用其他的诊断方法，例如血清学检测，包括伤寒血清凝集试验和伤寒血清学试验，以帮助确诊伤寒。

7. × 直肠触痛和坚硬的包块并不一定是息肉的表现。直肠触痛和包块可以由多种原因引起，其中包括但不限于息肉。其他可能的原因包括肛裂、肛瘘、直肠壁增厚、肿瘤等。息肉是指黏膜或肠壁突出形成的良性肿块，通常在直肠黏膜上发生。它们一般是柔软的，常常是圆形或卵圆形的，而不是坚硬和凹凸不平的。

8. × 手术记录是指手术者根据自己的观察和实际情况，书写关于手术的一般情况、手术经过、术中发现及处理等内容的特殊记录。手术记录应该由手术者亲自完成，一般不得由他人代写。特殊情况下由第一助手书写时，应有手术者签名。根据规定，手术记录应在术后24小时内完成。这样可以尽快记录手术的细节和结果，为患者的后续治疗和医疗管理提供重要的参考依据。

9. √ 在疾病的诊断过程中，医生应该尽可能地以一种疾病去解释患者的多种临床表现。这是因为多种临床表现可能是同一种疾病的不同表现，或者可能是由不同的疾病共同引起的。通过以一种疾病去解释多种临床表现，可以更好地理解病情，并且有助于确定最可能的诊断。

10. √ 因住院病历完成时间规定：入院病历应在患者入院后24小时内完成。

11. √ 一般情况下，患者入院后，主治医师应在48小时内进行查房，并记录相关的诊断、治疗计划和病情观察等内容。这有助于医生及时了解患者的病情，制定适当的治疗方案，并与患者及其家属进行沟通和交流。对于重症患者，由于其病情较为严重和复杂，主治医师应尽快进行查房。通常要求在患者入院后的24小时内进行查房，并记录相关的病情观察、治疗计划和监测结果等内容。这有助于及时评估患者的病情变化，调整治疗方案，并确保患者得到及时的护理和管理。

12. × 成年女性和成年男性在呼吸方式上存在一定的差异，但不能简单地说成年女性以腹式呼吸为主，成年男性以胸式呼吸为主。腹式呼吸和胸式呼吸是两种不同的呼吸方式。腹式呼吸是指通过膈肌的下降使腹部膨胀，从而推动空气进入肺部。这种呼吸方式更为深、缓慢，更有效地利用肺部容积。胸式呼吸是指通过扩张和收缩胸腔，使肺部容积改变，从而呼吸空气进入肺部。这种呼吸方式更为浅、快，常见于紧张或急促的情况下。

13. √ 由于身体皮肤弹性最好的部位是手部或者是上臂的内侧，这些部位的皮肤弹性具有比较好的代表性。若检测这个部位的时候皮肤弹性是比较好的，则说明身体的皮肤没有问题。反之，则说明皮肤的弹性出现了一定的障碍，应该及时进行调理。

14. × 在病历书写时，如果出现错别字，不应使用斜双线划掉。正确的做法是使用单横线将错别字划掉，并在旁边进行修正。这样可以保持病历的整洁和可读性，同时也能够清晰地展示错误的修正。使用斜双线划掉可能会导致混淆和误解，不符合病历书写的规范和要求。

四、名词解释

1. 暗示性提问：是一种能为患者提供带有倾向性的特定答案的提问方式。例如，提问："你的咳嗽症状是否夜间比白天更重？"

2. 尿渗透量：简称尿渗量，是指尿中具有渗透活性的全部溶质微粒的总数量，反映溶质和水的相对排泄速度。测定尿渗量比测定尿相对密度更能确切地反映肾脏浓缩能力，是反映肾脏浓缩功能的重要指标。

3. 正常体温：人体正常体温用不同的方法检测，结果会略有差异；不同生理状态下体温也略有变化，如女性月经前及妊娠期体温略高；在每天的不同时段体温也有所不同，早晨略低、下午略高，全天体温变化 $< 1℃$。

4. 直肠指检：患者取肘膝位或左侧卧位进行检查。指检前注意肛门附近有无脓血、粪便、黏液、瘘口或肿块、肛门裂，以排除指检禁忌证。检查者右示指戴上指套并涂液状石蜡，以示指纵向按压肛门口使括约肌放松，然后将示指逐渐深入肛门，注意肛管括约肌的松紧度，肛管直肠壁及其周围有无触痛、肿块或波动感。如扪及肿块，应注意其大小、形态、硬度、活动度以及占据直肠或肛管范围。直肠外肿块的直肠黏膜是光滑的。直肠前壁外的前列腺或子宫颈可以扪及，不应误诊为病理性肿块。检查完毕手指退出后要观察指套上有无脓血和黏液。

5. 病理反射：是锥体束受损时的表现。锥体束是由中央前回的锥体细胞的轴突所组成，主要控制骨骼肌的随意运动，由两级神经元组成，即上运动神经元和下运动神经元。病理反射主要包括巴宾斯基征、戈登征、查多克征、奥本海姆征、霍夫曼征。

6. 尿管型：管型为尿沉渣中有重要意义的成分，它是尿液中的蛋白质、细胞及其崩解产物在肾小管、集合管内凝固而形成的蛋白凝聚圆柱状物，故又称圆柱体，它的出现往往提示有肾实质性损害。

五、简答题

1. 糖耐量减低的诊断标准是空腹静脉血糖 < 7.0mmol/L，且75gOGTT 7.8 mmol/L≤2h 静脉血糖 < 11.1mmol/L。

2.（1）诊断学的意义：医学生学完基础医学各门学科后，过渡到学习临床医学各学科而设立的一门必修课，为学习临床学科的基础、桥梁。（2）诊断学的内容：病史采集、体格检查、实验室检查、辅助检查，以及病历书写和临床诊断思维。

3. 医嘱是指医师在医疗活动中下达的医学指令，分为长期医嘱和临时医嘱。在诊疗过程中，医护人员应积极遵循医嘱单的书写要求。（1）长期医嘱单应包括患者的姓名、科别、住院号、页码、起始日期和时间、医嘱内容、停止日期和时间、医师签名、执行时间以及执行护士的签名。临时医嘱单应包括医嘱时间、临时医嘱内容、医师签名、执行时间以及执行护士的签名等。（2）医嘱内容及起始、停止时间应由医生亲自书写。（3）医嘱内容应准确、清晰，不得进行涂改。如果需要取消医嘱，应使用红色笔标注"取消"并签名。（4）一般情况下，医师不得下达口头医嘱。但在抢救急危患者时，如果需要下达口头医嘱，应由护士复述一遍以确保准确性。抢救结束后，

医师应及时补记医嘱。

4.（1）检查者站在被检查者的右侧，前臂与腹部表面处于同一水平，先将全手掌轻轻放在腹壁上，给患者一些时间适应，并感受腹壁的紧张程度。接着进行轻柔的触诊。（2）触诊从左下腹开始，顺时针方向从左右下腹，再至脐部，手指必须紧密贴合，避免用指尖猛戳腹壁。（3）在检查完每个区域后，检查者应将手提起并离开腹壁，不要停留在腹壁上移动。

5. 脑膜刺激征是脑膜受刺激后的表现，常见于各种脑膜炎、蛛网膜下腔出血以及颅内压增高等情况。脑膜刺激征常见症状如下。（1）颈强直：被检查者需仰卧去枕，检查者先左右转动其头部，了解有无颈部肌肉和椎体病变。然后左手托住被检查者枕部，右手置于胸前，进行屈颈动作，观察颈部有无抵抗感。阳性表现为被动屈颈时抵抗力增强。（2）克尼格征：被检查者仰卧，伸直双下肢。先把一侧髋关节屈曲成直角，然后抬高小腿。正常情况下，膝关节可伸展至135°以上。伸展受限为阳性表现。（3）布鲁津斯基征：患者仰卧，双下肢需自然伸直，然后被动向前屈颈。两大腿及小腿出现自发性屈曲运动为阳性表现。

6. 单组淋巴结肿大主要见于引流范围内器官的炎症、结核以及肿瘤等；全身淋巴结肿大见于病毒感染、血液病、急慢性感染以及风湿性疾病等；肿瘤性淋巴结质地硬、与周围组织粘连、活动度大；结核性淋巴结质地硬、易粘连、不易推动，会导致破溃成瘘管，遗留瘢痕。

7. 白细胞计数增减的临床意义如下。（1）增多。①急性感染：特别是化脓性球菌；②严重的组织损坏及大量血细胞破坏：严重外伤，较大手术后；③急性大出血；④急性中毒：代谢紊乱导致的代谢性中毒如糖尿病酮症酸中毒，尿毒症，急性化学中毒如铅、汞中毒；⑤白血病，骨髓增殖性肿瘤及一些恶性实体瘤。（2）减少。某些传染病包括病毒感染及某些血液病，如再生障碍性贫血、粒细胞缺乏症、少部分急性白血病、化学药品及放射损害，以及脾功能亢进等，均可导致白细胞数减少。

8.（1）增多：嗜酸性粒细胞绝对值 > 0.5×10⁹/L为增多。在变态反应、某些皮肤病、寄生虫病及血液病等时增多，其他如猩红热、X线照射、脾切除及传染病恢复期等因素亦可使之增多。（2）减少：嗜酸性粒细胞少于0.05×10⁹/L为减少，见于传染病急性

感染期（如伤寒、副伤寒）、严重组织损伤（如大手术、烧伤）及长期应用肾上腺皮质激素、垂体或肾上腺功能亢进等。计算嗜酸性粒细胞还可用于观察急性传染病和估计手术及烧伤患者的预后，以及测定肾上腺皮质功能。

9. 红细胞沉降率测定的临床意义如下。（1）生理性增高：妇女月经期和妊娠 3 个月以上至产后 1 个月，及 60 岁以上老人，12 岁以下儿童。（2）病理性增高：①恶性肿瘤。②各种炎症。③高胆固醇血症。④组织损伤及坏死，如较大手术创伤和急性心肌梗死。⑤各种原因导致的高球蛋白血症，如亚急性感染性心内膜炎、系统性红斑狼疮等。⑥贫血。贫血患者红细胞数减少，下沉时受到摩擦阻力减少，造成红细胞沉降率增高。（3）红细胞沉降率减慢：意义较小，可因红细胞数明显增多或纤维蛋白原严重减低，红细胞增多症，球形红细胞增多症和纤维蛋白原含量重度缺乏者。

10. 正常人及不同类型黄疸患者尿中尿胆原及胆红素反应情况：

正常人及不同类型黄疸患者尿中"三胆"比较表

人群	尿颜色	尿胆原	尿胆素	尿胆红素
正常人	浅黄	弱阳性 阴性	阴性	阴性
溶血性黄疸患者	加深	强阳性	阳性	阴性
肝细胞性黄疸患者	加深	阳性	阳性	阳性
阻塞性黄疸患者	加深	阴性	阴性	阳性

11. 血浆蛋白的生理功能如下。（1）维持正常的胶体渗透压：正常人血浆的渗透压由电解质、葡萄糖以及尿素等小分子物质所形成的晶体渗透压及血浆蛋白大分子所形成的胶体渗透压两部分来维持。（2）运输体内物质：血浆蛋白可与许多物质结合，使其在血液中运输。这是血浆蛋白的一种重要生理功能。（3）调节体内某些物质：血浆蛋白与一些物质结合后能够起到调节被结合物质的生理功能作用。例如，激素与蛋白结合后失去活性，从而起到调节激素功能的作用。许多药物也具有类似的影响。此外，一些毒性物质，如游离铁具有较大的毒性，但与血浆中的运铁蛋白结合后即失去毒性。（4）缓冲作用：血浆蛋白的等电点在 pH 4.0～7.30 之间，而正常情况下，血液的 pH 为 7.35～7.45，大于蛋白质的等电点。因此，在生理 pH 值下，血浆蛋白带有负电荷，部分以酸的形式存在，另一部分形成弱酸盐，能够接受或释放氢离子，从而起到缓冲作用。

12. 外周血嗜碱性粒细胞 $> 0.1 \times 10^9/L$ 为增多，可见于下列情况。①过敏性疾病：过敏性结肠炎、药物、食物、吸入物超敏反应；②血液病：慢性髓系白血病、嗜碱性粒细胞白血病；③恶性肿瘤：特别是转移癌；④其他：如糖尿病，传染病如水痘、流感、天花等。

13. 诊断胰腺疾病的血清酶主要有 α 淀粉酶和脂肪酶。α 淀粉酶是诊断急性胰腺炎最常用的指标，一般在发病后 6～12 小时血清 α 淀粉酶活性开始上升，12～72 小时达到高峰，大约 3～5 天左右恢复正常。急性胰腺炎时，血清 α 淀粉酶升高常伴有尿淀粉酶增高，尿淀粉酶阳性率和升高程度通常高于血清淀粉酶，持续时间也较长。脂肪酶是胰腺分泌的一个酶，在急性胰腺炎时，血清脂肪酶活性也会升高。相比于淀粉酶，脂肪酶的升高程度可能更大，可以高于正常上限的 10 倍以上，并且持续时间较长。血清脂肪酶的升高在诊断急性胰腺炎时具有较高的特异性。

14. 常见的误诊、漏诊的原因如下。（1）病史资料不完整、不准确，未能全面反映疾病的进程和个体特征，因此难以作为准确的诊断依据。此外，如果病史资料失实或分析不当，也可能导致误诊或漏诊。（2）观察不细致或检验结果误差。在临床观察和检查中，如果遗漏了关键的体征或依赖不准确的检验结果，可能会导致误诊的发生。（3）先入为主，主观臆断。如果医生过于依赖主观臆断而不进行客观全面的资料收集和分析，可能会妨碍正确的诊断。（4）医学知识不足，缺乏临床经验。对于一些病情复杂或临床罕见的疾病，如果医生缺乏足够的医学知识和临床经验，可能会导致误诊的发生。

15. DSA（数字减影血管造影）将未造影图像和造影图像分别通过影像增强器进行增强，然后经过摄像机扫描并矩阵化，再经过 A/D 转换成数字影像。这两个影像相减得到减影数字影像，最后经过 D/A 转换成模拟减影影像。在进行 DSA 检查时，有以下常见的注意事项：（1）术前应进行过敏试验并肌内注射地西泮。对于腹部血管造影检查，术前需要进行灌肠。（2）不能做 DSA 检查的情况包括碘过敏试验阳性者、心肺肝肾功能不全者、严重的心律失常、全身感染以及出血性疾病。同时，不能屏气和有不自主运动的患者也不适合进行 DSA 检查。（3）当观察腹部血管时，需要先静脉内注射胰高血糖素或山莨菪碱，然后再注射对比剂，并适当压迫腹部，以防止伪影的出现。（4）为避免心脏搏动和呼吸运动引起伪影，应使用心电门控和呼吸门控。（5）术后应加压包扎穿刺部位，并注意观察远侧动脉搏动、皮肤色泽和温度。鼓励患者多饮水，并记录尿量。同时，应给予抗生素治疗2~3天，以预防感染。

16. MRI检查技术是利用原子核在磁场内产生的信号进行成像重建的一种成像技术。MRI检查技术的主要优点包括以下几个方面：（1）磁共振成像使用射频脉冲作为能量源，不使用电离辐射，因此对人体安全，无创伤。（2）MRI图像具有出色的脑组织和软组织分辨能力，能清晰显示脑灰质、脑白质、肌肉、肌腱、脂肪等软组织，以及软骨结构。它能清楚地显示解剖结构和病变形态。（3）MRI具有多方位成像的能力，在不需要移动患者的情况下，可以对被检查部位进行轴位、矢状位、冠状位以及任何斜方位的成像，方便再现体内解剖结构和病变的位置及毗邻关系。（4）MRI还具有多参数成像的能力，除了显示解剖形态外，还可以提供病理和生化信息。

17. 临床思维的基本原则如下。（1）实事求是的原则：掌握第一手资料，尊重事实，全面分析，避免主观性和片面性。（2）"一元论"原则：即单一病理学原则，尽量用一个疾病去解释多种临床表现的原则。在临床实际中，同时存在多种关联性不大的疾病的概率是很低的。（3）用发病率和疾病谱观点选择诊断的原则：疾病谱随不同年代、不同地区而变化。当几种诊断可能性同时存在的情况下，首先考虑常见病、多发病的诊断，这种选择符合概率分布的基本原理，可减少误诊的机会。（4）首先考虑器质性疾病的诊断，然后考虑功能性疾病的原则：以免延误器质性疾病的治疗。（5）首先考虑可治疾病的原则：以便早期及时地对疾病予以恰当的处理。（6）简化思维程序的原则：医师参照疾病的多种表现，将多种多样的诊断倾向归纳到一个最小范围中去选择最大可能的诊断。这种简化程序的诊断思维方式有利于抓住主要矛盾，予以及时处理。（7）见病见人的原则：切忌见病不见人的弊端。同样的疾病在不同的人身上表现会有差异，年龄、性别、体质、心理状况以及文化程度等都会对疾病产生影响，要用生物心理社会医学模式的观点去思维和分析。

18. 各种蛋白尿形成的原因如下。（1）生理性蛋白尿或无症状性蛋白尿：指因各种体内外环境因素对机体影响而引起的尿蛋白增多。包括功能性、体位性、偶然性三种。①功能性蛋白尿：青少年期多见，尿蛋白通常不超过（+），定量<0.5g/24h。②体位性蛋白尿：尿定性可达（++）~（+++），卧床时则为阴性。（2）病理性蛋白尿：①肾小球性蛋白

尿：因肾小球滤过膜受到炎症、免疫、代谢等损害导致，为常见的一种蛋白尿，尿蛋白常>2g/24h。根据滤过膜损伤程度及尿蛋白的组分，可分为选择性蛋白尿与非选择性蛋白尿。②肾小管性蛋白尿：由于炎症或中毒导致近曲小管对相对低分子质量蛋白质的重吸收能力减退，而出现以相对低分子质量蛋白质为主的蛋白尿，常见于肾小管损害疾病。尿蛋白含量较低，通常为（+）~（++），通常<（1~2g）/24h。③混合性蛋白尿：肾脏病变同时或相继累及肾小球及肾小管，引起相对低分子质量及中分子质量蛋白同时增多，大分子质量的蛋白质较少。④溢出性蛋白尿：肾小球滤过和肾小管重吸收都正常，主要指血液循环中出现大量相对低分子质量蛋白质或阳性电荷蛋白，如本-周蛋白、肌红蛋白等，超过肾小管重吸收的极限，以致出现于尿中。溢出性蛋白尿常见于多发性骨髓瘤，尿蛋白定性为（+）~（++）。⑤组织性蛋白尿：主要由泌尿道炎症或药物刺激泌尿系统而分泌，以T-H糖蛋白为主，尿蛋白定性（±）~（+），定量（0.5~1.0g）/24h。（3）偶然性蛋白尿：又叫假性蛋白尿。因尿中混入生殖系统排泄物，如精液、月经以及血液、脓性分泌物等，造成尿蛋白定性试验阳性，肾脏本身并无损害。

第二节　内科学

一、选择题

A型题

1. D　消化性溃疡病是一种常见的胃肠道疾病，主要特征是消化道黏膜上溃疡形成。溃疡病可以导致不同程度的症状，如腹痛、消化不良和胃灼热感。然而，最常见的并发症是出血。溃疡病溃疡破裂或侵蚀到血管时，会导致出血。出血的严重程度可以从轻度的隐性出血到严重的大量出血，甚至危及生命。因此，出血是消化性溃疡病最常见的并发症。

2. E　肺结核是由结核分枝杆菌引起的感染性疾病，确诊肺结核的关键是检测到痰中的结核分枝杆菌。痰结核分枝杆菌检查是目前最常用的方法，可以通过草履虫染色、培养和分子生物学方法（如PCR）来检测痰中的结核分枝杆菌。

3. C　AFP是一种肝癌标志物，可以在血液中检测到。在早期肝癌的患者中，AFP的水平通常会升高。因此，AFP的增高可以作为诊断早期肝癌最有价值的检查结果。

4. C　胃窦是胃的一部分，位于胃底和胃体之

间。胃溃疡是指胃黏膜发生溃疡病变，最常见的部位是胃窦区域。

5. E 吸入性肺脓肿是由于吸入致病菌引起的肺部感染，通常发生在肺叶或肺段的一个或多个脓肿形成的情况下。厌氧菌是吸入性肺脓肿最常见的感染菌，包括肺炎厌氧菌和其他厌氧菌，如溶组织梭菌和产气荚膜梭菌。

6. C 幽门螺杆菌是一种螺旋形细菌，常定植于胃黏膜表面。它被认为是导致胃溃疡和十二指肠溃疡的主要病因之一。

7. C 肝性脑病是由肝功能不全引起的中枢神经系统病变。肝脏在正常情况下可以清除肠道中产生的氨，但在肝功能不全的情况下，肠道中产生的氨无法被有效清除，导致氨在体内积聚，进入到中枢神经系统，引起脑功能障碍。因此，减少肠道中氨的形成是治疗肝性脑病的重要策略之一。肠道消毒剂可以抑制肠道细菌的生长和繁殖，从而减少氨的形成。通过减少肠道中的氨生成，可以减轻肝性脑病患者的脑功能异常。

8. E 伴癌综合征是指肿瘤引起的一系列症状和体征，通常与肿瘤分泌的活性物质有关。常见的伴癌综合征包括自发性低血糖症、红细胞增多症、高钙血症和类癌综合征。

9. B 血清淀粉酶是一种消化酶，主要由胰腺分泌。当胰腺受损或发生炎症时，淀粉酶会释放入血液中。在急性胰腺炎等胰腺疾病中，血清淀粉酶的测定可以作为一种指标来评估胰腺功能和疾病的严重程度。在急性胰腺炎的早期，血清淀粉酶的升高可能不明显，但通常在起病后 6～12 小时开始升高，并在 24～48 小时内达到峰值。

10. E 克罗恩病是一种慢性炎症性肠病，可累及消化道的任何部位，包括口腔、食管、胃、小肠和结肠。结肠镜检是诊断克罗恩病的最佳手段之一。结肠镜检可以直接观察肠道黏膜的炎症和溃疡情况，并进行活组织检查，以确诊克罗恩病。

11. D 缺铁性贫血是一种由于机体铁储备不足而引起的贫血。在缺铁期，机体的铁储备减少，导致红细胞无法正常合成血红蛋白，从而出现贫血。缺铁性贫血缺铁期的实验室改变如下：血清铁蛋白浓度降低是缺铁性贫血的重要指标之一。在骨髓中，铁染色细胞外的铁减少或缺乏，并且铁粒幼细胞数量减少或消失。

12. A 病毒性肝炎是导致肝硬化最常见的病因之一。在中国，乙型肝炎病毒（HBV）感染是导致肝硬化和肝癌的主要原因。其他病毒，如丙型肝炎病毒（HCV）和戊型肝炎病毒（HEV），也可以导致肝硬化。

13. A 单纯性甲状腺肿，也称为非毒性甲状腺肿，是一种甲状腺肿大的疾病，主要由于甲状腺组织增生引起。在发展中国家，尤其是碘缺乏地区，缺碘是导致单纯性甲状腺肿最常见的原因。缺碘会导致甲状腺激素合成受阻，从而引起甲状腺组织增生，形成甲状腺肿大。这是因为缺乏足够的碘会导致甲状腺激素合成的关键酶受到抑制，从而引起甲状腺的代偿性增生。

14. C 肾病综合征是一种肾小球疾病，其发病机制为肾小球滤过膜的通透性增加，导致大量蛋白质从尿液中丢失。大量蛋白尿的定义是每天尿液中排出的蛋白质量达到一定的水平。根据国际标准，大量蛋白尿的阈值通常被定义为每天排出的蛋白质量大于 3.5g/d。

15. B 短暂性脑缺血发作（TIA）是由于脑部供血暂时不足导致的短暂性神经功能障碍。TIA 的特征之一是症状和体征的持续时间较短，一般在几分钟到 1 小时内，最长不超过 24 小时，且在这段时间内应该完全消失。TIA 的症状和体征通常在短时间内得到改善，恢复较快，一般不会遗留明显的神经功能缺损。如果症状持续时间较长或恢复较慢，则更可能是脑卒中而非 TIA。TIA 通常以突然发作的方式开始，症状和体征出现快速且突然。TIA 的发作可以是单发的，但也可以是反复发作的，即多次发作。反复发作的 TIA 提示存在潜在的血管病变或风险因素。TIA 的治疗包括控制血压、血糖和血脂水平，以及使用抗血小板药物如阿司匹林预防血栓形成。小剂量阿司匹林治疗被认为是预防 TIA 和脑卒中的有效措施。

16. D 心脏骤停是一种紧急情况，需要立即采取措施进行心肺复苏。心前区捶击是一种简单且常见的急救措施，可以用于尝试恢复心律。这种方法通过敲击心脏区域，刺激心脏的正常电活动，促进心脏的重新开始跳动。

17. D 在重度至危重度哮喘患者中，由于痰液黏稠，咳嗽困难，导致祛痰变得困难。在这种情况下，输液纠正失水是最有效的方法之一。失水会导致痰液黏稠度增加，补充适量的液体可以改善痰液的流动性，促进痰液的排出。

18. D 弥漫性肾小球肾炎的特点是肾小球内的炎症和损害呈弥漫性分布。在弥漫性肾小球肾炎中，肾小球中的毛细血管和系膜都可以受到炎症和损害。

系膜增生性肾小球肾炎、毛细血管内增生性肾小球肾炎和系膜毛细血管性肾小球肾炎都属于弥漫性肾小球肾炎的亚型，其中不同的病理改变主要涉及肾小球内的不同结构。新月体性和坏死性肾小球肾炎也是弥漫性肾小球肾炎的亚型，其特点是肾小球中存在新月体和坏死的病变。轻微性肾小球肾炎不属于弥漫性肾小球肾炎。轻微性肾小球肾炎是一种病理改变较轻的肾小球疾病，通常表现为蛋白尿和血尿，但肾小球结构并未发生明显的损害。

19. A 中枢淋巴器官在免疫系统中起着重要的作用，包括胸腺和骨髓。这些器官负责产生和促进免疫细胞发育，并参与免疫应答的调节。

20. A APTT是一种常用的凝血检查指标，用于评估凝血系统的内在凝血途径。在这个测试中，凝血因子被激活并形成凝血酶，进而促使纤维蛋白原转变为纤维蛋白。因此，APTT延长表明凝血因子中的某些环节受到了影响。FIX凝血因子缺乏是导致APTT延长的原因之一。FIX是内源性凝血途径中的一种凝血因子，缺乏或功能异常会导致凝血酶的形成受阻，从而延长APTT。

21. A 贫血是指血液中红细胞数量或血红蛋白浓度低于正常范围的一种状况。贫血的诊断通常根据血红蛋白（Hb）浓度来确定。根据国际标准，成年男性的贫血标准是血红蛋白浓度 <120g/L。

22. A 免疫抑制剂是一类药物，用于抑制免疫系统的功能，从而减轻免疫反应过度导致的炎症和组织损伤。环磷酰胺是一种常用的免疫抑制剂，常用于治疗自身免疫性疾病、器官移植等。甲氨蝶呤是一种叶酸拮抗剂，可抑制细胞的DNA合成和细胞增殖，常用于治疗自身免疫性疾病、白血病等。巯唑嘌呤是一种免疫抑制剂，可抑制DNA和RNA的合成，常用于治疗类风湿关节炎、自身免疫性疾病等。长春新碱是一种免疫抑制剂，可抑制免疫细胞的活性，常用于器官移植术后的免疫抑制治疗。秋水仙碱并非免疫抑制剂，而是一种植物毒素，主要用于治疗癌症和心血管疾病。

23. D 脑出血是指位于脑实质内的出血，是一种严重的脑血管疾病。脑出血会导致颅内压增高，进而影响脑血流灌注和神经功能。急性期处理的重要目标之一是降低颅内压，可以通过使用镇静剂、降低二氧化碳水平、脱水等方法来实现。脑出血后，由于血液的聚集和破坏，会引起脑组织的水肿。控制脑水肿是急性期处理的重要目标，可以通过使用渗透性药物、呼吸支持和利尿等方法来实现。脑出血急性期可

能伴发一系列并发症，如脑积水、脑梗死、感染等。处理的重要目标之一是积极预防并处理这些并发症。在脑出血急性期，患者通常需要卧床休息，以减少颅内压的变化。取半坐卧位会增加颅内压力，因此在脑出血急性期不适宜协助患者取半坐卧位。在脑出血急性期，使用止血药物的目的是控制出血，防止进一步的血管破裂。适当使用止血药物可以帮助减少出血量，防止出血扩大。

24. C 幽门梗阻是指幽门部位的阻塞，导致胃内容物无法顺利通过幽门进入十二指肠。这会导致胃扩张和严重呕吐。严重呕吐会导致胃酸和胆汁的丢失，从而引起酸中毒。此外，胃液中还含有大量的氯离子和钾离子，在呕吐过程中，大量丢失这些离子，导致低氯低钾性碱中毒。

25. A 胃食管反流病是指胃酸和胃内容物倒流到食管引起的病症。常见的症状包括烧心和反流。烧心是指一种烧灼感或胸骨后的疼痛感，通常发生在胃酸反流到食管时。反流是指胃酸和胃内容物倒流到食管，可能产生酸味或苦味的感觉。

26. C 血友病A是由于凝血因子Ⅷ缺乏或功能异常引起的遗传性凝血障碍。治疗血友病A的主要方法是补充缺乏的凝血因子Ⅷ。FⅧ浓缩剂或克隆纯化FⅧ是治疗血友病A最有效的药物。这些药物通过静脉注射补充缺乏的凝血因子Ⅷ，从而恢复凝血功能。

27. D 急性肾盂肾炎是一种由细菌感染引起的肾盂和肾实质的炎症。肾盂是连接肾脏和尿道的结构，因此感染通常是由尿道的细菌进入肾盂引起的。育龄女性更容易患上急性肾盂肾炎，这是因为女性的尿道较短，更容易受到细菌的感染。此外，性活动、妊娠和使用避孕套等因素也增加了女性患急性肾盂肾炎的风险。

28. B 类风湿关节炎是一种慢性、系统性的自身免疫性疾病，主要累及关节。其主要病理改变是滑膜炎，即关节滑膜的慢性炎症反应。滑膜炎导致关节滑膜增厚、充血和水肿，进而引起关节疼痛、肿胀和功能障碍。其他选项的病理改变也与类风湿关节炎相关，但不是其主要病理改变。

29. E 急性粒细胞白血病是一种由于白血病干细胞异常增殖和分化而导致的恶性疾病。诊断急性粒细胞白血病的最主要依据是骨髓中原始及幼稚细胞比例明显增高。在骨髓涂片或骨髓穿刺标本中，可以观察到大量的原始和幼稚粒细胞，这些细胞通常占据了大部分细胞群。

30. D 肾小球肾炎是一种以肾小球炎症为主要

特征的肾脏疾病。它与血尿和高血压的关联较为密切。肾小球肾炎是血尿伴高血压最常见的疾病。肾小球肾炎的炎症过程会导致肾小球滤过膜的损害，引起蛋白尿和血尿。同时，由于肾小球功能受损，造成肾脏对血液的调节功能下降，从而导致高血压。

31. A　咳嗽是呼吸系统疾病最常见的症状之一。咳嗽是呼吸系统的一种防御性反应，常见于感染性疾病、慢性阻塞性肺疾病、哮喘等呼吸系统疾病。咳嗽可以帮助清除呼吸道中的异物、痰液和病原体。

32. D　梗阻性肥厚型心肌病是一种心肌病变，其特征是左心室壁肥厚和左室流出道狭窄。在这种情况下，应避免使用正性肌力药物，如地高辛。地高辛可以增加心肌收缩力，但同时也会增加左室流出道的阻力，导致心脏负荷增加，加重病情。

33. C　糖皮质激素是一类具有抗炎和免疫抑制作用的药物，常用于治疗多种疾病。然而，它们也存在一些禁忌证，即使用时需要特别注意或禁止使用的情况。活动性肺结核是糖皮质激素使用的相对禁忌，而不是绝对禁忌。在活动性肺结核患者中，使用糖皮质激素可能会抑制免疫反应，使病情加重或掩盖病情，因此需要特别谨慎。

34. E　左心衰竭是指左心室无法有效泵血，导致血液在肺循环中淤积。最早出现的症状通常是劳力性呼吸困难，也称为劳力性气短。患者在进行一些体力活动时，如走路、上楼梯或进行体力运动时，会感到呼吸困难。

35. E　风湿性疾病是一类以炎症为主要特征的自身免疫性疾病，主要累及关节和骨骼肌肉系统。这些疾病包括风湿性关节炎、强直性脊柱炎、系统性红斑狼疮等，主要表现为关节炎、肌痛、肌无力和关节僵硬等症状。

36. A　浅昏迷是指患者处于意识障碍状态，但仍能对外界刺激做出一定的反应。对疼痛刺激有反应是浅昏迷的典型体征。即使患者不能做出口头回应或执行复杂的命令，但他们仍然会有一定的生理反应，例如疼痛刺激引起的身体动作、肢体抽动等。

37. A　支气管哮喘是一种慢性气道炎症性疾病，其特征是气道高反应性和可逆性气流受限。在合并有支气管哮喘的高血压患者中，应该避免使用非选择性β受体拮抗剂，如美托洛尔。美托洛尔可以抑制β_2受体，导致支气管痉挛，加重哮喘症状。

38. A　感染性心内膜炎是一种心脏瓣膜或心内膜的感染疾病。最常见的病原体是细菌，如溶血性链球菌和葡萄球菌。血培养是诊断感染性心内膜炎的关键步骤。通过对患者的血液样本进行培养，可以检测到是否存在细菌感染，并确定感染的病原体。

39. E　急性脊髓炎是指脊髓发生炎症导致的急性脊髓损伤。急性脊髓炎通常与病毒感染有关，而呼吸道感染是病毒感染的常见途径之一。急性脊髓炎可以影响脊髓的自主神经功能，导致大小便障碍，如尿潴留和排便困难。急性脊髓炎导致脊髓传导束受损，常表现为平面以下的感觉障碍，如下肢感觉减退或丧失。急性脊髓炎损害脊髓的运动神经元，可以导致平面以下的运动障碍，如下肢无力、肌肉萎缩等。急性脊髓炎通常不会在早期出现肌张力增高和腱反射亢进的症状。相反，急性脊髓炎早期的神经系统体征可能是无力、感觉异常或自主神经功能障碍。

40. B　糖尿病微血管病变是糖尿病的常见并发症之一，主要影响眼底、肾脏和神经系统。糖尿病视网膜病变是糖尿病最常见的眼部并发症之一，包括非增生性和增生性视网膜病变。糖尿病肾病是糖尿病最常见的肾脏并发症之一，主要表现为肾小球滤过率下降、蛋白尿和肾功能损害。糖尿病性神经病变是糖尿病的常见并发症之一，主要影响周围神经系统，表现为感觉异常（如疼痛、麻木）、运动障碍、自主神经功能障碍等。糖尿病足是糖尿病的并发症之一，主要由于神经病变和血管病变引起的足部感觉异常和循环障碍。肾动脉硬化不是糖尿病微血管病变的典型表现。肾动脉硬化是指肾动脉发生硬化和狭窄，通常由于动脉粥样硬化引起，而不是糖尿病的直接结果。

41. E　成人迟发性自身免疫性糖尿病（LADA）是一种以自身免疫性胰岛细胞破坏为基础的糖尿病类型。它在临床表现和病程上与1型糖尿病和2型糖尿病有一些相似之处。酮症酸中毒是1型糖尿病的典型表现，由于胰岛素不足导致脂肪酸氧化过程增加，产生过多的酮体。而成人迟发性自身免疫性糖尿病通常具有较为缓慢的胰岛细胞破坏过程，胰岛素分泌有一定的保留，因此不易早期发生酮症酸中毒。

42. B　肽类激素是由氨基酸组成的激素，它们通过与细胞表面的受体结合来发挥生理作用。甲状旁腺素属于肽类激素。甲状旁腺素是由甲状旁腺分泌的激素，它由34个氨基酸组成，属于肽类激素。它的主要作用是调节血液中的钙离子水平。

43. D　糖尿病的基本临床表现包括多尿、多饮、多食和体重减轻。在糖尿病患者中，睡眠时间通常不会增加，而是由于频繁排尿或其他症状而导致睡眠质量下降。

44. B　晕厥是指短暂的意识丧失，通常由于脑血流供应不足引起。在窦性心动过缓患者中，窦房结的自律性降低可能导致心率过缓，进而引发晕厥症状。为了确认窦性心动过缓是否导致晕厥的原因，可以进行心电图阿托品试验。心电图阿托品试验是通过给予患者阿托品（一种抗胆碱能药物）来刺激窦房结，增加心率。如果心率在给药后明显增加，并且晕厥症状得到改善，那么可以确认窦性心动过缓是导致晕厥的原因。

45. E 患者出现了急性呼吸困难、心率加快、心音低远、低血压和颈静脉怒张等表现，结合心界明显扩大和吸气时脉搏变弱的体征，最可能的诊断是心包填塞。心包填塞是指心包腔内液体积聚，压迫心脏，影响心脏的舒张和充盈。如果出现严重的心包填塞，可能导致低血压、心输出量减少和心功能不全。紧急的抢救措施是进行心包穿刺减压，通过穿刺心包腔，将积液抽出，减轻对心脏的压迫和恢复心脏功能。

46. B 根据病史描述，患者有乏力、食欲不振和夜间盗汗等症状，这些症状可以与肺结核相关。X线胸片检查发现右上肺一肋间有片状模糊阴影，内有小透亮区，这种影像特点提示可能存在肺结核感染。并且，痰涂片发现抗酸杆菌，这进一步支持了肺结核的诊断。根据结核病的分类，原发型肺结核是指初次感染引起的肺结核，而继发型肺结核是指在原发型肺结核治愈后再次发生的结核感染。根据病史描述，患者没有慢性咳嗽史和肺结核史，因此可以排除原发型结核和复治的可能性。故可诊断为右上肺继发型肺结核，涂片（+），初治。

47. C 根据患者的病史和症状描述，患者已患有风湿性心脏病二尖瓣狭窄，并出现了游走性关节痛和气促。最可能提示患者发生了风湿性全心肌炎的体征是心包摩擦音。风湿性全心肌炎是风湿热的并发症之一，其特征是心肌和心包同时受累。在风湿性全心肌炎时，患者可能出现心包摩擦音，这是由于心包腔内的炎症导致心包膜的摩擦所产生的声音。

48. D 肾病综合征是一种以大量蛋白尿和低血浆白蛋白水平为特征的疾病。其机制为肾小球滤过膜的异常导致蛋白尿，进而引起血浆清蛋白水平下降。高血压也常常伴随肾病综合征。肾病综合征是最符合患者症状和检查结果的选项。隐匿性肾炎是一种以慢性肾小球炎症为特征的肾疾病，一般不会出现严重的蛋白尿和低血浆白蛋白水平。高血压肾小动脉硬化是指肾脏动脉硬化引起的继发性高血压，不一定导致蛋白尿和低血浆白蛋白水平。急性肾炎通常表现为急性肾小球炎症，虽然可能出现蛋白尿，但一般不会导致

严重的低血浆白蛋白水平。慢性肾炎是一种慢性肾小球炎症，一般不会出现严重的蛋白尿和低血浆白蛋白水平。

49. C 隐匿性肾炎是一种慢性肾小球疾病，其特点是尿中蛋白和红细胞增多，但一般不伴有水肿和血压增高。患者多在上呼吸道感染后出现肉眼血尿。根据患者的病史和检查结果，隐匿性肾炎是最可能的诊断。其他选项中，慢性肾炎通常伴有肾功能损害。慢性肾盂肾炎通常伴有尿路感染的症状和体征，如尿频、尿急、尿痛等。肾病综合征通常伴有明显的蛋白尿和低血浆白蛋白水平。急进性肾炎通常表现为急性肾衰竭和肾功能损害。

B型题

1. C 成人常见的结核为继发性肺结核。继发性肺结核是指在结核菌感染后，经过一段时间的潜伏期后再次活化，导致病情加重和肺部病变的一种形式。

2. A 儿童常见的结核为原发型肺结核。原发型肺结核是指结核菌初次感染呼吸道黏膜后，局部炎症反应引起的肺部病变。

3. E 急性肾小球肾炎诊断的金标准是肾活检。肾活检是通过取出一小段肾脏组织进行镜下检查，可以确认肾小球炎症的存在和病变的类型，是确诊急性肾小球肾炎的最可靠方法。

4. C 慢性肾盂肾炎主要辅助检查是静脉肾盂造影。静脉肾盂造影可以显示肾盂和输尿管的结构，帮助确定肾盂肾炎的程度和范围。

5. E 弥漫性结缔组织病的风湿性疾病是系统性红斑狼疮。系统性红斑狼疮是一种慢性的自身免疫性疾病，可影响多个器官和系统，包括关节、皮肤、肾脏、心脏等。

6. B 以关节炎为主的风湿性疾病是类风湿关节炎。类风湿关节炎是一种慢性、进行性的自身免疫性疾病，主要累及关节。

7. C 与感染相关的风湿性疾病是风湿热。风湿热是一种由链球菌感染引起的急性疾病，可导致关节炎、心肌炎和皮肤病变等症状。

C型题

1. C Ⅱ型呼吸衰竭可出现 $PaO_2 < 60mmHg$（7.89kPa）和 $PaCO_2 > 50mmHg$（6.65kPa）。Ⅱ型呼吸衰竭是指氧合和通气均不足，导致动脉血氧分压（PaO_2）降低和动脉血二氧化碳分压（$PaCO_2$）升高。

2. A Ⅰ型呼吸衰竭可出现 $PaO_2 < 60mmHg$（7.89kPa）。Ⅰ型呼吸衰竭是指氧合不足，导致动脉血氧分压（PaO_2）降低。

X 型题

1. AC　慢性支气管炎是一种慢性炎症性疾病，主要累及支气管。根据临床表现和病理特点，慢性支气管炎可分为不同类型。常见的类型包括：①单纯型。也称为慢性非阻塞性支气管炎，是慢性支气管炎最常见的类型，主要表现为咳嗽、咳痰和轻度呼吸困难，但没有明显的气道阻塞。②喘息型。也称为慢性阻塞性支气管炎，主要表现为反复发作的喘息、气短和咳嗽，伴有明显的气道阻塞。其他选项的类型不是慢性支气管炎的分类类型。

2. BCD　原发性心肌病包括扩张型心肌病、限制型心肌病和肥厚型心肌病。感染性心肌病是由病毒或其他感染性因素引起的心肌炎症，不属于原发性心肌病的范畴。

3. ABCD　室性期前收缩是一种心律失常，指心脏室壁提前激动导致的额外搏动。它可以由多种原因引起。心肌病是一组心肌结构和功能异常的疾病，室性期前收缩可是心肌病的一种表现。冠心病是心脏冠状动脉供血不足导致的心肌缺血、心肌梗死等疾病，室性期前收缩常见于冠心病患者。风湿性心脏病是由于链球菌感染引起的免疫反应导致心脏瓣膜的损害，室性期前收缩可以是风湿性心脏病的一种表现。二尖瓣脱垂是指二尖瓣的瓣叶在收缩期时向左心房突出，室性期前收缩可以是二尖瓣脱垂的一种表现。高血压可以导致心脏肥厚和心脏结构的改变，但它不是室性期前收缩的常见原因。

4. ABCDE　急进性肾小球肾炎是一种进展迅速、肾功能急剧恶化的原发性肾小球疾病。急性肾小球肾炎是一种以急性肾炎综合征为主要表现的原发性肾小球疾病。慢性肾小球肾炎是一种以慢性肾小球炎症和肾小球硬化为主要特征的原发性肾小球疾病。肾病综合征是指因原发性肾小球病变导致的蛋白尿、低蛋白血症和水肿等症状。一些患者可能没有明显的症状，但在尿液检查中出现血尿或蛋白尿。

5. ABDE　恶性高血压是一种高度危险的高血压急症。恶性高血压患者常常伴有剧烈头痛、视物模糊和眼底出血等症状。恶性高血压的发病通常突然且迅速，多发生在中、青年人群。恶性高血压患者的血压以收缩压显著升高为主，也可伴舒张压升高。恶性高血压对肾脏的损害较为突出，可能导致肾功能不全的出现。恶性高血压的病情进展非常迅速，如果不及时治疗，可能导致严重并发症，如心脏病、脑血管病等，预后较差。

6. ABC　中毒性肝炎是由于毒素引起的肝炎，中毒性肝炎时，肝细胞损伤导致胆红素代谢障碍，尿胆原排泄增加。肝细胞性黄疸是由于肝细胞损伤或疾病引起的黄疸，肝细胞性黄疸时，肝细胞无法正常代谢胆红素，导致尿胆原排泄增加。溶血性黄疸是由于溶血引起的黄疸，溶血时，释放的游离胆红素通过肾小管重吸收增加，导致尿胆原排泄增加。胆总管癌导致胆道梗阻，胆红素无法正常排泄，尿胆原排泄减少，通常不会出现尿胆原阳性。再生障碍性贫血时，骨髓造血功能受损，包括红细胞的生成也受影响，通常不会出现尿胆原阳性。

7. ACDE　幽门螺杆菌的治疗通常采用联合用药，即同时使用两种或更多抗生素，以增加根除幽门螺杆菌的成功率。治疗幽门螺杆菌一般需要持续4周，因此要等待治疗结束后进行检测，以确定是否成功根除幽门螺杆菌。单一抗生素治疗幽门螺杆菌一般不够有效，因为幽门螺杆菌易产生耐药性，所以联合用药更为常见和有效。幽门螺杆菌感染是导致胃和十二指肠溃疡的主要原因之一，如果溃疡治疗困难，应首先确定是否存在幽门螺杆菌感染并进行相应的抗幽门螺杆菌治疗。幽门螺杆菌感染是导致胃和十二指肠溃疡的主要原因，因此所有与幽门螺杆菌相关的溃疡都应该接受抗幽门螺杆菌治疗。

8. ABCDE　包括口服或静脉给药补充缺乏的营养物质，如铁剂治疗缺铁性贫血、维生素 B_{12} 和叶酸治疗巨幼红细胞性贫血等。针对贫血的病因进行治疗，如纠正营养不良、治疗炎症性疾病、控制出血等。在特定情况下，如特发性血小板减少性紫癜伴严重贫血，可能需要脾切除来改善贫血情况。在严重贫血的情况下，可能需要进行输血来迅速提高血红蛋白水平。对于严重的造血系统疾病，如重症再生障碍性贫血、恶性血液病等，可能需要进行骨髓移植以恢复正常造血功能。

9. BD　血红蛋白尿的特点是尿色褐红，尿液透明不浑浊，静置或离心后无沉淀，镜检无红细胞。

10. AD　深昏迷时，患者的肌肉通常会出现松弛，失去正常的肌张力。深昏迷时，生命体征如呼吸、心率和血压可能发生改变，通常出现异常。Babinski 征阳性通常是指在刮擦足底时，足趾背屈而不是屈曲。这种反应通常在中枢神经系统损伤时出现，但并不是深昏迷的特征性表现。深昏迷时，患者的角膜反射通常会消失，即对角膜刺激没有明显的眼球收缩反应。深昏迷时，患者的腱反射通常会减弱或消失，即不会出现正常的腱反射。

11. ABCDE　坐骨神经痛的疼痛通常起源于臀

部，然后向下放射至股后部、小腿后外侧和足外侧。坐骨神经痛通常表现为从臀部沿着坐骨神经的走向，向下放射的疼痛。坐骨神经痛的疼痛可以是持续性的钝痛，也可以有阵发性加剧。坐骨神经痛的疼痛感觉可以是刀割样或烧灼样的痛觉，而且在夜间常常会加重。坐骨神经痛通常是单侧性的，即疼痛只出现在一侧。

12. ABCD　原发性癫痫是指在脑部没有明显的器质性病变的情况下发生的癫痫发作。原发性癫痫通常在儿童或青少年期开始发作，发病年龄较小。原发性癫痫的发作类型可以各种各样，但全面性发作在原发性癫痫中较为常见。原发性癫痫的发作类型也可以是部分性发作，不一定以全面性发作为主。因大脑半球病变引起继发性癫痫的特点，与原发性癫痫无关。

13. ABCE　如果曾经出现过有症状的尿路感染，而现在出现无症状性细菌尿，也需要治疗。妊娠期无症状性细菌尿是指孕妇尿液细菌培养阳性，但无尿路感染症状。由于妊娠期无症状性细菌尿可增加尿路感染和肾盂肾炎的风险，需要治疗。学龄前儿童出现无症状性细菌尿时，需要进行治疗。由于他们无法有效表达尿路感染的症状，治疗可以预防感染的进一步发展。成年男性出现无症状性细菌尿时，一般不需要治疗，除非出现特殊情况，如肾结石或前列腺炎等。对于肾移植术后、尿路梗阻和其他有复杂情况的患者，无症状性细菌尿可能导致严重的尿路感染，并增加肾移植排异反应的风险，因此需要治疗。

14. BCDE　人体淋巴器官可根据位置不同分为中枢、外周两类。中枢性淋巴器官主要有胸腺和骨髓。外周淋巴器官主要有脾脏、扁桃体、淋巴结及淋巴组织。扁桃体是位于口咽部的一组淋巴组织，它们在抵抗呼吸道和消化道感染中起到重要的作用。淋巴结是淋巴系统中的重要组成部分，它们通过滤，清除淋巴液中的细菌、病毒和其他细胞垃圾。脾脏是人体最大的淋巴器官之一，它在免疫系统中起着重要的作用，包括清除老化的红血细胞、储存和释放血小板等。淋巴组织包括淋巴结、扁桃体和其他分散的淋巴细胞集合体，它们在免疫系统中起到重要的作用。

15. ABCD　某些类型的恶性淋巴瘤，如淋巴母细胞白血病/淋巴瘤（LBL），可以发展为白血病。恶性淋巴瘤可以起源于淋巴结以外的组织和器官，如胃、肺、肝脏等。霍奇金病是一种特定类型的恶性淋巴瘤，常伴随嗜酸性粒细胞增多。恶性淋巴瘤中的一些亚型，如淋巴母细胞白血病/淋巴瘤（LBL）和弥漫大 B 细胞淋巴瘤（DLBCL），可导致自身免疫性溶

血性贫血的发生。单独在骨髓中发现 R－S 细胞是霍奇金病的特征，不能单独诊断恶性淋巴瘤。

16. ABCD　肾病综合征是一种因肾小球滤过膜异常导致的以蛋白尿、低白蛋白血症、高脂血症和水肿为主要特征的疾病。由于大量蛋白尿导致血浆中白蛋白丧失过多，造成低白蛋白血症。肾病综合征的典型表现是大量的蛋白尿，尿蛋白排泄量超过正常范围。低白蛋白血症引起肝脏合成蛋白的减少，导致血脂代谢紊乱，血脂水平升高，出现高脂血症。由于低白蛋白血症和血浆胶体渗透压降低，导致液体从血管内渗出到周围组织，引起水肿。光过敏不是肾病综合征的典型表现，可能是与其他疾病或药物有关的症状。

17. ABCDE　心动过速可能加重心肌负担，导致心肌病的恶化，因此需要控制心动过速，保持正常的心律。肥厚型心肌病的主要特点是心肌肥厚，因此治疗的一个目标是减轻心肌肥厚，以改善心脏功能。肥厚型心肌病的一种常见表现是左室流出道狭窄，可能导致血流受阻和心功能不全，因此需要采取措施减轻狭窄。室性心律失常是肥厚型心肌病的常见并发症，可能导致严重的心律失常和猝死，因此需要采取措施进行抗室性心律失常治疗，维持正常窦性心律。

18. ACD　饮酒和饱餐可能引起急性胰腺炎发作，因为上述情况可以刺激胰腺分泌，导致胰腺炎的发生。胃肠解痉药对急性胰腺炎引起的腹痛通常不起作用，因为该种疼痛与胰腺炎的炎症和组织损伤有关，而与肠道的痉挛无关。大多数急性胰腺炎患者会出现腹痛，但少数患者可能没有腹痛症状，特别是在老年人或重症患者。急性胰腺炎引起的腹痛可以向腰背部呈带状放射，这是由于炎症的刺激和神经传导的影响。急性胰腺炎引起的腹痛通常在进食后加重，而不是减轻。进食会刺激胰腺分泌，导致腹痛加重。

19. ABCDE　部分患者可能会出现恶心、腹痛等消化系统症状，这是由于紫癜引起的肠道黏膜血管炎症和出血。过敏性紫癜最常见的表现是皮肤紫癜，即皮肤出现紫红色瘀点或瘀斑，通常不会消退或转变成其他颜色。过敏性紫癜患者可能会出现关节肿痛，关节炎样症状，这是由于关节周围的小血管炎症所致。过敏性紫癜患者有时会出现血尿，这是由于肾小球炎症和出血所致。过敏性紫癜患者也可能出现蛋白尿，这是由于肾小球炎症所致。

20. ABCDE　肾脏通过调节尿液的排泄和重吸收，维持体内水分和电解质的平衡，包括钠、钾、氯等离子的调节。肾脏通过尿液的形式排泄身体代谢产

生的废物，如尿素、尿酸等。肾脏具有内分泌功能，能够合成和分泌多种激素，如肾素、促红细胞生成素等，参与调节血压、红细胞生成等生理过程。肾脏通过调节尿液的酸碱性，参与体内酸碱平衡的调节，维持血液的 pH 值在正常范围内。肾脏的各项生理功能协同作用，共同维持体内内环境的恒定，包括血液容量、血压、电解质平衡等。

21. ACE 腰椎外伤畸形可能导致腰椎穿刺困难或引起并发症，并且如果存在颅内感染，腰穿可能使感染进一步扩散。腰穿是确诊病毒性脑膜炎的重要方法之一，而不是禁忌证。腰穿可能导致颅内压力降低，进而影响小脑肿瘤的稳定，增加颅内压力的不平衡。蛛网膜下腔出血是腰穿的一个常见指征，用于确诊和治疗。腰部局部皮肤发炎可能增加感染的风险，因此在这种情况下禁止进行腰穿。

22. ABCD 头痛是病毒性脑膜炎的常见症状之一，可以是持续性的或阵发性的。病毒性脑膜炎通常伴有发热，体温可升高。病毒性脑膜炎常伴有脑膜刺激征，包括颈部僵硬、Kernig 征（下肢伸展受限时引起腿痛）和 Brudzinski 征（颈部弯曲时引起下肢屈曲）等。病毒性脑膜炎还常伴有全身中毒症状，如乏力、食欲不振、恶心、呕吐等。病毒性脑膜炎主要累及脑膜，一般不会引起严重的脑实质损伤症状。

23. ABD 缺铁性贫血的病因包括铁摄入不足、慢性失血导致铁丢失过多及铁吸收障碍。

24. ABCDE 通过合理的饮食控制，控制碳水化合物、脂肪和蛋白质的摄入比例，进而控制血糖水平。糖尿病患者需要接受有关疾病管理、饮食控制、药物使用、血糖监测等方面的健康教育。适度的体育锻炼有助于增加身体代谢，提高胰岛素敏感性，控制血糖。对于控制血糖不足的患者，可以使用口服降糖药物或注射胰岛素来辅助治疗。胰岛素治疗是糖尿病患者最常用的治疗方法之一，特别是对于 1 型糖尿病患者和部分 2 型糖尿病患者。

25. ABDE 类风湿关节炎患者在关节周围可形成类风湿性小结，这是炎症导致的结缔组织增生。类风湿关节炎患者通常在早晨醒来时会感到关节僵硬，这种现象称为晨僵，与病情的活动程度无关。类风湿关节炎可累及各种关节，包括大关节，因此不侵犯膝关节、踝关节等大关节的叙述错误。类风湿关节炎在长期未经治疗或控制的情况下，可能会导致关节畸形，其中包括膝关节。类风湿关节炎最常见的累及部位是手部关节，包括腕关节、掌指关节和近端指间关节。

26. ABCD 心室扑动是一种快速的心室心律失常，心室收缩非常快且有规律。电复律也是治疗心室扑动的首选方法。心室颤动是一种严重的心律失常，心脏的电活动非常混乱，无法有效地泵血。电复律是治疗心室颤动的首选方法，通过电击恢复正常的心脏节律。心房颤动，伴有预激综合征和血压下降的情况需要进行电复律。电复律可以恢复心脏的正常节律，并改善预激综合征和血压问题。快速性室性心动过速是一种快速而不正常的室性心律失常，伴有血压下降的情况需要进行电复律。电复律可以恢复正常的心脏节律，并改善血压下降问题。室上性心动过速是一种快速而不正常的心律失常，通常可以通过药物治疗或其他方法进行控制，因此不是首选进行电复律的情况。

27. BDE 原发性肝癌通常不会导致低钙血症，除非有其他并发症或病理改变。原发性肝癌可以产生促红细胞生成素，导致红细胞增多症。高血糖不是原发性肝癌伴癌综合征的典型表现，通常与其他疾病相关。原发性肝癌可以导致胆固醇代谢紊乱，引起高胆固醇血症。原发性肝癌可以导致血小板增多症，可能与肝脏功能受损和血液凝血系统的改变有关。

28. BCE 虽然高血尿酸是痛风的主要病理生理基础，但仅仅有血尿酸增高并不一定导致痛风发作。有高尿酸血症可能并不会出现痛风症状。痛风石是由尿酸盐沉积在关节和软组织中形成的结节，是痛风的特征性损害。痛风多发生在体型肥胖的中老年人和绝经期妇女，尤其是体型肥胖的男性。痛风肾病是由长期高尿酸血症引起的肾脏损害，主要表现为尿酸盐在肾脏中的沉积和慢性肾间质炎症，而非急性梗阻性肾病。痛风肾病指尿酸盐沉积于肾髓质，导致的慢性肾间质炎症和间质纤维化。

29. ADE 脑血栓形成的特点是血栓在脑血管中形成，导致脑血流受阻。血栓栓塞通常发生在长时间静躺、长时间坐姿不动或长时间久坐等情况下。脑血栓形成的发病年龄可以跨越各个年龄段，包括青少年和年轻成年人。虽然脑血栓形成发病年龄多在 60 岁以上，但并不限于此年龄段。脑脊液正常情况下呈无色透明。脑血栓形成通常不会直接影响脑脊液的颜色和透明度。脑血栓形成可以导致局部脑血流受阻，但并不一定会导致明显的颅内压增高。颅内压增高可能与其他因素（如脑水肿）有关。脑血栓形成的起病速度可以因个体差异而有所不同，有的患者可能起病较急，但并非所有患者都会出现严重的意识障碍。

30. ABC 糖尿病患者易患心血管疾病，糖尿病引起的代谢紊乱可以导致心脏功能受损。长期的高血压可以导致心脏负荷过重，引起心肌肥厚和心脏功能减退。冠心病是心脏冠状动脉供血不足引起的心肌缺血和心肌梗死，严重时可导致心脏功能受损。消化性溃疡主要影响胃和十二指肠，不直接导致心脏功能受损。急性肾衰竭可以导致电解质紊乱和体液潴留，进而影响心脏功能，但不是直接导致心脏功能受损的疾病。

31. ABCD 真性红细胞增多症时，脾脏常常会增大，这是由于过多的红细胞聚集在脾脏造成的。真性红细胞增多症是指由于骨髓异常造成的红细胞过度增殖，但与正常红细胞增殖没有关系，因此EPO（促红细胞生成素）的水平通常是降低的。真性红细胞增多症中，血清维生素B_{12}的水平通常是降低的，这是由于异常造成的红细胞增殖导致对维生素B_{12}的需求增加所致。真性红细胞增多症时，除红细胞外，白细胞和血小板的数量也可能增多。骨髓细胞外铁和铁粒幼细胞增多不是真性红细胞增多症的典型特征。

32. ACDE 第3~第4肋间的收缩期杂音可能是由于冠状动脉狭窄或阻塞引起的冠状动脉供血不足，与急性心肌梗死有关。心包摩擦音是由于心包炎症引起的心包膜纤维增生在摩擦时产生的声音，与急性心肌梗死无直接关联。收缩中晚期喀喇音可能是由于心肌梗死引起的心肌收缩异常或二尖瓣关闭不全引起的反流声音，与急性心肌梗死有关。第四心音是由于心肌梗死引起的心肌收缩异常或心肌肥厚引起的心脏震颤引起的声音，与急性心肌梗死有关。心尖区第一心音增强可能是由于心肌梗死引起的心室肥厚或心肌收缩异常引起的声音，与急性心肌梗死有关。

33. ABCDE 阵发性睡眠性血红蛋白尿是一种罕见的遗传性疾病，可导致红细胞溶解和血红蛋白释放，与造血干细胞受损相关。再生障碍性贫血是一种因造血干细胞受损导致红细胞、白细胞和血小板减少的疾病。骨髓增生异常综合征是一组造血干细胞异常增生和发育的疾病，与造血干细胞受损有关。急性非淋巴细胞白血病是一种造血干细胞恶性克隆增生的疾病，与造血干细胞受损有关。原发性血小板增多症是一种造血干细胞异常增生导致血小板数量异常增加的疾病。

34. ABCDE 肝硬化导致肝功能受损，肝功能受损会导致肝脏无法正常合成和排泄一些重要的物质，如蛋白质、胆汁和凝血因子，进而引发电解质和酸碱平衡的紊乱。肝硬化导致门静脉高压，使得食管-胃底静脉曲张形成，并且可能因为曲张血管破裂而导致

严重出血。肝硬化是慢性肝病的一种表现，长期的肝炎和肝损伤可能增加原发性肝细胞癌的发生风险。肝硬化导致门静脉高压，可能影响肾脏的正常功能，导致肝肾综合征。肝硬化导致的肝功能减退可以导致一系列神经精神症状，包括认知障碍、昏迷等，统称为肝性脑病。

35. AB B型萎缩性胃炎是由幽门螺杆菌感染引起的慢性炎症，可以导致胃酸分泌减少。A型萎缩性胃炎是一种自身免疫性疾病，可以导致胃酸分泌减少。慢性浅表性胃炎一般不会导致胃酸分泌减少。胃癌通常不会导致胃酸分泌减少，而且在一些情况下，胃癌可能导致胃酸分泌增加，胃溃疡也可能导致胃酸分泌增加。

36. ABCDE 激素的长期使用可能导致血糖升高，引发药物性糖尿病。长期应用激素可能抑制免疫系统的功能，使患者更容易感染，尤其是细菌、真菌和病毒感染。激素的长期使用会干扰骨骼的正常新陈代谢，导致骨质疏松，增加骨折的风险。长期使用激素可能导致股骨头血液供应不足，出现无菌性坏死。激素的使用可能导致皮肤血管脆弱，出现紫癜等皮肤病变。

37. BCE 抗甲状腺药物的使用可能引起皮疹，包括药物过敏性皮疹和药物斑丘疹。某些抗甲状腺药物，如硫脲类药物，可能导致粒细胞减少，从而增加感染的风险。某些抗甲状腺药物，如丙硫氧嘧啶，可能导致中毒性肝病，表现为肝功能异常、黄疸等。

38. BD 脾功能亢进是指脾脏在体内发挥过度的功能，可能导致脾脏过滤和破坏红细胞的能力增强。然而，在脾功能亢进的情况下，幼红细胞在周围血涂片中通常不会增多。急性粒细胞白血病是一种造血干细胞恶性克隆增生的疾病，周围血涂片中可能出现幼红细胞。再生障碍性贫血是一种造血干细胞受损导致红细胞、白细胞和血小板减少的疾病，其中周围血涂片中常见到幼红细胞。骨髓纤维化是骨髓纤维组织增生取代正常造血组织的疾病，周围血涂片中出现幼红细胞是其常见表现之一。血友病是一种遗传性凝血因子缺乏的疾病，不会导致幼红细胞出现在周围涂血片中。

39. ABC 人工瓣膜在某些情况下可能会发生撕裂或破裂，导致血液逆流，引起主动脉关闭不全。主动脉夹层是主动脉内层和外层之间发生撕裂，导致血液进入夹层，造成主动脉关闭不全。感染性心内膜炎是心脏内膜发生感染，可能导致心瓣膜受损或破坏，进而引起主动脉关闭不全。风心病通常是由瓣膜疾病

引起的心脏病，主要影响心脏瓣膜，而不是直接导致主动脉关闭不全。主动脉根部扩张可以导致主动脉瓣环扩大和瓣膜功能障碍，但并不是直接导致急性主动脉关闭不全的病因。

40. AD　尿细菌定量培养是确诊尿路感染的关键，通过对尿液中细菌的数量进行定量分析，可以判断是否存在感染。尽管膀胱穿刺尿做细菌定性培养可以提供更准确的结果，但并非只有这种方法才能确诊尿路感染。尿液中出现细菌生长并不一定意味着尿路感染，可能是由于污染或其他原因导致的。当尿液培养两次均显示细菌数量达到 $10^5/mL$，并且为同一菌种时，即使没有明显的感染症状，也可以确诊为尿路感染。尿液中的细胞培养含菌量 $\geq 10^4/mL$ 并不足以确诊尿路感染，仍需要结合其他临床表现和检查结果进行判断。

41. ABE　强直性脊柱炎属于风湿性疾病，是一种慢性的炎症性关节病，主要累及脊柱和骨盆，导致脊柱僵硬和关节炎。类风湿关节炎是一种慢性、进展性的自身免疫性疾病，主要累及关节，导致关节炎和关节破坏。反应性关节炎通常是由于感染（如胃肠道感染或性传播感染）引起的免疫反应导致的。银屑病关节炎是银屑病患者中常见的关节炎类型，表现为关节炎和皮肤银屑病共同存在。风湿热是由于未经治疗的链球菌感染引起的免疫反应，可导致关节炎和心脏瓣膜损害等症状。

42. ACDE　腺苷是一种抗心律失常药物，可以通过作用于心脏组织上的腺苷受体来抑制心脏的电活动，从而终止阵发性室上性心动过速。米力农是一种钙离子拮抗剂，能够抑制心脏的电活动，从而减慢心率。然而，在阵发性室上性心动过速的治疗中，米力农不是首选药物。艾司洛尔是一种 β 受体拮抗剂，能够减慢心率和减少心脏的收缩力。在阵发性室上性心动过速的治疗中，艾司洛尔可以用于控制心率。洋地黄是一种强心药，可以增强心脏收缩力和减慢心率。在某些情况下，洋地黄可以用于阵发性室上性心动过速的治疗。维拉帕米是一种钙离子拮抗剂，能够抑制心脏的电活动，从而减慢心率。在阵发性室上性心动过速的治疗中，维拉帕米可以用于控制心率。

43. DE　大剂量应用糖皮质激素可能导致肾功能衰竭，但不是肾病综合征并发急性肾功能衰竭的主要机制。血容量减少导致尿液减少不是肾病综合征并发急性肾功能衰竭的主要机制。水电解质代谢紊乱是肾病综合征的表现之一，但不是导致急性肾功能衰竭的主要机制。肾病综合征患者常出现大量蛋白尿，其中

的蛋白管型可以堵塞肾小管，导致肾小管损伤和阻塞，最终引发急性肾功能衰竭。肾病综合征时，由于肾小球滤过膜的破坏，导致血浆蛋白渗透压降低，水分大量渗出至肾间质，引起肾间质水肿，进一步影响肾脏的功能。

44. ABCDE　尼莫地平是一种钙离子拮抗剂，可以抑制细胞内钙超载，从而减少血管收缩和血栓形成的可能性。抗血小板药物（如阿司匹林）可以抑制血小板的黏附和聚集，减少血栓形成的风险。亚低温治疗可以降低脑组织的代谢率，减少缺血缺氧损伤，有助于保护脑组织。使用降纤酶（如组织型纤溶酶原激活剂）可以促进血栓的溶解，恢复血流。依达拉奉是一种自由基清除剂，可以减少氧自由基对脑组织的损伤。

45. ABCDE　SLE 患者在神经系统受累时，可能会出现癫痫发作及头痛，这可能是由于脑血管炎或其他神经系统病变引起的。抽搐是 SLE 神经系统受累的一种常见表现，可能与脑血管炎或病理性电活动异常有关。SLE 患者可能出现精神异常，如认知障碍、抑郁、焦虑、精神错乱等，这可能是由于中枢神经系统炎症或脑血管炎引起的。SLE 患者的神经系统受累还可能导致周围神经病变，表现为感觉异常、肌力减退、肌肉萎缩等症状。

46. ABCD　慢性肾小球肾炎的病情进展较慢，病变逐渐发展，多数患者病程迁延。慢性肾小球肾炎的基本表现包括蛋白尿（尿液中出现大量蛋白质）、血尿（尿液中出现红细胞）、高血压（血压升高）和水肿（全身或局部组织水肿）。慢性肾小球肾炎如果得不到有效治疗，可能最终发展为慢性肾衰竭，导致肾功能丧失。慢性肾小球肾炎是一组疾病，包括多种病因导致的肾小球损伤和炎症反应。慢性肾小球肾炎的临床表现相对较一致，主要包括蛋白尿、血尿、高血压和水肿，并没有明显的多样性。

47. ABCD　急性肾衰竭患者需要采取透析治疗的指征包括：急性肾衰竭导致酸性物质在体内积聚，造成严重的代谢性酸中毒，透析可以帮助纠正酸中毒。急性肾衰竭导致肾脏无法有效排除体内的钾离子，导致高钾血症，这是透析治疗的重要指征之一。急性肾衰竭导致氮质代谢产物积聚在体内，如氨基酸和尿素，可能引起脑病，透析可以清除这些代谢产物。急性肾衰竭可能导致容量过多，加重心脏负荷，对于伴有心包炎的患者，透析可以帮助排除多余的液体。呼吸困难通常不是直接导致透析治疗的指征，除非呼吸困难是由液体过多引起的。

48. CE 在急性期的高血压动脉硬化性脑出血中，过快的降压可能导致脑灌注不足，加重脑损伤。因此，降压应该是缓慢进行的。降压的速度应该适度，根据患者的具体情况来确定最佳的血压水平。氯丙嗪是一种镇静药物，不是血压处理的首选药物。在高血压动脉硬化性脑出血急性期，将血压降至正常水平可能会导致脑灌注不足，不是推荐的处理方法。

二、填空题

1. 早期　联用　适量　规律　全程。肺结核的化疗原则包括早期治疗、联合用药、适量用药、规律用药和全程用药。尽早进行治疗是肺结核化疗的重要原则。联合用药可以更有效地杀灭结核菌，并降低耐药菌株的出现。适量用药可以保证药物的疗效并减少药物的不良反应。规律用药可以有效地控制病情，减少结核病的复发和耐药的风险。全程用药可以确保病情的完全控制和治愈。

2. 糖皮质激素治疗 3~6 个月无效　用糖皮质激素有效但维持量大于 30mg/d　对糖皮质激素治疗有禁忌。特发性血小板减少性紫癜（ITP）是一种自身免疫性疾病，主要特点是血小板减少导致出血倾向。脾切除是 ITP 治疗的一种选择，但不是所有 ITP 患者都适合进行脾切除。以下是有关脾切除适应证。①糖皮质激素治疗 3~6 个月无效：糖皮质激素是 ITP 的常规治疗之一，但对于某些患者，糖皮质激素治疗可能无效或效果不持久。如果在 3~6 个月的糖皮质激素治疗期间血小板数仍无法维持在正常范围内，脾切除可能被考虑。②用糖皮质激素有效但维持量大于 30mg/d：糖皮质激素是 ITP 的一线治疗药物，对一部分患者有效。然而，如果患者需要长期使用糖皮质激素，并且维持量超过 30mg/d，可能会导致严重的副作用和不良反应。在这种情况下，脾切除可能被考虑。③对糖皮质激素治疗有禁忌：有些患者可能存在对糖皮质激素治疗的禁忌证，如严重的感染、糖尿病、骨质疏松等。对于这些患者，脾切除可能是一种治疗选择。

3. 3。在 0~5 级的分级法中，3 级表示肢体能对抗地心引力而抬离床面，但不能对抗阻力。这意味着患者可以抬起肢体，但当有外部阻力时，肌力不足以对抗阻力。

4. 硝普钠。在高血压危象的紧急情况下，迅速有效地控制血压是非常重要的。硝普钠是一种有效的药物选择，常用于急性高血压危象的治疗。硝普钠是一种一氧化氮（NO）供体，通过释放一氧化氮来扩张血管，降低血管阻力，从而降低血压。它具有快速起效的特点，可以迅速降低血压，缓解高血压危象症状。因此，对于高血压危象患者，首选药物为硝普钠。

5. 肾上腺素。患者在肌内注射青霉素后出现了晕厥、皮肤湿冷、脉搏不可扪及等症状，这可能是发生了过敏反应或休克。在这种情况下，抢救的首要目标是维持血液循环和氧供。肾上腺素是一种强效的血管收缩剂和升压药物，可以迅速提高血压和心输出量，增加心脏和脑部的灌注。因此，应首先应用肾上腺素进行抢救。

6. 肺炎链球菌　支原体　衣原体　病毒　流感嗜血杆菌。社区获得性肺炎常见病原体为肺炎链球菌、支原体、衣原体、流感嗜血杆菌和呼吸道病毒（甲、乙型流感病毒，腺病毒、呼吸合胞病毒和副流感病毒）等。

7. 防止再出血　控制脑水肿　维持生命功能　防止并发症。脑出血急性期的治疗主要包括以下几个方面。①防止再出血：脑出血后，防止再次破裂出血是至关重要的。可以通过控制血压、纠正凝血功能异常、避免劳累、避免使用过度激活的药物等措施来实现。②控制脑水肿：脑出血后，周围组织常常会出现水肿，增加颅内压力。控制脑水肿是重要的治疗目标之一，可以通过使用脱水剂、保持水电解负平衡、使用渗透剂等方法来减轻脑水肿。③维持生命功能：脑出血后，患者常常会出现神经功能损害，包括昏迷、偏瘫、语言障碍等。在急性期，维持患者的生命功能是至关重要的，包括保持呼吸通畅、维持循环稳定、维持体温等。④防止并发症：脑出血后，患者可能会发生一系列并发症，如感染、脑积水、肺炎等。防止并发症的发生，减轻患者的病情和提高康复率是重要的治疗目标之一。

8. 两个或两个以上。多器官功能障碍综合征（MODS）是一种严重的疾病状态，指的是两个或两个以上的器官或系统发生功能障碍。这些器官或系统可以包括心血管系统、呼吸系统、泌尿系统、消化系统、神经系统等。

9. 增多　减少。肾上腺皮质激素（如皮质醇）在体内具有多种生理作用，其中之一就是刺激胃酸分泌。它可以通过作用于胃酸分泌细胞（壁细胞）的受体，增加壁细胞的酸分泌活性，从而导致胃酸分泌量的增加。然而，肾上腺皮质激素的增多会抑制胃黏液细胞的功能，导致胃黏液的分泌减少。

10. 自发性少尿或无尿　氮质血症　稀释性低钠血症　低尿钠。肝肾综合征是一种严重的疾病，主要特点是肝脏和肾脏同时出现功能障碍。其主要临床表现如下。①自发性少尿或无尿：肝肾综合征导致肾脏功能受损，尿量减少或完全停止是其常见表现之一。②氮质血症：肝肾综合征会导致肾小球滤过率下降，肾脏无法有效清除体内的氮质代谢产物，如尿素氮和肌酐等，从而导致血液中氮质含量升高。③稀释性低钠血症：肝肾综合征引起的肾脏功能障碍可能导致水和电解质的平衡失调，其中包括稀释性低钠血症，即血液中的钠离子浓度较低。④低尿钠：肝肾综合征导致肾脏功能受损，肾小管对钠的重吸收能力下降，从而导致尿液中的钠排泄量减少。

11. 4×10^9/L　2×10^9/L　0.5×10^9/L。外周血白细胞数低于正常范围（4～10）$\times 10^9$/L 时称为白细胞减少。其中，当中性粒细胞（包括中性粒细胞和嗜酸性粒细胞）的绝对值低于 2×10^9/L 时，称为粒细胞减少症。当中性粒细胞的绝对值低于 0.5×10^9/L 时，称为粒细胞缺乏症。

12. 无痛性淋巴结肿大。淋巴瘤是一类起源于淋巴组织的恶性肿瘤，包括霍奇金淋巴瘤和非霍奇金淋巴瘤。这两种淋巴瘤在临床表现上有共同之处，其中最常见的临床表现就是无痛性淋巴结肿大。淋巴结肿大可以出现在任何部位，如颈部、腋窝、腹股沟等。此外，淋巴瘤还可以伴随全身症状，如发热、消瘦、盗汗和瘙痒等。这些全身症状可能是由于肿瘤细胞释放的炎症因子诱发免疫反应引起的。需要注意的是，淋巴瘤的临床表现是多样的，不同个体可能有不同的症状和体征，因此确诊还需要进一步的检查和病理组织学分析。

13. 至少耐受异烟肼和利福平的肺结核。耐多药肺结核是指至少同时对利福平和异烟肼耐药；整体的治疗时间至少要 18 到 24 个月，其中强化期至少要 3 到 6 个月，后期治疗至少要 12 到 18 个月。

14. 溴吡斯的明。重症肌无力是一种自身免疫性疾病，主要特征是神经肌肉接头处的抗体攻击和破坏，导致肌肉无力和疲劳。胆碱酯酶抑制药可以抑制胆碱酯酶的活性，延长乙酰胆碱在神经肌肉接头处的作用时间，从而增强肌肉收缩和改善肌无力症状。溴吡斯的明是一种胆碱酯酶抑制药，通过抑制胆碱酯酶的活性，增强神经肌肉接头处的乙酰胆碱作用，从而改善肌无力症状。它通常作为重症肌无力的一线治疗药物使用。

15. 胸骨左缘第 3～第 4 肋间　收缩　收缩　震颤。梗阻性肥厚型心肌病是心肌病的一种亚型，其特征是因左心室壁肥厚，导致左心室流出道狭窄。听诊和触诊是诊断梗阻性肥厚型心肌病的重要方法。在听诊时，梗阻性肥厚型心肌病患者常可在胸骨左缘第 3～第 4 肋间部位闻及收缩期粗糙杂音。这是由于左心室流出道狭窄导致的血流湍流和瓣膜振动所产生的杂音。在触诊时，梗阻性肥厚型心肌病患者常可在该区扪及收缩期震颤。收缩期震颤是由于左心室流出道狭窄导致的血流湍流和心肌收缩所引起的震颤感。

16. 溶骨性损害　病理性骨折。多发性骨髓瘤是一种以骨髓浆细胞增生和骨破坏为特征的恶性肿瘤。在多发性骨髓瘤的 X 线表现中，常见的有以下三种。①骨质疏松：多发性骨髓瘤破坏了正常的骨代谢平衡，导致骨骼变得疏松。在 X 线上，可观察到骨密度减低，骨小梁稀疏，骨结构变薄，呈现出骨质疏松的表现。②溶骨性损害：多发性骨髓瘤会导致骨质的溶解和破坏。在 X 线上，可观察到骨骼局部的溶骨性损害，表现为骨质的吸收和破坏，使骨骼呈现出弥漫性或局部的溶骨性损害。③病理性骨折：多发性骨髓瘤会导致骨骼的破坏和骨质的减弱，使骨骼容易发生病理性骨折。在 X 线上，可观察到骨折的表现，如压缩性骨折、椎体坍塌等。

17. 卡马西平。卡马西平是治疗三叉神经痛的首选药物之一。三叉神经痛是一种常见的神经疾病，特征是反复发作的剧烈面部疼痛。卡马西平是一种抗癫痫药物，具有镇痛和抗神经痛的作用。它通过抑制神经兴奋性和钠通道的活性来减轻三叉神经痛的疼痛发作。

18. 乳头肌功能不全。急性广泛前壁心肌梗死是指心肌梗死累及心脏前壁的广泛区域。乳头肌功能不全是指乳头肌的功能受损，导致二尖瓣关闭不全。在急性广泛前壁心肌梗死后的早期，乳头肌可能受到影响，导致其功能减退或完全失调。这可能会导致二尖瓣关闭不全，使得在听诊时可以听到Ⅲ级收缩期杂音，通常在心尖区最为明显。

19. 高血压。脑出血是指在脑组织内发生的出血，通常是由于脑血管破裂或破裂后引起的。高血压是最常见的导致脑出血的病因之一。高血压会导致脑动脉壁的结构和功能异常改变，使其变得脆弱，容易破裂出血。

20. 突眼。Graves 病是一种自身免疫性甲状腺功能亢进症，伴有眼部症状和体征，被称为 Graves 眼病或 Graves 病眼征。在 Graves 病眼征中，突眼是其中的一个重要而较特异的体征之一。突眼是指眼球向前突出，使眼球与眶壁之间的距离增加。这是由于甲状腺相关自身免疫反应引起的眼肌和眶脂肪组织的水肿和增生所致。突眼可导致眼球的外形改变，眼球表面的干涩和炎症，以及视力受损等症状。

21. 血尿 蛋白尿 高血压。肾炎综合征的临床特点通常包括血尿、蛋白尿和高血压。血尿是指尿液中出现红细胞，可以表现为镜下血尿（只能在显微镜下观察到）或肉眼血尿（肉眼可见尿液呈红色）。蛋白尿是指尿液中出现异常增加的蛋白质含量，通常超过正常范围。正常情况下，尿液中的蛋白质含量很低，但在肾炎综合征中，由于肾小球滤过功能异常，过多的蛋白质从尿液中泄漏出来，导致蛋白尿的出现。高血压是指血压超过正常范围，常常与肾炎综合征相关。肾炎综合征中，肾小球受损导致肾脏调节体液平衡和血压的功能受损，使得血压升高。

22. 20。腔隙性脑梗死是脑梗死的一种特殊类型，其特点是形成小的囊腔，这些囊腔通常是在脑深部形成的。这些囊腔是由于脑组织内的坏死组织被清除后形成的，因此在影像学检查（如 MRI 或 CT 扫描）中可以观察到这些囊腔。这些囊腔的直径通常在 20mm 以内，可以是不规则形状。

23. 地西泮。癫痫持续状态是指癫痫发作持续时间较长（通常超过 5 分钟）或连续发作而患者没有完全恢复正常。在癫痫持续状态的急诊治疗中，地西泮通常被用作首选药物之一。地西泮是一种苯二氮草类药物，具有镇静、抗惊厥和肌肉松弛的作用。它通过增强神经递质 GABA 的抑制作用，抑制中枢神经系统的过度兴奋，从而控制癫痫发作。由于地西泮具有快速起效的特点，可以通过静脉注射迅速达到治疗效果。这对于癫痫持续状态的急救治疗非常重要，因为迅速控制癫痫发作可以防止神经系统损害和其他严重并发症的发生。

24. 癫痫。脑电图（EEG）是一种测量和记录脑电活动的方法。通过将电极放置在头皮上，可以记录到大脑皮层的电活动，并将其转换为图形记录。脑电图检查可以帮助医生观察和分析大脑的电活动模式，从而评估是否存在异常活动，如癫痫发作。对于癫痫的诊断，脑电图检查是非常重要的辅助工具。癫痫发作通常伴随着大脑的异常电活动，称为癫痫样放电。脑电图可以记录到这些异常放电的特征，如尖波、慢波、棘波等，这对于确定是否存在癫痫发作非常有帮助。脑电图检查还可以帮助确定癫痫的类型和定位病灶。不同类型的癫痫可能有不同的脑电图表现，通过观察脑电图的特征，可以帮助医生确定癫痫的类型。此外，通过分析脑电图的空间分布和电活动的变化，可以帮助医生定位癫痫发作的病灶位置，这对于制定治疗方案和手术决策非常重要。

25. 运动障碍 认知障碍 言语吞咽障碍。脑出血后遗症的出现是常见的情况，其中包括运动障碍、认知障碍和言语吞咽障碍。①运动障碍：脑出血后，患者可能会出现运动障碍，如偏瘫或肢体无力。这是由于脑出血导致的脑组织损伤，影响了运动神经元的功能。运动障碍的程度取决于脑出血的部位和范围。②认知障碍：脑出血后，患者可能会出现认知障碍，包括记忆力减退、注意力不集中、思维迟缓等。这是由于脑出血导致的脑组织损伤，影响了与认知功能相关的大脑区域。认知障碍的程度也取决于脑出血的部位和范围。③言语吞咽障碍：脑出血后，患者可能会出现言语和吞咽障碍。这是由于脑出血导致的脑组织损伤，影响了控制语言和吞咽的大脑区域。患者可能会出现言语不清、吞咽困难等症状。

26. 心肌张力 心肌收缩强度 心率。心肌氧耗是指心肌细胞在一定时间内消耗的氧量，它与心脏的工作负荷有关。心肌张力、心肌收缩强度和心率都是影响心肌的工作负荷的因素，因此它们都会对心肌氧耗产生影响。心肌张力是指心肌在收缩状态下所产生的张力，它与心肌收缩时所需的能量有关。增加心肌张力会增加心肌的氧耗。心肌收缩强度是指心肌收缩时产生的力度，它与心肌的能量消耗有关。增加心肌收缩强度也会增加心肌的氧耗。心率是指心脏每分钟跳动的次数，它决定了心脏的工作频率。增加心率会增加心脏的工作负荷，从而增加心肌的氧耗。

27. 骨髓象。骨髓象是诊断急性白血病的主要依据和必做检查。骨髓象原始细胞占全部骨髓有核细胞≥20% 为急性白血病的诊断标准。

三、判断题

1. × 原发性三叉神经痛的特点：在头面部三叉神经分布区域内，发病骤发、骤停、闪电样、刀割样、烧灼样、顽固性、难以忍受的剧烈性疼痛。且每次疼痛发作时间由仅持续数秒到 1～2 分钟骤然停止。神经系统检查无异常体征，少数有面部感觉减退。

2. √ 类风湿关节炎（RA）是一种慢性炎症性关节病，其主要病理改变为滑膜炎。滑膜是关节内膜的一部分，它包裹在关节腔内，具有分泌滑液和提供养分的功能。在类风湿关节炎中，滑膜受到炎症的影响，可出现滑膜增生和炎症细胞浸润。滑膜增生指的是滑膜细胞的数量增加，导致滑膜增厚。炎症细胞浸润表示各型炎症细胞如淋巴细胞、浆细胞、中性粒细胞等，进入滑膜组织。滑膜炎的发生会导致关节腔内滑液的产生增加，引起关节肿胀、疼痛和活动受限。

滑膜炎还可引起滑膜下组织的破坏和骨质吸收，导致关节软骨和骨质损伤，进而造成关节畸形和功能障碍。

3. ×　预激综合征合并心房颤动是一种情况较为严重的疾病，这一疾病的发生往往会出现心悸、心慌、乏力以及气短的现象，严重威胁患者的生命健康，应及时进行药物治疗或手术治疗。治疗方法主要使用普萘洛尔、普罗帕酮、硝苯地平以及射频消融术。

4. √　大部分脑血栓是因为脑血管本身存在病变如动脉粥样硬化，另外血液成分的改变也是脑血栓形成的因素。动脉粥样硬化为脑动脉血管壁最常见的病变，也是血栓形成的首要病因。

5. ×　支气管造影是一种影像学检查方法，通过向支气管内注入造影剂，并使用 X 射线或 CT 扫描来观察支气管的形态和功能。在过去，支气管造影是明确支气管扩张的一种常用检查方法。然而，随着其他非侵入性检查方法的发展，如高分辨率 CT 扫描，支气管造影在临床上的应用逐渐减少。目前，高分辨率 CT 扫描已成为明确支气管扩张的首选检查方法。高分辨率 CT 扫描可以提供更详细的图像，可观察到支气管的形态、支气管壁厚度、扩张程度以及可能的并发症，同时还能排除其他疾病。

6. √　慢性阻塞性肺疾病（COPD）是一种慢性进行性呼吸系统疾病，其特征是气流受限，通常与吸烟有关。呼吸功能测试是 COPD 诊断和评估的重要工具之一。FEV_1（强制呼气一秒用力呼出的体积）是呼吸功能测试中的一个参数，它表示在第一秒内呼气时能用力呼出的气体量。通常，COPD 患者的 FEV_1 值会降低，尤其是在严重的情况下，FEV_1 可能低于正常预计值的 60%。最大通气量是指在一定时间内通过呼吸道的最大气体量。COPD 患者的最大通气量通常也会降低，可能低于正常预计值的 80%。因此，呼吸功能测试中 $FEV_1 < 60\%$ 和最大通气量低于预计值的 80% 的结果对于慢性阻塞性肺疾病的诊断具有重要意义。

7. √　正常人有两个肾脏，肾活检一般只穿刺一侧肾脏，穿刺活检对诊断肾小球疾病、肾小管间质性疾病和部分全身性疾病肾损害准确率很好。

8. √　蛛网膜下腔出血典型临床表现为突然发生的剧烈头痛、恶心、呕吐以及脑膜刺激征，伴或不伴局灶体征。

9. ×　重症胰腺炎在起病后 2~3 周是进入恢复期的阶段，而不是出现假性囊肿的阶段。假性囊肿通常在急性胰腺炎的 4~6 周后形成，当胰腺和周围组织坏死的区域开始被纤维组织包裹形成囊肿。重症胰腺炎的临床表现包括高热、腹痛、中毒症状等，但在起病 2~3 周后出现上腹肿块并不是重症胰腺炎的典型表现。上腹肿块可能是由于胰腺坏死后形成的假性囊肿或胰腺囊肿，但这通常发生在恢复期之后。

10. √　急性肺水肿是中、重度二尖瓣狭窄的严重而紧急的并发症，病死率较高。

11. √　肾脏是人体的重要器官之一，其主要生理功能包括排泄代谢产物、调节水电解质和酸碱平衡，以维持机体内环境的稳定。排泄代谢产物：肾脏通过滤过、重吸收和分泌等作用，将体内产生的废物、尿素、尿酸等代谢产物从血液中排泄出体外，维持体内代谢的平衡和清除废物。调节水电解质和酸碱平衡：肾脏通过调节尿液的产生和排泄，控制体内水分的平衡。同时，肾脏还调节钠、钾、钙、磷等电解质的排泄和重吸收，以维持体液中电解质的浓度和酸碱平衡。

12. √　高血压早期无明显病理改变的主要原因如下。（1）压力负荷增加：高血压会导致血管收缩，增加了心脏对血液的推动力，使心脏需要更多的力量来将血液泵送到全身。这种持续的压力负荷增加会导致心肌肥厚和扩张，以适应高血压的状态。（2）血管壁改变：高血压会使血管壁受到持续的压力刺激，导致血管壁发生结构和功能的改变。血管壁增厚、硬化、纤维化和弹性降低，使血管变得僵硬和不灵活。这些改变增加了心脏负担，并增加了心血管疾病的风险。（3）内皮功能障碍：高血压会引起内皮层功能的异常，导致血管内皮细胞产生炎症反应、血栓形成和血管收缩物质释放增加。这些改变进一步导致血管壁损伤和血栓形成的风险增加。

13. √　神经源性膀胱是指由于支配膀胱的神经系统受损或功能障碍而导致的膀胱功能异常。正常情况下，膀胱的收缩和尿液排出是由神经系统的协调调控完成的。当神经系统受到损伤或功能障碍时，膀胱的排尿功能可能受到影响，出现神经源性膀胱。常见的神经源性膀胱的病因包括脊髓损伤、脑卒中、神经系统疾病等。这些病因导致神经系统与膀胱之间的神经传导受损，影响膀胱的收缩和排尿功能。神经源性膀胱的症状可能包括尿失禁、尿频、尿急、残余尿和尿路感染等。治疗神经源性膀胱通常包括行为治疗、药物治疗和物理治疗等，旨在改善膀胱功能，缓解症状。

14. √　急性溶血发病急，短期大量溶血引起寒战、发热、头痛、呕吐、四肢腰背疼痛及腹痛，继之出现血红蛋白尿。

四、名词解释

1. 阵发性睡眠性血红蛋白尿：是红细胞的获得性缺陷引起的对激活补体异常敏感的一种慢性血管内溶血。

2. 肾病综合征：是指一组包括高度水肿、大量蛋白尿（3.5g/d）、高脂血症、低白蛋白血症（<30g/L）的症候群，俗称三高一低。

3. 皮质盲：双侧视中枢病变所致的视力障碍又称皮质盲，与视神经病变引起的视力障碍不同，皮质盲不伴有瞳孔散大，光反射也不消失。

4. 中心性发绀：是由于心、肺疾病致动脉血氧饱和度降低而引起的发绀。其特点为全身性发绀，除四肢与颜面外，还累及黏膜与躯干的皮肤，与周围性发绀的区别如下。

中心性发绀和周围性发绀的区别

区别	中心性发绀	周围性发绀
发绀部位	全身性（皮肤、黏膜）	肢体末梢，下垂部位
皮肤温度	温暖	寒冷
按摩或加温	无变化	消失
杵状指	常有	少见
红细胞数	增多	正常
动脉血氧饱和度	降低	正常

5. 心电图负荷试验：是通过增加心脏工作负荷，诱发心肌出现相对缺血，通过观察心电图变化，以判断冠脉循环的功能。

6. 垂体性侏儒症：又称生长激素缺乏性侏儒症，是指自儿童期起病的腺垂体生长激素缺乏而导致生长发育障碍。其病因可为特发性或继发性；可为单一性生长激素缺乏，但往往伴有促性激素缺乏，也可伴有腺垂体其他激素缺乏。本病大多见于男性，女性很少见，原因未明。

五、简答题

1. 肾盂肾炎反复发作的原因：（1）泌尿系统畸形，尿道口附近有病灶，患者抵抗力降低。（2）尿路引流不畅。（3）致病菌为耐药菌株，包括原浆型（L型）菌株。（4）肾内瘢痕形成，致病菌不易被清除。

2. 耐多药结核（MDR－Tb）是指结核分枝杆菌至少耐异烟肼和利福平的结核病。在耐多药基础上，同时对≥3种二线抗结核药耐药，叫作超级耐多药结核病（XDR－Tb）。MDR－Tb治疗至少应含4种可能敏感药物，疗程为18~24个月。

3.（1）肺结核化学治疗原则是早期、联用、适量、规律、全程。（2）常用化学治疗方法有：①常规化学治疗方案，联合应用多种化学治疗药物，每天给药，疗程为12~18个月。②短程化学治疗方案，采用联合应用2种以上杀菌剂，疗程缩短为6~9个月。③两阶段疗法，包括强化阶段和巩固阶段。强化阶段为治疗开始的1~3个月，每天给药；巩固阶段则改为每周给药1次。

4. 多发性骨髓瘤的诊断依据：①骨髓中浆细胞>15%，且有形态异常。②血清中有大量的M蛋白（IgG>35g/L，IgM>15g/L，IgD>2g/L，IgE>2g/L）或尿中本周蛋白>1g/24h。③溶骨病变或广泛的骨质疏松。诊断多发性骨髓瘤IgM型时一定要具备3项。仅有①、③两项者属不分泌型。如仅有①、②两项者须排除反应性浆细胞增多及意义未明单克隆免疫球蛋白血症。

5. 尿三杯试验的临床意义：（1）第一杯尿中含有血液，其余两杯无血液或者很少血液，提示血液来自尿道。（2）第三杯尿中含有血液，提示血液来自膀胱颈部及三角区、后尿道或者前列腺。（3）如三杯均为血尿，提示血液来自肾脏、输尿管，或者有膀胱内弥漫性出血。

6.（1）呼吸系统。①咳嗽、咳痰：是肺结核是最常见的症状，呈现轻度咳嗽，可能是干咳或少量黏液痰。②咯血：约1/3至1/2的患者出现咯血，咯血量不定，大多数患者咯血量较少。③胸痛：当结核感染累及胸膜时，可能出现胸痛，胸痛会随着呼吸运动和咳嗽而加重。④呼吸困难：多见于出现干酪样肺炎和大量胸腔积液的患者。（2）全身症状。最常见的症状是长期午后潮热的发热。部分患者可能出现倦怠乏力、盗汗、食欲减退和体重减轻等症状。育龄女性患者可能会出现月经不调。（3）体征。当病变范围较广时，可能出现触觉语颤增强、叩诊浊音、听诊闻及支气管呼吸音和细湿啰音。较大的空洞性病变听诊也可能闻及支气管呼吸音。当有较大范围的纤维条索形成时，气管可能向患侧移位，患侧胸廓可能塌陷，叩诊可能出现浊音，听诊可能呼吸音减弱并可能闻及湿啰音。

7. 巨幼细胞贫血治疗要点：（1）治疗基础疾病，去除病因。（2）补充叶酸和维生素B_{12}。①叶酸的补充：口服叶酸剂量为5~10mg，每天分3次口服。对于不能耐受口服的患者，可以考虑肌内注射四氢叶酸钙，剂量为5~10mg，每天1次，直至血红蛋白恢复正常。②维生素 B$_{12}$的补充：肌内注射维生素 B$_{12}$剂量为100μg，每天1次，直至血红蛋白恢复正常。（3）注意钾盐及铁剂的补充：对于饮食不良或老年患者中有心脏病的患者，在血红蛋白恢复后，应注意补充钾盐。营养性叶酸和维生素 B$_{12}$缺乏伴随着铁缺乏的情况较常见，因此应及时补充铁剂。

8. （1）手术治疗：目前，外科手术切除加区域淋巴结清扫是治疗胃癌的主要方法。切除后可以使用 Billroth I、Billroth Ⅱ 或 Roux－en－Y 式重建消化道，以保持消化道的连续性。即使是进展期的胃癌，只要没有手术禁忌证或远处转移，也应尽可能进行手术切除。（2）内镜下治疗：对于早期胃癌，可以在内镜下进行电凝切除或剥离切除术，并对切除的癌变息肉进行病理检查。如果癌变累及到根部或表浅型癌肿侵袭到黏膜下层，可能需要追加手术治疗。（3）化疗治疗：早期胃癌且没有任何转移灶的患者，在手术后一般不需要进行化疗。胃癌对化疗并不太敏感。常用的化疗药物包括5－氟尿嘧啶（5－FU）、替加氟（FT－207）、丝裂霉素（MMC）、阿霉素（ADM）、顺铂（DDP）、麦卡铂、亚硝脲类等。（4）其他治疗：一些生长抑素类似物和 COX－2 抑制剂可以抑制胃癌的生长。

第三节　外科学

一、选择题

A 型题

1. A　休克时少尿或无尿的主要原因是肾血流锐减。休克状态下，由于有效循环血量不足，肾脏灌注减少，导致肾小球滤过率下降，从而引起尿量减少或无尿。酸中毒、饮水量太少、肾上腺分泌醛固酮增加和血液黏度增加都可能对尿量产生影响，但肾血流锐减才是休克时造成少尿或无尿的主要原因。

2. C　肝癌是一种恶性肿瘤，分为原发性肝癌和转移性肝癌。对于原发性肝癌，根据直径的大小可以分为小肝癌和大肝癌。一般来说，小肝癌指的是直径小于3cm的肝癌，而大肝癌则指的是直径大于3cm的肝癌。

3. A　血液透析是一种替代肾脏功能的治疗方法，适用于肾功能衰竭患者。血液透析需要通过血液循环来实施，而严重休克低血压可能会导致血液循环不稳定，因此不适宜进行血液透析。呕吐是一种排斥反应或胃肠道问题的表现，但在透析前可以给予相应的处理，以减轻或消除呕吐症状。恶心是一种常见的

症状，但通常不会直接影响血液透析的进行，可以通过药物或其他措施缓解。嗜睡可能是肾功能衰竭导致的尿毒症症状之一，但并不是绝对禁忌，可以通过透析来改善尿毒症症状。严重水肿可能是肾功能衰竭导致的一种症状，但并不是绝对禁忌，可以通过透析来排除体内多余的液体。

4. E　移植前组织配型检查主要是为了评估移植受者和供体之间的免疫相容性，以确保移植成功。在这些检查中，ABO 血型相容试验用于判断供体和受者之间的血型相容性；混合淋巴细胞培养用于评估供体和受者之间的淋巴细胞相容性；HLA 配型用于评估供体和受者之间的人类白细胞抗原相容性；检测 PrA 抗体水平用于评估受者是否有抗体反应。这些检查都是移植前组织配型的重要部分。而术前各种生化检查并不是特定用于移植前组织配型的检查，它可能包括一系列的生化指标，如肝功能、肾功能、电解质水平等，用于评估受者的整体健康状况和手术风险。虽然这些检查在移植手术前可能需要进行，但它们不属于移植前组织配型检查的范畴。

5. B　休克代偿期是指休克早期的阶段，此时机体通过自身的代偿机制来维持组织灌注。在休克代偿期，微循环出现收缩，即微血管收缩和痉挛，以保证血液优先供应给重要脏器。这一阶段的特点是血压尚能维持在相对正常范围，但微循环血流灌注不足，导致组织灌注不足。

6. C　休克时患者的体位应处于头与下肢分别抬高10°～30°的位置。这个体位有助于增加回心血量，促进组织灌注。半卧位、头低足高位、头高足低位和侧卧位都不是常用的休克体位。

7. C　休克指数是用于估计失血量的指标之一，它是通过测量心率和血压的变化来评估失血程度。休克指数为1.0时，估计的失血量在500～1500mL之间。休克指数＝脉率/收缩压。

8. A　骨盆骨折是一种严重的创伤，常伴有韧带和血管的破裂，最危险的并发症是骨盆腔内出血。骨盆腔内出血是一种严重的并发症，可能导致大量失血和休克。

9. B　黑色素瘤是一种恶性肿瘤，恶性程度较高。它具有快速生长和血行转移的倾向，如果不及时治疗，可以导致严重的并发症和死亡。黑色素瘤在妊娠时发展更快。早期黑色素瘤通常不能通过冷冻治疗根治，常需要综合治疗措施，如手术切除、放射治疗和化疗。黑色素瘤的转移途径主要是淋巴转移和血行转移，但淋巴转移相对较见。黑色素瘤容易出现转

移和扩散，即使是处于早期，也无法百分之百的保证可以治好，因为即使是通过手术切除后，也是有出现复发和转移可能的。所以还是要积极的治疗，首先可通过手术切除肿瘤局部，可进行放射治疗，来预防复发。

10. D 血液透析患者的饮食管理是非常重要的，以维持体内电解质和营养的平衡。透析患者通常需要摄入足够的维生素和矿物质，以补充透析过程中可能丢失的营养物质。血液透析患者通常需要摄入足够的蛋白质来满足身体的需要，因为透析过程中会导致蛋白质的丢失。透析患者通常需要限制钠盐的摄入，以控制高血压和液体潴留。透析患者通常需要限制高钾食物的摄入，因为透析过程中无法有效排除体内的钾离子。透析患者通常需要选择清淡易消化的食物，以减轻肠胃负担，预防消化不良等问题。

11. D 氨水是一种常用的清洁消毒剂，常用于清洁和消毒手部皮肤。其浓度通常表示为比例，其中1表示氨水的体积，2000表示水的体积，即1：2000。这意味着将1份氨水与2000份水混合，得到的溶液即为氨水的浓度。

12. D 等渗性缺水是指细胞内外液体的渗透浓度相同。等渗性缺水的纠正过程主要是补充细胞外液体的体积，因此钠的补充是必要的。然而，一旦缺水得到纠正，钠的浓度可能会升高，因此应谨慎控制钠的摄入。等渗性缺水的纠正过程中，镁的补充通常不是首要考虑的问题。镁的补充通常是在特定情况下，如镁缺乏或低镁血症。等渗性缺水的纠正过程中，钙的补充通常不是首要考虑的问题。钙的补充通常是在特定情况下，如低钙血症或需要抗凝治疗。等渗性缺水的纠正过程中，钾的补充是非常重要的。在等渗性缺水中，细胞外液体的体积减少，可能导致细胞外钾的浓度升高，因此需要补充足够的钾离子来维持血清钾的正常水平。等渗性缺水的纠正过程中，氯的补充通常不是首要考虑的问题。氯通常会随着补液而得到纠正。

13. D 酸碱平衡的调节主要是通过呼吸系统、肾脏功能和血液缓冲系统三者共同作用来实现。肾脏通过调节酸碱盐的排泄和重吸收来调节酸碱平衡，尤其是通过调节氢离子（H^+）和碳酸氢根离子（HCO_3^-）的排泄和重吸收来维持酸碱平衡。呼吸系统通过调节呼吸频率和深度来调节体内的二氧化碳（CO_2）浓度，从而影响酸碱平衡，但呼吸系统调节并不是唯一的调节机制。血液缓冲系统通过碳酸氢根离子（HCO_3^-）和酸性物质（如碳酸根离子）之间的

平衡来缓冲体内的酸碱平衡，但血液缓冲系统并不是唯一的调节机制。酸碱平衡的调节主要是通过呼吸系统、肾脏功能和血液缓冲系统三者共同作用来实现的，它们相互协调，共同调节体内的酸碱平衡。抗利尿激素（如抗利尿激素和抗利尿激素）和醛固酮是肾脏调节酸碱平衡的一部分，但不是酸碱平衡调节的主要机制。

14. D 破伤风是由破伤风杆菌所产生的毒素引起的疾病。这些毒素被称为破伤风毒素，可以导致肌肉痉挛和神经系统的症状。TAT是一种含有抗破伤风毒素抗体的制剂，用于中和游离的破伤风毒素，从而减轻患者的症状和阻止毒素对神经系统的进一步损害。因此，静脉滴注大量TAT的目的是中和游离的破伤风毒素。

15. B 左侧小脑幕裂孔疝指小脑组织通过幕下裂孔向下疝出，常见于颅内压增高的情况。其典型临床表现包括昏迷、左侧瞳孔散大和右侧肢体偏瘫。

16. D 格拉斯哥（GCS）计分法是评估意识状态和神经功能的常用工具，总分最低为3分，最高为15分。格拉斯哥（GCS）计分法中的意识评分部分占据了总分的较大比例，总分越低表示意识障碍越重。格拉斯哥（GCS）计分法的总分范围是3分到15分。一般情况下，总分越高，代表神经功能和意识状态越好，预后越好。总分在8分以上并不一定表示已经出现昏迷，昏迷的定义是意识状态丧失，无法被外界刺激唤醒。在格拉斯哥（GCS）计分法中，总分在8分以下才表示昏迷。当患者的格拉斯哥（GCS）计分法的总分由低分向高分转化时，说明患者的意识状态和神经功能正在好转。

17. E 张力性气胸是一种严重的胸部紧急情况，诊断依据主要是胸腔内压超过大气压。呼吸困难是张力性气胸的常见症状之一，但并不是其主要诊断依据。纵隔向健侧移位是张力性气胸的严重表现之一，但并不是其主要诊断依据。皮下气肿可能出现在张力性气胸的患者身上，但并不是其主要诊断依据。肺萎缩是张力性气胸的结果之一，但并不是其主要诊断依据。张力性气胸的主要诊断依据是胸腔内压超过大气压，导致气体无法正常排出胸腔，使胸腔内气体不断积聚，导致胸腔内压力增大。

18. C 肺癌的好发部位主要包括右上肺和左上肺。其中，右上肺是肺癌最常见的好发部位。

19. C 食管癌的早期临床表现通常包括吞咽哽噎感，也就是吞咽困难的感觉。吐黏液样痰不是食管癌的早期临床表现，更常见于其他疾病，如慢性支气

管炎等。进行性吞咽困难是食管癌的常见症状，但它通常是在疾病的进展较为严重时出现，而不是早期的临床表现。吞咽哽噎感是食管癌的早期临床表现之一，患者常感觉食物卡住或难以通过食管。乏力是一种非特异性症状，虽然食管癌可能导致乏力，但它不是早期临床表现的典型症状。消瘦是食管癌的常见症状，但它通常是在疾病的进展较为严重时出现，而不是早期的临床表现。

20. D 闭合性肾损伤是指肾脏受到外力冲击或挤压而发生损伤，但未造成肾脏完全破裂。在闭合性肾损伤后，患者一般需要绝对卧床 2~4 周的时间，以便肾脏恢复和伤口愈合。

21. C 原发性醛固酮增多症是一种内分泌系统疾病，与醛固酮激素的分泌异常有关。泌尿系统感染（如膀胱炎、肾盂肾炎）常伴有尿道刺激症状和血尿。泌尿系肿瘤通常会导致血尿，尤其是肾脏肿瘤或膀胱肿瘤。原发性醛固酮增多症主要表现为高血压、低血钾和碱中毒等症状，不常伴有血尿。泌尿系结石可以刺激尿道和泌尿系统组织，导致血尿。泌尿系外伤可能导致尿道和泌尿系统的损伤，出现血尿。综上所述，泌尿外科疾病中常不伴有血尿的是原发性醛固酮增多症。

22. D 反常活动是骨折的专有特征，反常活动指骨折部位出现了不正常的运动或关节活动范围异常，与正常骨骼结构的运动不一致。

23. E 股骨颈骨折晚期最常见的并发症是股骨头缺血性坏死。股骨颈骨折是一种常见的骨折，尤其在老年人中更为常见。由于股骨颈骨折会导致股骨头血液供应不足，长期缺血会引发股骨头缺血性坏死。

24. D 补液治疗是烧伤休克的主要措施之一。由于烧伤会导致大量的液体丢失，通过补充液体来恢复血容量是关键的治疗策略。

25. D 电烧伤是由电流通过身体组织引起的损伤，不属于热烧伤。

26. C 包扎疗法是一种常见的烧伤创面处理方法，适用于一些特定类型的烧伤创面。四肢浅 II 度及深 II 度烧伤适合采用包扎疗法进行处理。其余类型的烧伤通常需要进行更加复杂的处理，包扎疗法可能不适用。

27. D 高渗性缺水是指体内的水分丢失较多，导致体内的渗透物质浓度增高。口渴是高渗性缺水早期的主要症状，因为身体需要补充水分来平衡渗透物质浓度的增高。

28. A 休克是一种严重的循环衰竭状态，常表现为有效循环血量减少，组织灌注不足，导致多个器官功能障碍。休克的诊断主要依据患者的临床表现，包括血压下降、脉率变快、皮肤湿冷、神志改变等。

29. D 吗啡中毒之后，最典型的瞳孔表现就是双侧瞳孔都极度的缩小，成为针尖样，这个时候双侧的瞳孔一般来说还是等大。

30. C 肾上腺素是一种重要的复苏药物，它具有增强心脏收缩力和加快心率的作用，可用于心脏骤停复苏。

31. C 葡萄球菌是常见的引起转移性脓肿的细菌，可以通过血液循环或直接扩散到其他部位形成脓肿。

32. D 原发性甲亢最常见，指在甲状腺肿大的同时出现功能亢进症状，患者年龄多在 20~40 岁，腺体多呈弥漫性肿大，两侧对称，常伴有眼球突出，因此又称突眼性甲状腺肿。

33. C 腹外疝嵌顿是指疝囊颈部发生弹性收缩，将内容物卡住无法回纳的情况。腹外疝嵌顿会导致疝囊内的组织器官缺血和坏死，是一种紧急情况，需要及时处理。

34. D 斜疝和直疝是腹股沟区域最常见的两种疝气类型，它们的最重要的鉴别点是回纳疝块后压住内环，疝块不再突出者为斜疝。斜疝在男性患者中常常坠入阴囊，但并不是所有斜疝都会坠入阴囊，因此这也不是斜疝和直疝的最重要的鉴别点。斜疝的形状可以呈椭圆形或梨形，但这不是斜疝和直疝的最重要的鉴别点。斜疝在儿童和青少年中的发生率确实较高，但也有成年人患有斜疝的情况，因此这并不能作为最重要的鉴别点。这是斜疝和直疝最重要的鉴别点。斜疝的特点是腹腔内脏器脱出后可以回纳，并且在回纳后可以通过压住内环使疝块不再突出。而直疝的疝块则不具备这种特点。这是斜疝的一种常用的体格检查方法，但并不是斜疝和直疝的最重要的鉴别点。

35. D 外伤性脾破裂是指由于外力直接作用于脾脏，导致脾组织破裂和出血。诊断性腹腔穿刺是通过在腹部进行穿刺，抽取腹腔内的液体进行分析，以确定是否存在脾破裂。在外伤性脾破裂的情况下，抽出的血液通常是不凝固的，这是诊断外伤性脾破裂的重要指标之一。

36. D 胃癌的病因尚未完全明确，但已知与多种因素有关。然而，其中最为重要的是生活、饮食习惯和遗传因素的综合作用。生活习惯、饮食习惯和遗传因素都被认为是导致胃癌发生的重要风险因素。生活习惯：例如吸烟、酗酒等不良生活习惯与胃癌的发生有关。饮食习惯：高盐、高脂肪、低纤维的饮食习惯与胃癌的发生有关。同时，食用腌制、熏制、烟熏等加工食品也被认为是胃癌的危险因素。遗传因素：家族史中有胃癌的人群存在较高的胃癌风险，遗传因素在胃癌的发生中起着重要的作用。

37. A 胃溃疡穿孔是一种紧急情况，一旦确诊，应立即进行手术治疗。穿孔会导致胃内容物泄漏到腹腔中，引起严重的腹膜炎和感染，如果不及时处理，可能会危及患者的生命。胃溃疡穿孔的情况下，通常需要进行穿孔修补和腹腔清洗等手术措施。因此，严重腹膜炎应行单纯修补术是错误的，穿孔合并大出血宜手术治疗、饱餐后穿孔宜手术治疗以及空腹穿孔后压痛仅局限右上腹，可暂不手术都是正确的处理原则。

38. B 根据 Parkland 公式，烧伤患者在最初的 24 小时内需要接受补液治疗，以补充额外丢失的液体。根据公式，每 1% 体表面积的烧伤需要补充 1ml 的液体。对于中、重度烧伤面积达 30% 的成年患者，所需要的补液量为每 1% 体表面积 ×30ml。因此，每 1% 体表面积的烧伤需要补充 1ml×30ml＝30ml 的液体。而根据体重，每千克体重需要补充 30ml 的液体。所以，每 1% 体表面积，每千克体重补液量（额外丢失）为 30ml/20kg≈1.5ml。

39. C 输入大量库存过久的血液可能导致高钾血症。库存过久的血液中，红细胞会自行溶解，释放出大量的钾离子。当大量库存过久的血液输入到患者体内时，体内的钾离子含量会增加，导致高钾血症的发生。

40. B 一般而言，尿量大于 500mL/d 时，可以考虑进行钾的补充。尿量大于 500mL/d 表示肾脏的排尿功能相对正常，有足够的尿液排出，此时可以通过补钾来维持正常的钾平衡。

41. E 上唇痈是指上唇部发生的化脓性炎症，常由细菌感染引起。化脓性海绵状静脉窦炎是指颞浅动脉和颞深动脉的静脉窦及其分支的化脓性感染。化脓性海绵状静脉窦炎是一种严重的颅内感染，常见的病因之一是面部的化脓性感染，比如上唇痈。感染通过静脉系统扩散到颅内，引起脑静脉窦的感染和炎症。

42. D 在手外伤的处理中，创口张力过大时，不应将皮肤拉拢缝合闭合创面。这是因为过度的张力可能导致创口边缘的坏死和张力斑，影响创口的愈合。

43. C 正确的消毒方法应该是根据实际情况进行判断和操作，以保证病房的清洁和无菌环境。具体的消毒措施可能因不同的病房和感染风险而有所不同。过氧乙酸是一种常用的消毒剂，可以有效杀灭细菌和病毒，每 8 小时进行擦拭可以保持病房的清洁程度。电子消毒器可以通过紫外线或其他电离辐射杀灭细菌和病毒，每天进行 3 次照射可以有效消毒。被服等与患者直接接触的物品，需要经过高压灭菌才能保证无菌。干燥的环境可以减少细菌和霉菌的滋生，有利于保持病房的清洁度。每次电子消毒器照射 2 小时是错误的消毒措施。

44. A 栓塞疗法是一种介入治疗方法，常用于肿瘤或血管畸形的治疗。甘油乳剂不是常用的栓塞疗法药物或器械，它通常被用作口服润肠剂，用于缓解便秘等消化系统问题。无水乙醇是一种常用的栓塞疗法药物，可用于栓塞血管以达到治疗目的。它通过切断肿瘤或血管畸形的血液供应来达到治疗效果。吸收性明胶海绵是一种可吸收的材料，常用于止血和填塞创面。在栓塞疗法中，通常使用不同类型的栓塞剂，如微粒或球形栓塞剂，而不是吸收性明胶海绵。聚乙烯醇是一种常用的栓塞剂，常用于栓塞血管。它具有较好的生物相容性和可吸收性，可以有效地阻塞血管。不锈钢圈不是常用的栓塞疗法药物或器械。在栓塞疗法中，通常使用不同类型的栓塞剂，如微粒或球形栓塞剂，而不是不锈钢圈。

45. D 手术时无菌操作是为了防止感染。避免手术者的背部接触到可能污染的物体。避免手术者肩部以上的区域接触到可能污染的物体。避免手术者腰部以下的区域接触到可能污染的物体。手术者双手应该保持在胸前或腹前，避免交叉置于腋下，以防止手部接触到非无菌区域。避免在手术人员背后传递器械，以免污染无菌区域。

46. A 高渗性缺水是指体液中溶质浓度增高，导致细胞外液中的溶质浓度高于细胞内液，从而引起水分从细胞内流向细胞外，导致细胞内缺水。因此，高渗性缺水时细胞内缺水＞细胞外缺水。

47. D 在判断腹内空腔脏器损伤时，最有价值的发现是有气腹。腹膜刺激征是指在腹部叩诊时，患者有明显的腹痛或腹肌紧张反应，但并不能直接判断腹内空腔脏器损伤。呕血通常是消化道出血的表现，不能直接判断腹内空腔脏器损伤。脉率增快可能是由于疼痛、焦虑等因素引起的生理反应，不能直接判断腹内空腔脏器损伤。有气腹是指在腹部 X 线检查中可以观察到腹腔内存在气体，这可能是腹内空腔脏器损伤导致的，是最有价值的发现之一。腹胀可能是由于胃肠功能紊乱、积气等原因引起的，不能直接判断腹内空腔脏器损伤。

48. E 在急性外伤性硬膜外血肿患者中，常常出现短暂的意识清醒期，患者在初始外伤后出现意识障碍，然后在数分钟到几小时内短暂清醒，随后再次意识障碍。这一中间清醒期对于怀疑急性外伤性硬膜外血肿具有重要的诊断价值。

49. D 当患者出现多根多处肋骨骨折导致呼吸困难时，主要的救治措施是固定胸壁以消除反常呼吸。肋间神经阻滞和骨折处封闭可以减轻疼痛，但并不能直接解决呼吸困难。胸腔闭式引流术主要用于胸腔积液或气胸等情况，并不是多根多处肋骨骨折导致的呼吸困难主要的救治措施。控制输液量可以预防肺水肿，但并不是多根多处肋骨骨折导致的呼吸困难主要的救治措施。固定胸壁是主要的救治措施，通过胸带或其他方式固定胸壁，减少胸腔的活动，使呼吸更加稳定，减轻呼吸困难。使用呼吸兴奋剂可能对呼吸有一定的刺激作用，但并不能直接解决多根多处肋骨骨折导致的呼吸困难。

50. E 输尿管末端结石常伴有的症状是膀胱刺激征。输尿管末端结石刺激膀胱时，常导致尿频、尿急和尿道刺激感，即膀胱刺激征。

51. A 进行骨折的 X 线检查时，通常需要进行正位和侧位的摄片，并且需要包括邻近关节。进行骨折的 X 线检查时，正侧位是必需的，以便全面评估骨折的情况，并且邻近关节的摄片也是为了评估关节的损伤情况。

52. C 根据九分法估算体表面积的公式，将手指并拢一手掌面积视为一个成年人的手掌面积，大约占据了体表面积的 1.0%。因此，手指并拢一手掌面积为本人体表面积的 1.0%。

53. E 等渗性缺水是指体内的水分和溶质的丢失相对均衡，导致血液浓缩，血容量减少。根据患者出现血容量明显不足的情况，可以初步判断体液丧失达到体重的多少。体液丧失达到体重的 5% 可能导致明显的血容量不足，出现相应症状。

54. B CVP 插管是一种常用的监测中心静脉压的方法，用于评估患者的血容量和心脏功能。右颈内静脉插管是 CVP 插管中应用最多的途径。右颈内静脉较粗大且较直，插管相对容易，并且操作相对安全。

55. C 急性心肌梗死后，如果需要进行择期手术，一般需要在病情稳定后一段时间再进行手术。根据目前的指南和实践，一般认为在急性心肌梗死后至少等待 6 个月后进行择期手术。

56. C 污染伤口是指有细菌污染但尚未构成感染的伤口。这意味着伤口周围的细菌数量可能超过正常范围，但尚未引起感染的症状和炎症反应。这种情况下，伤口可能需要进行清洁和适当的处理，以防止感染的发生。

57. A 治疗恶性肿瘤的方法有多种，包括手术治疗、化学治疗、放射治疗、中医药治疗和免疫治疗等。最有效的方法通常是手术治疗。手术治疗是通过手术切除肿瘤组织，以达到根治或部分切除的目的。手术可以将肿瘤完全切除，从而消除或减少肿瘤对机体的危害。对于早期发现且可切除的恶性肿瘤，手术治疗通常能够有效地控制疾病，并提供治愈的机会。其他治疗方法的选择通常取决于肿瘤的类型、分期和患者的具体情况。化学治疗通过使用药物来杀死肿瘤细胞，放射治疗使用高能辐射来杀死肿瘤细胞，中医药治疗和免疫治疗是一些辅助治疗方法，可以帮助提高患者的免疫力和缓解症状，但通常不足以作为单独的治疗手段。因此，手术治疗通常被认为是治疗恶性肿瘤最有效的方法。

58. E 术后出血过多可能导致血液中甲状腺激素的浓度升高，但不是导致甲状腺危象的主要原因。切除术后如果甲状腺组织残留过多，仍然可以继续分泌甲状腺激素，导致甲状腺功能亢进继续存在。但是，切除不足不是甲状腺危象的主要原因。气管受压可能导致呼吸困难，但不会直接引起甲状腺危象。喉返神经损伤可能导致声音嘶哑或丧失，但不会直接引起甲状腺危象。甲状腺大部切除术是治疗甲状腺功能亢进的一种方法，但手术后甲状腺激素水平可能会发生变化。如果术前的甲亢症状未完全控制，手术后可能会导致甲状腺功能亢进的恶化，引发甲状腺危象。综上所述，甲状腺大部切除术后发生甲状腺危象的主要原因是术前甲亢症状未完全控制。

59. D 腹股沟管是人体腹股沟区域的一条通道，由腹股沟静脉、腹股沟动脉和腹股沟淋巴结等组织构成。腹股沟管的行走方向是向内、下、浅。具体来说，腹股沟管从腹壁的腹股沟窝开始，向内穿过腹直肌和腹内斜肌，然后向下穿过腹股沟韧带，最后进入股部。

60. D 脾损伤在腹部创伤中相对较常见，尤其是在腹部直接暴力冲击的情况下，如交通事故、摔跤或其他暴力伤害。脾位于左上腹腔，位置较为脆弱，没有固定的韧带或腹膜支持，比较容易受到外力的冲击而发生损伤。脾损伤可能导致脾破裂，引起内出血，特别是在严重的创伤中。

61. A 脑室腹腔分流术是一种常见且有效的脑积水治疗方法。通过植入导管将脑室内的多余脑脊液引流至腹腔，以降低颅内压力并减少脑积水的发生和进展。这种手术方法在儿童和成人患者中广泛应用，并且具有较低的并发症风险。其他选项中的脑室心房分流术、Torkildsen分流术和第三脑室造瘘术在特定情况下可能被使用，但脑室腹腔分流术是目前最常用的脑积水治疗手术。腰蛛网膜下腔腹腔分流术主要用于非交通性脑积水的治疗，不是目前脑积水治疗的常用手术方式。

62. C 自发性蛛网膜下腔出血是指在没有明显外伤的情况下，蛛网膜下腔发生出血。颅内动脉瘤是最常见的导致自发性蛛网膜下腔出血的原因。当颅内动脉瘤破裂时，血液会进入蛛网膜下腔，导致出血。其他选项中的高血压、脑血管畸形、颅内富血管肿瘤和血液病也可能导致自发性蛛网膜下腔出血，但其发生频率相对较低。高血压是导致蛛网膜下腔出血的重要危险因素之一，但并非最常见的原因。脑血管畸形、颅内富血管肿瘤和血液病都可以引起血管破裂导致出血，但它们的发生率相对较低。

63. B 肋骨骨折会导致疼痛和受限的呼吸，严重的骨折可能会导致反常呼吸，即在呼吸过程中出现异常的运动模式。治疗的目标是减轻疼痛、稳定骨折，从而恢复正常呼吸。压力包扎固定是通过对骨折部位施加适当的压力，以稳定骨折，减轻疼痛，并帮助恢复正常呼吸。这种方法可以使用弹性绷带或压力敷料，将骨折部位包扎固定，以减少骨折的移动和扰动。其他选项中的牵引固定法、肋骨内固定法、胶布肋骨固定法和呼吸器行辅助呼吸，适用于其他类型的肋骨骨折，如开放性骨折或严重骨折，或者在骨折范围较大的情况下。对于闭合性多根多处肋骨骨折，并且骨折范围较小的情况下，最合适的治疗方法是压力包扎固定。

64. B 室间隔缺损导致左右心室之间的血液交流，通常会导致左心室负荷过重，而不是右心室。房间隔缺损会导致左右心房之间的血液交流，从而增加了右心室的舒张期负荷。法洛四联症是一种复杂的先天性心脏病，包括室间隔缺损、肺动脉狭窄、右心室肥厚和主动脉骑跨。其中肺动脉狭窄会导致右心室负荷过重。动脉导管未闭会导致左侧主动脉和肺动脉之间的血液交流，通常会导致左心室负荷过重，而不是右心室。肺动脉瓣狭窄会导致右心室负荷过重。综上所述，导致右心室舒张期负荷过重的先天性心脏病是

房间隔缺损。

65. C 二尖瓣关闭不全是指二尖瓣在心室收缩时关闭不完全，导致部分血液回流到左心房。A项是二尖瓣脱垂症的表现，与二尖瓣关闭不全无直接关系。B项是主动脉瓣关闭不全的表现，与二尖瓣关闭不全无直接关系。心尖区全收缩期杂音，并在呼气时增强，是二尖瓣关闭不全的典型体征。由于二尖瓣关闭不全导致血液逆流到左心房，呼气时左心房压力增加，使杂音在呼气时增强。D项是心尖区第一心音亢进是二尖瓣狭窄的表现，与二尖瓣关闭不全无直接关系。肺动脉瓣相对关闭不全与二尖瓣关闭不全无直接关系。

66. B 膜部尿道是尿道的最狭窄部分，当骨盆骨折引起膜部尿道断裂时，尿液会从断裂处外渗到周围组织。由于耻骨后间隙位于骨盆底部，正好位于膜部尿道的下方，因此尿外渗范围主要在耻骨后间隙。

67. C 泌尿系统中最常见的肿瘤是膀胱癌。它通常起源于膀胱的上皮细胞，可能会导致尿血、尿频、尿急等症状。膀胱癌的发病率在全球范围内都相对较高。

68. E 某些睾丸肿瘤，特别是非精原细胞肿瘤，可以导致睾丸鞘膜积液。附睾炎是附睾组织发生炎症，可能导致睾丸鞘膜积液。睾丸外伤可能损伤睾丸鞘膜，引起积液。有时睾丸鞘膜积液的具体原因不明确，即原发病因不明。综上所述，睾丸鞘膜积液可以在睾丸肿瘤、附睾炎、睾丸外伤以及原发病因不明的情况下出现。

69. A 功能位是指将患手保持在适当的姿势，以促进伤口愈合和避免关节僵硬。在手外伤关节损伤术后，将手保持在适当的功能位可以减少肌肉张力，促进血液循环，减少水肿和疼痛，并有利于术后康复。

70. C 正中神经是上肢神经中最大的神经之一，它负责供应手部的感觉和运动功能。示指、中指的远节是正中神经的主要支配区域，这意味着这两个手指的远节部位接收到正中神经传递的感觉信息，并由该神经控制运动功能。

71. B 腰椎间盘突出症是一种常见的腰椎疾病，它通常可以通过非手术治疗来缓解症状和恢复功能。根据研究和临床经验，大约80%的腰椎间盘突出症患者可以通过保守治疗，如休息、物理治疗、药物治疗和康复运动等来达到症状缓解和功能恢复的目的。

72. C 在全身骨与关节结核中，髋关节结核的发病率排名第3位。第1位是脊柱结核，第2位是膝

关节结核。髋关节结核是一种较为常见的骨与关节结核类型，但相对于脊柱结核和膝关节结核，其发病率稍低。

73. B　骨关节炎的临床症状，主要还是以关节早期出现疼痛症状为主，特别是在晨起的时候疼痛较明显，进行适当活动以后疼痛症状反而会减轻，但随着活动量的增加，疼痛症状又会明显的加重，随着时间的推移，关节会出现肿胀，出现关节僵硬，更为严重的可能会出现关节畸形，影响正常生活或是工作。

74. A　先天性肌性斜颈是一种影响颈部肌肉的疾病，导致头部偏斜或扭曲。在新生儿确诊后，首选的治疗方法是进行按摩、热敷和手法矫正。这些方法有助于放松紧张的肌肉，促进颈部肌肉的正常发育。按摩可以改善血液循环，热敷可以缓解肌肉紧张，而手法矫正可以帮助纠正头部偏斜。其他选项中，切断胸锁乳突肌胸骨头或锁骨头的手术治疗适用于年龄较大的儿童，而不是首选的治疗方法。手术治疗主要用于无效的保守治疗或严重病例。

75. B　胺碘酮是一种抗心律失常药物，具有多种作用机制。胺碘酮可以延长心电图上的Q-T间期，这可能增加心律失常的风险。胺碘酮并非主要经由肾脏代谢，因此在肾衰竭患者中不需要减量。胺碘酮的代谢主要发生在肝脏。胺碘酮可引起血压下降，低血压是其常见且严重的急性并发症之一。胺碘酮可以干扰这些药物的代谢和排泄，导致它们在血液中的浓度增加。胺碘酮通过阻断多种离子通道的活性来发挥其抗心律失常作用。

76. E　毒物接触史可以提供关于患者是否接触过潜在的有毒物质的信息，包括药物、化学物质或其他可能引起中毒的物质。临床表现是指患者出现的症状和体征，包括意识状态改变、呼吸困难、心率变化、皮肤症状等。毒物分析可以作为辅助手段来确定中毒的具体物质，但通常需要时间和特定的实验室设备，不能作为急性中毒诊断的主要依据。因此，毒物接触史和临床表现是急性中毒诊断的主要依据。

77. D　急性上消化道出血是指发生在食管、胃和十二指肠等上消化道的出血。当出血发生时，身体会出现一系列的反应来应对血量减少和循环血容量的变化。血红蛋白减少是出血后的一个后续变化，通常需要一定时间才能反映出来。发热不是急性上消化道出血的典型表现，出血引起的体温升高是相对较少见的情况。血尿素氮减少并不是急性上消化道出血的早期变化，它通常在出血后的一段时间内出现，表示肾脏对血液流失的代偿反应。急性上消化道出血时，由

于血量减少，身体会出现末梢循环改变，如皮肤苍白、四肢冷、脉搏细弱等，同时心率也会加快，以维持组织灌注。血压下降是出血后的一个后续变化，通常需要大量的血液流失才会引起明显的血压下降。

78. B　一氧化碳中毒会竞争性地结合血红蛋白，导致血红蛋白无法有效地携带氧气到组织，从而引起脑细胞缺氧。在一氧化碳中毒的情况下，动静脉血氧含量差通常不明显增高。一氧化碳中毒会导致血红蛋白与氧气的结合亲和力增加，使得氧气在肺泡-动脉间传递的能力降低，从而使动脉血氧含量下降。一氧化碳中毒可能会导致迟发性脑病，即一段时间后才出现神经系统症状，如智力障碍、记忆丧失等。一氧化碳中毒会使口唇和黏膜呈现樱桃红色，这是由于一氧化碳与血红蛋白结合形成的碳氧血红蛋白的颜色导致的。一氧化碳中毒可以导致动脉血氧含量下降，但不一定明显，因为一氧化碳与血红蛋白的结合会干扰氧气的传递，使动脉血氧含量降低。

79. A　气性坏疽是一种严重的软组织感染，常由厌氧性梭状芽孢杆菌引起。早期诊断依据主要是外伤史和临床所见。外伤史是指患者是否有受伤的历史，尤其是与感染有关的创伤，如皮肤损伤、手术等。气性坏疽常常是由细菌侵入创伤部位引起的，因此外伤史对早期诊断非常重要。临床所见包括疼痛、肿胀、红斑和局部温度升高等炎症征象，以及皮下气体产生引起的皮肤皮下气泡或皮下气体感觉（皮下气鸣音）。这些临床所见也有助于早期诊断气性坏疽。其他选项中，B、C和D是用于确诊气性坏疽的检查方法，但不是早期诊断的依据。E项，严重的败血症和溶血性贫血是气性坏疽可能引起的并发症，而不是早期诊断的依据。因此，早期诊断气性坏疽的依据是外伤史和临床所见。

80. B　当心跳停止时，脑部供氧和营养的供应也会中断，这会导致脑细胞缺氧和能量耗尽。一旦心跳停止，脑细胞开始发生损伤。根据研究和临床经验，大约在4～6分钟后，脑损伤开始出现。

81. C　正常情况下，使用面罩给予氧气时，氧气浓度与给氧流量有关。每增加1 L/min的氧气流量，氧气浓度会增加4%。因此，使用面罩给予氧气8 L/min流量时，其浓度应为约32%，而不是40%。该叙述给出的浓度值是不准确的。

82. C　休克是一种严重的循环系统功能障碍，导致组织器官无法得到足够的血液灌注和氧气供应。不同类型的休克可能由不同的原因引起，如出血、感染、心脏功能障碍等。尽管原因不同，但休克的共同

特征是有效循环血量锐减，即机体无法维持足够的血液循环，导致血压下降、脉压缩小、中心静脉压下降等症状。

83. C 甲状腺癌是一种恶性肿瘤，根据组织学类型的不同，其预后也有所差异。乳头状腺癌是最常见的甲状腺癌类型，其预后相对最好。乳头状腺癌的 5 年生存率通常很高。滤泡状腺癌也属于较好预后的类型。髓样癌、未分化癌和鳞癌则属于预后较差的类型。乳头状腺癌通常生长缓慢，有较好的分化程度，容易被手术切除，并对碘治疗敏感。

84. E 雌激素是乳腺癌最重要的激素相关因素之一。长期暴露于高水平的雌激素会增加乳腺癌的风险。目前对乳腺癌的具体病因并没有完全明确的了解，但已有一些已知的风险因素。早初潮和晚绝经是乳腺癌的危险因素之一。较早的月经初潮和较晚的绝经可能导致较长时间的雌激素暴露，从而增加乳腺癌的风险。初次足月产的年龄也是乳腺癌的一个危险因素。较晚生育或未生育可能增加乳腺癌的风险。乳腺纤维腺瘤是一种常见的乳腺良性肿瘤，其与乳腺癌的发生并不直接相关。乳腺纤维腺瘤通常是良性的，但乳腺癌是一种恶性肿瘤。因此，有关乳腺癌的病因，错误的是 E。

85. A 当胃穿孔发生时，胃内的气体可以逸出到腹腔，形成膈下游离气体，这是胃穿孔的一个特征性 X 线表现。双侧横膈抬高、晚间或下午呕吐大量宿食、腹胀伴肠型和食量减少并不是胃穿孔的典型 X 线表现。

86. C 胃癌的转移途径包括淋巴转移、血行转移、直接浸润和覆膜种植转移。局部扩展是指癌细胞从原发肿瘤向周围组织和器官扩散的过程，而不是真正的转移途径。淋巴转移是最常见的转移途径，癌细胞可以通过淋巴管侵入淋巴结；血行转移是指癌细胞进入血液循环，并通过血液传播到远处器官；直接浸润是指癌细胞直接侵犯邻近的组织和器官；覆膜种植转移是指癌细胞脱落并种植在腹膜表面或其他腔隙表面。

87. D 原发性肝癌是指起源于肝脏的恶性肿瘤。甲胎蛋白是一种肝细胞癌标志物，其升高可以提示肝癌的存在。B 超检查是一种常用的无创性检查方法，可以通过超声波对肝脏进行成像，帮助医生发现肝脏的异常情况，包括肿瘤的存在。慢性肝炎或肝硬化病史是肝癌发生的高风险因素，但并不能直接用于诊断肝癌。脂肪肝病史、肝功能检查和肝脏肿大伴压痛也不能直接用于诊断原发性肝癌。

88. C 急性胰腺炎是指胰腺的急性炎症，其诊断主要依靠临床表现和相关检查。在急性胰腺炎的早期（发病 12 小时以内），血淀粉酶是最敏感的指标，其浓度升高可以帮助支持急性胰腺炎的诊断。其他选项中，血糖和血钙的异常在急性胰腺炎中也较为常见，但它们的诊断意义相对较低。血脂肪酶和尿淀粉酶在急性胰腺炎的早期诊断中并不常用。

89. B 血管间歇性跛行是指下肢运动时出现的疼痛、麻木或无力感，通常发生在下肢肌肉供血不足的情况下。最常见的原因是动脉供血不足，即动脉狭窄或堵塞导致肌肉缺氧。血栓静脉炎通常不会导致血管间歇性跛行；动脉栓塞是指动脉内发生血栓形成，不是动脉供血不足的主要原因；雷诺现象是指由血管痉挛引起的血液循环障碍，与血管间歇性跛行没有直接的关系；肌无力也不是血管间歇性跛行的主要原因。

90. E 枕骨大孔疝是指脑组织通过枕骨大孔突出，进入枕骨的大孔，导致颅内压增高和脑干受压的一种疾病。常见的临床表现包括呕吐、昏迷、颈项强直和双侧瞳孔大小多变。尿崩是由于下丘脑受损导致的抗利尿激素分泌减少或抵抗减弱，从而导致尿量增多和尿频等症状，不是枕骨大孔疝的典型表现。

91. D 膀胱容量是指膀胱内充盈至尿液排空前的最大容量。在大多数成年男性中，膀胱容量通常在 300～500ml 之间，而 500ml 被认为是正常男性的膀胱容量。

92. C 虽然前列腺增大的体积增加了膀胱出口被压迫的可能性，但梗阻程度不仅与前列腺增生的体积大小有关，还与前列腺的生长方式、前列腺的形态结构以及膀胱壁的反应等多种因素有关。因此，前列腺增大的体积增加并不意味着梗阻程度会与之成正比或成反比，而是不成比例的。

93. B 肋骨骨折最常发生于 4～7 肋骨。这是因为这些肋骨位于胸廓最突出的部分，容易受到外力的冲击或压力而发生骨折。1～3 肋骨相对较短且较固定，所以较少发生骨折。7～9 肋骨、9～10 肋骨和 10～12 肋骨位于胸廓的下部，受到的压力和冲击较少，所以也相对较少发生骨折。因此，肋骨骨折最常发生于 4～7 肋骨。

94. C 在食管癌早期，肿瘤可能不会引起明显的吞咽困难，但患者可能会感到在进食时稍微卡住或哽噎的感觉。这是因为食管的通畅度可能受到肿瘤的轻微阻塞而受到影响。进食呛咳、进食呕吐、声音嘶哑和吞咽困难通常是食管癌进展到晚期时出现的症状。

95. D 不稳定性骨折是指骨折线的断端在生理负荷下无法保持稳定的骨折。嵌插骨折、青枝骨折、胸椎压缩性骨折和颅缝分离不一定都是不稳定性骨折，它们的稳定性取决于具体情况和骨折类型。而螺旋形骨折通常由于旋转力导致骨折线呈螺旋状，断端容易失去稳定性，因此属于不稳定性骨折。

96. E 桡骨下端骨折通常分为伸直型和屈曲型两种类型。伸直型骨折的远折端向桡、背侧移位，而不是向掌、尺侧移位。屈曲型骨折的远折端向掌、尺侧移位，而不是向桡、背侧移位。

97. C 急诊诊断的关键是迅速、准确地确定患者的病情和可能的诊断，以便采取紧急的治疗措施。常见的急诊诊断步骤包括：简明扼要地问诊及快速地体检、紧急检查、进一步的病史询问和体格检查。这些步骤可以帮助医生快速了解患者的症状、体征和可能的诊断，以便进行进一步的治疗和处理。而把握患者全身各系统的功能状态虽然重要，但并不是急诊诊断的直接步骤。

98. E 毒蛇咬伤会引起毒素的释放，导致中毒反应和组织损伤。单价抗蛇毒血清是一种特异性抗生物制剂，可以中和蛇毒中的毒素，并减轻或阻止中毒反应的进展。其他选项中的胰蛋白酶、胰淀粉酶、胰脂肪酶和胃蛋白酶并不适用于毒蛇咬伤的治疗。

99. A 在手术麻醉前，控制患者的血压是为了降低手术期间和术后的心血管风险。根据临床指南，手术麻醉前的血压控制目标通常是将收缩压控制在180mmHg以下，舒张压控制在100mmHg以下。

100. A 硬膜外腔是硬膜和蛛网膜之间的间隙。在进行硬膜外麻醉时，需要通过穿刺针将麻醉药物注入硬膜外腔。为了正确进入硬膜外腔，医生通常会依靠一些解剖标志来进行判断。黄韧带是连接相邻椎骨的结缔组织。在硬膜外麻醉中，当穿刺针通过黄韧带进入硬膜外腔时，会感到一种特殊的阻力，这是一个重要的解剖标志。

101. E 微循环是指血液在毛细血管网络中的流动情况，对维持组织器官的正常功能至关重要。在休克经处理后，微循环改善的最主要临床指标是尿量增加。休克状态下，由于组织灌注不足，肾脏灌注也会受到影响，导致尿量减少。因此，当休克得到纠正，组织灌注改善时，肾脏灌注也会恢复，尿量会增加，反映了微循环的改善。神志恢复清楚、皮肤颜色转红、肢体温度上升和血压回升都可以是休克处理后的临床表现，但尿量的增加是最能反映微循环改善的

指标。

102. C 气管切开术后固定带的适宜松紧度应该是一横指。这表示固定带应该松紧适中，能够稳固地固定气管切开管，但不会过紧造成不适或影响血液循环。三横指、四横指、二横指和五横指都表示固定带的紧度过于松或过于紧，都不是适宜的松紧度。需要注意的是，具体的固定带的松紧度应根据患者的具体情况和医生的判断来调整。

103. E 预防破伤风最有效、最可靠的方法是注射破伤风类毒素。破伤风是由破伤风梭菌产生的神经毒素引起的疾病。破伤风类毒素是一种灭活的疫苗，通过注射破伤风类毒素可以刺激人体产生破伤风抗体，提供对破伤风的免疫保护。

104. A 骨肉瘤是一种恶性骨肿瘤，它通常对放射治疗的敏感性较低。骨肉瘤的治疗常常包括手术切除和化疗，而放射治疗的作用相对较小。

105. C 在移植患者出院指导中，长期坚持按时服用免疫抑制药是最重要的。移植手术后，为了避免移植器官被宿主免疫系统排斥，患者需要长期服用免疫抑制药物，以抑制免疫反应。这些药物对移植器官的存活和功能恢复至关重要。如果患者不按时服用免疫抑制药物，可能会导致移植器官排斥反应。

106. E 高压灭菌是一种常用的灭菌方法，可以有效杀灭物品表面的细菌和病毒。根据常规的推荐，高压灭菌后的物品在超过14天后不能再使用。这是因为尽管高压灭菌可以有效杀灭细菌和病毒，但随着时间的推移，物品可能再次被环境中的细菌或病毒污染，失去无菌状态。

107. B 等渗性缺水是指体内总体水分减少，同时电解质也相应减少的情况，因此补液应该是等渗的，即补充等渗氯化钠溶液或平衡盐溶液。给予高渗氯化钠溶液会增加体内的渗透压，可能加重等渗性缺水的情况。可给平衡盐溶液、先给含钠液体、可给等渗氯化钠溶液，以及必须先补足血容量都是等渗性缺水的补液原则。

108. B 急性梗阻性化脓性胆管炎是指胆管内发生梗阻，并伴有胆管感染和化脓性炎症。最常见的梗阻因素是结石和蛔虫。

109. B 闭式二尖瓣交界分离术并不是治疗二尖瓣狭窄合并房间隔缺损的首选方法。闭式二尖瓣交界分离术是治疗隔膜型二尖瓣狭窄的一种选择，适用于心功能Ⅱ～Ⅲ级的患者。闭式二尖瓣交界分离术并不是治疗二尖瓣狭窄合并关闭不全的首选方法。闭式二尖瓣交界分离术并不是治疗先天性二尖瓣狭窄的首选

方法。闭式二尖瓣交界分离术并不是治疗二尖瓣狭窄扩张术后再狭窄的首选方法。

110. E　老年患者突发急性尿潴留的首要处理方法是试行导尿并留置导尿管。急性尿潴留时，首要处理方法是试行导尿，通过插入导尿管来排除尿液。导尿管留置可以保持尿液的排出，缓解尿潴留的症状。

111. A　方肩是指脱位后，肩部可能出现畸形，如肩部外旋、上升或向前突出。这种畸形很显著，特别是在肩关节脱位的情况下。

112. C　烧伤休克的补液治疗一般采用晶体和胶体两种液体进行补充。根据烧伤休克的治疗原则，前8小时的补液量应该是后24小时补液总量的一半。因此，第1个8小时的胶体、晶体输液量应该是第1个24小时胶体、晶体补液总量的1/2。

113. D　小儿麻醉中，即使已经行气管内插管，仍有可能发生呼吸道梗阻。由于小儿呼吸道分泌物黏稠度较高，这些分泌物可能在气管导管内结痂，导致呼吸道梗阻。

114. E　丹毒是一种常见的皮肤感染性疾病，最有意义的临床表现是皮肤病变的特点。丹毒可以发生在身体的各个部位，没有特定的好发部位。这些症状是感染性疾病常见的非特异性症状，不能明确诊断丹毒。丹毒的典型表现是皮肤局部红肿、疼痛和温度升高，而不是水疱。丹毒可以引起淋巴结肿大，但这并不是诊断丹毒的最有意义的临床表现。丹毒的皮肤病变通常呈现出色鲜红、边界清楚的特点，这是丹毒的典型表现。

115. A　乳头内陷是指乳头凹陷向乳腺管孔内，即乳头向内倒置。乳腺疾病中，乳腺浸润性导管癌是常见导致乳头内陷的病因之一。乳腺浸润性导管癌是一种恶性肿瘤，起源于乳腺导管的上皮细胞，具有浸润性生长的特点。当乳腺导管内的肿瘤生长并扩展时，可以导致乳头内陷的现象。

116. D　股疝是指腹腔内的脏器通过股管脱出至大腿部的一种情况。由于股疝的解剖位置，其脱出的脏器容易被股管口困住，导致嵌顿。嵌顿是指脱出的脏器在疝囊或疝孔处受到压迫，血液供应受限，引起组织缺血和坏死。股疝是最容易发生嵌顿的腹外疝。

117. E　对于十二指肠溃疡致瘢痕性幽门梗阻，最有效的治疗方法是胃大部切除术。瘢痕性幽门梗阻是由于十二指肠溃疡引起的幽门部瘢痕形成，导致幽门狭窄和食物通过受阻。禁食和胃肠减压可以暂时缓解症状，但无法解决幽门梗阻的根本问题。加强支持疗法可以维持患者的生命体征和营养支持，但并不能

治疗幽门梗阻。抗溃疡药物治疗可以控制十二指肠溃疡的症状和预防复发，但对于瘢痕性幽门梗阻的治疗效果有限。胃空肠吻合术可以解决幽门梗阻的问题，但对于十二指肠溃疡引起的瘢痕性幽门梗阻来说，胃大部切除术更为常用和有效。该手术可以切除瘢痕组织，重新建立胃肠通道，解除幽门梗阻，恢复食物通过。综上所述，对于十二指肠溃疡致瘢痕性幽门梗阻，最有效的治疗方法是胃大部切除术。

118. A　肛裂的外方肛缘处常有哨兵痔，这是由于肛裂引起的局部充血和炎症反应。肛裂是指肛管黏膜和皮肤的裂口，通常位于肛门的前中线或后中线。肛裂好发于肛管前中线或后中线。便时和便后疼痛是肛裂最突出的症状，这是由于肛裂的裂口在排便时被拉开，导致疼痛。肛裂常会有便秘和便血的症状。然而，肛裂的主要诊断方法并不是通过肛门镜直接观察到肛管内的浅表溃疡裂口。诊断肛裂通常是通过病史询问和肛门检查来确定，肛门检查可以发现裂口，触摸时可能会引起疼痛。

119. B　脑挫裂伤是脑外伤的一种严重类型，通常由于剧烈的头部撞击或冲击造成。在脑挫裂伤中，脑组织受到挫伤和破裂，软脑膜和血管也同时受到破裂损伤。这种损伤可以导致脑组织的出血和水肿，严重情况下可能导致脑组织坏死和脑功能损害。

120. C　听神经瘤位于颅后窝，靠近面神经的出入颅孔。在手术过程中，为了达到切除听神经瘤的目的，可能需要操纵和移动面神经，从而增加了损伤面神经的风险。其他选项中的舌咽神经、迷走神经、展神经和副神经在听神经瘤切除手术中的损伤风险相对较低。舌咽神经是咽喉的运动神经，迷走神经是颈部和胸腹腔的主要运动神经，展神经是舌肌的运动神经，副神经是胸锁乳突肌和斜方肌的运动神经。虽然这些神经在手术过程中可能会受到一定的牵拉或暂时性压迫，但通常不会引起严重的损伤。

121. B　外侧裂血肿是指蛛网膜下腔出血扩展至大脑半球外侧裂区域。而大脑中动脉供血大脑半球的外侧裂区域，因此当蛛网膜下腔出血伴有外侧裂血肿时，最常见的原因是大脑中动脉瘤破裂。其他选项中的大脑前动脉瘤、大脑后动脉瘤、前交通动脉瘤和后交通动脉瘤也可能导致蛛网膜下腔出血，但它们的特点并不是伴有外侧裂血肿。因此，在这种情况下，最常见的诊断是大脑中动脉瘤。

122. A　脊髓血管畸形是指脊髓血管系统的异常结构，如蛛网膜动静脉畸形。脊髓碘油造影时，迂曲扩张的蚯蚓状充盈缺损是脊髓血管畸形的典型表现。

其他选项中的脊髓炎症性病变、脊髓肿瘤、蛛网膜炎症和椎管内神经鞘瘤在脊髓碘油造影中通常不会出现迂曲扩张的蚯蚓状充盈缺损。因此，根据描述的特征，最可能的诊断是脊髓血管畸形。

123. B 损伤性血胸是指胸腔内发生的外伤性出血。肺破裂是导致损伤性血胸的常见原因之一。当肺组织受到损伤或破裂时，会导致肺内的血管破裂而出血。由于肺组织具有一定的自愈能力，小范围的肺破裂可能会自行停止出血，并在一定时间内自行修复。其他选项中的肋间动脉出血、胸廓内动脉出血、腔静脉出血和心脏大血管出血都属于较大的血管出血，往往需要及时处理并进行外科干预才能停止出血。需要注意的是，即使肺破裂导致的出血自行停止，也需要密切观察患者的情况，以确保没有其他并发症的发生，并及时进行进一步的治疗和处理。

124. A 在室间隔缺损伴有肺动脉高压的情况下，心脏杂音可能会减弱或消失，而不是增强，因为肺动脉高压会导致右心室和左心室之间的血液交流减少。肺动脉高压会导致肺动脉瓣关闭不全，从而导致肺动脉第二音显著亢进。室间隔缺损伴有肺动脉高压时，右心室会逐渐增大，以适应高压负荷。肺动脉高压会导致肺动脉段扩张，从而在 X 线胸片上显示为肺动脉段显著膨出。在室间隔缺损伴有肺动脉高压的情况下，右心室压力会显著升高，以适应肺动脉高压的负荷。

125. A 在心跳停止后，脑部氧供不足，脑细胞会迅速受损。因此，心跳停止后，建立有效的人工循环的时间窗口是有限的，根据国际心脏复苏指南，应尽早建立有效的人工循环，最好在 4 ~ 6 分钟内。在这个时间范围内进行心肺复苏和建立有效的人工循环，可以最大限度地提高患者的生存率和神经功能恢复。超过这个时间范围，脑细胞受损的风险会增加，复苏的成功率也会明显降低。

126. A 在双侧肾积水的情况下，如果一侧的积水严重，可能引起疼痛、感染、肾功能损害等问题，需要及时处理。因此，首先应该治疗严重的一侧，以减轻症状和预防并发症的发生。治疗严重的一侧的方法可以包括引流、手术、置入导管等，具体的治疗方法取决于肾积水的原因和严重程度。

127. E 精索静脉曲张会对睾丸功能产生不利影响，但是这种影响不仅限于静脉曲张一侧的睾丸，也可以波及对侧睾丸。

128. C 骨折的临床愈合标准：①骨折部位的局部是不可有压痛的，对于整个骨干，是不可有纵向叩击痛的。②骨折的部位无反常活动。③在骨折之后 X 线复查的时候，必须显示骨折部位已有连续性的骨痂形成，骨折线已经模糊甚至消失。④若是下肢骨折，在下地行走一分钟之内不能少于 10 步，而且需要至少可连续行走 3 分钟以上，并且不低于 30 步。

129. E 骨折修复最简易而迅速的形式是爬行替代。爬行替代是指骨折修复过程中，骨端之间没有明显的骨痂形成，而是通过新生的细胞和骨细胞爬行填补骨折间隙，最终实现骨折的修复。这种形式的骨折修复速度较快，但通常只适用于简单的骨折，并且可能存在一定的不稳定性。其他选项中的内骨痂形成、外骨痂形成、腔内骨痂形成和环形骨痂形成是指骨折修复过程中骨端之间形成骨痂，通过骨痂的形成和重新吸收，最终实现骨折的愈合。这些形式的骨折修复速度相对较慢，但通常更稳定。

130. C 前臂双骨折桡骨上 1/2 段骨折近端屈曲旋后畸形的主要原因是肱二头肌及旋后肌的牵拉。在这种骨折类型中，桡骨上段发生骨折，并且近端骨折相对于远端骨折发生了屈曲和旋后的畸形。这是由于肱二头肌及旋后肌的牵拉作用，引起了桡骨上段的屈曲和旋后位移。其他选项中的肱三头肌牵拉、肱二头肌牵拉、旋前圆肌牵拉和旋前方肌牵拉都不是造成这种畸形的主要原因。这些肌肉在前臂骨折中可能会发生牵拉，但对于桡骨上段的屈曲和旋后位移影响较小。

131. E 骨盆骨折通常伴有骨盆分离，即骨盆不稳定，骨盆骨折的诊断可以通过骨盆分离和挤压试验来确认。骨盆分离提示骨盆不稳定，可以通过特殊的检查方法（如髋骨压力试验）来评估。挤压试验是一种通过施加压力来检查骨盆稳定性的方法，阳性结果表明骨盆可能存在骨折。

132. B 导致腰脊柱退变或损伤的不良姿势是前屈位。前屈位指的是身体向前弯曲，特别是在腰椎部位弯曲过度或保持不良的姿势。这种姿势会增加腰椎的压力和负担，容易引发腰椎退变或损伤。

133. B 在全身骨与关节结核中，膝关节结核的发病率排名第 2 位。第 1 位是脊柱结核，脊柱结核是最常见的骨与关节结核类型。膝关节结核是次常见的关节结核类型，其发病率较高。

134. D 膝关节镜是一种微创手术技术，通过小切口和膝关节内的纤维镜来进行诊断和治疗。它常用于治疗膝关节的一些常见问题，如交叉韧带损伤、半月板撕裂、关节软骨缺损和膝关节游离体。然而，膝关节软骨肉瘤是一种恶性肿瘤，属于骨肉瘤的一种。

它是一种严重的疾病，需要综合治疗，包括手术切除、放疗和化疗等。膝关节镜不能完全切除肿瘤，并不能作为膝关节软骨肉瘤的治疗手段。

135. D 低血容量性休克是由于有效循环血量减少而导致的血液供应不足的状态。在早期的低血容量性休克中，由于缺血和氧供应不足，肾脏往往是最易受损害的器官。在低血容量状态下，脾脏、肝脏、心脏和肺也可能受到损害，但肾脏是早期最易受损害的器官之一，因为它对维持体液平衡和排泄废物有重要作用。

136. B 脑外伤昏迷的患者可能存在呼吸道阻塞的风险，因此首要任务是保持呼吸道通畅。这可以通过调整患者体位、清除口腔和咽喉内的异物、使用气管插管或气管切开等措施来实现。保持呼吸道通畅是保证患者呼吸的基本措施，确保患者的氧气供应和二氧化碳排出，对于脑外伤患者的生命支持至关重要。其他选项中，促苏醒、给予充足的营养、解除尿潴留和头部抬高都是对昏迷患者的管理和护理措施，但在处理脑外伤昏迷患者时，并不是首要需要考虑的步骤。首要任务是保持呼吸道通畅，以确保患者的生命体征稳定。

137. A 重症支气管哮喘是一种严重的呼吸系统疾病，常伴有气道炎症和气道收缩。糖皮质激素是治疗支气管哮喘的主要药物之一，具有强效的抗炎作用。它可以减轻气道炎症和肿胀，缓解气道收缩，从而改善呼吸。可作为治疗重症支气管哮喘的首选药物。

138. C 血液循环停止后，脑干功能的丧失会发生得相对较快。一般来说，当血液循环停止约 1 分钟时，脑干中的神经元会因严重的缺氧和缺血而损伤，导致脑干功能的丧失。

139. B 心房颤动是一种快速且不规则的心律失常，它的治疗方法包括控制心室率和恢复窦性心律。对于恢复窦性心律，常用的方法是药物治疗或者电复律。然而，心房颤动的电复律应该使用同步电复律，而不是非同步的电复律。非同步电复律一般用于室上性心律失常和心室颤动的治疗。

140. D 等渗性缺水患者是指体内水分和电解质的丢失相对均衡的情况下，体内水分减少。当这些患者接受大量等渗盐水输入时，会出现高氯性酸中毒。等渗盐水是一种等渗的盐水溶液，其中的钠和氯离子浓度与体液中的浓度相似。当等渗性缺水患者接受大量等渗盐水输入时，体内的钠和氯离子浓度会增加，但其他电解质如碳酸氢根离子的浓度不会相应增加。

这导致了血液中氯离子浓度的升高，从而引起高氯性酸中毒。

141. E 吸入性损伤是指吸入烟雾、气体或化学物质导致呼吸道和肺部的损伤。致伤因素是热力加上吸入有害气体。在火灾等情况下，吸入烟雾和燃烧产物中的有害气体可以导致呼吸道和肺部的损伤。这些有害气体包括一氧化碳、氰化物、硫化氢等。

142. B 乳腺病是指乳房发生的各种良性或恶性疾病。其中，乳房胀痛和肿块是乳腺病的突出表现。乳房胀痛是指乳房出现不适的疼痛感，可能伴随乳房的肿胀和紧张感。这种疼痛可能是周期性的，与月经周期有关，也可能是持续性的。乳房肿块是指乳房内可以触及的异常组织肿块。这些肿块可以是良性的，如乳腺纤维瘤或乳腺囊性增生等，也可以是恶性的，如乳腺癌。

143. E 单纯性甲状腺肿是由于食物中缺乏碘导致的。碘是甲状腺合成甲状腺激素的必需元素，缺乏碘会导致甲状腺功能减退，进而引起甲状腺肿。其他选项中，钙、钾、镁和锌与甲状腺肿的发病没有直接关系。

144. B 急性阑尾炎通常开始于脐周或上腹部，然后逐渐转移到右下腹部，出现剧烈的腹痛。其他选项中，乏力、恶心、呕吐、右下腹包块和体温升高也可以出现在急性阑尾炎中，但转移性右下腹痛是最典型和最常见的症状。

145. A 肠套叠是指肠道的一段被另一段肠道套入，导致肠道腔被闭塞。在肠套叠中，套入的肠段会造成肠壁受压和血供受限，如果不及时处理，可能会导致肠壁坏死和穿孔。其他选项中，肠扭转也可以导致肠壁血供不足，但相比肠套叠来说，肠壁坏死和穿孔的发生率较低。粘连性肠梗阻、蛔虫性肠梗阻和肿瘤伴梗阻也可以引起肠壁血供不足，但相对于肠套叠，其发生肠壁坏死和穿孔的风险较低。

146. A 细菌性肝脓肿大部分是胆源性肝脓肿。胆源性肝脓肿是指细菌从胆道系统进入肝脏并引起感染。其他常见的原因包括肝动脉化脓性栓塞和门静脉系统感染。脓液的颜色可能是黄色或棕褐色，涂片可能显示细菌。细菌性肝脓肿，致病菌多为革兰阴性杆菌，而不是 G^+ 球菌。常见的致病菌包括大肠杆菌、肺炎克雷伯菌等。细菌性肝脓肿与溃疡性结肠炎之间没有直接的因果关系。手术引流是细菌性肝脓肿治疗的常用方法之一，但并非唯一有效的方法。其他治疗方法包括抗生素治疗和经皮穿刺引流等。

147. D 胆道蛔虫症是由于蛔虫进入胆道系统引

起的一种疾病。其典型的临床特点包括发作时腹部体征不明显、上腹部钻顶样剧痛、绞痛缓解期患者完全正常以及晚期可能出现黄疸。然而，早期即有寒战和高热不是胆道蛔虫症的典型临床特点。

148. E 动脉栓塞是指动脉内血栓形成，导致血管阻塞。心源性动脉栓塞是指心脏内血栓形成，并随血流进入动脉系统，是导致动脉栓塞最常见的原因。其他选项中，外源性指的是外部因素导致的血栓形成，如外伤或手术；血管源性指的是血管内部发生的血栓形成，如动脉粥样硬化等；医源性指的是与医疗操作相关的血栓形成，如导管插入或手术引起的血栓；均不是引起动脉栓塞的常见因素。神经源性因素一般不会引起动脉栓塞。

149. B 绝对卧床休息是为了减轻肾脏的负担，促进肾脏的修复和功能恢复。具体的卧床休息时间应根据患者的具体病情和医生的判断而定，一般在 2 ~ 4 周之间。

150. B 出现间歇性无痛性全程肉眼血尿的症状应首先考虑泌尿系统肿瘤。肉眼血尿是指尿液中可以看到明显的血液，而无痛性则表示没有伴随尿路感染或膀胱刺激症状。这种症状常见于泌尿系统肿瘤，如膀胱癌、肾癌等。

151. C 张力性气胸是指气体在胸腔中无法自由排出，导致胸腔内气体压力持续增高的情况。这种情况下，胸腔内气体压力增高会导致肺组织受压，使患者出现呼吸困难和严重的循环障碍。立即穿刺排气是指在胸腔内插入一根导管，排出胸腔内的气体，以减轻胸腔内气压。这是张力性气胸首要处理措施。其他选项中，剖胸探查是一种手术方法，不是首要的急救措施。封闭伤口是针对开放性气胸的处理方法，不适用于张力性气胸。吸氧是一种辅助治疗措施，但不是首要的急救措施。抗休克是指对循环衰竭进行支持治疗，也是辅助治疗措施。

152. A 心尖区听到舒张中期隆隆样杂音是二尖瓣狭窄的典型体征，而二尖瓣关闭不全通常表现为收缩期杂音。主动脉瓣狭窄和主动脉瓣关闭不全通常在二尖瓣狭窄之后出现，而且杂音听诊在主动脉瓣区。三尖瓣狭窄在心尖区听诊时通常不会出现舒张期杂音。

153. C 骨折功能复位的标准是骨折端对位至少达到 2/3。

154. C 生长迅速的骨肿瘤通常会导致疼痛，这是由于肿瘤压迫周围组织或者引起骨骼的破坏所致。其他选项中，局部肿块、局部肿胀、病理性骨折和皮

温升高也是骨肿瘤可能出现的症状之一，但疼痛是最常见、最显著的症状。

155. C 感染性休克是一种因严重的感染引起循环系统功能紊乱，导致组织灌注不足的疾病。在治疗感染性休克时，补充血容量是最重要的一步，目的是确保足够的血液循环和组织灌注。其他选项中，控制感染、加强营养、降温和大剂量抗生素冲击治疗也是治疗感染性休克的重要措施，但在抢救过程中，补充血容量是首要的处理措施。

156. C 在食物中毒的情况下，洗胃是一种常见的急救措施，旨在尽快清除胃中的有毒物质。最佳的洗胃时间是在进食或毒物摄入后的 6 小时内进行。在这个时间范围内，洗胃可以有效地清除胃中的有毒物质，减少毒物的吸收和对身体进一步的损害。

157. C 神经－肌肉阻滞剂是一类药物，能够阻断神经冲动传导到肌肉，导致肌肉松弛和麻痹。去极化肌松药是一种特殊类型的神经－肌肉阻滞剂，它通过与乙酰胆碱受体结合，模拟乙酰胆碱的作用，导致肌肉去极化和短暂的阻滞。琥珀胆碱是一种典型的去极化肌松药，其作用机制是与乙酰胆碱受体结合并引起肌肉去极化。吗啡、芬太尼、咪达唑仑和哌替啶都不是神经－肌肉阻滞剂，它们具有其他药理作用，如镇痛、镇静等。

158. E 在晚期休克并发皮肤及消化道出血，疑有弥散性血管内凝血的情况下，不宜使用止血剂。止血剂通常是用于促进凝血的药物，而在弥散性血管内凝血的情况下，血液凝固功能已经被激活，因此使用止血剂可能会进一步加重血管内凝血的情况。其他选项如 EACA、肝素、双嘧达莫和抗血纤溶芳酸都是用于治疗或预防血管内凝血的药物，可以在适当情况下使用。

159. B 对于吞服强酸、强碱类腐蚀性物质的患者，洗胃是治疗的禁忌。强酸、强碱类腐蚀性物质会引起严重的胃黏膜损伤，洗胃可能会进一步损害胃黏膜，增加食管和胃的损伤风险。

160. B 链球菌感染时的脓液特点是脓液稀薄，淡红色，量多。链球菌感染是指由链球菌引起的感染，常见于皮肤和软组织。脓液是由感染部位的炎症反应产生的，链球菌感染的脓液通常是稀薄的，颜色呈淡红色，量较多。

161. A 为预防血液透析后发生上行尿路感染，建议患者养成定时排尿的习惯，以保持尿液的正常排出。根据常规的推荐，每 4 ~ 6 小时排尿一次是比较合理的时间间隔。这样可以避免尿液在膀胱内滞留时

间过长，减少细菌感染的风险。

162. C 急性腹膜炎合并麻痹性肠梗阻可以导致肠道功能障碍和液体丧失。液体丧失主要是由于肠道液体积聚和排空受阻。低渗性缺水是指细胞外液体的渗透压降低，导致细胞外的水分向细胞内移动。高渗性缺水是指细胞外液体的渗透压升高，导致细胞内水分流失。等渗性缺水是指细胞内外液体的渗透浓度相同。在急性腹膜炎合并麻痹性肠梗阻中，细胞内外渗透浓度在此急性病程中不会发生改变，故所致的缺水类型为等渗性缺水。原发性缺水是指液体丧失的原因直接导致体内液体的减少。继发性缺水是指液体丧失是由于其他疾病或病理状态引起的。在急性腹膜炎合并麻痹性肠梗阻中，液体丧失主要是由于肠道液体积聚和排空受阻，而不是其他原因导致的液体丧失，属原发性缺水。

163. D 在清创术中，如果皮肤剥离面广，应将表面皮肤切开，以便显露皮下创腔或隧道，以便进行清创和修复。在清创术中，仍有血液供应的皮肤可以保留，只需切除 1～2mm 的污染区域即可。在清创术中，失去活力的筋膜、肌肉和肌腱应当彻底切除，以减少感染和促进伤口愈合。去除所有游离骨块易致骨质缺损。处理开放性骨折应当根据污染情况、骨块大小以及复位情况等综合衡量骨块处置方式。在清创术中，与骨膜和软组织有联系的小骨片可以保留，以促进骨折的愈合。

164. C 胆道感染是指胆道系统内发生的细菌感染。最常见的致病菌是大肠埃希菌。大肠埃希菌是一种革兰阴性杆菌，常常存在于人体的肠道中。当胆道系统受到损伤或阻塞时，大肠埃希菌可以通过上行感染途径进入胆道系统，并引起感染。

165. B 虽然鼻腔或外耳道的流血可能是颅底骨折的表现之一，但并不是确切的依据。鼻腔或外耳道的血性脑脊液外流是颅底骨折的典型体征，是确诊颅底骨折的依据之一。颅底骨折可能导致颅神经损伤，但颅神经损伤的症状与体征并不是确诊颅底骨折的依据。皮下瘀斑可能出现在颅底骨折的患者身上，但不是确诊颅底骨折的依据。颅 X 线摄片可以提供颅骨骨折的信息，但不是确诊颅底骨折的依据。

166. C 腺癌对放射治疗的敏感性较低，相对于其他类型的肺癌来说，放射治疗的疗效较差。鳞癌对放射治疗的敏感性较低，相对于其他类型的肺癌来说，放射治疗的疗效较差。小细胞肺癌对放射治疗最为敏感，放射治疗可以用于局部控制和预防转移。大细胞肺癌对放射治疗的敏感性较低，相对于其他类型的肺癌来说，放射治疗的疗效较差。细支气管肺泡癌对放射治疗的敏感性较低，综上所述，小细胞肺癌对放射治疗最为敏感。

167. C 动脉导管未闭是一种常见的先天性心脏病，它是指胎儿期的动脉导管在出生后未闭合。室间隔缺损是一种先天性心脏病，它是指心脏的两个心室之间存在缺损。室间隔缺损通常会导致心脏内分流，使氧气富集的血液从左心室流入右心室，然后进入肺循环。房间隔缺损是一种先天性心脏病，它是指心脏的两个心房之间存在缺损。房间隔缺损通常会导致心脏内分流，使氧气富集的血液从左心房流入右心房，然后进入肺循环。动脉导管未闭是指胎儿期的动脉导管在出生后未闭合，导致氧气富集的血液从主动脉流入肺动脉，形成心脏内分流。与房间隔缺损和室间隔缺损不同，动脉导管未闭没有心内分流。法洛四联症是一种复杂的先天性心脏病，包括室间隔缺损、主动脉瓣狭窄、右心室肥厚和右侧主动脉骑跨。法洛四联症通常会导致心脏内分流。房间隔缺损并肺动脉瓣狭窄是一种复杂的先天性心脏病，它是指心脏的两个心房之间存在缺损，并伴有肺动脉瓣狭窄。房间隔缺损并肺动脉瓣狭窄通常会导致心脏内分流。

168. D 如果出血部位在膀胱底部，血尿会在整个排尿过程中都存在，而不仅仅在排尿开始时。如果出血部位在肾脏或输尿管，血尿会在整个排尿过程中都存在，而不仅仅在排尿开始时。如果出血部位在膀胱颈部及三角区，血尿可能会在排尿开始时出现，但通常会持续存在。如果出血部位在前尿道，血尿通常会在排尿开始时出现，而排尿终末尿液会恢复正常。前列腺问题通常表现为排尿困难、尿液流动缓慢等症状，而不是血尿的典型表现。

169. B 骨与关节结核是一种由结核分枝杆菌引起的感染，可以影响身体的各个骨骼和关节。然而，最常见的好发部位是脊柱。脊柱结核也被称为脊椎结核或脊柱结核病，是结核病中最常见的类型。

170. A 深Ⅱ度烧伤（也称为ⅡB度烧伤）伤及真皮的深层，通常需要较长的时间来愈合。正常情况下，深Ⅱ度烧伤通常需要 3～4 周或更长时间来愈合。

171. A 在新生儿复苏过程中，最佳的给药途径是脐静脉注射。脐静脉是新生儿体内最大的静脉之一，通过脐静脉可以进行快速和有效的给药。

172. C 烧伤休克期是指烧伤后的一段特定时间，这个时间通常是在烧伤发生后的 48 小时内。在烧伤休克期，患者往往处于休克状态，出现血压下降，组织灌注不足，可能伴有多器官功能障碍。

173. D 出现腹泻、心悸、颜面潮红和血钙降低等症状的甲状腺癌，可能是髓样癌。髓样癌是甲状腺癌的一种亚型，它产生甲状腺钙化素，导致血钙降低，并引起多种症状，包括腹泻、心悸和颜面潮红。

174. A 先天性腹股沟斜疝是由于腹膜鞘状突的上端未闭所致。腹股沟斜疝是指腹腔内的脏器通过腹股沟区域的腹膜鞘状突脱出至阴囊（男性）或阔韧带（女性）的一种情况。在胚胎发育过程中，腹股沟区域的腹膜鞘状突最初形成于胚胎腹壁，然后向下延伸至阴囊（男性）或阔韧带（女性），最后闭合形成腹股沟。如果腹膜鞘状突的上端未能完全闭合，就会导致先天性腹股沟斜疝的发生。

175. C Miles 手术也被称为全直肠切除术，适用于直肠癌的中高位。对于距肛缘 4cm 的直肠癌，由于肿瘤距离肛门较近，需要进行全直肠切除以确保彻底切除肿瘤。Miles 手术包括直肠切除和造口术，将全直肠切除并在腹壁上创造一个永久性人工肛门。其他选项的手术方式不适用于距肛缘 4cm 的直肠癌。Bacon 手术是一种联合腹腔镜和会阴切口的手术，适用于一些特殊情况，但对于本例不是最佳选择。Dixon 手术适用于直肠癌的中低位，不适用于本例。经会阴直肠切除术适用于低位直肠癌，但不适用于距肛缘 4cm 的直肠癌。经骶尾部直肠切除术适用于一些特殊情况，但对于本例不是最佳选择。

176. C 颅后窝减压＋硬膜扩大成形术是治疗小脑扁桃体下疝畸形并发的脊髓空洞症的常用手术方法。该手术通过扩大颅后窝的硬膜孔，减轻小脑扁桃体下疝对脑干和脊髓的压迫，以改善脑脊液循环和减少脊髓空洞的形成。其他选项中的小脑扁桃体切除术、脊髓空洞蛛网膜下腔分流术、脑室腹腔分流术和空洞切开引流术在治疗脊髓空洞症方面并不是首选的手术方式。脊髓空洞蛛网膜下腔分流术主要用于非交通性脑积水，而脑室腹腔分流术主要用于颅内脑积水的治疗。空洞切开引流术则不是常用的手术方式。

177. C 法洛四联症是一种先天性心脏病，包括肺动脉狭窄、室间隔缺损、主动脉骑跨和右心室肥厚。蹲踞现象是法洛四联症患者常见的症状之一，指的是患者习惯性地蹲踞以减轻呼吸困难和缓解症状。蹲踞现象与右向左分流增加无直接关系。右向左分流是法洛四联症中主要的血流异常，但它不会导致蹲踞现象。

178. C 完全阻断指的是通过手术或药物去势来降低或应用雄激素受体拮抗药抑制男性体内雄激素的水平，以达到治疗前列腺癌的目的。

179. D 洗胃时间掌握总的原则为越早越好，尽

快实施。一般原则是服毒后 6h 内洗胃最有效。但有些患者就诊时已超过 6 h，仍可考虑洗胃。下列患者不宜洗胃：①惊厥患者不宜插管，易诱发惊厥。②昏迷患者不宜洗胃。③食管静脉曲张患者不宜洗胃。④吞噬强腐蚀性患者不宜洗胃。

180. B 休克是一种严重的循环系统衰竭，导致组织器官无法获得足够的氧和营养物质。这可能导致酸中毒，即血液酸碱平衡紊乱。纠正休克并发酸中毒的关键是改善组织灌注，确保足够的氧和营养物质供应到组织器官。这可以通过液体复苏、血管活性药物、输血等手段来实现。改善组织灌注有助于恢复正常的代谢过程，减少酸中毒的发生。

181. B 电除颤是用来恢复心律的一种紧急抢救方法，但在除颤后，心脏仍然需要持续的血液循环和氧气供应。因此，除颤后应立即恢复胸外按压，以保持血液循环。

182. D 虽然高血压可能是脑卒中的一种反应，但过度降低血压可能会导致脑血流灌注不足，加重脑组织的缺血。因此，在急性缺血性脑卒中患者的处理中，除非患者已经出现明显的高血压相关症状（如头痛、恶心、呕吐等），否则应等待至少 5 分钟后再测血压。在脑卒中的早期阶段，脑组织对血压的调节能力可能受损，过早的血压干预可能会引起血流动力学不稳定。其他选项的处理方式都涉及药物干预，而在没有明显症候的情况下，不应立即给予药物。

183. B 电烧伤通常引起的损害是由电流通过组织产生的热量和电解质反应导致的。由于电流的特性，电烧伤的损害主要集中在电流进入和离开体表的部位，即伤口的入口和出口。外轻内重是指电烧伤的伤害在表面上看起来较轻，但在组织内部可能造成更严重的损伤。这是因为电流在穿过组织时会遇到阻抗，产生较高的热量和发生电解质反应，从而引起组织的更严重损伤。

184. D 急性乳腺炎是指乳腺的急性感染性炎症，常见于哺乳期妇女。其典型的临床表现包括乳房疼痛、局部红肿、发热，患侧腋窝淋巴结肿大、压痛，以及出现寒战、发热等全身症状。乳房皮肤红肿、增厚、粗糙并不是急性乳腺炎的典型表现。这种症状可能与其他乳腺疾病，如乳腺癌等相关。

185. E 乳管内乳头状瘤是一种乳腺良性疾病，但并不是所有的乳管内乳头状瘤绝对不会恶变。虽然多数乳管内乳头状瘤是良性的，但也有少数可能发展成恶性，即乳管内乳头状瘤恶变为乳腺癌。

186. C 阑尾切除术后，应鼓励患者早期下床活

动。早期下床活动有助于预防术后并发症，促进恢复。下床活动可以帮助患者恢复肠蠕动、预防肺部感染、减少血栓形成等并发症的发生。其他选项中，卧床休息不利于康复；取平卧位、侧卧位和半卧位并没有特别的必要，而且早期下床活动更有益于患者的康复。

187. B　肠梗阻是指肠道腔内内容物的通过受阻，导致肠道蠕动受到阻碍。而绞窄性肠梗阻则是指肠梗阻伴有肠壁的血运障碍，通常是由于肠管扭转、肠系膜血管阻塞或肠壁的压迫等原因导致肠壁血供不足。

188. A　细菌性肝脓肿通常是由细菌通过胆道系统进入肝脏引起的。胆道化脓性感染可以是由胆道结石、胆管阻塞、胆管狭窄或胆道感染等引起的。其他选项中，坏疽性阑尾炎、开放性肝损伤、右侧膈下脓肿和肝包虫病也可以引起细菌性肝脓肿，但相对于胆道化脓性感染来说，发生的频率较低。

189. D　胆固醇结石是由胆固醇在胆汁中过饱和而形成的结石。胆固醇结石最常见的位置是胆囊内，约占所有胆固醇结石的 90% 以上。其他选项中，总左肝管、胆管和右肝管的结石很少见。

190. D　颅内压是指颅腔内各组织所受到的压力。在正常情况下，颅内压一般为 5～15mmHg，即约等于 133～200mmH$_2$O。当颅内压超过 200mmH$_2$O 时，被认为是颅内压增高。

191. A　多尿不是大脑半球肿瘤的常见临床表现。大脑半球肿瘤的临床表现通常与肿瘤的位置和侵犯范围有关。常见的临床表现包括癫痫发作、进行性感觉障碍、精神症状和视野缺损。由于大脑半球肿瘤的生长压迫周围结构，例如压迫感觉皮质、运动皮质、颞叶、额叶和视觉通路等，导致相应的临床症状出现。

192. C　充溢性尿失禁是指膀胱充盈过度，超过其正常容量，导致尿液无法被完全储存，从而导致尿液溢出。尿失禁是指无法控制尿液的排泄，充溢性尿失禁是尿失禁的一种特殊类型。

193. D　动脉导管未闭是指出生后动脉导管未能在正常时间内闭合，导致氧合血流从主动脉流入肺动脉，造成左向右的分流。手术治疗是动脉导管未闭的主要治疗方法，通过结扎或闭合动脉导管以恢复正常的血流动力学。其他选项中，吸氧可以缓解症状，但不能治愈动脉导管未闭。可以尝试使用非选择性血管收缩药物，如间羟胺，来减少动脉导管的分流，但药物治疗并不是首选的治疗方法。强心利尿药物可以用于处理心力衰竭的症状，但不能治愈动脉导管未闭。

用抗生素防止心内膜炎是在手术治疗前的预防措施，而不是动脉导管未闭的治疗方法。因此，一旦明确诊断动脉导管未闭，应采取手术治疗。

194. C　肌肉缺血性挛缩是指骨折部位周围的肌肉由于缺血而发生持续性的收缩，无法松弛和伸展。这可能导致肌肉功能受损，影响患者的日常活动和康复。其余选项都是骨折的并发症，但相对于肌肉缺血性挛缩来说，它们的严重性较低。

195. C　急性血源性骨髓炎是一种严重的感染性疾病，通常是由细菌通过血液循环进入骨髓引起的。胫骨和股骨是最常见的发生部位，因为这些长骨的血供丰富，容易受到感染。

196. D　毒物通过肺部吸入后，由于肺泡面积大且高度血管化，毒物可以迅速通过肺泡壁进入血液循环。相比之下，毒物从胃黏膜吸收需要经过胃酸和胃肠道消化液的作用，速度相对较慢。毒物通过肺部吸收的速度比胃黏膜快 20 倍。

197. D　根据国际心脏复苏指南，成人的心肺复苏应以 30 次的胸外按压和 2 次的人工呼吸为一个循环，即按压 – 呼吸比为 30∶2。这意味着在每个循环中，进行 15 秒的胸外按压（30 次）和 2 次的人工呼吸。因此，人工呼吸频率与心脏按压的比为 2∶30。

198. B　椎管内麻醉是一种通过将麻醉药物注入脊髓腔内来实现全身麻醉的方法。为了安全和有效地进行椎管内麻醉，选择正确的穿刺部位至关重要。一般而言，椎管内麻醉的穿刺部位在 L2 以下。这是因为在 L2 以下的椎间隙较宽，鞍后间隙和脊髓腔的解剖结构相对较为稳定，使得穿刺更加容易和安全。

199. E　微循环衰竭期（休克晚期）是休克的严重阶段，此时由于微循环功能严重受损，血液不能有效地供应到各个组织器官，导致全身广泛出血的情况。全身广泛出血是休克晚期的典型表现。其他选项如表情淡漠、皮肤苍白、尿量减少和血压下降也可能出现在休克早期或中期。

200. A　脑死亡的诊断标准通常包括自主呼吸停止、瞳孔固定、脑干反射消失和脑电波呈平波。昏迷是指患者处于意识丧失的状态，但脑死亡是指全脑功能永久性丧失，包括意识、感知和自主呼吸等。因此，昏迷不是脑死亡的诊断标准。其他选项如自主呼吸停止、瞳孔固定、脑干反射消失和脑电波呈平波都是脑死亡的典型特征。

201. A　大量输血是指一次输血量超过患者自身血容量的 1 到 1.5 倍，或 1 小时内输血大于 1/2 的自身血容量，或输血速度大于 1.5ml/（kg·min）。

202. B 当皮肤交界痣疑有恶变时，妥善的处理方法是完整切除并送病理学检查。皮肤交界痣是指位于皮肤上的色素细胞痣，常常具有不规则的边界和颜色的变化。如果怀疑皮肤交界痣有恶变，即可能是恶性黑色素瘤（黑色素细胞癌），最好的处理方法是完整切除痣，并将标本送病理学检查以确定是否存在恶性变化。

203. C 皮样囊肿是一种常见的皮肤肿瘤，它起源于毛囊或皮脂腺，是由皮肤组织形成的真性肿瘤。

204. A 器官移植后，为了防止移植器官被宿主免疫系统排斥，通常需要使用免疫抑制药物。乳酸林格白蛋白并不是常用的免疫抑制药物，它是一种人体血浆蛋白，用于治疗严重的免疫系统疾病，如免疫性血小板减少性紫癜等。肾上腺皮质激素（如泼尼松）是一种常用的免疫抑制药物，通过抑制免疫细胞的功能来减轻移植器官的排斥反应。环孢素是一种常用的免疫抑制药物，属于钙调神经磷酸酶抑制剂，通过抑制 T 细胞的活化和增殖来阻断免疫反应。抗淋巴细胞球蛋白（如 ATG）是一种常用的免疫抑制药物，通过抑制 T 细胞的功能和增殖来减轻移植器官的排斥反应。环磷酰胺是一种常用的免疫抑制药物，属于细胞毒性药物，通过抑制免疫细胞的功能和增殖来减轻移植器官的排斥反应。

205. C 破伤风的主要症状是肌肉痉挛，严重时可能导致呼吸困难和窒息。治疗破伤风的中心环节为控制痉挛。控制痉挛的方法包括给予肌肉松弛剂、镇静剂和止痛药，以减轻痉挛和疼痛症状。

206. B 胃切除术是一种常见的胃部手术，术后可能出现一系列并发症。其中最严重的并发症是十二指肠残端破裂。胃切除术后，十二指肠残端连接着胃切除的残端，如果十二指肠残端破裂，胃液和胆汁等消化液可能会进入腹腔，引起严重的腹腔感染和腹腔脓肿，这是胃切除术后最严重的并发症。

207. D 大型帽状腱膜下血肿是指脑外伤后腱膜下血肿的一种类型，一般需要积极治疗。在治疗大型帽状腱膜下血肿时，首选的治疗措施是穿刺抽出积血和加压包扎。加压包扎是治疗大型帽状腱膜下血肿的重要步骤，但静脉注射止血药物不是首选治疗方法。穿刺抽出积血是治疗大型帽状腱膜下血肿的必要措施，但静脉滴注止血药物不是首选治疗方法。静脉或肌内注射止血药物并不能快速有效地处理大型帽状腱膜下血肿，因此不是首选治疗方法。切开引流是治疗大型帽状腱膜下血肿的一种方法，但通常在穿刺抽出积血后进行，因此不是首选治疗方法。

208. A 鳞癌是目前全球范围内发病率最高的肺癌类型之一。鳞癌是最常见的肺癌类型之一，尤其在吸烟者中发病率较高。小细胞肺癌是肺癌中比较罕见但非常具有侵袭性的类型，发病率较低。腺癌是继鳞癌后第二常见的肺癌类型，近年来其发病率在增加，尤其在非吸烟者中。大细胞肺癌是肺癌中比较罕见的类型之一。混合型肺癌是一种同时包含多种不同类型肺癌细胞的混合性肿瘤，发病率较低。综上所述，鳞癌的发病率最高。

209. E 缺损大小可以影响手术的技术难度和结果，但它不是决定能否进行手术的主要因素。年龄可以影响手术的风险和预后，但它不是决定能否进行手术的主要因素。缺损部位可以影响手术的操作方式和策略，但它不是决定能否进行手术的主要因素。肺动脉压力可以受到室间隔缺损的影响，但它不是决定能否进行手术的主要因素。肺血管阻力是室间隔缺损手术决策的主要因素。如果肺血管阻力较低，手术的风险相对较小，可以考虑手术修复。如果肺血管阻力较高，手术的风险较大，可能需要采取其他的治疗措施。

210. D 尿路梗阻伴残尿量增加，尿液不断从尿道流出，应属于充溢性尿失禁。充溢性尿失禁是由于尿路梗阻导致尿液无法正常排出，尿液不断从尿道流出，通常伴有残尿量增加。

211. C 髌骨粉碎性骨折是一种严重的骨折，其最常见的并发症是创伤性关节炎。缺血性肌挛缩通常与血液供应不足有关，而髌骨粉碎性骨折一般不会导致明显的血液供应不足。骨化性肌炎是一种较为罕见的疾病，与髌骨粉碎性骨折的关系不大。髌骨粉碎性骨折会对髌骨和关节造成严重的损伤，导致创伤性关节炎。缺血性骨坏死通常与血液供应不足有关，而髌骨粉碎性骨折一般不会导致明显的血液供应不足。髌骨粉碎性骨折可能导致骨折不愈合，但创伤性关节炎是其更常见的并发症。综上所述，髌骨粉碎性骨折最常见的并发症是创伤性关节炎。

212. C 术后患者的过早活动与肌肉疼痛无关。术后活动可能对康复有益，但不会影响肌肉疼痛的发生。肌痛的持续时间有时可能比切口痛更长，这是肌肉疼痛的特点之一。与住院患者相比，门诊患者全身麻醉后发生肌肉疼痛的发生率较高。儿童或肌肉发达的成人更容易出现术后肌肉疼痛。使用小剂量非去极化肌松药可能有助于预防术后肌肉疼痛。

213. C 新中国九分法：头 3，面 3，颈 3，双手 5，双前臂 5，双上臂 5，前躯干 13，后躯干 13，会阴

1，双臀5，双足7，双小腿13，双大腿21。因此成年人双下肢烧伤的面积占体表面积的百分之46%。

214. D 结扎和切断甲状腺上动脉和甲状腺上静脉时应该尽量紧贴甲状腺的上极，以减少对喉上神经的损伤风险。喉上神经（又称喉返神经）是一对神经，负责控制声带的运动和声音的产生。这两个神经通常与甲状腺上动脉和甲状腺上静脉紧密相邻。在甲状腺手术中，特别是甲状腺切除术中，外科医生必须非常小心，以避免损伤喉上神经。通过紧贴甲状腺上极进行结扎和切断这些血管，外科医生可以最大程度地减少对喉上神经的干扰，从而降低手术引发声带麻痹或损伤的风险。

215. C 十二指肠球部后壁溃疡靠近脾动脉和脾静脉等血管。当溃疡发生出血时，易侵蚀这些血管，导致大出血。因此，十二指肠球部后壁溃疡最容易引起大出血。

216. E 胶质瘤是起源于脑组织中胶质细胞的肿瘤，包括星形细胞瘤、少突胶质细胞瘤和室管膜瘤等亚型。在脑干中，胶质瘤是最常见的肿瘤类型。其他选项中的神经鞘瘤、脑膜瘤、颅咽管瘤和髓母细胞瘤在脑干中相对较少见。神经鞘瘤通常起源于神经鞘细胞，脑膜瘤起源于脑膜组织，颅咽管瘤起源于胚胎发育过程中的咽部组织，而髓母细胞瘤起源于胚胎时期的神经上皮细胞。

217. B 张力性气胸是一种紧急情况，需要立即进行处理以减轻胸腔内的压力。闭式引流术通常是用来处理张力性气胸的常见方法，通过引流管将胸腔内积气排出，使肺膨胀并停止漏气。在进行闭式引流术后，通常需要观察一段时间以确保肺膨胀漏气已经停止。一般来说，拔管的最合适时间是在进行闭式引流术后的24小时。这个时间可以确保肺膨胀稳定，并且没有漏气的迹象。

218. D 代谢性酸中毒是指体内酸性物质的累积导致pH下降。长期禁食导致体内糖原和脂肪酸分解，产生过多的酮体，导致酸中毒。休克导致组织缺血缺氧，产生过多的乳酸，导致酸中毒。急性腹膜炎引起组织炎症反应，产生过多的乳酸，导致酸中毒。急性肾衰竭导致酸性代谢产物的排除减少，酸性物质在体内积累，导致酸中毒。长期反复呕吐并不是引起代谢性酸中毒的原因。长期反复呕吐可能导致体液和电解质的丢失，包括胃酸的丢失，但不会导致酸中毒。相反，由于胃酸的丢失，反复呕吐可能导致代谢性碱中毒。

219. C 乳腺癌的转移途径主要是通过淋巴系统进行的。乳腺组织有丰富的淋巴管网络，其中包括乳腺组织内的淋巴管和乳腺周围的腋窝淋巴结。在乳腺癌的早期，癌细胞常通过乳腺组织内的淋巴管进入乳腺周围的腋窝淋巴结。因此，同侧腋窝淋巴结是乳腺癌最常见的转移途径。

220. B Dukes分期是一种用于直肠癌分期的系统，根据肿瘤的侵犯深度和淋巴结转移情况将其分为A、B、C和D四个不同的阶段。在B期，癌症已经侵犯了直肠壁全层，但没有淋巴结转移。

221. B 细菌性肝脓肿是由细菌感染引起的，而阿米巴性肝脓肿是由阿米巴原虫感染引起的。这两种疾病有着不同的病因和病理机制，因此在细菌性肝脓肿的诊断中，不应该包括阿米巴原虫感染史。

222. B 胆囊炎是指胆囊的急性炎症，当炎症严重并且未能及时得到治疗时，胆囊组织可能会发生坏死和穿孔。由于胆囊的底部位于胆囊的最薄弱区域，因此在急性化脓性胆囊炎时，底部是最容易发生穿孔的部位。

223. E 颅内压增高通常是由于颅内容积增加或颅内压力增加引起的。常见原因包括脑肿瘤、脑出血、脑水肿、脑脓肿、脑血管畸形等。硬膜外血肿、硬膜下血肿和蛛网膜下腔出血都是出血性疾病，可以导致颅内压增高。脑肿瘤是颅内压增高的常见原因之一，尤其是那些位于颅内空间较为狭小的区域的肿瘤。颅骨缺损并不是引起颅内压增高的原因。

224. D 临床表现是诊断颅底骨折的首要方法。颅底骨折的临床表现包括脑脊液鼻漏、脑脊液耳漏、中耳出血、血尿、眼眶血肿等。临床表现可以提示颅底骨折的存在，是首选的诊断方法。头颅MRI也可以提供更详细的图像信息，但在急诊情况下常常需要较长时间，不适合作为首选方法。头颅CT是常用的影像学检查方法，可以用于明确颅底骨折的诊断，但不作为首选。头颅X线片对于颅底骨折的诊断有一定的限制，因为颅底的骨折在X线片上不易显示。实验室检查可以辅助诊断，但不是诊断颅底骨折的首选方法。

225. E 排尿中断的症状常见于膀胱结石。膀胱结石是指在膀胱内形成的结石，当结石阻塞尿道时，会导致尿液排出的中断。其他选项中，膀胱癌、肾结石、输尿管结石和肾结核也可能导致尿液排出障碍，但排尿中断的症状常见于膀胱结石。

226. A 肺切除手术是治疗肺癌的常见方法，特别是对于早期肺癌或有限扩散的肺癌，手术切除可以去除肿瘤，并提供最佳的治疗效果。其他选项中，肺脓肿可以通过抗生素治疗和引流等非手术方法治疗，手术切除并不是首选治疗方法。支气管扩张和肺结核也可以通过药物治疗进行管理，手术切除不是主要的治疗方法。胸部严重损伤可能需要胸腔手术，但不一定需要进行肺切除。

227. D　固定骨折的目的主要是为了保持骨折端的对位和稳定，促进骨折的愈合。

228. E　急性化脓性骨髓炎是一种严重的感染性疾病，由细菌感染引起。而溶血性金黄色葡萄球菌是最常见的致病菌之一，约占急性骨髓炎的60%～80%。其他选项也可引起骨髓炎，但它们在急性化脓性骨髓炎中的发病率相对较低。

229. C　上消化道出血是指发生在食管、胃和十二指肠等上部消化道的出血。其中，呕血是指从口中排出带有血液的胃内容物，呈鲜红色或咖啡色。黑便（也称为"黑粪"）是指大便呈黑色或焦油样，是由于血液在胃肠道内经过消化和转化后的结果。其他选项中，鲜红色血便常见于下消化道出血，咯血常见于呼吸道出血，休克是上消化道出血严重时可能发生的并发症，但并非典型表现。

230. C　急性腹痛伴休克最常见的病因是急性重症胰腺炎。急性重症胰腺炎是指胰腺发生急性炎症反应，导致组织坏死、出血和炎性渗出，引起严重的全身炎症反应综合征。急性重症胰腺炎的症状包括剧烈的腹痛、休克、腹部压痛和腹肌紧张等。其他选项如急性心肌梗死、胃溃疡穿孔、急性坏疽性胆囊炎和急性肠梗阻也都可能引起急性腹痛伴休克，但在临床实践中，急性重症胰腺炎是最常见的病因之一。

231. B　女婴皮肤毛细血管瘤是一种常见的血管瘤，在出生后几个月到几年内会逐渐自然消退。

232. E　术前用药的目的是为了准备患者进行手术并降低手术风险。冠心病是指冠状动脉供血不足引起的心脏疾病，术前用药的目的是减少心脏负荷、控制症状和预防术后心脏事件，常用的药物有抗血小板药物、β受体拮抗剂等。甲亢是指甲状腺功能亢进，会导致心率加快、代谢增加等症状。术前用药的目的是控制甲亢的症状和准备手术，通常会使用抗甲状腺药物来控制甲亢患者的甲状腺功能。休克是指组织灌注不足导致的多器官功能衰竭，术前用药的目的是纠正休克的原因、提高血液循环和组织灌注，常用的药物有血管活性药物等。产科患者指的是妊娠期或分娩过程中的女性，术前用药的目的是保护母婴的安全和顺利进行分娩，根据具体情况可能会使用镇痛药、催产药等。以上情况，术前用药均应酌情增加。青壮年

患者一般指年龄在18～45岁之间的人群，术前用药的目的是准备手术和降低手术风险，常用的药物有抗生素、止痛药等。

233. E　上消化道大出血是指胃、食管或十二指肠等部位发生严重出血。当一次出血量占总循环血量的20%时，患者可能会出现休克的症状。

234. A　在以下颅内占位性病变中，最易早期出现颅内压增高症状的是第三脑室后部肿瘤。第三脑室后部肿瘤位于脑室内，可以阻塞脑脊液的流动，导致颅内压增高。颅前窝底部肿瘤位于颅前窝底部，也不会直接影响脑脊液的流动，早期也不太容易出现颅内压增高症状。枕叶肿瘤位于枕叶区域，不直接影响脑脊液的流动，早期可能不会引起明显的颅内压增高症状。矢状窦旁肿瘤位于矢状窦旁，虽然可能压迫或阻塞矢状窦，但早期可能不会导致明显的颅内压增高症状。听神经瘤位于听神经附近，早期主要表现为听力障碍和耳鸣，不是早期最易出现颅内压增高症状的病变。

235. E　房间隔缺损导致左右心室之间的血流混合，使得两侧的压力差减小，而不是增加。房间隔缺损通常导致左到右的分流，而不是右到左的分流。房间隔缺损通常导致左到右的分流，但这并不是典型杂音产生的原因。肺动脉口狭窄会导致肺动脉血流受阻，但它不是房间隔缺损典型杂音产生的原因。房间隔缺损导致左到右的分流，增加了肺动脉血流量，使得血流通过肺动脉口时形成涡流，产生典型的杂音。综上所述，房间隔缺损典型杂音的产生机制是由于肺动脉口相对狭窄，血流形成涡流。

236. B　大面积烧伤现场急救时，需要及时评估患者的病情，根据不同情况决定是否进行气管切开并转送上一级医院。头面颈部深度烧伤可能导致呼吸道受限，需要进行气管切开并转送上一级医院。四肢烧伤面积较小，在30%以下，暂时可以不进行气管切开，并在上一级医院进行进一步评估和处理。中度以上吸入性损伤可能导致呼吸困难，需要进行气管切开并转送上一级医院。上呼吸道梗阻可能导致呼吸困难，需要进行气管切开并转送上一级医院。面颈部严重水肿可能导致呼吸道受限，需要进行气管切开并转送上一级医院。

237. D　心脏停搏时间是指从循环停止到重建有效人工循环的时间。

238. A　根据描述，仅损伤表皮的角质层、透明层、颗粒层的烧伤创面属于一度烧伤。一度烧伤只涉及表皮的损伤，表现为红肿、疼痛和轻度脱屑，通常

不会留下疤痕。

239. C 消化道恶性肿瘤通过血行转移，最早和最常见的受累器官是肝脏。这是因为肝脏是消化道的主要排泄器官，通过门静脉系统与消化道直接相连。当消化道肿瘤发生血行转移时，癌细胞很容易通过门静脉进入肝脏，导致肝脏转移灶的形成。

240. A 胫骨中下 1/3 交界处是指胫骨的远端部分，其形态由直立骨干向外侧向下弯曲形成。这种形态变化导致了骨的结构相对脆弱，容易发生骨折。

241. B 直肠指检是一种简单而可靠的检查方法，可以通过触诊直肠壁来检测直肠癌的存在。这种检查方法可以在门诊或临床上进行，具有较高的敏感性和特异性，可以帮助医生初步判断是否存在直肠癌。其他选项中，直肠内镜和乙状结肠镜是更详细的检查方法，可以进一步评估直肠病变的程度和范围；钡灌肠和 CT 也可以提供一些影像学上的信息，但它们相对于直肠指检而言更复杂和耗时。

242. A 胰腺癌的发病年龄多在 50 岁以上，尤其是 60～70 岁之间。胰腺癌在年轻人中相对较少见。多数胰腺癌发生在胰头部位。按组织类型分，导管细胞癌是最常见的类型。胰腺癌具有广泛浸润周围组织和器官的倾向，且早期就可能发生淋巴转移。胰腺癌的早期诊断困难，手术切除率低，预后较差。

243. C 脑脊液鼻漏是颅底骨折的典型表现，由于颅底骨折造成的骨质缺损，使脑脊液从鼻腔或鼻咽部漏出。因此，颅底骨折的诊断指征是脑脊液鼻漏。

244. B 早期支气管肺癌是指肿瘤仅局限于肺部，没有扩散到淋巴结或其他器官。在这种情况下，手术切除是最有效的治疗方法，可以彻底去除肿瘤组织。其他选项中，放射治疗在早期支气管肺癌中通常作为辅助治疗或术后辅助治疗使用。免疫疗法和非手术综合治疗也可以考虑在某些情况下使用，但不是首选的治疗方法。化疗在早期支气管肺癌中通常不是首选的治疗方法，而更适用于晚期或转移性肺癌。

245. A 腓总神经是下肢的一个主要神经，负责足部的运动和感觉。当腓总神经损伤时，常见的表现是足不能主动外翻，即足背向外翻。

246. A 麻醉恢复期间，患者可能出现各种并发症，其中包括呼吸系统的问题。术后呼吸道梗阻是一种常见的麻醉恢复期并发症。在麻醉期间，患者可能处于昏迷状态，导致舌根后坠和软组织松弛，这可能导致呼吸道梗阻。低血压和高血压是循环系统的并发症，与呼吸系统无关。心律失常是心脏系统的并发症，与呼吸系统无关。苏醒延迟是一种常见的麻醉恢复期并发症，但与呼吸系统无直接关联。苏醒延迟可能是由于药物代谢或其他因素导致的。

247. D 硬膜外麻醉是一种将麻醉药物注射到硬膜外腔来实现疼痛缓解的方法。虽然硬膜外麻醉是一种相对安全的麻醉技术，但仍然可能发生一些并发症。全脊髓麻醉是一种可能发生的硬膜外麻醉并发症。这是指麻醉药物扩散到脊髓全长，导致全身麻醉的情况。头痛和感染是硬膜外麻醉常见的并发症。头痛可能是由于硬膜外针刺过程中引起的脑脊液漏出所致。感染也可能发生在注射点周围。硬膜外血肿是硬膜外麻醉的潜在并发症之一。这可能是由于针刺过程中血管损伤引起的。脊髓损伤是一种严重的但相对罕见的硬膜外麻醉并发症。这可能是由于针刺过程中损伤脊髓造成的。而麻痹性肠梗阻是不可能发生的硬膜外麻醉并发症。

248. C 张力性气胸最有力的诊断依据是穿刺有高压气体冲出。张力性气胸是指气胸在胸腔内形成一个闭合性的压力容器，导致胸腔内气体压力不断增加，进而压迫肺组织和心脏，造成呼吸困难和循环障碍。穿刺时，如果有高压气体冲出，可以迅速减压，缓解症状。其他选项如广泛皮下气肿、心率增快、气管移位和呼吸困难都可以是张力性气胸的临床表现，但穿刺有高压气体冲出是最有力的诊断依据。

249. D 在重度低渗性缺水伴有休克的情况下，一般首选输注 5% 氯化钠注射液。这是因为 5% 氯化钠注射液是一种高渗透压液体，可以通过渗透作用吸引体内的水分进入血管，增加血容量，提高血压，从而改善休克状态。其他选项中的葡萄糖注射液和 0.45% 氯化钠注射液的渗透压较低，不适合在重度低渗性缺水伴有休克的情况下使用。而 0.9% 氯化钠注射液是等渗盐水，用于补充体液丢失或维持正常生理状态，不适用于急救休克的情况。

250. E 代谢性酸中毒是指体内的酸碱平衡紊乱，造成血液中碱性物质丢失或酸性物质过多。幽门梗阻可能导致呕吐，但不一定引起代谢性酸中毒。长期静脉滴注葡萄糖可能导致高渗性酸中毒，而不是代谢性酸中毒。急性阑尾炎通常不会导致代谢性酸中毒。食管梗阻可能导致呕吐，但不一定引起代谢性酸中毒。弥漫性腹膜炎可以导致肠道功能紊乱、呕吐和腹泻，从而引起代谢性酸中毒。

251. E 心搏骤停是指心脏停止有效地跳动，导致血液无法被泵送到身体各部分。纯氧人工呼吸是指使用纯氧进行人工呼吸，目的是提供更高浓度的氧气给患者，但单独进行纯氧人工呼吸并不能恢复心脏跳动。口对口人工呼吸是一种常见的心肺复苏措施，可以提供氧气给患者，但单独进行口对口人工呼吸并不能恢复心脏跳动。胸外心脏按压是指通过按压胸骨来恢复心脏跳动，可以维持血液循环，但单独进行胸外心脏按压并不能提供氧气给患者。胸内心脏按压是指通过手术或介入方式直接按压心脏来恢复心脏跳动，这是一种特殊的处理方式，不是心肺复苏的常规方法。这是心肺复苏的常规方法，口对口人工呼吸可以提供氧气给患者，胸外心脏按压可以维持血液循环，两者结合起来可以最迅速有效地处理心搏骤停。综上所述，心搏骤停时最迅速有效的处理是口对口人工呼吸同时进行胸外心脏按压。

252. E　枕骨大孔疝是指小脑组织通过枕骨大孔向下疝出，常见于颅内压增高的情况。在颅内占位性病变中，最易引起枕骨大孔疝的是小脑半球肿瘤。额顶叶肿瘤是指位于额叶和顶叶的肿瘤，不是最易引起枕骨大孔疝的病变。蝶鞍区肿瘤是指位于蝶鞍区的肿瘤，通常不会直接引起枕骨大孔疝。颞叶脑脓肿是指位于颞叶的化脓性炎症性病变，虽然可能导致颅内压增高，但不是最易引起枕骨大孔疝的病变。侧脑室肿瘤是指位于侧脑室的肿瘤，也不是最易引起枕骨大孔疝的病变。

253. B　早期食管癌的诊断需要通过一系列的检查来确认，其中一种简单易行的方法是使用带网气囊采集器检查食管脱落细胞。典型病史可以提供一些线索，但不能用于确诊早期食管癌。这是一种常用的非侵入性方法，通过采集食管脱落细胞进行细胞学检查，可以提供早期食管癌的诊断依据。CT 检查可以提供更详细的食管影像，但对于早期食管癌的诊断能力有限。钡餐检查可以显示食管的解剖结构，但对早期食管癌的诊断能力较差。基因芯片检查可以检测食管癌相关的基因变异，但在早期诊断中常常用于辅助诊断，而不是作为简单易行的方法。

254. A　当发现昏迷患者时，首要任务是确保患者的呼吸道通畅。如果呼吸道受阻，则必须立即采取措施确保氧气供应到肺部，以维持患者的生命。这可以包括清除口腔内的异物、保持头部位置正常、使用呼吸道辅助装置等。

255. B　急腹症患者最重要的腹部体征是腹膜刺激征阳性。腹膜刺激征阳性是指患者在按压腹壁或者腹膜刺激点时出现明显的疼痛反应。这是急性腹腔疾病的一个重要体征，提示可能存在腹腔脏器的炎症、感染、穿孔等情况。其他选项中，腹式呼吸减弱消失、肝浊音界缩小和肠鸣音消失是急腹症的一些体

征，但它们不如腹膜刺激征阳性具有重要性；腹痛虽然是急腹症的常见症状，但它不是一种体征。

256. B　脑脊液鼻漏是由颅底骨折引起的脑脊液漏出，需要及时进行干预和治疗。正确的处理包括注射抗生素以预防感染，卧床休息以减少颅内压力，头抬高以促进脑脊液流动和降低压力，以及应用镇静剂以减少剧烈咳嗽或呕吐等导致脑脊液漏出的行为。错误的处理是鼻腔填塞，因为鼻腔填塞可能会阻碍脑脊液的排出并增加颅内压力，进一步加重病情。

257. E　吻合口瘘是指食管和胃或其他结肠段的连接处出现不正常的通道，导致食物和消化液泄漏到胸腔或腹腔中。是食管癌手术后最严重的并发症之一，可能导致严重的感染、内出血和腹腔或胸腔积液。其他选项中，乳糜胸是指由于淋巴液积聚引起的胸腔积液，不是食管癌术后最严重的并发症。脓胸是指胸腔脓肿的形成，通常由细菌感染引起，不是最严重的并发症。血胸是指胸腔内出血导致的胸腔积血，虽然严重，但不是最严重的并发症。出血是指手术后出现的明显出血，虽然严重，但也不是最严重的并发症。

258. B　颈椎病是指颈椎相关结构的病变，常见的症状包括颈肩部疼痛、臂丛神经牵拉试验阳性、手指麻木等，但这些症状并非特异性，也可能与其他病因有关。而 X 线片显示有骨刺是最直接、可靠的证据，可以直接显示颈椎骨质增生、骨刺形成等病变，有助于确诊颈椎病。其他选项可能与颈椎病相关，但它们并非最可靠的诊断依据。

259. C　蛛网膜下隙阻滞术是一种常见的神经阻滞技术，用于处理脑血管疾病或进行某些诊断和治疗程序。然而，该过程可能会导致一些并发症。血压下降是蛛网膜下隙阻滞术中常见的并发症之一。由于药物注入蛛网膜下隙，可能会导致血压下降。心率缓慢是可能发生的并发症之一。蛛网膜下隙阻滞药物可能会影响自主神经系统，导致心率缓慢。呼吸抑制是蛛网膜下隙阻滞术中的潜在并发症之一。药物的影响可能会导致呼吸抑制。恶心、呕吐是蛛网膜下隙阻滞术中常见的并发症。这可能是由于药物的作用或手术本身引起的。而心跳加快不是蛛网膜下隙阻滞术的常见并发症之一。在手术过程中，药物的影响通常会导致心率减慢而不是加快。

260. D　高钾血症是指血清钾离子浓度升高。高钾血症可以导致 T 波高尖，即 T 波的振幅增高和变尖。高钾血症可以干扰心脏的传导系统，导致心房和心室之间的传导时间延长，即 PR 间期延长。高钾血

症可以导致 QRS 波的传导速度减慢，从而延长 QRS 波的宽度。U 波是一种在正常心电图中很少出现的波形，它通常与低钾血症有关，而不是高钾血症。高钾血症可以干扰心肌细胞的去极化和复极化过程，从而导致 QT 间隙延长。

261. B 有效循环血量是指单位时间内通过心血管系统进行循环的血量，也称为心输出量。

262. C 对不合作的患儿进行颈部肿块活检时需要麻醉来确保手术的顺利进行。局部浸润麻醉是指将麻醉药物直接注射到手术部位附近的组织中，以达到局部麻醉的效果。对不合作的患儿来说，单独使用局部浸润麻醉可能无法让患儿保持静止或放松。基础麻醉是指一般麻醉方法，包括静脉麻醉、吸入麻醉或全身麻醉。对于不合作的患儿，通常需要使用基础麻醉来让患者进入无意识状态，但单独使用基础麻醉可能无法达到局部麻醉的效果。基础麻醉可以让患者进入无意识状态，局部浸润麻醉可以提供局部麻醉效果，从而在确保患者无意识的同时减少疼痛和不合作的可能。这种方法结合了基础麻醉和局部麻醉的优势。区域阻滞麻醉是指通过注射麻醉药物来阻断神经传导，从而达到局部麻醉的效果。对于颈部肿块活检来说，区域阻滞麻醉可能不够精确或不适用。颈丛阻滞麻醉是指通过注射麻醉药物来阻断颈丛神经的传导，从而达到局部麻醉的效果。这种方法可能需要较高的技术要求，对于不合作的患儿可能不够安全或适用。

263. D 颅内压增高是指颅腔内压力升高，常见于颅内病变、脑肿瘤、脑出血等情况。在处理颅内压增高时，一般不使用肥皂水高压灌肠来处理便秘。呕吐频繁可以导致脱水，可以使用脱水药来控制呕吐，并在必要时暂禁食。头痛头晕是颅内压增高的常见症状，可以使用镇静止痛药来缓解症状。颅内压增高可能导致抽搐，可以使用抗癫痫药来控制抽搐。颅内压增高严重的患者可能出现昏迷和痰多，可以考虑进行气管切开术来维持呼吸道通畅，并进行痰液的吸痰和雾化治疗。

264. E 低半卧位有助于减轻腹腔内压力，减少腹腔脏器的移位，有利于减轻患者的腹痛和不适感，同时也有助于术前的准备和手术操作。其他选项中，平卧位、侧卧位、头低足高位和中凹卧位在急腹症患者术前并没有特别的必要。

265. D 雷诺五联征是指急性梗阻性化脓性胆管炎的五个典型症状，包括右上腹绞痛、发热、黄疸、腹肌紧张和胆囊肿大。其中，胆囊肿大压痛是胆囊炎的典型表现，不是急性梗阻性化脓性胆管炎的特征。

右上腹阵发性绞痛是其中一个典型症状，但单独的阵发性绞痛不足以作为诊断急性梗阻性化脓性胆管炎的依据。墨菲征是指在深吸气时，右上腹压痛明显加重，是胆囊炎的体征，不是急性梗阻性化脓性胆管炎的特征。夏柯三联征是指急性胆囊炎、胆石症和胆管炎的三个典型临床表现，与急性梗阻性化脓性胆管炎的临床表现不完全一致。

266. D 骨盆骨折可能导致尿道损伤，而后尿道损伤是其中最常见的类型。后尿道损伤会导致尿道口滴鲜血，并且由于尿道的狭窄和损伤，导尿管可能难以插入。其他选项中，肾损伤、膀胱损伤、前尿道损伤和前列腺损伤在骨盆骨折后也可能发生，但根据题干描述的症状，后尿道损伤是最有可能的合并症。

267. C 癌痛是由于癌症本身或其治疗引起的疼痛。癌痛可以是由于肿瘤压迫或侵蚀神经，或者由于炎症、组织损伤或神经传导异常引起的。生物源性炎症和化学源性炎症通常指的是由生物或化学物质引起的炎症反应，而不是特指癌症引起的疼痛。痛觉过敏是指对正常刺激产生过度疼痛的反应，通常与神经传导异常有关，但痛觉过敏不是特指由癌症引起的疼痛。异常性痛是一个广义的术语，用于描述各种疼痛的类型和原因，不特指由癌症引起的疼痛。

268. C 在血液透析时，动静脉瘘口的管理非常重要。造瘘肢体不能过度弯曲，以免造成瘘口的压迫或阻塞，影响血流通畅。保持动静脉瘘口周围的皮肤干净和无菌是非常重要的，以防止感染。在动静脉瘘口的管理中，严禁在造瘘侧肢体进行抽血或输液，以免破坏瘘口或影响血流。而且不可以在造瘘侧肢体上测量血压，避免血管受压。造瘘肢体不能受到过度的压力或挤压，以免造成瘘口的损伤或阻塞。包扎动静脉瘘口时，需要注意不要将绷带或包扎带包扎得过紧，以免影响血流或造成瘘口的压迫。

269. D 呼吸性碱中毒是指由于二氧化碳（CO_2）排出过多或氢离子（H^+）排出不足而导致体内酸性物质过少或碱性物质过多，从而引起血液的碱性偏高。盐酸是一种酸性溶液，不适用于治疗碱中毒。2% 氯化铵溶液是一种酸性溶液，不适用于治疗碱中毒。平衡盐溶液通常是指等渗的生理盐水，它不会直接治疗碱中毒，但可以用于维持水电解质平衡。呼吸性碱中毒的治疗主要是针对引起碱中毒的原发病进行治疗，例如纠正呼吸功能障碍、调整通气参数等。等渗氯化钠溶液是一种盐类溶液，不适用于治疗碱中毒。综上所述，治疗呼吸性碱中毒的主要方法是积极处理原发病，纠正引起碱中毒的原因。

270. E　缺氧性晕厥是由于缺氧引起的晕厥症状。房间隔缺损通常不会导致明显的缺氧症状，因为在心脏中的混合血流可以通过房间隔缺损的缺口混合，减少缺氧的程度。类似于房间隔缺损，室间隔缺损也可以通过混合血流减少缺氧的程度，不太常导致缺氧性晕厥。动脉导管未闭是指胎儿时期主动脉和肺动脉之间的导管没有在出生后闭合。虽然动脉导管未闭可能会导致心脏负荷增加，但一般不会引起明显的缺氧症状。肺动脉瓣狭窄可能会导致肺动脉压力增加，但一般不会引起明显的缺氧症状。法洛四联症是一种先天性心脏病，包括室间隔缺损、肺动脉瓣狭窄、右心室肥厚和主动脉骑跨。其中，肺动脉瓣狭窄和右心室肥厚可以导致肺动脉压力增加，引起缺氧性晕厥。

271. D　在脊柱骨折中，胸椎的下胸段（T10～12）是最常见的部位。这是因为下胸段的胸椎骨质相对较脆弱，容易受到外力的影响而发生骨折。

272. E　氯胺酮是一种非巴比妥类快速作用的静脉麻醉药，用于诱导和维持麻醉。它选择性抑制丘脑—新皮层系统，导致意识与感觉的分离，患者对周围环境改变不再敏感，这被称为"分离麻醉"。氯胺酮在麻醉下可能会兴奋交感神经，导致血压升高和脉搏增快。氯胺酮具有较强的镇痛作用，尤其在低剂量下可以产生显著的镇痛效果。

273. E　抗休克最基本的措施是控制原发病。休克是一种严重的循环衰竭状态，通常是由于原发病导致的。因此，首先要识别和处理导致休克的原发病，例如出血、感染、心肌梗死等。其他选项如输氧、应用血管活性药物、纠正代谢性酸中毒和补充血容量都是抗休克的重要措施，但在控制原发病之前，这些措施可能无法取得理想效果。

274. E　肾移植术后，排斥反应是一种常见的并发症。疲乏无力可能是排斥反应的症状之一，由于排斥反应导致移植肾功能受损而引起。寒战和发热是排斥反应的常见症状，可能是由于免疫系统对移植肾产生的免疫反应引起的。移植肾区胀痛也可能是排斥反应的症状之一，由于免疫反应导致移植肾组织的炎症反应。尿量减少可能是排斥反应的症状之一，由于移植肾功能受损而导致尿量减少。尿量增加通常不是排斥反应的症状，反而可能是移植肾功能良好的表现，因为移植肾起到了正常肾脏的功能，增加了尿液的排出量。

275. B　等渗性缺水是指细胞内外液体的渗透浓度相同。输入大量等渗盐水不会导致高血钾。等渗盐水的钾离子浓度通常与血液中的钾离子浓度相似，不会导致血钾水平升高。输入大量等渗盐水可能导致高氯性酸中毒。等渗盐水中的氯离子浓度较高，输入大量等渗盐水会增加体内氯离子的摄入量，导致血液中氯离子的浓度升高，进而导致酸中毒。输入大量等渗盐水不会导致低钾性碱中毒。等渗盐水中的钾离子浓度通常与血液中的钾离子浓度相似，不会引起血液中钾离子浓度的降低。输入大量等渗盐水不会导致低氯性碱中毒。等渗盐水中的氯离子浓度较高，不会引起血液中氯离子浓度的降低。输入大量等渗盐水可能导致血钠浓度升高。等渗盐水中的钠离子浓度较高，输入大量等渗盐水会增加体内钠离子的摄入量，进而导致血液中钠离子的浓度升高。

276. A　代谢性酸中毒是指体内酸性物质积累或碱性物质丢失导致血液 pH 降低的情况。其中，高血酮酸是代谢性酸中毒的一个常见原因。呼吸深快是代谢性酸中毒的典型症状之一，可以通过呼吸代偿来减少血液中的二氧化碳含量，以试图提高血液的 pH 值。此外，由于高血酮酸的存在，呼气时可能带有酮味。其他选项的症状与代谢性酸中毒不太相关。呼吸慢而浅，呼气时有烂苹果气味常见于乙醇中毒引起的酮症酸中毒。唇干舌燥，眼窝凹陷是脱水的表现。心率加速，血压降低可以是循环衰竭的表现。疲乏，眩晕是多种疾病的非特异性症状，不能明确代谢性酸中毒的诊断。

277. D　在麻醉下，患者的呼吸被抑制，导致二氧化碳排出减少。随着麻醉药物的作用，患者的呼吸中枢和呼吸肌受到抑制，通气不足，导致二氧化碳蓄积。二氧化碳蓄积会导致动脉血液中的二氧化碳浓度升高，刺激血管收缩反应，从而引起高血压。

278. E　对于颅内压增高的处理，腰穿放出脑脊液减压是最危险的处理方法。腰穿放出脑脊液减压可以导致脑脊液压力骤降，可能会引起脑组织的移位和脑疝的发生，增加颅内压的不稳定性，增加神经系统的损害风险。

279. D　烧伤时水分的蒸发可以导致体液的损失，但不是烧伤休克的主要原因。虽然烧伤可能导致血液丢失，但主要原因不是红细胞丧失。疼痛是烧伤的常见症状，但不是烧伤休克的主要原因。烧伤会导致血管的破裂和损伤，使大量体液从血管内渗出，造成血容量减少，是烧伤休克的主要原因。创面感染是烧伤后的常见并发症之一，但不是烧伤休克的主要原因。

280. D　内镜下治疗腰椎间盘突出症通常选择那些较为常见且较为适合内镜手术的类型。极外侧型椎间盘突出和中央型椎间盘突出是常见的类型,内镜手术对其治疗效果较好。椎间盘脱出并游离和前方型腰椎间盘突出也是常见的类型,内镜手术可以有效处理这些情况。然而,中央型椎间盘突出伴钙化在内镜下治疗时相对较困难。钙化的椎间盘会增加手术的难度,使得内镜手术在这种情况下可能不太适用。

281. B 帽状腱膜下血肿是指头颅外伤后,血液在颅骨内膜和脑膜之间积聚形成的一种血肿。由于头皮与颅骨之间没有紧密的粘连,当帽状腱膜下血肿发生时,血液会积聚在头皮下形成明显的波动感。其他选项中,骨膜下血肿和皮下血肿也可以在头颅外伤后出现,但它们通常不会引起明显的头皮下波动感。皮下积液常常是由于炎症或其他原因导致的液体积聚,一般不会引起明显的波动感。皮下积脓通常是由于细菌感染引起,可以在头颅外伤后发生,但也不会引起明显的波动感。

282. C 颅内压增高是指颅内压力超过正常范围,常见于颅内占位性病变、颅脑外伤等情况。头痛、呕吐和视神经乳头水肿是颅内压增高的典型症状。头痛是由于颅内压力增高刺激脑膜和血管引起的,呕吐是由于颅内压力刺激脑干呕吐中枢引起的,视神经乳头水肿是由于颅内压力增高导致视神经乳头充血水肿引起的。

283. D 老年人因切割伤造成无名指端缺损,且有骨质外露,处理应选择缩短指骨缝合皮肤。由于无名指端缺损,拉拢皮肤直接缝合可能无法有效覆盖骨质外露区域,因此不适合这种情况。中厚皮片移植可以用于修复皮肤缺损,但对于有骨质外露的情况,仅进行中厚皮片移植可能无法有效覆盖骨质。带蒂皮瓣移植是一种常用的修复皮肤缺损的方法,但对于指端缺损且有骨质外露的情况,可能需要更复杂的手术操作,因此不是最合适的选择。对于无名指端缺损且有骨质外露的情况,可以选择缩短指骨并缝合皮肤。通过缩短指骨,可以有效覆盖骨质外露区域,促进伤口愈合。断指再植是一种复杂的手术操作,通常适用于完整断离的指部,而不是仅仅缺损指端的情况。综上所述,老年人因切割伤造成无名指端缺损,且有骨质外露,最合适的处理方法是缩短指骨并缝合皮肤,以有效覆盖骨质外露区域。

284. E 戴护眼镜可以有效保护手术眼,防止外界物体的刺激和感染。地塞米松眼药水具有抗炎和抗过敏作用,可以减轻手术眼的炎症反应。氯霉素眼药水具有抗菌作用,可以预防术后感染。揉擦术眼可能会引起感染或损伤手术眼,因此不揉擦术眼是非常重要的。阿托品眼药水是一种瞳孔扩张剂,通常用于治疗炎症性眼病,但在角膜移植术后一般不推荐使用。阿托品眼药水可能会导致视力模糊、光敏感和近视等副作用,因此不应该每天使用。

285. B 手术前需要禁食,以确保胃肠道为空,减少手术中的食物残渣和胃肠道内容物泄漏的风险。持续胃肠减压可以通过胃管或鼻饲管来实现,以减少胃肠道内的压力。肠道准备不是胃十二指肠溃疡幽门梗阻手术治疗的常规准备步骤。肠道准备通常用于结肠和直肠手术,目的是清除肠道内的粪便,减少手术中的感染风险。在胃十二指肠溃疡幽门梗阻手术中,并不需要进行肠道准备。如果患者存在水电解质和酸碱平衡失调的情况,应在手术前进行纠正,以保证手术过程的安全性。在手术前进行每晚的生理盐水洗胃可以清除胃内的食物残渣和胃酸,减少手术中的污染和感染的风险。手术前需要加强全身营养支持,纠正患者可能存在的贫血和低蛋白血症,以提高手术的成功率和患者的术后恢复。

286. C 急性血源性骨髓炎是一种严重的感染性疾病,需要经过足够长的抗生素治疗来确保病情的完全控制和消除病原体。通常,急性血源性骨髓炎的抗生素治疗持续时间为 4～6 周。尽管在治疗初期出现 X 线片改变、全身及局部症状消失,但为了防止复发和确保病原体完全清除,抗生素治疗至少需要持续 3 周。

287. B 患者出现黏液血便,并且右下腹可触及 6cm 直径大包块,质硬,不规则。这些表现提示可能存在结肠病变,如结肠肿瘤。灌肠气钡双重造影是一种常用的检查方法,可以显示结肠的形态和解剖结构,帮助确定结肠病变的位置、大小和形态。其他选项的检查方法也可以考虑,但首选应是灌肠气钡双重造影。胃肠钡餐透视主要用于检查胃和小肠的病变,对结肠病变的显示有限。B超检查对于结肠病变的显示也有限。CT 可以提供更详细的结构信息,但灌肠气钡双重造影通常是首选检查。乙状结肠镜检查可以直接观察结肠黏膜,但由于患者症状和体征的特点,首选的检查方法应是灌肠气钡双重造影。

288. A 睾丸鞘膜积液是男性睾丸周围液体的积聚,通常是一种良性的病变。在年幼的患儿中,睾丸鞘膜积液很常见,多数情况下会自行消退。因此,在这个年龄段的患儿中,观察是最佳的处理方案。一般建议观察到 2 岁,如果在此期间积液没有自行消退,或者出现其他症状,如疼痛或肿胀,才需要考虑其他治疗措施。

289. B　原发性脑干损伤是指直接损伤脑干结构，而不是由于颅内血肿、脑室出血等引起的继发性损伤。在原发性脑干损伤的情况下，患者往往会进入深昏迷，双侧瞳孔会极度缩小，四肢可能瘫痪，同时还伴有高热和呼吸障碍等症状。

290. C　CO_2 CP 降低、pH 降低、$[HCO_3^-]$ 降低符合代谢性酸中毒的表现。题干没有提到 CO_2 CP 降低、pH 降低、$[HCO_3^-]$ 降低的程度和原因，无法判断是否为混合型碱中毒。

291. B　对于休克的治疗，最重要的是及时扩充血容量。休克是由于有效循环血量不足而导致的组织灌注不足，血压降低、脉搏细速、面色苍白都是休克的典型表现。在这种情况下，及时扩充血容量可以增加循环血量，提高组织灌注，从而纠正休克状态。

292. A　根据题干中的指标可以判断该患者存在酸中毒。CO_2 CP 降低（14mmol/L）表示存在代谢性酸中毒，因此首先应该纠正酸中毒。可以通过补充碱性溶液来提高血液的碱性负荷，从而纠正酸中毒。血钾浓度正常（3mmol/L），不需要立即进行补钾。题干没有提到患者需要进行急诊手术的迹象，因此不确定是否需要进行急诊手术。血钠浓度正常（130mmol/L），不需要立即进行补钠。题干没有提到患者需要输全血的情况，因此不确定是否需要输全血。

293. D　根据描述，这位患者有长期高血压和心肌缺血，突发右下腹痛、高热，诊断为穿孔性阑尾炎而进行急诊手术。在这种情况下，术前术中监测心功能是非常重要的，因为患者存在心脏病的风险。由于患者有长期高血压和心肌缺血的病史，监测心功能是必要的，以评估患者手术的风险。

294. D　患者是一名 25 岁男性，患有 1 型糖尿病。2 天来出现恶心、面色潮红、呼吸深快，并逐渐出现神志模糊直至昏迷。这些症状和体征提示了酸中毒的可能性。糖尿病酮症酸中毒是由于糖尿病患者血糖控制不佳，导致体内缺乏足够的胰岛素，血糖升高。在胰岛素不足的情况下，机体无法利用血糖，开始分解脂肪来提供能量，产生大量的酮体。当酮体积累到一定程度时，会导致酮症酸中毒。

295. B　患者出现车祸撞伤脑部后，出血导致深昏迷，脑干反射消失，脑电波消失，无自主呼吸。这些表现都是临床死亡的特征。临床死亡期是生理学和心脏死亡之间的过渡阶段。

296. E　女性患者在右乳内上方可扪及 $4 \times 5cm \times 3cm$ 硬块，与皮肤有粘连，同时在右腋下和左锁骨上可扪及淋巴结，质硬。根据描述，最可能的诊断是乳腺癌Ⅳ期。乳腺癌是一种恶性肿瘤，根据肿瘤的大小、淋巴结转移情况和远处器官转移情况，将其分为不同的期别。Ⅳ期乳腺癌表示肿瘤已经扩散到远处器官，如骨骼、肺、肝等，同时存在淋巴结转移。

297. E　男性患者上腹饱胀、嗳气、呕吐宿食 3 个月余，体格检查可见胃型及胃蠕动，且有胃震水音。根据这些表现，最可能的临床诊断是十二指肠溃疡瘢痕性幽门梗阻。胃肠炎、急性胃扩张和慢性胃炎通常不会引起持续 3 个月以上的症状，胃溃疡可能会导致上腹饱胀和呕吐的症状，但在描述中未提及胃溃疡的相关体征和症状，如压痛等。十二指肠溃疡瘢痕性幽门梗阻是指在十二指肠溃疡愈合后，瘢痕形成导致幽门狭窄，阻碍胃内容物通过。这种情况下，患者常常会出现上腹饱胀、呕吐、嗳气等症状，且体格检查可能会发现胃型及胃蠕动，以及胃震水音。

298. E　士兵左肘关节处被弹片炸伤，有活动性出血，上肢不能活动，需要搬运后再做治疗。在这种情况下，最有效的止血方法是使用左上臂下 1/3 处止血法。左上臂下 1/3 处止血法是一种常用的紧急止血方法，适用于上肢出血无法直接控制的情况。该方法通过在左上臂下 1/3 处施加压力，阻止动脉血流，从而实现止血的目的。

299. D　手术后的 12 小时出现颈前有压迫感、呼吸困难、发绀、切口敷料呈红色、颈部肿胀等症状，提示可能存在颈部血肿。颈部血肿可以产生压迫，导致呼吸困难和发绀，需要立即处理。处理颈部血肿的方法是剪断缝线，敞开切口，清除血肿。这样可以减轻压迫，并恢复正常的呼吸通道。

300. D　对于胃窦部癌已累及浆膜层且有肝转移灶的患者，最合适的治疗方法是根治性胃大部切除加左肝外叶切除术。胃窦部癌已累及浆膜层表示肿瘤已经扩散到胃壁的最外层，因此根治性手术切除是治疗的首选。胃大部切除术可以将肿瘤及其周围组织一同切除，以达到根治的目的。此外，病情还显示左肝外叶有 3cm 大小的转移灶。在胃癌有肝转移的情况下，一般认为行根治性胃大部切除加左肝外叶切除是较为合适的治疗选择。这样可以同时切除胃部肿瘤和肝部转移灶，增加治愈的可能性。

301. D　患者有长期的溃疡病史，突发上腹剧痛，并迅速波及全腹，这是胃十二指肠溃疡急性穿孔的典型症状。腹部检查显示板状强直、广泛压痛、反跳痛以及肝肺浊音界消失，这些体征提示腹腔内有广泛的炎症和脏器受累。腹部 X 线透视显示右膈下有新月状透亮影，这是由于胃内的气体泄漏到腹腔中所致。其他选项的病情表现与胃十二指肠溃疡急性穿孔不符合。急性阑尾炎合并穿孔通常表现为右下腹剧痛，绞窄性肠梗阻表现为持续性腹痛、呕吐和便秘，急性胆囊炎合并穿孔通常表现为右上腹剧痛，急性出血坏死性胰腺炎则表现为剧烈的上腹痛、恶心、呕吐和腹胀。

302. C 患者有上腹部疼痛十余天，并近日加重，内窥镜和钡餐透视证实为十二指肠后壁溃疡。毕Ⅱ式胃大部切除术是治疗十二指肠溃疡的常见手术方法。该手术包括切除溃疡部位的十二指肠，同时切除胃底部和胃体的大部分，并与胆十二指肠吻合，以恢复胃肠道的通畅。胃肠吻合术通常用于胃食管反流病的治疗；毕Ⅰ式胃大部切除术适用于胃底或胃体的病变，而不适用于十二指肠溃疡；幽门成形术通常用于幽门狭窄的治疗；溃疡切除术通常用于溃疡无法保守治疗或复发的情况。

303. E 术后第7天，患者出现呕吐，呕吐物含胆汁，并且经胃肠减压输液治疗无好转，胃管每日吸出胃液800~1000ml，钡餐检查显示钡剂停留于输出端口。这些表现提示可能存在吻合口排空障碍。吻合口排空障碍是指吻合口处的狭窄、瘢痕形成或扭曲，导致食物无法顺利通过。这可能是手术后愈合不良或术后炎症反应引起的。吻合口排空障碍会使胃液和食物在胃内滞留，导致胃扩张和呕吐。输出端梗阻通常表现为吻合口以下肠道的阻塞，钡餐检查也不支持该诊断。吻合口梗阻通常表现为胃液和食物无法通过吻合口，胃液大量积聚在胃内，但钡餐检查显示钡剂停留于输出端口，排除了吻合口梗阻的可能性。输入端梗阻通常表现为食物无法通过胃进入肠，但患者的症状和检查结果并不支持该诊断。碱性反流性胃炎通常是由于胃酸减少导致胃内pH值升高，而不是胃液积聚和呕吐的原因。

304. B 患者的肿瘤位于齿状线上6cm，肿瘤占直肠周径1/2，病理报告为高分化腺癌。根据以上信息，可以确定患者的直肠癌处于中低位，并且没有明显的侵犯深层组织或淋巴结转移。Dixon手术是一种常用的直肠癌手术治疗方法。该手术通过切除直肠癌病变部分，并进行直肠吻合术，保留肛门功能。对于位于齿状线上的中低位直肠癌，Dixon手术是一种较为适用的治疗方案。局部电灼切除术适用于早期直肠癌，不适用于肿瘤占直肠周径1/2的情况。Miles手术是一种全直肠切除术，适用于直肠癌的中高位，不适用于中低位直肠癌。拉下式直肠癌切除术适用于低位直肠癌，但对于中低位直肠癌不是最佳选择。经骶

部入路保留肛门术适用于一些特殊情况，但对于中低位直肠癌也不是最佳选择。

305. D 患者排便后肛门处剧烈疼痛，并可触及触痛明显的硬块。以上描述符合血栓外痔的特点。血栓外痔是指痔核的血管发生血栓形成，导致痔核组织肿胀、坚硬并且非常痛苦。在排便时，血栓外痔可以更加突出，并且触摸时会引起明显的疼痛。其他选项的疾病也可能引起肛门疼痛，但与患者的症状和体征不符合。直肠息肉脱出通常表现为直肠内突出的肿块，不会引起肛门处的剧烈疼痛。内痔脱出嵌顿通常是指内痔脱出后无法复位，而不是触及明显的硬块。肛周脓肿通常表现为肛门周围的红、肿、热、痛，并且可能有脓液排出。肛裂并前哨痔通常表现为肛裂引起的疼痛，而不是触及明显的硬块。

306. C 外痔血栓形成是指外痔静脉突然发生血栓形成，形成一个暗紫色圆形肿物突出于肛门部。患者通常会有剧痛和触痛明显的症状。这种情况通常发生在年轻人，常常与久坐、便秘、劳累等因素有关。肛裂通常是肛门周围的裂口，不会出现暗紫色圆形肿物。内痔嵌顿通常不会形成突出的肿物，而是在肛门内部。肛门周围脓肿通常是由于感染引起的局部脓肿，不会形成明显的肿物突出。肛瘘通常是肛门周围的异物管道，也不会形成明显的肿物突出。

307. B 患者出现肛内胀痛，逐渐加重，伴畏寒发热3天，指检发现肛门左侧肛周皮肤稍红，肛门4cm左侧偏后有明显压痛和肿胀。这些表现提示可能存在直肠肛管周围脓肿。坐骨直肠间隙脓肿是一种常见的直肠肛管周围脓肿，通常是由于肛门腺感染或肛门附近的其他感染引起的。该脓肿位于坐骨直肠间隙，可以引起肛门周围的疼痛、肿胀和红肿。符合患者的症状和体征。肛门周围脓肿通常表现为肛门周围的红、肿、热、痛，而不是肛内胀痛。直肠壁内脓肿通常是直肠壁内的脓肿形成，而不是位于肛管周围。骨盆直肠间隙脓肿位于骨盆直肠间隙，通常不会引起肛门的症状。括约肌间脓肿通常位于括约肌间隙，也不符合患者的症状和体征。

308. C 患者的症状包括肛门外经常潮湿不洁、分泌物有恶臭味，以及时常发生肛门处肿痛。检查发现肛门距离2.5cm处有乳头状隆起，触诊有条索状物与肛门相连，有轻压痛。这些症状和检查结果与肛门周围脓肿或肛门周围脓肿引起的肛门瘘相符。挂线疗法是治疗肛门瘘的一种常见方法。该方法通过在肛门瘘内放置一根细线，促进肛门瘘内脓液排出，帮助愈合。血栓摘除术适用于外痔血栓形成，与肛门瘘不相

关。Miles 手术是一种治疗直肠癌的手术，与肛门瘘无关。痔环切除术适用于内痔的治疗，不适用于肛门瘘。肛门瘘需要适当的治疗以避免进一步的感染和并发症。因此，根据患者的症状和检查所见，首选的治疗方法是挂线疗法。

309. B CEA（癌胚抗原）是一种常用的肿瘤标记物，特别适用于结肠癌的检测和监测。在结肠癌患者中，CEA 水平通常在手术切除后恢复正常，如果复诊时 CEA 水平升高，常提示结肠癌复发的可能性较高。AFP（甲胎蛋白）主要用于肝癌和睾丸癌的检测，对结肠癌的监测不是特别敏感。CA125 是卵巢癌的标记物，对结肠癌的监测没有明确的价值。CA19-9 是一种胰腺癌和胆囊癌的标记物，对结肠癌的监测也不是特别敏感。DNA 异倍体是一种结肠癌的分子生物学指标，用于辅助诊断和预后评估，但不适用于复发监测。因此，在这个情况下，CEA 的升高是最常提示结肠癌复发的指标。

310. C 脊髓栓系综合征是一种先天性畸形，其特征是脊髓的位置异常，常见的表现是脊髓圆锥下移。该疾病可能导致尿失禁等泌尿功能障碍。其他选项中，脊膜膨出是指脑脊液通过脊膜的缺陷膨出到脊髓腔的一种情况，而脊髓脊膜膨出是指脊髓和脊膜一起膨出到脊髓腔的一种情况。脊髓圆锥肿瘤和马尾肿瘤通常不会导致脊髓位置的异常。因此，根据尿失禁和 MRI 表现，最可能的诊断是脊髓栓系综合征。

311. C 头痛伴恶心呕吐和感觉障碍是颅内肿瘤的常见症状。左侧两点辨别觉、实体觉和对侧肢体的位置觉障碍提示存在感觉皮层的受损，而顶叶是大脑皮层中负责感觉功能的主要区域之一。额叶、颞叶、枕叶和岛叶在本例中的症状和影像学表现并不符合。额叶主要与情绪、行为和记忆有关，颞叶主要与听觉和记忆有关，枕叶主要与视觉有关，岛叶主要与语言和情感有关。因此，根据症状和影像学表现，最可能的肿瘤位于顶叶。

312. C 昏迷、双侧瞳孔极度缩小、四肢瘫痪、高热和呼吸障碍都是脑桥功能受损的表现。脑桥是连接大脑和脊髓的重要部位，负责控制呼吸、心跳和其他自主神经功能。脑桥出血会导致这些功能的紊乱，表现为昏迷、瞳孔异常、肢体瘫痪、高热和呼吸障碍。其他选项中的内囊内侧和丘脑附近、外囊附近、小脑和内囊内侧扩延至外囊附近的出血部位，虽然也可能导致类似的症状，但与脑桥出血相比，相对较少见。

313. D 根据病史描述，患者表现为寒战、发热、咳脓痰，体温升高，胸片显示右肺下叶大片致密影和右胸腔积液。这些体征提示可能存在右侧下叶肺炎和胸腔积液。在这种情况下，根据正常的肺部解剖和病理生理，不应该出现右胸肋间隙变窄的体征。正常情况下，肺部炎症和胸腔积液可能导致胸腔内压力增加，使相应的胸廓活动度受限，但不会导致肋间隙变窄。

314. B 患者的胸部外伤致右侧胸部出现骨擦感和皮下气肿，叩诊呈鼓音，呼吸音消失。这些体征表明可能存在气胸，即胸腔内积气导致肺部受压。在气胸的情况下，胸腔内压力增高，会导致呼吸困难和循环不稳定。因此，急救处理的首要目标是立即进行胸腔排气，即将积聚在胸腔内的气体排除。胸腔排气可以通过胸腔穿刺或胸腔导管插入来实现，以减轻胸腔内气压，恢复正常的呼吸和循环功能。其他选项中的输血、补液和抗休克，应用升压药以及氧气吸入都是一些常规的急救措施，但在这种情况下并不是首要的处理方法。胶布固定也无法解决气胸的问题。

315. E 患者的临床症状及影像结果均提示食管狭窄，治疗宜选胃造口术。胃造口术可以通过将胃与皮肤表面相连，形成一个人工的胃口，以便患者能够通过胃口进食。

316. A 患者出现低热、咳嗽合并痰中带血丝，以及 X 线胸片显示的右肺上叶不张，以上症状和体征都是肺癌的可能表现。

317. E 贲门失弛缓症患者宜行食管下段及贲门肌层切开，通过切开食管下段及贲门肌层来改善贲门失弛缓症的症状。

318. A 口唇微绀、心脏杂音、肺动脉第二心音稍强以及肺部细小水泡音都是室间隔缺损的典型体征和表现。肺炎可以是合并的并发症。口唇微绀和肺动脉瓣区第二心音稍强可以是动脉导管未闭的表现，但胸骨左缘第3、4肋间的杂音位置与动脉导管未闭不符。口唇微绀、心脏杂音和肺动脉瓣区第二心音稍强可以是房间隔缺损的表现，但胸骨左缘第3、4肋间的杂音位置与房间隔缺损不符。法洛四联症包括肺动脉狭窄、室间隔缺损、主动脉骑跨和右心室肥厚。虽然肺动脉瓣区第二心音稍强和肺部细小水泡音可以与法洛四联症相关，但胸骨左缘第3、4肋间的杂音位置与法洛四联症不符。虽然房缺可以解释口唇微绀和心脏杂音，但胸骨左缘第3、4肋间的杂音位置与房缺不符。

319. E 在二尖瓣脱垂的患者中，心尖区可闻及收缩中晚期吹风样杂音及喀喇音。这是由于二尖瓣脱垂导致二尖瓣关闭不完全，血液逆流时产生的杂音。此外，超声心动图中显示二尖瓣前叶 CD 段呈吊床样波形也支持二尖瓣脱垂的诊断。

320. E 复温期是体外循环的最后一个阶段，通过升温来恢复体温和代谢功能。在这个时期，血液循环重新建立，患者的血液系统也逐渐恢复正常。然而，在复温期及其后不久，由于手术操作和体外循环的影响，患者可能出现大量出血的情况。在这个时期，手术野仍然处于高风险的状态，需要密切监测患者的血压和出血情况，并采取相应的措施来控制出血量，以确保手术安全。

321. E 膀胱挛缩是一种膀胱肌肉异常收缩的情况，导致膀胱容量减小和尿频症状加重。在这种情况下，患者可能会感觉到频繁的尿意和尿急，尿量较少。结核感染和手术后的抗结核治疗可能导致膀胱壁的纤维化和瘢痕形成，从而引起膀胱挛缩。这种情况下，即使尿常规检查阴性、IVP 显示右肾轻度积水，也可能会出现尿频症状加重的情况。

322. A 睾丸鞘膜积液是指睾丸鞘膜内积聚液体，导致阴囊逐渐增大。常见症状是阴囊肿胀，但通常没有疼痛。触诊时可能无法触及睾丸和附睾，透光试验阳性，即透光光束可以穿过阴囊。这是因为液体填充在睾丸鞘膜内，使得睾丸和附睾无法被触及。交通性鞘膜积液是指鞘膜内液体在腹腔和阴囊之间往返流动，通常与腹股沟斜疝有关。精索鞘膜积液通常是指精索鞘膜内的液体积聚，而不是睾丸鞘膜。精液囊肿是一种较为罕见的疾病，通常会导致精囊区的肿块，并可能伴有射精障碍等症状。嵌顿性腹股沟斜疝通常会导致腹股沟区的肿块，并且可以触及股沟区。综上所述，根据描述的症状和体征，最可能的诊断是睾丸鞘膜积液。

323. A 肿瘤的分化程度和浸润深度是影响膀胱肿瘤预后非常重要的因素。分化程度是指肿瘤细胞与正常细胞的相似程度，分为高度分化、中度分化和低度分化。分化程度越高，预后越好。浸润深度表示肿瘤细胞侵犯膀胱壁的程度，通过肿瘤的分期来评估。早期发现的浅表性肿瘤（非浸润性）治愈率较高，而深度浸润的晚期肿瘤预后较差。其他选项中，肿瘤的组织类型、生长方式、大小和数目虽然对肿瘤的治疗和管理有一定的影响，但不如分化程度和浸润深度对预后的影响大。

324. D 骨折后，骨折段的血液供应受到损伤，这会影响骨痂的生长和愈合。因为骨痂的形成和愈合需要充足的血液供应，供应氧气和营养物质给骨折段

的细胞。而血液供应不良可能导致骨痂生长缓慢或无法形成，进而影响骨折的愈合。其他选项中的年老、管型石膏外固定影响患者功能锻炼、周围软组织损伤的影响以及复位不理想都可能对骨折的愈合产生一定的影响，但在这个情况下，最主要的原因是骨折段的血液供应不良。

325. B 前列腺增生是老年男性常见的疾病，可以导致尿流受阻和尿排空障碍。根据题干所述，这名患者已经有前列腺增生病史 20 年，并且口服非那雄胺药物治疗 10 余年，但目前夜尿增多明显，并且残余尿量较高（300ml）。这些症状表明前列腺增生导致的尿流受阻已经较严重，药物治疗效果不佳。对于这样的情况，最适宜的治疗是行经尿道前列腺电切术（TURP）。TURP 是一种常用的治疗前列腺增生的手术方法，通过电切或刮除前列腺组织来减轻尿流受阻和改善排尿症状。对于前列腺增生病史长、症状较重的患者，TURP 是一种有效且安全的治疗选择。

326. E 在鉴别肱骨髁上骨折和肘关节脱位时，最可靠的体征是肘后三角关系改变。肘后三角关系是指在正常情况下，从肱骨外髁到尺骨茎突的连线与肘窝后缘的连线形成的三角形。如果肱骨髁上有骨折或肘关节发生脱位，肘后三角关系可能会发生改变，即连线不再形成正常的三角形。

327. B 胸椎正、侧位 X 线片可以提供详细的胸椎结构信息，包括椎体、椎弓、椎间盘等。这可以帮助评估胸椎后突畸形的程度和类型，以及是否影响到神经结构。正位和侧位 X 线片可以提供不同角度的观察，有助于全面评估患者的病情。其他选项的辅助检查方法并不适用于评估胸椎后突畸形。颈椎正、侧位 X 线片适用于颈椎相关的问题。腰椎正、侧位 X 线片适用于腰椎相关的问题。骨盆平 X 线片适用于骨盆相关的问题。

328. C 截瘫指数（ASIA 评分）用于评估患者的脊髓损伤程度。根据 ASIA 评分系统，截瘫指数包括对肢体运动、感觉和括约肌功能的评估。根据题目描述，患者双下肢主动运动完全丧失（肢体运动评分为 2），触觉、痛觉、温觉减退（感觉评分为 1），肛管括约肌功能部分丧失（括约肌功能评分为 1）。因此，截瘫指数为 2 + 1 + 1 = 4。

329. B 患者有跌倒后左膝上疼痛、高热、膝上皮温高和压痛等症状，局部脓肿分层穿刺骨膜下抽出浑浊液体，与急性血源性骨髓炎的典型表现相符。

330. C 骨肉瘤是一种恶性骨肿瘤，通常发生在青少年和年轻成年人中。其特征包括局部疼痛、肿胀

和活动受限，骨质破坏区域边界不清，伴有骨膜增生呈放射状阴影。患者的右股骨下端肿块持续存在 2 个月以上，同时伴有表面静脉怒张和皮温略高，与骨肉瘤的临床表现相符合。骨髓炎通常表现为局部疼痛、肿胀和红热，但不太可能导致明显的骨质破坏。骨结核通常具有慢性进展的特点，且常伴有活动后加重的疼痛和活动受限。骨巨细胞瘤通常表现为骨质破坏区域边界清晰，而不是边界不清。骨转移癌通常是其他原发癌症的转移，且常伴有其他病灶的存在。

331. E 对于颈动脉受创的患者，抗凝血药是一线的治疗选择，以预防血栓形成和进一步的血管损伤。根据瞳孔缩小和眼睑下垂的症状，可能存在颈动脉受创的情况。动脉造影是一种用于评估颈动脉损伤的特殊影像学检查方法。在这种情况下，头部计算机断层扫描是首选的影像学检查方法，可以评估头部和颈部结构的损伤情况。环状软骨下端损伤时，喉气管损伤不一定会出现明显的症状，特别是在早期阶段。因此，建议进行适当的评估和检查来排除喉气管损伤。由于受伤位置在环状软骨下端，应该考虑进行喉镜检查而不是支气管镜检查。

332. E 根据动脉血气结果可以得出以下信息：pH 7.27 低于正常范围（7.35 ~ 7.45），表示存在酸中毒；$PaCO_2$ 78mmHg 高于正常范围（35 ~ 45mmHg），表示呼吸性酸中毒；PaO_2 70mmHg 在正常范围内，但不能提供关于酸碱失衡类型的信息。HCO_3^- 32mmol/L 高于正常范围（22 ~ 28mmol/L），表示代谢性碱中毒。根据动脉血气结果的解读，pH 低于正常范围且 $PaCO_2$ 高于正常范围，提示呼吸性酸中毒。而代谢性碱中毒（高 HCO_3^-）则是呼吸性酸中毒的代偿性反应。因此，根据提供的动脉血气结果，酸碱失衡的诊断可能是呼酸失代偿。

333. E 地尔硫草是一种钙通道阻滞剂，可用于控制心动过速。然而，在此情况下，给予地尔硫可能会进一步降低患者的血压，因此不是首选的治疗方法。经食管心脏超声是一种评估心脏结构和功能的方法，适用于对心房颤动患者进行详细评估。然而，在急性情况下，首要的处理是针对心动过速进行控制，而不是立即进行超声检查。胺碘酮是一种抗心律失常药物，可用于控制心房颤动。然而，在此情况下，患者已经有肺部感染的症状，胺碘酮可能会导致肺部副作用，因此不是首选的治疗方法。同步电复律是一种恢复正常心律的方法，对于心动过速和心房颤动患者是一种常用的治疗方法。然而，在此情况下，目前没有提供患者有危及生命的情况，因此不需要立即进行

同步电复律。在此情况下，患者的心动过速可能是由于肺部感染引起的，而且患者已经有发热和血压降低的症状。因此，首要的处理是针对感染进行治疗，并密切监测患者的病情。在病情稳定后，再考虑是否需要给予抗心律失常药物治疗。

334. A 根据提供的信息，血小板计数为 52×10^9/L，仅轻微青紫的症状，此时并没有提供患者有明显的自发性内出血的危险。根据国际血小板计数标准，正常的血小板计数范围为 $(150 ~ 450) \times 10^9$/L。因此，这个血小板计数虽然低于正常范围，但并不至于立即需要输注血小板浓缩液。新鲜血小板一般可以存活 3 ~ 5 天，但存活时间也会受到其他因素的影响，如储存条件和输注时的处理等。在输注血小板时，最好选择与受血者 ABO 血型相符的血小板，以减少输血反应的发生。某些药物，如磺胺类药物和青霉素类药物，可能导致血小板数目降低。因此，在评估血小板计数低的患者时，需要仔细询问有关药物使用的病史。在对血小板计数低的患者进行评估时，需要仔细询问病史和进行体检，以确定可能的原因。肝硬化患者的脾脏增大破坏可能导致血小板降低。

335. E 患者被诊断为肺炎，有发热、低血压和低氧血症。低血压是一个紧急情况，需要保持血压在足够的水平，维持组织器官的灌注。SIRS（全身炎症反应综合征）是一组指标，包括体温升高或降低、心率增快、呼吸急促、白细胞计数升高或降低。根据题干中的描述，患者已符合 SIRS 的诊断。$ScvO_2$ 是中心静脉血氧饱和度的一种测量指标。保持 $ScvO_2$ 在 70% 以上可以确保组织器官得到足够的氧供应。早期给予适当的抗生素是肺炎治疗的重要措施，以防止病情进一步恶化。在这个病例中，给予非甾体抗炎药并不是紧急处理的首要目标。首要任务是稳定患者的生命体征和提供足够的氧供应。

336. D 在这种情况下，应该首先采取的行动是尽快将小孩从游泳池救上岸进行心肺复苏。在溺水的情况下，时间非常关键。如果小孩没有反应，脸色苍白，可能已经处于生命危险的状态。尽快将小孩从水中救上岸，以便进行心肺复苏，是最紧急和重要的措施。在进行心肺复苏之前，将小孩移到岸上可以提供更稳定的环境和更好的救治条件。拨打急救电话（如120）是必要的，但在这种情况下，将小孩从水中救上岸的紧急性更高。因此，应该首先进行救援行动，然后尽快拨打急救电话，以便获取进一步的医疗支持和指导。

337. C 胸外按压是心肺复苏的关键步骤之一，

通过压迫胸部对心脏进行机械挤压，从而维持血液循环。以保持脑部和其他重要器官的氧气供应。根据研究和临床经验，胸外按压可以有效提高中心静脉血氧饱和度。一般来说，在胸外按压有效的情况下能够使中心静脉血氧饱和度达到40%以上。

338. A 面部刀刺伤通常需要清创缝合，尽早处理伤口有助于促进创面愈合，并减少感染和瘢痕形成的风险。在这种情况下，由于刀刺伤发生时间较长（10小时），清创缝合应该是最适当的治疗措施。

339. C 应首选的检查方法是钡剂灌肠检查。钡剂灌肠检查可以提供直观的肠道影像，帮助医生观察肠道的结构和形态，检测肠道病变。根据患者的症状和体征，钡剂灌肠检查可以帮助确认是否存在结肠肿瘤或其他结构性病变，同时也可以评估病变的位置、大小和范围。其他选项中，B型超声波检查、CT检查和MRI检查可以提供一些影像学上的信息，但它们相对于钡剂灌肠检查而言更为复杂和耗时；血清学检查对于直接观察肠道病变并不具有辅助作用。

340. C 患者有上腹部不适、食欲不振、黄疸进行性加重、体重减轻和全身明显黄染等症状，提示存在进行性梗阻性黄疸。在体格检查中，肝未触及，但深吸气时可触及肿大的胆囊底部，提示胆囊肿大。此外，血胆红素升高（15mg/dl）和尿检中的阳性胆红素也支持胆道梗阻的诊断。胰头癌是指胰头部位发生的恶性肿瘤，常常导致胆道梗阻，引起黄疸和相关症状。其他选项中，胆石症和肝炎通常不会导致进行性梗阻性黄疸和体重减轻。慢性胰腺炎也不符合患者的症状和体征。肝癌可能导致黄疸，但一般不会引起胆道梗阻。

341. C 在儿童中，由于软骨发育未完全，桡骨小头相对较大，容易发生半脱位，也称为"肘关节半脱位"或"肘关节陷入"。这种情况通常发生在3岁以下的儿童，常见的原因是在抱孩子时，孩子的手被突然拉伸，导致桡骨小头滑入尺骨鹰嘴内。这种情况可导致肘部不适、略屈和不敢使用该手拿东西。其他选项中，右肘关节脱位、右肘关节软组织损伤、右肱骨髁上骨折和右侧桡神经麻痹都与患儿的表现不符合。

342. A 急性肠梗阻是一种严重的疾病，可能导致肠道缺血和坏死，进而引起腹腔感染和休克。患者入院时的低血压60/40mmHg表明患者已经出现休克状态。因此，急诊处理应该包括抗休克措施，如快速静脉输液补充血容量和使用血管活性药物，同时进行手术治疗。

343. D 在心跳呼吸停止的情况下，进行心肺复苏是为了维持血液循环和氧气供应，以尽可能减少脑组织缺氧时间。早期进行心肺复苏可以延长脑组织缺氧的可逆性时间，提高患者的预后。脑组织对缺氧非常敏感，缺氧时间过长会导致脑细胞损伤甚至死亡。根据研究和临床经验，一般认为脑组织缺氧损伤的不可逆时间是4～6分钟。

B型题

1. C 卢戈液是一种含碘制剂，常用于治疗甲状腺肿大和动脉性充血。它能将足够的碘提供给甲状腺，从而减少甲状腺肿大和动脉性充血的症状。

2. B 普萘洛尔是一种非选择性β受体拮抗剂，常用于甲状腺手术前的准备。当常规应用碘和抗甲状腺药物不能耐受或无效时，普萘洛尔可以减少甲状腺激素的合成和释放，从而控制甲状腺功能亢进症的症状。

3. A 甲硫氧嘧啶是一种抗甲状腺药物，常用于治疗甲状腺功能亢进症。长期使用或过量使用甲硫氧嘧啶可能会导致甲状腺肿大（甲状腺增大）和动脉性充血。这是因为甲硫氧嘧啶能抑制甲状腺素的合成和释放，从而导致甲状腺功能减退，甲状腺肿大和相应的循环系统改变。

4. D 腹股沟管的后壁由腹膜、腹横筋膜和联合肌腱组成。腹膜是腹腔内脏器的包膜，腹横筋膜是一层薄膜，位于腹股沟管的后方，而联合肌腱是腹直肌和腹横肌的肌腱连接部分。

5. B 腹股沟管的下壁由腹股沟韧带和腔隙韧带组成。腹股沟韧带是连接髂骨和耻骨的韧带，腔隙韧带是连接腹横肌和腹内斜肌的韧带。这两个韧带形成了腹股沟管的下方边界。

6. C 腹股沟管是位于腹股沟区域的一个通道，由多个结构组成。其中，腹外斜肌腱膜位于腹股沟管的前壁，它是腹外斜肌的腱膜部分。

7. A 腹股沟管的上壁由腹内斜肌和腹横肌的弓状下缘组成。这两个肌肉在腹股沟管的上方形成一个弧形的边缘。

8. E 腹股沟直疝是指腹腔内脏器通过腹股沟直接脱出的一种疝形式。疝囊颈位于腹壁下动脉的内侧，且位于腹股沟韧带的上方。

9. D 腹股沟斜疝是指腹腔内脏器通过腹股沟管进入腹股沟区域的一种疝形式。疝囊颈是指腹内脏器脱垂形成的疝囊与腹股沟管之间的狭窄部分。在腹股沟斜疝中，疝囊颈位于腹壁下动脉的外侧，且位于腹股沟韧带的上方。

10. C 股疝是指腹腔内脏器通过股环脱出的一种疝形式。疝块常常位于腹股沟韧带下方的卵圆窝处。

11. C 根据病史和胸片表现，可能存在肺癌的情况。支气管镜检查是进一步评估呼吸道病变的常用方法，可以直接观察和取得病灶组织进行活组织检查，以明确诊断和制定治疗计划。

12. D 根据病史和胸片表现，可能存在肺脓肿或肺脓肿合并空洞的情况。进一步的检查包括进行痰培养加药敏试验，确定病原菌的类型和对抗生素的敏感性，以指导治疗。

13. A 根据病史和临床表现，可能存在肺结核的情况。结核菌素试验是进一步评估是否存在结核感染的常用检查方法。在感染结核菌的患者中，结核菌素试验常常呈阳性反应，有助于诊断和评估结核病的活动性。

14. E 肺静脉压增高是指肺静脉内压力的升高，通常与心脏疾病相关。当肺静脉压力超过 20mmHg 时，会导致肺毛细血管楔压升高。

15. C 二尖瓣狭窄是指二尖瓣口的狭窄，导致血液通过二尖瓣时受阻。二尖瓣重度狭窄通常定义为二尖瓣口面积 ≤ 1.0cm^2。这种狭窄会导致血流受限，心脏负荷增加，引起一系列症状和体征。

16. D 肺水肿是指肺组织中的液体积聚，导致肺功能受损和呼吸困难。肺水肿通常与肺毛细血管楔压的升高有关，当肺毛细血管楔压超过正常范围（通常大于 30mmHg）时，液体会渗出到肺间质和肺泡中，导致肺水肿的发生。

17. B 二尖瓣狭窄是指二尖瓣口的狭窄，导致血液通过二尖瓣时受阻。当二尖瓣狭窄伴有明显的肺动脉高压时，可出现 Graham – Steell 杂音，这是由于肺动脉瓣关闭不全引起的肺动脉瓣区域血流增加所产生的杂音。

18. C 梅毒性心脏病可以导致主动脉瓣关闭不全，即主动脉瓣在收缩期不能完全关闭，导致血液回流到左心室。重度主动脉瓣关闭不全通常伴有 Austin – Flint 杂音，这是由于主动脉瓣关闭不全引起的主动脉和二尖瓣之间的血流干扰所产生的杂音。

19. E 动脉导管未闭是指在出生后动脉导管未闭，导致动脉血从主动脉流向肺动脉。这种情况通常伴有胸骨左缘第 2 肋间连续性机器样杂音，这是由于动脉血从主动脉流向肺动脉时产生的血流噪音。

20. E 根据病史和影像学检查结果，右肾下极有液性占位，且排泄性尿路造影显示右肾中、下盏之间的距离拉长，呈弧形变。这种情况下，最可能的诊断是肾囊肿，即肾脏内的液体充满的囊性结构。

21. C 根据病史、尿液检查和膀胱镜检查结果，恶性肿瘤细胞存在于尿中，且左输尿管口有喷血。B 超检查未发现异常。这种情况下，最可能的诊断是肾盂肿瘤，肾盂肿瘤最常见的症状是肉眼或镜下血尿。

22. D 肩关节脱位是指肩关节头脱离肩盂的位置，导致肩关节的不稳定。Dugas 征是一种用于评估肩关节脱位的体征，患者在尝试将肩关节复位时，无法将手臂完全贴紧胸部，手臂会稍微离开胸部，并呈现一定的外展和外旋。这是由于肩关节脱位后肌肉和结构的改变所导致的。

23. B 银叉畸形是一种常见的桡骨远端骨折畸形，表现为桡骨和尺骨在骨折处形成一个叉状的形态。

24. C 腹主动脉瘤是指腹主动脉发生局部扩张，形成血管瘤。当腹主动脉瘤破裂或发生血栓形成时，患者常常会感到突然而剧烈的刀割样或撕裂痛。

25. E 阑尾炎是指阑尾发生炎症，通常伴有腹部持续性的疼痛。这种疼痛通常开始于脐部周围，然后逐渐转移到右下腹部，并且可能会伴随其他症状，如恶心、呕吐和发热。

26. D 肠梗阻是指肠道发生阻塞，导致食物和液体无法正常通过。这种情况下，患者常常会经历绞痛或痉挛性疼痛，伴有腹胀、呕吐和便秘等症状。

27. B 胰腺炎是指胰腺发生炎症，常常伴有剧烈的腹痛。这种疼痛可以放射到背部。

28. C 灼烧法是将金属器械直接暴露在明火或高温下进行灼烧，以杀灭细菌和病原体。这种方法常用于急需的特殊情况下，但不适用于大部分器械。

29. D 药液浸泡法是将器械浸泡在消毒液中，使其接触到消毒剂，从而达到杀灭细菌和病原体的目的。内镜和腹腔镜等器械常常使用药液浸泡法进行消毒。

30. B 煮沸法是将器械、玻璃制品和橡胶类物品放入沸水中煮沸一段时间，以达到杀灭细菌和病原体的目的。这种方法适用于耐热的物品，如金属器械、玻璃制品和橡胶类物品。

31. A 高压蒸汽灭菌法是将敷料类物品放入高压蒸汽灭菌器中进行灭菌，以杀灭细菌和病原体。这种方法适用于敷料类物品，能够有效地消除细菌污染。

32. B 癌痛第三阶梯常用的药物是吗啡，这是一种强效阿片类镇痛药，通常用于重度的癌痛。吗啡具有较强的镇痛效果，但也伴随着一些副作用和风险，需要在医生的指导下使用。

33. E 癌痛第二阶梯常用的药物是盐酸曲马朵，也称为曲马多。曲马多是一种弱阿片类镇痛药，可用于中度至重度的癌痛。

34. C 癌痛第一阶梯常用的药物是非阿片类镇痛药。这些药物包括非甾体抗炎药（NSAIDs）和其他非阿片类药物，如布洛芬、阿司匹林等，可以用于轻度至中度的癌痛。

C 型题

1. A 甲状腺手术后最危急的并发症是术后呼吸困难和窒息。由于甲状腺手术涉及颈部的结构和组织，术后可能出现气道阻塞、出血、血肿等情况，进而导致呼吸困难和窒息。这是需要紧急处理的情况。

2. B 喉返神经是喉部的重要神经，它控制声带的活动。在甲状腺手术中，如果喉返神经受到损伤或受压迫，可能会导致声带功能障碍，引起声嘶。

3. B Galeazzi 骨折是指桡骨干下 1/3 骨折，同时伴有尺骨小头脱位。这种骨折和脱位的组合通常发生在桡骨干下部骨折，而尺骨小头向桡侧脱位。

4. A Monteggia 骨折是指尺骨干上 1/3 骨折，同时伴有桡骨小头脱位。这种骨折和脱位的组合通常发生在尺骨干上部骨折，而桡骨小头向桡侧脱位。

5. C 严重呕吐和长期胃肠减压都会导致胃液或肠液的大量丢失，从而使体内的氢离子减少，当超出人体内缓冲系统的调节范围时，血液就会呈现碱性。从而引起代谢性碱中毒。

6. B 绞窄性肠梗阻是指肠道被绞窄或阻塞，导致肠道血液供应不足和组织缺血，进而引起酸碱失衡。在绞窄性肠梗阻中，由于肠道组织缺血和坏死，乳酸会大量产生，导致代谢性酸中毒。

7. C 心功能不全会导致心脏泵血能力下降，血液回流受阻，导致中心静脉压升高。另外，血容量相对过多也会导致中心静脉压升高，因为血液容量过多，使得静脉回流压力增加。这种情况下，血压可能会降低，因为心脏泵血能力不足以维持正常的血压。

8. A 中心静脉压是指在右心房内的静脉回流压力，可以反映血容量的状态。当血容量严重不足时，中心静脉压会降低，因为静脉回流减少，心脏无法充分充盈，导致血压也会降低。

9. C 慢性脓胸是指持续存在的胸膜腔积脓，通常与胸膜结核相关。治疗原则包括消除引起脓胸的致病原因以及清除脓腔，以促进愈合和恢复。

10. D 急性脓胸是指胸膜腔内发生化脓性感染，导致胸腔内积液的一种疾病。治疗原则包括彻底排净脓液，以促进肺的复张和恢复。

X 型题

1. ABCD 外科感染是指在外科手术或创伤后，引起的感染。这些感染可以由不同类型的病原体引起。病毒、细菌、真菌和寄生虫都可能是外科感染的病原体。病毒可以引起各种感染，如呼吸道感染、皮肤病变等。细菌是最常见的外科感染病原体，包括许多不同种类的细菌，如金黄色葡萄球菌、大肠杆菌等。真菌感染在特定情况下也可能引起外科感染，特别是在免疫功能低下的患者中。寄生虫感染在某些地区也可能是外科感染的原因，如疟疾等。昆虫不是外科感染的常见病原体，因此不包括在外科感染的病原体范围内。

2. ABCDE 创伤是指外力作用下引起的组织损伤。创伤后容易发生感染，尤其是开放性创伤，因为创口暴露于外界环境，易受细菌感染。严重创伤可能导致多个器官功能障碍，如肺脏、肾脏、心脏等器官功能受损。严重创伤可能导致休克，即血液循环不足，导致组织缺氧和器官功能障碍。创伤后患者的应激反应增加，可能导致应激性溃疡的发生，尤其是消化道溃疡。严重创伤、骨折或手术后可能导致脂肪栓塞综合征，即脂肪颗粒进入血液循环，引起肺部、脑部等器官损伤。因此，创伤的并发症包括器官功能障碍、感染、休克、应激性溃疡和脂肪栓塞综合征。

3. ABCDE 感染常伴有寒战和发热，是急性梗阻性化脓性胆管炎的典型症状之一。急性梗阻性化脓性胆管炎引起胆管的阻塞和炎症，常导致剧烈的上腹痛。由于胆管的梗阻和炎症，胆汁无法正常排出，导致黄疸的出现。在严重的情况下，急性梗阻性化脓性胆管炎可能会导致感染性休克，伴有低血压和器官功能衰竭。某些病例可能出现神经系统症状，如意识改变、迷糊或昏迷等。

4. ABCD 排尿时间延长是指排尿过程需要更长的时间才能完全排空膀胱。尿线变细是指排尿时尿液流出的通道变窄，导致尿线变得细小。排尿射程缩短是指排尿时尿液喷射的距离较短，无法达到正常的射程。不便滴沥是指排尿结束后，仍然有残余尿液滴漏出来，无法完全排空膀胱。上述 4 种情况均属于排尿困难。尿失禁是指无法控制尿液的排出，导致尿液不受控制地泄漏出来。尿失禁不属于排尿困难的表现。

5. ABDE 尺桡骨双骨折是指桡骨和尺骨同时发生骨折。在跌倒时，如果手腕和手臂受到强烈的冲击或扭曲，可能导致尺桡骨双骨折发生。柯雷骨折是指桡骨远端骨折。当用手撑地时，如果身体重量直接作用在手腕和手臂上，可能导致桡骨远端发生骨折。肩胛冈骨折是指肩胛冈部位的骨折，与跌倒手撑地没有直接关联。锁骨骨折是指锁骨发生骨折。在跌倒时，如果手臂受到强烈的冲击或扭曲，可能导致锁骨骨折。肩关节脱位是指肩关节从正常位置脱离。当用手撑地时，如果身体重量直接作用在肩关节上，可能导致肩关节脱位。

6. ABCDE　预防和治疗低血容量性休克是烧伤患者治疗的重要环节。烧伤后会出现大量液体丢失，导致低血容量性休克，需要及时补液以维持血液循环稳定。保护烧伤区，防止和清除外源性污染是烧伤治疗的基本原则。烧伤区域容易感染，应保持清洁并避免外源性污染。防治局部及全身性感染是烧伤治疗的关键。烧伤后，烧伤区域容易感染，也可能引起全身性感染，需要使用抗生素等药物进行预防和治疗。促进创面愈合，减少瘢痕形成及功能障碍是烧伤治疗的目标。烧伤后的创面需要适当的处理和护理，以促进愈合，并尽量减少瘢痕形成和功能障碍。防治器官的并发症是烧伤治疗的重要内容。烧伤可能引起多个器官的并发症，如呼吸系统、循环系统、肾脏等，需要进行监测和及时治疗。

7. ABCD　A项，表示原发肿瘤大小为 T_3 级别，没有淋巴结转移 N_0，没有远处转移 M_0。B项，表示原发肿瘤大小为 T_1 级别，淋巴结转移为 N_1 级别，没有远处转移 M_0。C项，表示没有原发肿瘤 T_0，但有淋巴结转移 N_1，没有远处转移 M_0。D项，表示原发肿瘤大小为 T_2 级别，淋巴结转移为 N_1 级别，没有远处转移 M_0。E项，表示原发肿瘤大小为 T_2 级别，淋巴结转移为 N_2 级别，没有远处转移 M_0。原发肿瘤大小为 T_2 级同时淋巴结转移为 N_2 级，不符合 Ⅱ 期标准。

8. ABCD　腹部闭合性损伤，有时很难确定是否合并腹内脏器损伤。由于腹腔内脏器的位置深藏在腹壁之下，损伤可能不明显，且症状不典型，因此有时很难确定是否存在腹内脏器损伤。腹部损伤可分为开放性和闭合性两大类，开放性损伤指腹部外伤造成的皮肤和软组织破损，闭合性损伤指腹部外伤没有明显的皮肤和软组织破损。直肠由于位置较深，故损伤发生率低。直肠位于腹部较深的位置，通常受到骨盆的保护，因此在腹部损伤中，直肠的损伤发生率较低。腹腔最易损伤的脏器是脾脏。脾脏位于左上腹腔，较为脆弱，易受到外力的挤压和撞击，因此在腹部损伤中，脾脏是最易受伤的脏器之一。腹部闭合性损伤均

应剖腹探查，以免遗漏腹内脏器损伤的说法是错误的。并非所有的腹部闭合性损伤都需要进行剖腹探查，而是根据临床症状、体征和其他辅助检查来判断是否需要手术治疗或其他进一步的检查。不是所有的腹部损伤都需要进行剖腹探查，这样的处理方法是过度治疗。

9. ABCD　膀胱结核严重尿频可能导致膀胱黏膜严重受损，镜检时可能引起出血和疼痛，加重症状，因此在膀胱结核严重尿频时不宜进行膀胱镜检查。膀胱镜检查需要通过尿道将镜头插入膀胱，而急性尿路感染可能导致尿道和膀胱黏膜充血、水肿和炎症，增加了感染的风险，因此在急性尿路感染时不宜进行膀胱镜检查。如果膀胱容量不足 50ml，膀胱镜检查可能会引起过度膀胱扩张，导致疼痛和不适，因此在膀胱容量不足 50ml 时不宜进行膀胱镜检查。尿道狭窄可能使膀胱镜无法顺利插入尿道进入膀胱，因此在尿道狭窄的情况下不适合进行膀胱镜检查。前列腺肥大可能导致尿流受阻和尿道狭窄，但并不是绝对禁止进行膀胱镜检查的情况，医生会根据具体情况来判断是否适合进行膀胱镜检查。

10. ABCD　尿道损伤是指尿道受到破坏或损伤，通常需要进行局部治疗来恢复尿道的正常功能和避免感染等并发症。尿道损伤后，为了避免尿液在尿道中积聚或引起感染，通常需要通过引流管或导尿管来引流膀胱中的尿液，确保膀胱的排尿功能。对于尿道损伤，首要的治疗目标是恢复尿道的连续性，通常需要进行手术修复或其他介入治疗来修复受损的尿道组织。如果尿道损伤导致尿液渗漏到尿道周围组织或皮肤下，需要通过引流管或引流袋等方式进行彻底引流，以避免尿液积聚和感染。尿道损伤可能会引起出血，需要彻底引流积血，以避免血液积聚和感染。尿道损伤的局部治疗主要是针对尿道本身的问题，全身应用抗炎治疗通常不是局部治疗的一部分。

11. ABCD　尿路的梗阻是尿路结石形成的另一个重要因素。梗阻可以阻碍尿液的正常流动，导致尿液中的矿物质沉积形成结石。尿路感染是尿路结石形成的一个常见因素。感染可以改变尿液的化学性质，增加结石形成的风险。尿路中的异物，如结石碎片、尿管内的导管或支架等，可以成为结石形成的核心，进而促进结石的形成。肾损伤可能导致尿液的排泄受阻，增加尿液中矿物质的沉积和结石形成的风险。体质的强弱可能影响尿液的化学性质和结晶的溶解度，从而影响结石的形成。然而，体质的强弱并不是尿路结石形成的主要风险因素。综上所述，影响尿路结石

形成的因素包括感染、梗阻、异物和肾损伤。

12. ACD　骨折后的骨坏死是指骨折部位的骨组织缺血、坏死和骨质破坏。股骨颈骨折是骨质疏松和老年人常见的骨折类型。由于股骨颈供血较少，骨折后容易发生缺血、坏死。桡骨远端骨折是腕部最常见的骨折类型之一。虽然骨折后可能会影响桡骨远端的血液供应，但并发骨坏死的风险相对较低。距骨是脚踝部位的一块重要骨骼，若发生骨折并伴有血管和神经损伤，可能导致骨坏死。手舟状骨是腕关节中的一块小骨，由于其供血较少，骨折后容易发生缺血、坏死。髌骨是位于膝盖前方的三角形骨骼，由于其相对较好的血液供应，骨折后并发骨坏死的风险较低。

13. ABCDE　严重酸中毒是指血液 pH 低于正常范围（7.35～7.45），碳酸氢钠可以用于纠正酸中毒。在严重的酸中毒情况下，快速静滴碳酸氢钠可能会导致中枢酸中毒加重，使患者病情进一步恶化。碳酸氢钠的使用会使氧离曲线左移，这意味着氧与血红蛋白的亲和力增加，导致氧的释放能力降低。碳酸氢钠可能会导致儿茶酚胺失活，从而影响儿茶酚胺的功能。快速静滴碳酸氢钠可能导致高钠血症和高渗状态，特别是在高剂量使用或快速静滴的情况下。碳酸氢钠的使用可能会导致心肌和脑细胞内的酸中毒加重，增加细胞损伤的风险。

14. ABC　溃疡可能穿透胃或十二指肠壁，进而导致腹腔内器官之间的通道形成，这被称为穿孔。穿孔是一种严重并紧急的并发症，需要立即治疗。溃疡可以侵蚀到血管，导出血。出血的程度可以从微量出血到严重出血不等，严重出血可能导致贫血和休克。溃疡在幽门附近形成，幽门是胃和十二指肠之间的狭窄部位。当溃疡区域肿胀或瘢痕收缩，可能导致幽门狭窄，进而引起食物无法顺利通过，造成幽门梗阻。在溃疡的治疗过程中，可能发生溃疡穿孔后形成的瘘管，连接十二指肠残端和其他器官或空腔形成十二指肠残端瘘。但并不属于常见并发症。倾倒综合征是一种少见的并发症，指胃排空过快，引起胃内容物过早进入小肠，导致腹泻和电解质紊乱。综上所述，胃、十二指肠溃疡常发生的并发症包括出血、穿孔和幽门梗阻。

15. ABCDE　Reynolds 五联征是指以下症状的组合：腹痛、寒战高热、黄疸、休克和神经中枢系统受抑制。这些症状通常是由严重的感染或细菌感染引起的，需要及时诊断和治疗。

16. ABCE　闭式持续性控性脑室引流的作用机制是通过植入脑室引流管，将脑脊液引流出来，以减

轻颅内压力。脱水和激素治疗是通过使用利尿剂和激素等药物来减少体液积聚，从而减轻颅内压力。降低体温和使用巴比妥类药物可减轻颅内压力。腰穿放出血性脑脊液可能存在危险，因为在存在颅内血肿的情况下进行腰穿可能会导致脑疝等严重并发症，因此不是常规的治疗选择。气管内插管是通过机械通气来维持氧合和呼吸功能，可减轻颅内压力。

17. ABCDE　肺癌可能压迫交感神经链，导致 Horner 综合征，表现为瞳孔缩小、眼睑下垂和面部出汗减少。肺癌可能侵犯或压迫膈肌，导致膈肌麻痹。尽管罕见，但肺癌可与重症肌无力相关。肺癌可能分泌雄激素样物质，导致男性乳房发育（女性化乳房）。肺癌可能侵犯或压迫喉返神经，导致声带麻痹或受限，引起声嘶。

18. ACDE　根据高血压的定义，舒张压持续超过 100mmHg 需要进行抗高血压药物治疗。对于高血压患者，在手术前一天通常需要继续服用抗高血压药物，但并不是对所有患者舒张压超过 110mmHg 就必须延续到手术日晨，具体的药物管理需要根据患者的具体情况来决定。对于高血压并存心肌缺血的患者，手术需要慎重考虑，择期手术可能会被列为禁忌。对于长期用抗高血压药治疗且血压稳定的患者，需要继续服用抗高血压药物，延续到手术日晨。单纯慢性高血压患者可能由于长期高血压导致器官功能的损害，对麻醉的耐受力可能较差。

19. ACDE　特异性感染是指由特定的病原体引起的感染。在给出的选项中，结核由结核分枝杆菌引起，破伤风由破伤风杆菌引起，气性坏疽由产气荚膜梭菌引起，炭疽由炭疽杆菌引起。这些都是特定的病原体引起的感染。霉菌不属于特异性感染，因为霉菌是广泛存在的真菌，可以引起多种感染。

20. ABCDE　高钾血症是指血液中钾离子浓度超过正常范围。高钾血症会导致心脏电活动异常，容易引发严重的心律失常，因此需要积极采取措施来防治心律失常，如监测心电图、给予抗心律失常药物等。高钾血症的主要原因之一是钾盐摄入过多，因此需要立即停止摄入高钾食物或药物。采取措施降低血液中的钾离子浓度，如给予降钾药物、增加钾的排泄等。高钾血症可能是某些疾病的表现，如肾脏疾病、酸中毒等，因此需要针对原发病进行治疗。肾脏是钾离子排泄的主要机器，因此需要采取措施来改善肾功能，促进钾离子的排泄。

21. ABCDE　休克是一种严重的循环衰竭状态，导致全身组织缺血缺氧。常见的休克类型如下。①出

血性休克：由于大量出血导致血容量不足，血压下降，导致组织供氧不足。②过敏性休克：过敏反应引起的休克，常见于严重的过敏反应，如药物过敏、昆虫叮咬等。③心源性休克：由于心脏功能严重受损，无法提供足够的血液供应，导致休克状态。④创伤性休克：由于严重创伤导致血容量不足或血管舒缩功能紊乱，引起休克。⑤感染性休克：严重感染引起的休克，常见于感染性疾病如败血症。以上是常见的休克类型，不同类型的休克可能有不同的病因和处理方法。

22. AE 在抗休克治疗中，常用的扩血管药物包括异丙肾上腺素和阿托品。异丙肾上腺素是一种能够收缩血管并增加心脏收缩力的药物，通过增加血管收缩和提高血压来提高组织灌注。阿托品具有抗胆碱作用，能够导致血管收缩和瞳孔扩大，从而起到扩血管的作用。前列腺素 E_1、酚妥拉明和妥拉唑啉并非常用的扩血管药物，在抗休克治疗中使用较少。

23. BCD 专科 ICU 是指根据患者的病种或特殊需求设立的特定专科重症监护病房。以下是在我国设立较多的专科 ICU。①新生儿 ICU：专门为新生儿提供重症监护和治疗的专科 ICU，用于处理早产儿、低体重儿、先天性畸形等新生儿的危重病情。②心血管病 ICU：专门用于重症心血管病患者的监护和治疗的专科 ICU，包括心肌梗死、心力衰竭、心律失常等心血管疾病的患者。③烧伤 ICU：专门用于重症烧伤患者的监护和治疗的专科 ICU，包括严重烧伤、烟雾吸入伤等烧伤患者。五官科 ICU 和内科 ICU 虽然也可能设立，但相对来说设立较少，不属于设立较多的专科 ICU。

24. ABCDE 感染会干扰伤口的愈合过程，增加伤口感染的风险，延迟修复。低蛋白血症会影响伤口愈合，因为蛋白质是组织修复和再生所必需的。糖尿病会影响血液供应和免疫功能，导致伤口愈合延迟和并发症的风险增加。吲哚美辛是一种非甾体抗炎药（NSAIDs），长期服用可能抑制炎症反应和伤口修复过程。肝硬化会导致凝血功能障碍和血液循环紊乱，影响伤口修复和愈合。

25. ADE 急性重症胰腺炎可引起全身炎症反应，导致心血管系统功能异常，表现为心率增快、心律失常、低血压或休克。呼吸系统受累常见于严重的急性重症胰腺炎，但不是诊断要点。血钙和血糖的升高不是急性重症胰腺炎的典型诊断要点，虽然在某些情况下可能出现这些变化，但不是常见的病理生理改变。急性重症胰腺炎引起的炎症反应和体液丧失可能导致

肾功能受损，表现为尿量减少和血尿素氮增高。急性重症胰腺炎的严重炎症反应和组织损伤可能导致血液凝固功能紊乱，引发弥散性血管内凝血（DIC）。

26. ABCD 排尿模式改变是指患者在排尿方面出现了变化，如尿频、尿急、尿痛等。焦虑是指患者对于疾病、治疗或其后果感到担忧或不安。镜下血尿是指尿液检查中发现红细胞，但肉眼观察时尿液没有明显血尿的表现。尿路感染是指患者出现尿液中有细菌感染的征象，如尿频、尿急、尿痛等症状。上述情况均为良性前列腺增的护理诊断。营养低于机体需要与良性前列腺增生无关。

27. ABE 创面污染重时，清创后应先缝合伤口，然后在二期手术中修复肌腱、神经损伤。这是因为在创面污染较重的情况下，需要先进行清创和缝合，以减少感染的风险，而深部组织损伤通常需要更精细的修复，可以在二期手术中进行。创面新鲜清洁时，清创后可以同时修复深部组织损伤和缝合伤口。这适用于创面较小、无感染、无重要结构损伤的情况。创面污染重，清创后缝合伤，二期手术修复骨折和脱位不符合常规处理原则，因为在创面污染严重的情况下，应先进行清创，缝合伤口，而骨折和脱位的修复通常需要更精细的操作，可以在二期手术中进行。尽管创面污染重，清创后也要同时处理手部骨折和脱位也不符合常规处理原则，因为在创面污染严重的情况下，应先进行清创，缝合伤口，而骨折和脱位的修复通常需要更精细的操作，可以在二期手术中进行。受伤时间较长，污染严重的伤口，清创后延期缝合伤口。在这种情况下，由于伤口已经较长时间暴露于环境中，污染严重，需要先进行彻底清创，然后延期缝合伤口，以减少感染的风险。

28. BCDE 双侧喉上神经损伤与声音变化相关，不常导致呼吸困难和窒息。喉头水肿是指手术后喉头组织的肿胀，可能导致气道狭窄，造成呼吸困难和窒息。血肿压迫气管可能是由于手术过程中出血或血液积聚在切口周围，压迫气管引起呼吸困难和窒息。气管塌陷是指手术后气管的结构变化，可能导致气道狭窄，引起呼吸困难和窒息。双侧喉返神经损伤是指手术过程中或术后双侧喉返神经的损伤，可能导致声音变化和呼吸困难。因此，甲状腺术后出现呼吸困难和窒息通常与血肿压迫气管，喉头水肿，气管塌陷和双侧喉返神经损伤有关。

29. ABD 腹股沟疝在男性中更为常见，因为男性的腹股沟区域相对较弱，易发生腹股沟疝。斜疝是指疝囊从腹壁下动脉外侧的内环处突出，形成一个斜

行的疝袋。腹股沟斜疝大多会进入阴囊内，但腹股沟直疝一般不会进入阴囊。压内环后，疝块仍然突出者被认为是直疝，因为直疝的内环较为松弛，难以被压制。并非所有的腹股沟疝都需要手术治疗，治疗方式取决于疝的类型、大小、症状以及患者的整体健康状况。

30. AC 尿道狭窄可以阻碍造影剂的注入和排出，增加操作的困难度，并可能导致尿液潴留和感染。肾盂造影需要通过膀胱和尿道来注射造影剂，如果存在下尿路感染，可能会导致感染在操作过程中扩散或加重。尿频可能会影响造影结果的准确性，但并不是禁忌证。膀胱肿瘤和泌尿系结石可能会影响肾盂造影的诊断结果，但不一定是绝对禁忌。因此，行肾盂造影的禁忌证是下尿路感染和尿道狭窄。

31. ABCDE 先天性肾位置异常是指肾脏在胚胎发育过程中位置发生异常。正常情况下，肾脏位于腰椎上方的腹腔内，但有时候肾脏可能会出现位置异常。肾脏也可以位于盆腔内，这种情况比较罕见。肾脏可以位于腰椎骨的下方，即腰骶部。极少数情况下，肾脏可能会位于胸腔内，通常是由于胸腔发育异常导致。有时候，肾脏会出现对侧位置异常，也就是说左肾在右侧，右肾在左侧。除了以上位置，肾脏也可以位于腹部其他位置，如腹膜后或腹腔内其他区域。

32. AB 对于较小的肾癌（直径小于4cm），如果患者的肾功能良好且没有其他明显危险因素，可以考虑进行部分肾切除。部分肾切除可以保留部分肾功能，并达到根治的目的。对于较大的肾癌（直径大于4cm）或有其他高风险因素（如浸润性生长、血管侵犯等），根治性肾切除是常见的治疗选择。根治性肾切除是切除整个患病肾脏及其周围组织，以彻底清除癌细胞。在未发现肾癌转移的情况下，常规情况下不需要进行放疗。放疗在肾癌的治疗中一般用于转移性或晚期肾癌的治疗。在未发现肾癌转移的情况下，通常不需要进行化疗。化疗在肾癌的治疗中一般用于转移性或晚期肾癌的治疗。在未发现肾癌转移的情况下，通常不需要进行化疗和放疗。化疗和放疗在肾癌的治疗中主要用于转移性或晚期肾癌的治疗。

33. ABC 股骨髁上骨折是指股骨大转子的骨折。这种骨折可能会损伤胫神经，因为该神经位于股骨髁上方。髋关节后脱位是一种严重的骨折脱位，其中股骨头从髋臼中脱位。这种脱位可能会损伤通过臀部和大腿后侧的坐骨神经。腓骨颈骨折是指腓骨颈部位的骨折。这种骨折可能会损伤腓总神经，因为该神经位于腓骨颈附近。股骨干中1/3的骨折通常不会损伤坐骨神经。坐骨神经位于股骨的后侧，主要供应大腿后侧和小腿背侧的肌肉和皮肤。胫骨上1/3的骨折通常不会损伤腓总神经。腓总神经位于小腿侧面，主要供应小腿和足部的肌肉和皮肤。

34. CD 幽门螺杆菌是一种常见的胃黏膜感染菌，虽然它可以引起胃炎和胃溃疡，但并非所有胃十二指肠溃疡的患者都感染了幽门螺杆菌。情绪因素如多愁善感可能对消化系统有一定影响，但并不是胃十二指肠溃疡的重要病因。胃黏膜屏障是胃黏膜的保护层，当其受损时，胃酸和其他消化液可能对胃黏膜造成刺激和损伤，进而导致溃疡的形成。胃酸分泌过多会导致胃酸与胃黏膜接触时间增加，从而对胃黏膜造成损伤，并可能导致溃疡的形成。不良的饮食习惯，如高盐、高脂肪、辛辣食物过多的摄入等，可能对消化系统产生一定的影响，但并不是胃十二指肠溃疡的重要病因。

35. ADE 胆囊三角是由胆囊管、肝总管和肝脏脏面组成的。胆囊三角是胆囊和肝脏之间的重要解剖结构，其中胆囊管与肝总管汇合形成胆总管，将胆汁输送到小肠中进行消化。肝动脉和肝静脉虽然与胆囊和胆囊三角相邻，但并不是胆囊三角的组成部分。

36. ABCD 脊髓型主要表现为颈椎脊髓受压引起的脊髓功能障碍症状，如肢体无力、步态异常、尿便障碍等。神经根型主要表现为颈椎神经根受压引起的疼痛、放射痛、麻木、肌力减退等症状。椎动脉型主要表现为颈椎椎动脉受压引起的脑供血不足症状，如头晕、眩晕、视力模糊等。交感型主要表现为颈椎交感神经受压引起的交感神经功能异常，如颈部疼痛、颈肩僵硬、皮肤温度变化等。食管型并不是颈椎病的常见临床分型，因此不在选项之中。

37. ADE 在急诊诊断中，需要全面了解患者的全身状况，包括心血管、呼吸系统、神经系统等各系统的功能状态。急诊诊断需要分析疾病的发病机制，了解病情的变化，并及时调整治疗方案。在急诊情况下，需要迅速判断患者是否存在危及生命的症状体征，以便及时采取紧急措施。问诊及体检是急诊诊断的方法之一，但并不属于诊断原则。

38. ABCE 重症感染可以导致多器官功能衰竭，严重情况下可能出现猝死。急性心肌梗死是指冠状动脉血流突然中断导致心肌坏死，可能引起猝死。心肌炎是心肌病变的一种，也可能导致猝死。脑出血是指脑血管破裂导致脑内出血，严重情况下也可能引起猝死。中暑虽然在高温环境下可能导致严重的中暑症状，但不常见直接导致猝死。

39. ABCDE 麻醉的实施与处理是指在手术过程中对患者进行麻醉的管理和监测。术前评估与准备是指对患者进行全面评估，制定个体化的麻醉计划和准备工作。专科患者的麻醉处理是指对特定专科患者（如儿科、产科等）进行麻醉的特殊处理。危重疑难患者的麻醉处理是指对危重病情或疑难情况下的患者进行麻醉的特殊处理。麻醉并发症的预防与诊治是指在麻醉过程中预防并发症的发生，并及时诊断和处理已经发生的并发症。

40. ACE 酰胺类局麻药是一类常用的局部麻醉药物，用于局部麻醉手术或疼痛管理。丁哌卡因、利多卡因和罗哌卡因都属于酰胺类局麻药，具有良好的麻醉效果和持久的作用时间。普鲁卡因是酰胺类局麻药的衍生物，不属于酰胺类局麻药。丁卡因属于酯类局麻药，不属于酰胺类局麻药。

41. ABCE 外科感染是指在外科手术或创伤后引起的感染。盆腔脓肿、急性胆囊炎、急性骨髓炎和阑尾脓肿都是可能发生在手术或创伤后的感染。这些感染通常涉及特定的部位或器官，需要特定的治疗方法，如引流、抗生素治疗等。支气管肺炎虽然是一种常见的感染性疾病，但它不属于外科感染的范畴，因为它通常与外科手术或创伤无关。

42. ACDE Bence - Jones 蛋白是多发性骨髓瘤患者尿液中的特殊蛋白，其阳性结果可以提示多发性骨髓瘤的存在。甲胎蛋白主要见于原发性肝癌，一般继发性肝癌有可能不高。酸性磷酸酶是前列腺癌常见的标志物，其增高可以提示前列腺癌的存在。BRCA - I 基因突变与卵巢癌和乳腺癌的发生有关，阳性结果可以提示这两种癌症的易感性。癌胚抗原是大肠癌常见的标志物，其增高可以提示大肠癌的存在，并且术后复发时其水平可能会再次升高。

43. ABCDE 心导管及动、静脉切开管需要每天清洁创面并更换敷料，以预防感染。胸、腹、胃、膀胱等引流瓶（袋）需要每天更换并消毒，以维持引流通畅并减少感染风险。胸膜腔负压瓶内液体需要每天更换，以保持负压引流效果。静脉输液管需要每天更换，以确保输液的安全和有效性。气管导管需要每班更换并消毒，以减少细菌滋生和感染的风险。

44. BCE 角弓反张是破伤风患者痉挛性肌肉收缩的表现之一，但不是常见的并发症。破伤风患者因为痉挛性肌肉收缩而导致呼吸困难，可能会出现呼吸浅表、快速和不规则，导致呼吸性酸中毒。由于破伤风病毒引起的痉挛性肌肉收缩，包括颈部和喉咙的肌肉收缩，可能导致气道阻塞，引起窒息。破伤风患者通常会出现高热，但不是常见的并发症。破伤风患者可能因为呼吸困难和肌肉痉挛而出现循环衰竭，包括低血压和心动过速。

45. ABCDE 脑肿瘤的生长可能压迫周围的正常脑组织，导致颅内压增高。颅脑损伤可能导致脑组织的水肿和血肿，进而导致颅内压增高。脑出血会导致脑组织受压和炎症反应，引起颅内压增高。脑积水是指脑脊液在脑室系统中积聚，导致脑室扩大和颅内压增高。颅内炎症可以导致脑组织的水肿和炎症反应，引起颅内压增高。

46. ADE 早期食管癌的症状可能不明显，特别是在初期阶段，可能没有明显的症状表现。胸背痛通常不是早期食管癌的常见症状，而是晚期疾病的表现。吞咽困难通常是晚期食管癌的典型症状。早期食管癌可以导致食物通过食管时出现吞咽哽噎感，这是因为肿瘤阻塞了食物通过的正常通道。早期食管癌患者可能会感到食管内有异物的感觉，这是由于肿瘤的存在导致食管腔变窄或阻塞。

47. BC 急性尿失禁是指突然出现无法控制尿液排出的情况。输尿管异位开口是一种异常情况，其中输尿管的开口位置不在正常的膀胱位置，而是在其他部位，例如尿道旁边或阴道内。这种情况下，尿液的控制能力可能会受到影响。阴道膀胱瘘是一种异常情况，其中存在通道连接膀胱和阴道，导致尿液通过阴道排出，而不是通过尿道排出。在这种情况下，尿液无法被自主控制。压力性尿失禁是指在咳嗽、打喷嚏、大笑或进行体力活动时，出现尿液无法控制地泄漏出来的情况。充溢性尿失禁是指由于膀胱过度充盈而导致尿液无法控制地泄漏出来的情况，通常发生在膀胱失去收缩能力的情况下。因此，输尿管异位开口及阴道膀胱瘘不属于尿失禁的排尿异常情况。

48. ABCE 喉镜检查是为了评估甲状腺和喉部的病变，包括甲状腺肿大、结节或其他异常。颈部透视或摄片是为了评估甲状腺的大小和形态，以及排除甲状腺肿瘤或其他结构异常。基础代谢率测试是一种测量甲状腺激素对身体代谢的影响的检查，可用于评估甲亢的严重程度。视力检查在术前并非必需，除非患者有视觉问题的症状或病史。心电图是为了评估甲亢患者心脏的电活动，包括心律和心率。

49. CDE 十二指肠损伤引起的腹膜炎通常是在破裂和穿孔的情况下发生，而早期诊断并不容易。十二指肠位于腹腔深处且较为隐蔽，受到肋骨和其他腹腔脏器的保护，因此十二指肠损伤的发生率相对较低。对于没有破裂和穿孔的十二指肠损伤，如仅有病理性变化或非完全性断裂，可以采取保守治疗，如禁食、抗酸药物、抗生素和静脉输液等。对于十二指肠破裂的手术治疗，具体方法会根据破裂的部位和伤口的大小来决定，可能需要进行缝合修复或者切除重建手术。对于十二指肠破裂的手术治疗，通常需要附加减压手术，以减轻腹腔内的压力，预防术后并发症。

50. ABCE 破伤风是由于破伤风梭菌产生的神经毒素引起的一种急性传染病，其临床表现主要涉及神经系统。由于破伤风毒素影响咽喉肌肉的功能，患者会出现张口困难。破伤风的早期症状之一是颈项强直，即患者无法自由活动颈部。破伤风毒素会干扰神经冲动的传导，导致肌肉持续性痉挛和抽搐，常见于四肢。虽然破伤风毒素主要影响神经系统，但神志不清并不是破伤风的典型症状。角弓反张是破伤风的典型征象之一，指患者身体及头后仰，躯干向后弯曲，状如弯弓。

51. ABCD 良性肿瘤的生长方式一般是向周围组织膨胀性生长，不会侵犯周围组织和器官。良性肿瘤的瘤细胞通常具有较好的分化程度，类似于正常组织细胞的特点。良性肿瘤的发展速度相对较慢，病程进展缓慢。良性肿瘤通常具有清晰的边界和完整的包膜，与周围组织有明显的分界。良性肿瘤在一般情况下不会转化为恶性肿瘤，并非绝不会转化。

52. ABC 注射止痛剂可能掩盖疼痛的症状，使得医生无法准确判断病情，延误诊断。患者可能存在腹腔内器官的损伤，随意搬动患者可能加重损伤或导致腹腔内出血。腹部损伤可能涉及消化道的器官，禁食可以减少消化道的负担，降低继发性并发症的发生。腹部损伤时，不宜进行灌肠，因为可能存在肠道的穿孔，灌肠可能加重病情，导致腹腔内污染。在腹部损伤的怀疑情况下，不宜进行钡餐检查，因为可能存在消化道的穿孔，钡餐检查可能引起腹腔内污染。

53. BCDE X线对于肝癌的诊断能力有限，通常不是常规检查手段。MRI可以提供更详细的肝脏图像，通过平扫和增强扫描可以检测肝癌的存在和特征。CT扫描可用于发现肝脏内的肿块，增强扫描可以更清楚地显示肿瘤的血液供应情况。超声是最常用的检查手段之一，可以检测肝脏内的肿块、占位和血流情况。AFP是一种肝癌标志物，可以通过血液检测来评估肝癌的存在和程度。

54. ABC 去骨瓣减压术适用于颅内高压危象或颅内压增高且无明显血肿的情况，通过去除颅骨的一部分来减轻颅内压力。脑室外引流术适用于脑积水或脑脊液潴留的情况，通过引流脑室内的积液来减轻颅内压力。开颅血肿清除术适用于颅内血肿的情况，通过开颅手术将血肿清除来减轻颅内压力。上述3种手术方案均适用于急性脑损伤治疗。分流术通常用于治疗脑积水或颅内液体潴留的情况，不适用于急性脑损伤的治疗。

55. ABE 院前抢救是指在患者到达医院之前提供的紧急救治措施，医院急诊是指在医院内提供的急诊医疗服务，危重病监护是指对危重病患者进行密切监护和治疗。科室内抢救和急诊手术虽然也是急诊医疗的重要组成部分，但并不是急诊医疗体系的一部分。

56. ABCE 非特异性感染是指由各种细菌引起的感染，而不是由特定的病原体引起。在非特异性感染的演变过程中，可能出现炎症的扩散，即感染在身体部位扩散，导致更广泛的炎症。同时，炎症也有可能好转，即病情减轻，炎症症状减退。局部化脓也是可能的结果，即感染导致局部脓液的积聚。此外，非特异性感染也可以转变为慢性炎症，即感染持续存在并引起长期的炎症反应。

57. ABCDE 休克是一种严重的循环衰竭状态，需要综合治疗来纠正其引起的循环障碍和组织缺血缺氧。病因治疗是指针对休克的具体病因进行治疗，如止血、抗感染、纠正电解质紊乱等。一般紧急处理包括保持呼吸道通畅、维持循环、监测生命体征等，以确保患者的基本生命支持。扩充血容量是指通过输液、输血等方式扩充血容量，以提高组织灌注。休克时常伴随酸中毒，需要纠正酸中毒，维持酸碱平衡。根据休克的类型和病情，可能需要应用血管活性药物，如血管加压药、血管扩张药等，以调节血管张力，改善循环状态。因此，休克的综合治疗包括一般紧急处理、病因治疗、扩充血容量、纠正酸中毒和血管活性药物的应用。

58. ABCDE 抗休克治疗中常用的缩血管药物通常用于增加血管的收缩力，从而提高血压，维持组织和器官的血液灌注。阿拉明也称为间羟胺，它可以通过作用于α和β受体，引起血管收缩和心脏收缩力的增加，从而提高血压。多巴胺在低剂量下可以扩张肾脏和肠道血管，大剂量多巴胺会导致血管阻力增加，有助于维持血压。多巴酚丁胺是一种选择性β_1受体激动剂，它能增强心脏的收缩力，收缩血管，有助于提高心输出量和血压。新福林，也称为去氧肾上腺素，是一种强效的缩血管药物，能够通过作用于α受体引起血管收缩，从而升高血压。去甲肾上腺素通过

作用于 α 和 β 受体，能够引起血管收缩和心脏收缩力的增加，有助于提高血压。

59. ABC 少尿是指尿量明显减少，通常小于400 毫升/24 小时。心力衰竭时，心脏泵血功能下降，导致肾脏灌注不足，引起少尿。大量失血会导致血容量不足，机体通过减少尿量来保留水分和维持血液循环，可出现少尿。肾脏功能不全或衰竭时，无法有效排除体内废物和过多的水分，导致少尿或无尿。抗利尿素（ADH）分泌减少通常不会导致少尿，而是会导致尿量增多。亚低温治疗可能会导致体内代谢减慢，但一般不会直接导致少尿。

60. ABE 人体等渗性缺水的常见病因：①消化液的急性丧失，比如急性大量呕吐及肠外瘘等；②体液丧失在感染区或软组织内，如腹腔内或腹膜后感染及肠梗阻。

61. ABCDE 激素（如地塞米松）可以减轻脑组织的水肿和炎症反应，从而降低颅内压。降低体温可以减少脑代谢率，减轻脑组织的需氧量，从而降低颅内压。限制水钠的输入可以减少体液负荷，减轻脑组织的水肿，有助于降低颅内压。保持呼吸道通畅可以维持正常的氧气供应和二氧化碳排出，有助于维持脑组织的正常代谢和减轻颅内压。合理的体位可以有助于改善脑血流和引流，减轻颅内压。

62. ABCDE 食多消瘦、怕热多汗是甲亢的典型症状，是由于甲状腺激素的过度分泌导致新陈代谢增加。甲状腺肿大是甲亢的常见表现，是由于甲状腺功能亢进导致甲状腺细胞增生和肿大。失眠、易激动是甲亢患者常见的精神症状，是由于甲状腺激素对中枢神经系统有兴奋作用。心悸、脉快是甲亢的常见症状，是由于甲状腺激素的作用，使心脏收缩力增加，心率加快。双手颤动是甲亢的常见体征，是由于甲状腺激素过多刺激神经系统所致。

63. AC 肾损伤是指肾脏受到外力或其他因素的损伤，可能导致肾功能受损和并发症。在肾损伤后，如果伤口受到感染，可能形成肾周脓肿。肾周脓肿是在肾周组织内形成的脓液积聚，可以导致发热、腰痛和泌尿系统感染的症状。高血压可以是肾损伤的后果，但这是一种较长期的并发症，不属于近期并发症。在肾损伤后，尿液可能会在肾内形成囊肿，称为尿囊肿。这是由于肾损伤后的尿液积聚所致。尿囊肿可能导致肾功能受损和感染的发生。肾损伤可能导致尿液的排泄受阻，导致尿液在肾内积聚，形成肾积水。但肾积水一般是较长期的并发症，不属于近期并发症。对侧肾萎缩是指在一侧肾损伤后，对侧健康肾

脏发生变小、萎缩。这是一种较长期的并发症，不属于近期并发症。综上所述，肾损伤的近期并发症包括尿囊肿和肾周脓肿。

64. ABCD 肾周筋膜是一层包裹肾脏的结缔组织膜，肾癌根治术通常会切除肾周筋膜，以确保彻底切除患肾及其周围的潜在病变。肾癌根治术的主要目的是切除患有肿瘤的肾脏，以彻底清除癌细胞。肾周围存在一定量的脂肪组织，肾癌根治术可能会切除部分脂肪组织，以清除可能存在的癌细胞。肾门淋巴是位于肾脏附近的淋巴结群，肾癌根治术通常会切除肾门淋巴结，以避免癌细胞在淋巴系统中的进一步扩散。肾癌根治术的切除范围通常不包括输尿管和膀胱的部分。然而，在某些情况下，如果肿瘤已经扩散到输尿管或膀胱，可能需要进一步切除部分输尿管和膀胱组织。

65. ABCDE 急性冠脉综合征是指急性心肌缺血的一组临床表现，包括心绞痛、非 ST 段抬高型心肌梗死和 ST 段抬高型心肌梗死。初始治疗的目标是迅速缓解心肌缺血，以减少心肌损伤。氧疗可增加氧供应，减少心肌缺血，是急性冠脉综合征的常规治疗之一。氯吡格雷是一种抗血小板药物，可以进一步减少血栓形成和心肌损伤。阿司匹林是急性冠脉综合征的关键治疗药物，可以抑制血小板聚集，减少血栓形成。急性冠脉综合征患者需要进行持续心电监护，以及时发现和处理可能出现的心律失常等情况。建立静脉通道可以给予药物治疗、血流动力学监测和可能的介入治疗等。

66. ABCD 结肠位于腹腔内，但相对于其他器官（如胃、小肠）而言，结肠较长，位置较深，因此在腹部损伤中发生的可能性较低。直肠位于小肠和肛门之间，位于盆腔内，相对较深，受到骨盆骨骼的保护，因此腹部损伤发生率较低。十二指肠位于胃和空肠之间，位置较深，被其他器官所覆盖，相对较少发生损伤。胰腺位于腹腔深处，背靠脊柱，被其他器官所包围，其位置相对较深，腹部损伤发生的可能性较低。肝脏位于腹腔右上部，相对较大且较浅，因此在腹部损伤中发生的可能性较高。

67. ACE 胆固醇结石、胆色素结石和混合性结石都是胆石症中常见的类型。

68. ABCDE 脑结核瘤是由结核菌引起的颅内炎症性病变，临床表现和颅内肿瘤类似，如头痛、恶心呕吐、神经功能障碍等。但在影像学上，脑结核瘤通常呈现为多发性病灶，边缘模糊，常伴有脑膜炎的征象。脑脓肿是由细菌感染引起的脑组织化脓性病变。

临床表现和颅内肿瘤类似，如头痛、发热、神经功能障碍等。但在影像学上，脑脓肿通常呈现为局部脑组织密度增高的病灶，边缘模糊，周围可有水肿。慢性硬膜下血肿是指血液在硬膜下腔积聚的病变。有颅内压增高症状、意识进行性障碍及偏瘫等，与颅内肿瘤症状相似。但可有外伤史，症状发展慢且轻。成像检查可予鉴别。假性脑瘤是指颅内的非肿瘤性病变，如脑水肿、脑水肿性囊肿等。患者都有颅内压增高症状但没有局灶性症状。脑脊液检查正常，病程进展缓慢，腰穿放液后常可有明显好转。有自发病情缓解期，但可复发。各种成像检查都未能发现有肿瘤存在。先天性脑积水是指胎儿期或婴幼儿期发生的颅内脑脊液积聚病变。临床表现可以包括头围增大、智力发育迟缓、运动障碍等，与颅内肿瘤的临床表现有一定的重叠。

69. ABCE 先快后慢是指在开始补液时，可以使用较快的速度补液，随后逐渐减慢速度，以避免液体过快引起的不良反应。先晶后胶是指在补液时，首先给予晶体液体（如生理盐水、葡萄糖盐水），然后再给予胶体液体（如白蛋白、羟乙基淀粉），以补充体内的液体和胶体成分。纠酸补钙是指在酸中毒的情况下，补充钙离子以纠正酸碱平衡。见尿补钾是根据患者的尿量和尿液中钾的浓度来决定是否需要补充相应的电解质。而见尿补钠不是补液的常规原则。

70. ABCDE 休克是一种严重的循环衰竭状态，可以由多种疾病引起。严重的创伤、大出血、损伤内脏等情况会导致血容量不足和循环衰竭，引发休克。肠梗阻导致肠道功能受阻，引起严重腹痛、呕吐等症状，严重情况下会导致休克。异位妊娠指胚胎着床在子宫以外的部位，异常分娩可能导致大量出血，二者都可引起休克。小儿败血症是一种严重的感染性疾病，会引起全身炎症反应，导致休克。对某些药物过敏反应严重的患者，注射药物后可能出现过敏反应，引起休克。

71. ABCDE 放射介入治疗前的常规准备步骤：治疗前4~6小时禁水是为了确保清空患者胃肠道，以便进行治疗。做好碘过敏试验是为了检测患者是否对碘介质过敏，以确保安全性。穿刺处备皮是为了减少感染风险，确保穿刺点的清洁。术前做好出、凝血时间测定是为了评估患者的凝血功能。停用有显影效果的药物是为了避免干扰放射介入治疗的显影效果。

72. ABCE 甲醛溶液具有较强的杀菌能力，常用于手术室内空气和物品的消毒和灭菌。苯扎溴铵是一种广谱抗菌消毒剂，常用于手术室表面的消毒，具

有较好的杀菌效果。手术室常用的器械溶液包括含有消毒剂的溶液，如含有酒精或氯化钠等成分的溶液，用于清洗和消毒手术器械。聚维酮碘是一种常用的外科手术消毒剂，具有广谱的杀菌能力，常用于手术部位的皮肤消毒。乙醇也是常用的消毒剂，但95%乙醇在手术室中使用较少，一般会稀释至70%浓度使用。所以乙醇不是手术室常用的化学消毒剂。

73. ACD 胸壁的恶性肿瘤中，肉瘤（如恶性纤维组织细胞瘤、恶性纤维肉瘤等）较为常见。胸壁的恶性肿瘤中，骨软骨瘤并不常见。恶性的骨软骨瘤比较罕见。恶性肿瘤通常生长迅速，胸壁的恶性肿瘤也不例外。恶性肿瘤的血供往往丰富，胸壁的恶性肿瘤在表面的血运也常常比较丰富。恶性肿瘤可以导致病理性骨折，但在胸壁的恶性肿瘤中，病理性骨折并不常见。

74. BE 结节性甲状腺肿继发甲亢并不是甲亢手术的禁忌证，手术可以考虑作为治疗选择。甲亢手术后会出现一些并发症，尤其以甲减常见，青少年正处于生长发育阶段，一旦手术治疗产生甲减，会影响青少年身体发育和智力故不适合进行手术治疗。甲状腺肿大显著，压迫附近器官者，是手术适应证。中期妊娠合并中度甲亢一般需要谨慎考虑手术，但并不是绝对禁忌。在妊娠期间，一般会优先选择药物治疗，手术只在特殊情况下进行。不能耐受手术的患者可能有明显的手术风险，如严重心脏病、肺病等，不适合进行手术治疗。

75. ABCD 肾结核是一种由结核分枝杆菌感染引起的肾脏疾病，它可以导致肾脏组织的破坏和结核性肾盂肾炎。肾结核可能导致输尿管口的狭窄，这会增加尿液从受损肾脏到对侧健康肾脏的压力，进而导致对侧肾积水的发生。肾结核导致肾盂和输尿管的炎症和瘢痕形成，可能引起输尿管口关闭不全，即输尿管口无法完全关闭。这样，尿液就可以逆流到对侧健康肾脏，导致对侧肾积水的发生。肾结核引起的膀胱炎症和瘢痕形成可能导致膀胱挛缩，使膀胱收缩功能受损。这可能导致尿液排空不完全，增加对侧肾积水的风险。肾结核引起的输尿管炎症和瘢痕形成可能导致输尿管下段的狭窄。这会阻碍尿液的正常排出，增加对侧肾积水的发生。

76. ABCDE 十二指肠溃疡愈合后，有时会在溃疡部位形成瘢痕，导致瘢痕性幽门梗阻，影响胃肠道的正常通畅，此时手术可能是必要的。如果患者有十二指肠溃疡穿孔的病史，或者溃疡呈活动性，即未经治疗或治疗无效而持续出现症状，可能需要进行手术

治疗。如果经过内科治疗（如药物治疗）一段时间后，患者的症状没有明显改善或溃疡反复发作，可能需要考虑手术治疗。如果患者多次反复出现大出血，严重影响生命安全，内科治疗无法有效控制出血，可能需要进行手术治疗。对于不能排除或已经癌变的十二指肠溃疡患者，手术治疗可能是必要的。十二指肠溃疡癌变的风险较低，但仍然存在。如果存在癌变的可能性，手术可能是唯一的治疗选择，以确诊和治疗癌症。手术旨在去除癌变组织，并确定病变的病理类型和分期，以确定后续治疗的方案。

77. ABCE 腹内脏器缺血及炎症扩散导致继发性腹膜炎是腹腔内疾病发展至严重程度的一种表现。在急性胰腺炎的过程中，胰腺周围组织的炎症可能扩散至腹膜，形成继发性腹膜炎。当阑尾发生急性炎症，且未能及时得到处理，炎症可扩散至周围组织，导致腹膜炎。当肠道发生绞窄性梗阻，导致肠管供血不足，缺血和炎症扩散可引起继发性腹膜炎。胆囊炎严重时，可能导致胆囊的坏死穿孔，胆汁进入腹腔引起腹膜炎，但在本题中并未提到。胃溃疡穿孔后，胃内容物进入腹腔，引起腹膜炎。

78. ACD 颅内压增高的"三主征"指的是头痛、呕吐和视神经乳头水肿。颅内压增高是头痛的常见病因之一，头痛可能是慢性的、持续性的、剧烈的或伴随其他症状。颅内压增高会导致脑组织受压，包括视神经在内的神经组织也会受到影响，引起视神经乳头水肿。颅内压增高时，由于颅内结构的受压，可以刺激呕吐中枢，导致呕吐。虽然头晕在颅内压增高时可能出现，但它不是颅内压增高的"三主征"之一。颅内压增高严重时，可能会出现意识障碍，但它也不是颅内压增高的"三主征"之一。

79. ABCDE 手术中喉返神经损伤是较常见的并发症，可能导致声音嘶哑、吞咽困难等症状。术后出现颈部肿胀、压迫气道，可能导致呼吸困难和窒息。手术中喉上神经损伤虽较少见，但仍可能发生，也会导致声音嘶哑、吞咽困难等症状。甲状腺手术后可能伴随低钙血症，低钙血症可导致手足抽搐等症状。在甲状腺手术后，如果甲状腺功能亢进的患者未能正确调整甲状腺激素的用量，可能会出现甲状腺危象，表现为高热、心动过速、呼吸急促等。

80. AC 大面积烧伤患者切痂植皮术是指将烧伤创面上坏死的皮肤切除，然后移植健康的皮肤覆盖创面。切痂植皮手术应在患者全身情况稳定后尽早进行，以避免感染和创面进一步恶化。切痂植皮手术应尽早进行，不应等待伤后 1 个月。在休克期，患者的

生命体征不稳定，但在严密监测下，可以考虑进行切痂植皮手术，以控制感染和创面疼痛。切痂植皮手术的范围可以根据病情而定，没有固定的限制。在肢体行切痂手术时，可以使用止血带来控制出血。

81. BDE 当体内液体积聚过多，导致水中毒时，血液透析可以通过排除过多的液体来纠正水中毒的情况。对于一些毒物或药物中毒的患者，如草酸盐中毒、酒精中毒等，血液透析可以通过清除体内的有毒物质来辅助治疗。血液透析是治疗急性或慢性肾衰竭的重要手段，通过清除体内的代谢产物和调节体液平衡来维持患者的生命功能。急、慢性肾炎和急性左心衰不是血液透析的常见适应证。

82. ABCDE 如果小肠多个部位有破裂伤，可能需要通过部分小肠切除吻合术来修复这些破裂处。如果小肠破裂的裂口较大或裂口边缘部有肠壁组织挫伤，可能需要进行部分小肠切除吻合术来修复破裂处。如果小肠的大部分或完全断裂，部分小肠切除吻合术可能是必要的来修复断裂处。如果小肠严重挫伤且有血运障碍，可能需要进行部分小肠切除吻合术来恢复肠道的正常血运。如果小肠壁内或系膜缘有大血肿，可能需要通过部分小肠切除吻合术来清除血肿并修复破裂处。

83. ABCDE 由于胸膜腔内出血导致血液减少，患者可能出现面色苍白的症状。由于血胸导致血流量减少，患者可能出现脉搏细速的症状。血胸引起的失血可以导致血压下降。由于胸腔内出血，末梢血管可能充盈不良。血胸可能导致胸腔内血液积聚，增加胸腔内压力，使患者出现呼吸急促的症状。

84. ABDE 喉上神经损伤是甲状腺大部切除术后常见的并发症之一。喉上神经负责喉部的运动和声音的产生，手术中可能会受到损伤，导致声音嘶哑或完全失音。呼吸困难和窒息是甲状腺大部切除术后的严重并发症。手术后可能会发生喉部水肿或血肿，导致呼吸道受阻，出现呼吸困难和窒息的症状。心慌、胸闷不是甲状腺大部切除术后的常见并发症。术后可能会出现甲状腺功能减退或甲状腺功能亢进的情况，但心慌和胸闷不是典型的术后并发症。手足抽搐是甲状腺大部切除术后的一种并发症。术后可能会出现低血钙的情况，导致手足抽搐和肌肉痉挛的症状。喉返神经损伤是甲状腺大部切除术后常见的并发症之一。喉返神经负责喉部的运动和咽喉的感觉，手术中可能会受到损伤，导致声音嘶哑、吞咽困难和喉部不适。

85. ACE 尿道扩张术是一种常见的治疗尿道狭窄的方法。尿道扩张术可以用于探查膀胱和尿道内是

否存在结石和异物，以便进行相应的治疗。尿道扩张术通常不用于探查前列腺大小，前列腺的大小可以通过其他方法（如直肠指检、超声检查等）进行评估。尿道扩张术可以用于探查尿道狭窄的情况，确定狭窄的部位和程度。尿道扩张术通常不用于探查膀胱内是否存在憩室，探查膀胱内憩室可以通过膀胱镜检查等方法进行。尿道扩张术是治疗尿道狭窄的一种方法，通过扩张尿道的狭窄部位，恢复尿道的通畅性。

86. ABC 乳腺小叶增生是乳腺组织中小叶结构的增生和扩张，常见于生理性增生或激素失调等情况。乳腺纤维腺瘤是一种常见的良性肿瘤，由于乳腺内的纤维和腺体组织过度增生而形成。乳管内乳头状瘤是一种常见的乳腺良性肿瘤，主要由乳腺管内的乳头状增生组织形成。炎性乳癌是一种恶性肿瘤，与乳腺良性病变无关。乳腺分叶状囊肉瘤是一种恶性肿瘤，与乳腺良性病变无关。

87. ABCD 乳房肉瘤是指起源于乳房组织的恶性肿瘤。其中，乳房纤维肉瘤和乳房分叶状纤维腺瘤是乳房肉瘤的不同类型。乳房淋巴肉瘤是起源于乳房淋巴组织的恶性肿瘤，属于乳房肉瘤的一种类型。乳房间质肉瘤是指起源于乳房间质的恶性肿瘤，也是乳房肉瘤的一种类型。乳房纤维腺瘤是一种良性肿瘤，与乳房肉瘤无关。

88. ABCD 单纯性甲状腺肿是指甲状腺无明显功能亢进的肿大，病因涉及多个方面。在某些情况下，如生长发育期、妊娠期等，机体对甲状腺素的需求量会增加，如果甲状腺无法满足需求，就会导致甲状腺肿。甲状腺素的合成需要碘，如果体内缺乏碘元素，就会导致甲状腺素原料的缺乏，进而影响甲状腺素的合成。甲状腺素合成过程中的一些酶或载体蛋白的缺陷或异常，会导致甲状腺素的合成受阻，从而引起甲状腺肿。甲状腺肿可能是由于甲状腺的分泌功能异常，导致甲状腺素分泌减少或失调。高功能腺瘤与单纯性甲状腺肿无关，不是单纯性甲状腺肿的病因之一。

89. ABCDE 化学药物治疗是通过给予化疗药物来杀灭或抑制癌细胞的生长和扩散，通常在手术前或术后进行。手术治疗是乳腺癌的主要治疗方式之一，包括乳房保留手术和乳房切除手术等。放射治疗利用高能射线照射乳腺区域，杀灭残留的癌细胞，减少复发的风险。内分泌治疗适用于激素受体阳性乳腺癌，通过给予激素调节剂或抑制剂来抑制癌细胞的生长。靶向治疗是针对特定的分子靶点，使用靶向药物来抑制癌细胞的增殖和生长，例如 HER2 阳性乳腺癌的靶向治疗。

90. BCDE 椎管内麻醉是通过将麻醉药物注入患者的腰椎椎管内，使下半身或下腹部区域产生麻木和无痛感。这种麻醉方法主要用于手术操作，特别是腹部、盆腔或下肢手术。静脉麻醉是指通过静脉注射麻醉药物，使患者进入全身麻醉状态。吸入麻醉是指通过呼吸道吸入麻醉药物，使患者进入全身麻醉状态。复合麻醉是指同时使用吸入麻醉和静脉麻醉的方法，以达到更好的麻醉效果和控制。联合麻醉是指同时使用多种麻醉方法，如椎管内麻醉和静脉麻醉的组合。

91. ABCDE 全身麻醉药物可以抑制呼吸中枢，导致呼吸抑制。麻醉药物的使用也可能导致血压下降，出现低血压。在手术过程中，患者可能出现恶心、呕吐，并且误吸可能导致呼吸道阻塞和肺炎等并发症。极端情况下，全身麻醉可能导致心脏骤停。麻醉药物的作用可能延迟患者的苏醒过程。

二、填空题

1. 真性动脉瘤 假性动脉瘤 夹层动脉瘤。动脉瘤根据病理改变可以分为以下几种类型。①真性动脉瘤：真性动脉瘤是指动脉血管壁的局部扩张，形成血管壁的真实扩张。这种扩张通常发生在动脉壁的所有层（内膜、中层和外膜）。导致真性动脉瘤形成的主要原因包括动脉壁的结构性损伤、动脉壁的退行性变和动脉壁的炎症等。②假性动脉瘤：假性动脉瘤是指动脉壁的破裂或穿孔，导致血液在动脉壁外形成一个血肿，形成一个与动脉管腔相通的假性扩张。与真性动脉瘤不同，假性动脉瘤通常没有包括动脉壁的所有层。最常见的假性动脉瘤形成原因是外伤或动脉穿刺。③夹层动脉瘤：夹层动脉瘤是指动脉内层和中层之间的血液进入并撕裂动脉壁，形成一个假性的血管腔，使动脉壁逐渐扩张。夹层动脉瘤通常发生在主动脉，尤其是主动脉弓和腹主动脉。最常见的夹层动脉瘤形成原因是动脉粥样硬化。

2. 急诊清创 应用抗生素 高压氧治疗。治疗气性坏疽除了全身支持疗法外，还包括以下主要措施。①急诊清创：气性坏疽是由厌氧细菌感染引起的，清除坏死组织和分泌物是治疗的首要步骤。清创可以通过手术切除坏死组织、引流、冲洗等方式进行。②应用抗生素：抗生素是治疗气性坏疽的关键，早期使用广谱抗生素可以抑制细菌感染的扩散。常用的抗生素包括青霉素类、头孢菌素类等。再根据细菌培养和药敏结果调整抗生素的选择和剂量。③高压氧治疗：高压氧治疗是通过给予高浓度氧气，增加组织氧供，抑制厌氧菌生长，促进伤口愈合。这种治疗方法可以改善组织缺血缺氧状态，对于气性坏疽的治疗具有一定的效果。

3. 癌前期 原位癌 浸润癌。恶性肿瘤的发生发展过程通常包括癌前期、原位癌和浸润癌。这被称为肿瘤的连续性发展模型。在癌前期，细胞发生了一系列的遗传和表观遗传变化，但尚未形成肿瘤。原位癌是指癌细胞仍局限在原始组织层内，没有侵犯到周围组织或器官。而浸润癌是指癌细胞已经侵犯并扩散到周围组织或器官，成为恶性肿瘤。

4. 饮水 代谢内生水 食物中含水 尿、粪 皮肤蒸发 2000～2500。正常人摄入水分的途径包括饮水、代谢内生水和食物中含水。摄入的水分通过尿液、粪便和皮肤蒸发等途径排出体外。成人每天的出水量通常在 2000～2500mL 范围内。这个范围可以根据个体的情况和环境条件而有所变化。保持适当的水平摄入和排出对维持身体的水平衡和健康非常重要。

5. 切口内出血 压迫气管 喉头水肿 气管塌陷。甲状腺手术后可能会出现呼吸困难的原因如下。①切口内出血：手术过程中或术后切口可能会出现出血，导致血液积聚在切口周围，进而压迫气道结构，导致呼吸困难。②压迫气管：手术中或术后，如果甲状腺切除引起创口周围的肿胀或血肿形成，可能会压迫气管，导致气道狭窄，影响呼吸。③喉头水肿：手术中或术后，喉头周围的组织可能会出现水肿，这可能是由于手术操作或麻醉药物引起的。喉头水肿会导致气道狭窄，造成呼吸困难。④气管塌陷：在甲状腺手术后，尤其是在部分甲状腺切除术后，气管可能因为手术引起的组织损伤而发生塌陷，造成气道狭窄和呼吸困难。这些情况都可能导致呼吸困难，需要及时识别和处理，以确保患者的呼吸通畅。如果患者术后出现呼吸困难，应立即寻求医疗帮助。

6. 梗阻 双侧结石。对于双侧输尿管结石，可以先取出梗阻严重的一侧结石。这是因为如果梗阻较为严重，及时解除梗阻可以减轻患者的症状和并发症的风险。如果手术条件许可，也可以同时取出双侧结石。这样可以一次性解决双侧输尿管结石问题，避免多次手术给患者带来的不便和风险。如果手术难度较大或患者身体状况不允许同时进行双侧手术，可以选择先取出梗阻较严重的一侧结石，然后在另一侧结石较轻或没有症状的情况下再行手术。

7. 50 20。成人特重烧伤：总面积在 50% 以上或Ⅲ度烧伤面积在 20% 以上者。

8. 消除感染 排空乳汁。急性乳腺炎的治疗原则包括消除感染和排空乳汁。消除感染是通过使用抗生素来治疗乳腺炎引起的细菌感染。抗生素的选择通常取决于细菌的敏感性，一般会选择对常见致病菌有效的抗生素。在使用抗生素期间，建议继续哺乳或定期排空乳汁，以避免乳汁积聚和乳腺通畅。排空乳汁是为了减轻乳腺炎引起的乳房充血和疼痛，防止乳汁滞留。这可以通过频繁哺乳、泵奶或手动按摩乳房来实现。排空乳汁还有助于清除乳腺管道中的细菌，促进感染的消除。同时，患者还应该休息，保持良好的乳房卫生，避免乳房过度压迫或受到外伤，以促进乳腺炎的康复。如果症状严重或持续时间较长，可能需要进一步的医疗干预，如局部热敷、使用镇痛药物等。

9. 无张力。现代疝手术强调在无张力的情况下进行缝合修补，常用的修补材料之一是合成纤维网。传统的疝修补方法通常采用张力修补，即通过紧张缝合来修复疝孔区域。然而，这种方法可能会导致术后疼痛、复发和其他并发症。现代疝手术更倾向于无张力修补，即在不对组织施加过多张力的情况下修复疝孔。合成纤维网是一种常用的修补材料，它由合成纤维材料制成，具有良好的强度和生物相容性。合成纤维网可以用于覆盖疝孔，防止疝囊再次突出。这种材料可以通过缝合或使用特定的固定器材固定在腹壁上，以实现疝孔的修复。然而，选择修补材料和具体的修补方法还取决于患者的具体情况、手术医生的经验和偏好等因素。因此，在进行疝手术之前，患者应与医生进行详细的讨论，以确定最适合自己的修补方案。

10. 胃息肉 慢性萎缩性胃炎 胃部分切除后的残胃。易发生胃癌的胃疾病如下。①胃息肉：胃息肉是指胃内突出的肿块，其中一种类型称为腺瘤性息肉。腺瘤性息肉具有潜在的恶性转化风险，特别是当胃息肉直径较大、形态不规则或有糜烂、溃疡等变化时，转化为恶性的风险更高。②慢性萎缩性胃炎：慢性萎缩性胃炎是一种胃黏膜的慢性炎症疾病，常见于幽门螺杆菌感染、自身免疫等原因。慢性萎缩性胃炎可导致胃黏膜萎缩、腺体减少，增加了胃癌的发生风险。③胃部分切除后的残胃：胃部分切除是一种治疗胃疾病（如胃溃疡、胃癌等）的手术方法。胃部分切除后，残胃的黏膜可能会发生变化，如出现慢性炎症或萎缩，增加了胃癌的风险。

11. 肝细胞型 胆管细胞型 混合型 肝细胞型癌。原发性肝癌的病理组织分为肝细胞型、胆管细胞型和混合型。其中，肝细胞型癌最常见，约占原发性肝癌的70%~85%。肝细胞型癌起源于肝细胞，通常呈现为单个肿块，具有明显的肝细胞特征。胆管细胞型癌起源于胆管细胞，约占原发性肝癌的10%~15%。胆管细胞型癌通常呈现为多个肿块，具有胆管细胞的特征。混合型癌是指同时出现肝细胞和胆管细胞两种类型的癌症，约占原发性肝癌的5%~15%。

12. 功能性 非功能性。垂体腺瘤根据是否具有内分泌功能可以分为功能性和非功能性肿瘤。功能性肿瘤指的是垂体腺瘤产生过多的激素，导致内分泌功能异常。常见的功能性垂体腺瘤包括催乳素瘤、生长激素瘤、促肾上腺皮质激素瘤、促甲状腺激素瘤和促性腺激素瘤等。这些肿瘤会导致相应激素的分泌增加，引起一系列临床表现和症状。非功能性垂体腺瘤指的是垂体腺瘤没有明显的内分泌功能，不会导致激素水平异常。

13. 后交通动脉瘤。自发性蛛网膜下腔出血是指在蛛网膜下腔内发生的非创伤性出血。当蛛网膜下腔出血同时合并一侧动眼神经麻痹时，常常提示后交通动脉瘤的可能性。后交通动脉瘤是指位于脑底部后交通动脉分叉处的动脉瘤，其破裂可导致蛛网膜下腔出血。动眼神经麻痹是后交通动脉瘤破裂的常见临床表现之一。动眼神经是提供眼球运动和瞳孔调节功能的神经，当后交通动脉瘤破裂时，出血会对动眼神经产生压迫或损伤，导致一侧动眼神经麻痹的症状，如眼球运动受限、眼球下垂、瞳孔异常等。因此，当患者出现自发性蛛网膜下腔出血并伴有一侧动眼神经麻痹时，临床诊断应主要考虑后交通动脉瘤。

14. 移行带。良性前列腺增生（BPH）起始于前列腺的移行带。移行带是前列腺的一部分，位于前列腺的中央区和周围区之间。可导致前列腺组织增大，压迫尿道，引起尿流受阻等症状。

15. 血肿炎症机化期 原始骨痂形成期 骨痂改造塑形期。骨折愈合过程一般分为三个时期，主要包括血肿机化期、骨痂形成期以及骨痂重塑期。

16. 不稳定心绞痛 非ST段抬高心肌梗死 ST段抬高心肌梗死。急性冠脉综合征（ACS）包括。①不稳定心绞痛：不稳定心绞痛是急性冠脉综合征的一种类型。它是在心肌缺血的基础上出现心绞痛发作，症状持续时间较长、频率增加，常伴有心电图改变。不稳定心绞痛是一种严重情况，可能是心肌梗死的前兆。②非ST段抬高心肌梗死：非ST段抬高心肌梗死也是急性冠脉综合征的一种类型。它是由冠状动脉的阻塞导致的心肌缺血和坏死，但在心电图上没有明显的ST段抬高。NSTEMI通常伴随心肌酶的升高，

是一种危及生命的情况。③ST段抬高心肌梗死：ST段抬高心肌梗死也是急性冠脉综合征的一种类型。它是由冠状动脉完全阻塞导致的心肌缺血和坏死，心电图上有明显的ST段抬高。STEMI是一种严重的情况，需要紧急的介入治疗，以恢复冠状动脉的通畅。

17. 原发性甲亢 继发性甲亢 高功能腺瘤。甲亢是指甲状腺功能亢进，导致甲状腺激素（T_3和T_4）分泌过多的疾病。根据引起甲亢的原因，可以将其分为以下三类。①原发性甲亢：原发性甲亢是指由甲状腺本身发生异常导致甲状腺激素分泌过多。最常见的原发性甲亢原因是Graves病，它是一种自身免疫性疾病，患者体内产生的抗体刺激甲状腺的受体，导致甲状腺过度活跃。其他原发性甲亢的原因还包括毒性结节性甲状腺肿、弥漫性毒性甲状腺肿等。②继发性甲亢：继发性甲亢是指由于垂体或下丘脑的功能异常导致促甲状腺激素（TSH）分泌过多，进而刺激甲状腺激素的合成和释放。最常见的导致继发性甲亢原因是垂体腺瘤，因其分泌过多的促甲状腺激素，刺激甲状腺过度活跃，从而导致甲亢。③高功能腺瘤：高功能腺瘤是指甲状腺以外的组织发生肿瘤并分泌甲状腺激素，导致甲亢。这种类型的甲亢很少见，但可以由某些肿瘤如滤泡性甲状腺癌或甲状腺肾上腺瘤引起。

18. 股骨头坏死 骨折不愈合。股骨颈骨折的并发症包括股骨头坏死和骨折不愈合。①股骨头坏死：股骨颈骨折时，由于骨折部位的血液供应受到破坏，导致股骨头的血液循环受阻。如果血液供应不能及时恢复，股骨头的骨细胞缺血死亡，导致股骨头坏死。股骨头坏死可能有关节疼痛、关节僵硬、关节功能障碍等症状。②骨折不愈合：股骨颈骨折如果没有得到及时、适当的治疗，或者治疗后骨折部位的稳定性不够，可能导致骨折不愈合。骨折不愈合指骨折端没有正确愈合，可能出现骨头错位、假关节形成等情况。骨折不愈合可有疼痛、功能障碍和畸形等症状。

19. 痫性抽搐 高热性抽搐 低钙性抽搐 其他不明原因性抽搐 假性抽搐。抽搐按病因可以分为以下几种类型。①痫性抽搐：痫性抽搐是由于大脑神经元异常放电引起的突发性、反复发作的抽搐。痫性抽搐可以分为部分性抽搐和全身性抽搐，具体类型和症状取决于病变的部位和范围。②高热性抽搐：高热性抽搐是婴幼儿在发热时发生的抽搐。这种抽搐通常发生在6个月至5岁的儿童，是由于体温升高引起的神经元异常放电所致。③低钙性抽搐：低钙性抽搐是由于血钙水平过低引起的抽搐。这种抽搐通常发生在婴幼儿和小儿，可由于钙吸收不良、代谢异常或维生素

D 缺乏等原因导致。④假性抽搐：假性抽搐是指没有神经元异常放电，而是由心理或情绪因素引起的抽搐。这种抽搐通常不是由脑部病变引起，而是一种非癫痫性的症状。⑤其他不明原因性抽搐：有些抽搐发作的原因无法确定，被归类为其他不明原因性抽搐。可能需要进一步的评估和检查来确定具体的病因。

20. 有效循环血量锐减　多器官功能衰竭。休克是一种严重的循环系统紊乱，包括心脏泵血功能减退、血管扩张和容量不足等，导致组织器官无法得到足够的氧和营养供应。如果休克持续存在，会导致多个器官功能受损，最终发展为多器官功能衰竭，这是休克患者死亡的主要原因。

21. 急性肾衰竭　血容量减少　大量的红细胞肌细胞破坏后产生的肾毒物质。挤压伤常常导致急性肾衰竭的发生，其发生与多个因素有密切相关。首先，挤压伤会导致血容量减少，引起肾脏灌注不足，从而损害肾脏功能。其次，挤压伤引起的组织损伤会释放大量的红细胞和肌细胞，这些细胞破坏后产生的代谢产物和肾毒物质会对肾脏造成直接损害，导致肾功能受损。这些因素的综合作用使得急性肾衰竭在挤压伤后常常发生。因此，在挤压伤的处理中，除了处理好挤压伤本身的损伤外，也需要密切监测肾功能，及时采取措施预防和治疗急性肾衰竭。

22. 自体移植　异体移植　细胞移植　组织移植器官移植。移植手术按照供者与受者的关系可以分为自体移植和异体移植。自体移植指的是将患者自身的组织或器官移植回自己身体的其他部位，例如自体皮肤移植。异体移植指的是将来自其他人体的组织或器官移植给患者，例如异体肾移植。此外，移植手术还可以按照组织学分为细胞移植、组织移植和器官移植。细胞移植是指将某种类型的细胞移植到受者体内，例如造血干细胞移植。组织移植是指将一个完整的组织移植给受者，例如角膜移植。器官移植是指将一个完整的器官移植给受者，例如心脏移植。这些分类方法有助于更好地理解和描述不同类型的移植手术。

23. 胃肠道消化液急性丢失。等渗性缺水是指体内水分和溶质的平衡失调，导致细胞内外液体的等渗性失衡。当胃肠道消化液急性丢失，如呕吐或腹泻，大量体液丢失时，胃肠道液体的丢失会导致细胞外液体的浓缩，使细胞内外液体的等渗性失衡。这会导致细胞内液体向细胞外移动，细胞脱水，出现等渗性缺水的症状。

24. 伤后即刻出现深昏迷　去皮质强直发作　双瞳孔大小多变。脑干是连接大脑和脊髓的重要结构，负责控制生命维持的基本功能，包括呼吸、心跳、血压控制等。当脑干受到严重的损伤时，它的功能受到严重干扰，导致以下症状。①深昏迷：脑干损伤会导致意识丧失，患者会立即进入深度昏迷状态，失去对外界刺激的反应能力。②去皮质强直发作：脑干损伤会干扰脑干和大脑皮质之间的正常传递，导致去皮质强直发作。这是一种肌肉紧张性痉挛，表现为四肢强直和抽搐，但没有主观意识参与。③双瞳孔大小多变：脑干损伤会影响脑干内的瞳孔调节中枢，导致瞳孔大小的异常变化。这可能表现为瞳孔大小的不对称、一侧瞳孔扩大或收缩，或者两侧瞳孔大小多次改变。

25. 复位　固定　康复治疗。骨折治疗的三大原则是复位、固定和康复治疗。①复位：骨折复位是指将骨折断端正确对位，使其恢复正常的解剖位置。复位可以通过手动操作或者手术来完成，目的是确保骨折断端的正确对齐，为后续的愈合创造条件。②固定：骨折固定是指通过使用外部固定器（如石膏绷带、石膏夹板等）或内部固定器（如金属钉、钢板等）将骨折断端稳定固定，以促进骨折的愈合。固定的目的是防止骨折断端再次移位，保持骨折断端稳定，使其能够正常愈合。③康复治疗：骨折康复治疗是指在骨折固定后，通过适当的运动和康复训练帮助骨折患者恢复功能。康复治疗的目的是促进骨折部位的愈合和恢复患者的正常功能，包括恢复关节的活动度、肌肉力量和身体的平衡。这三大原则的目的是确保骨折断端正确对位、稳定固定，并通过适当的康复治疗促进骨折的愈合和恢复患者的功能。这些原则在骨折的治疗中都是非常重要的。

26. 根治性手术　内分泌治疗。乳腺癌的治疗原则是以综合治疗为基础，包括化疗、放疗、免疫治疗、根治性手术和内分泌治疗。化疗是通过使用药物来杀死或抑制癌细胞的生长和扩散。化疗通常在手术前或手术后进行，以减小肿瘤的体积，预防癌细胞的转移和复发。放疗是使用高能射线来破坏癌细胞的 DNA，以防止其生长和分裂。放疗通常在手术后进行，以减少残留癌细胞的风险。免疫治疗是通过激活患者自身的免疫系统来攻击和破坏癌细胞。这可以通过使用免疫检查点抑制剂、癌症疫苗或其他免疫疗法来实现。根治性手术是指通过手术切除乳腺癌和相关淋巴结，以达到完全切除肿瘤的目的。内分泌治疗是用药物来阻断或抑制乳腺癌细胞对雌激素的依赖。这种治疗通常适用于激素受体阳性的乳腺癌患者。

27. 结节型 巨块型 弥漫型。肝癌的大体病理形态分为结节型、巨块型和弥漫型。这些形态描述了肝癌在组织结构上的表现。结节型肝癌指肿瘤以结节形式出现，巨块型肝癌指肿瘤以大块状生长，弥漫型肝癌指肿瘤广泛分布在肝脏中，无明显分界线。这些不同的形态对于肝癌的诊断和治疗有重要的临床意义。

28. 心肌完全再血管化 防止围术期心肌梗死。冠状动脉旁路移植术是一种常见的心脏外科手术，用于治疗冠状动脉疾病。手术的目标是通过搭建移植物，使心肌能够获得足够的血液供应，实现心肌完全再血管化。而围术期心肌梗死是指在手术期间或术后发生的心肌梗死。为了防止围术期心肌梗死的发生，手术中需要注意保护冠状动脉的供血，避免血栓形成和栓塞。此外，术后还需要密切监测患者的心电图和心肌酶谱，及时发现心肌缺血和梗死的征象，并采取相应的治疗措施。因此，冠状动脉旁路移植术的手术要点包括心肌完全再血管化和防止围术期心肌梗死。

29. 3 5。对于正常人的尿液镜检结果，红细胞和白细胞的计数标准如下。①镜下血尿：正常人的尿液镜检每高倍视野红细胞计数应小于等于3个。如果红细胞计数超过3个，就可以被认为是镜下血尿，表示尿液中有异常的红细胞存在。然而，需要注意的是，有些因素（如月经期、剧烈运动、尿路感染等）可能导致暂时性的镜下血尿，而非病理性血尿。②脓尿：正常人的尿液镜检每高倍视野白细胞计数应小于等于5个。如果白细胞计数超过5个，可以被认为是脓尿，表示尿液中存在异常的白细胞。脓尿常见于尿路感染，也可能与其他炎症性疾病有关。

30. 减少毒物吸收 促进毒物排泄 抗毒剂治疗 对症治疗。中毒处理原则如下。①减少毒物吸收：尽早采取措施，阻止或减少毒物的吸收进入体内。这可以通过洗胃、使用活性炭等方法实现。洗胃是通过将特定液体（如生理盐水或特定洗胃液）引入胃内，刺激呕吐反射，并尽量清洗胃内的毒物。活性炭可以吸附毒物，减少其吸收。②促进毒物排泄：通过增加尿液排泄、促进肠道蠕动等方法，加速毒物的排泄。这可以通过给予大量液体、利尿剂、灌肠等方式实现。③抗毒剂治疗：某些中毒情况下，可以使用特定的抗毒剂来中和或拮抗毒物的作用。例如，抗生素可用于对抗细菌感染引起的中毒，抗生素中毒时可以使用抗生素拮抗剂。④对症治疗：根据中毒症状和体征，进行相应的对症治疗。这可能包括给予止痛药、镇静剂、抗过敏药等，以缓解症状并稳定患者状况。

31. 斜疝 直疝。腹股沟疝可以分为斜疝和直疝两种类型。①斜疝：斜疝是最常见的腹股沟疝类型，约占腹股沟疝的80%。它发生在腹股沟区域，是由于脂肪或肠道组织通过腹股沟管进入腹股沟区域所致。斜疝通常在腹股沟环的内侧，从腹腔穿过腹股沟环进入腹股沟区域。②直疝：直疝发生在腹股沟区域，但与斜疝不同的是，直疝发生在腹股沟环的外侧。直疝是由于腹股沟区域的肌肉或腹膜发生薄弱或断裂，导致腹腔内脂肪或肠道组织通过腹股沟区域薄弱点进入腹股沟区域。

32. CPR。CPR（心肺复苏）是抢救生命最基本的医疗技术和方法之一。CPR是一种紧急情况下应用的急救措施，旨在维持心脏和呼吸功能，以保证氧气供应到达重要器官，延长生命，并为进一步的医疗干预争取时间。CPR包括胸外心脏按压和人工呼吸两个主要步骤。通过胸外心脏按压，压迫胸骨使心脏产生机械挤压，推动血液流动，维持重要器官的氧气供应。通过人工呼吸，可以为患者提供氧气，帮助维持呼吸功能。在突发心脏骤停、溺水、窒息、严重创伤等紧急情况下，CPR的及时应用可以挽救生命，为患者争取更多的抢救机会。CPR应该由受过相关培训的专业人员或熟悉CPR技术的人员进行，以确保正确和有效的实施。

33. 营养不良 全身性疾病 感染 血液循环障碍。影响创伤修复的因素包括营养不良、全身性疾病、感染、血液循环障碍和药物影响等。这些因素可以影响创伤修复的速度和质量。营养不良会导致身体缺乏必要的营养物质来支持创伤修复过程。全身性疾病，如糖尿病、免疫系统疾病等，会影响身体的免疫和修复能力。感染会导致创伤部位的炎症反应增加，影响创伤愈合。血液循环障碍会影响创伤部位的血液供应和氧气输送，从而影响创伤修复。某些药物，如抗炎药、免疫抑制剂等，可能会干扰创伤修复过程。因此，这些因素都可以对创伤修复产生负面影响。

34. 超声 CT MRI。介入放射影像学是一种通过在手术或治疗过程中使用实时影像来引导和监控操作的技术。在介入放射影像学中，主要使用的导向设备如下。①X线和电视透视：是最常用的导向设备，可以提供实时的二维影像，用于引导和监控手术或治疗过程。②超声：是一种无辐射的影像技术，可以提供实时的二维和多普勒影像，用于引导和监控一些介入手术或治疗过程。③CT（计算机断层扫描）：可以提供高分辨率的三维影像，可以用于规划和引导一些复杂的介入手术或治疗过程。④MRI（磁共振成像）：

可以提供高分辨率的三维影像，对于一些需要详细解剖信息的介入手术或治疗过程也可以作为导向设备之一。这些导向设备的选择取决于具体的手术或治疗需求，医生会根据病情和患者情况选择最适合的导向设备，以确保手术或治疗的准确性和安全性。

35. 膀胱结石。膀胱结石可以导致排尿中断，并伴有剧烈疼痛。结石堵塞了膀胱颈部或尿道，使尿液无法顺畅排出，导致排尿中断的情况发生。同时，结石的刺激和压迫也会引起剧烈疼痛感，这种疼痛通常放射到阴茎头部和远端尿道。其他可能的症状还包括尿频、尿急、尿道烧灼感、血尿等。如果膀胱结石较大，可能会导致尿潴留，需要立即就医处理。

36. 左侧卧位　膝胸位　截石位　蹲位　弯腰前俯位。直肠和肛管疾病的常见检查体位如下。①左侧卧位：患者侧卧，将双腿屈曲至胸部，用于直肠指检等检查。②膝胸位：患者跪在床上，双手撑在床上，上身前倾，用于直肠镜检查、肛门镜检查等。③截石位：患者仰卧，双腿抬高并屈曲至胸部，用于直肠摄影、结肠镜检查等。④蹲位：患者蹲在一侧，用于肛门检查、肛门镜检查等。⑤弯腰前俯位：患者弯腰前屈，上身前倾，用于肛门检查、肛门镜检查等。这些体位可根据具体的疾病和检查目的来选择，以便获得更好的检查结果。

37. 垂体瘤　颅咽管瘤　脑膜瘤。鞍区是指位于颅底中央的一个解剖区域，包括垂体所在的鞍上区和颅咽管周围的区域。在鞍区，常见的肿瘤类型包括垂体瘤、颅咽管瘤和脑膜瘤。垂体瘤是鞍区最常见的肿瘤类型，约占颅内肿瘤的 $10\% \sim 15\%$。垂体瘤可以是功能性的，如催乳素瘤、生长激素瘤、促肾上腺皮质激素瘤等，也可以是非功能性的。颅咽管瘤是一种起源于胚胎颅咽管遗迹的肿瘤。它们通常发生在鞍区附近，可以是良性的或恶性的。颅咽管瘤可能对周围结构产生压迫，引起相应的症状和体征。脑膜瘤也可以发生在鞍区附近。脑膜瘤是起源于脑膜的肿瘤，通常是良性的。它们可以出现在鞍区的脑膜上，对周围结构产生压迫。

38. 气胸　不稳定型心绞痛　急性心肌梗死　急性肺动脉栓塞　主动脉夹层瘤　食管破裂。①气胸：气胸是指胸腔内积聚过多气体，导致肺部受压缩。严重的气胸可能导致呼吸困难和氧气供应不足，可能危及生命。②不稳定型心绞痛：不稳定型心绞痛是冠心病的一种严重形式，它在心肌缺血的基础上出现心绞痛发作，症状持续时间较长、频率增加，常伴有心电图改变。不稳定型心绞痛可能是心肌梗死的前兆，需

要紧急治疗以防止心肌梗死的发生。③急性心肌梗死：急性心肌梗死是冠心病的严重后果，通常由冠状动脉的阻塞引起。它会导致心肌组织缺血坏死，可能出现严重的胸痛、气急和心律不齐等症状，是一种危及生命的情况。④急性肺动脉栓塞：急性肺动脉栓塞是由血栓或其他物质阻塞肺动脉或其分支引起的情况。它可能导致肺组织缺血、肺动脉压力升高，严重情况下可引发休克和死亡。⑤主动脉夹层瘤：主动脉夹层瘤是主动脉内层发生撕裂，导致血液进入夹层形成的情况。这种情况可能导致主动脉破裂和内出血，危及生命。⑥食管破裂：食管破裂是食管壁发生裂口或穿孔的情况。它通常由严重的食管疾病或外伤引起，可能导致严重的胸痛、呕血、呼吸困难等，是一种紧急情况。

39. 乙状结肠。结肠癌是指发生在结肠的恶性肿瘤。乙状结肠位于结肠的中部，是横结肠和降结肠之间的部位。乙状结肠是结肠最长的段，具有较大的表面积，因此也是结肠癌最好发的部位之一。乙状结肠癌的发病率较高，可能与其血液供应丰富、黏膜细胞更新频繁、暴露于大量消化物质等因素有关。此外，乙状结肠癌的早期症状较不明显，常常被忽视，导致晚期诊断的机会较多。

40. 低血容量性休克　感染性休克　创伤性休克。外科常见的休克类型包括低血容量性休克、感染性休克和创伤性休克。这些休克类型分别由不同的原因引起。低血容量性休克是由于失血、体液丢失或容量不足导致的循环血量减少所引起的休克。感染性休克是由于严重感染引起的全身炎症反应综合征（SIRS）和器官功能障碍所导致的休克。创伤性休克是由于严重创伤（如严重外伤、大手术等）导致的失血和休克。这些休克类型在临床上都很常见，在诊断和治疗上有一定的差异。

41. 神经外膜　神经束膜。显微神经缝合是一种用于修复神经断裂或损伤的手术技术。在显微神经缝合中，可以使用神经外膜缝合法或神经束膜缝合法。神经外膜缝合法是指将两端的神经外膜对准并缝合在一起。神经外膜是神经纤维的外层覆盖物，缝合神经外膜可以提供支持和保护，并促进神经再生。神经束膜缝合法是指将两端的神经束膜对准并缝合在一起。神经束膜是神经纤维组织的包裹，缝合神经束膜可以更紧密地连接神经纤维，促进神经再生和恢复功能。这两种缝合法都旨在重新连接神经的断裂或损伤部位，以恢复神经的连续性和功能。选择哪种缝合法取决于具体的情况和医生的判断。

42. 血压基本不变　脉压减小。在休克早期，血压通常保持相对稳定，但脉压（收缩压与舒张压之差）会减小。脉压减小是由于有效循环血量减少、心排血量降低或血管扩张等原因导致的。脉压减小是休克早期的一个典型特征，反映了休克对循环系统的影响。然而，随着休克的进展，血压也会逐渐下降，直到出现明显的低血压状态。因此，在休克早期，观察脉压的变化可以提供有关循环状态的重要线索。

43. 充足的血容量　有效的心排血量　良好的周围血管张力。维持有效循环血量的主要因素包括充足的血容量、有效的心排血量和良好的周围血管张力。当其中任何一个因素的改变超出人体的代偿能力时，都会导致有效循环血量的急剧减少，从而引发休克。血容量不足、心脏泵血功能衰竭、血管扩张等因素都可能导致休克的发生。

44. 平衡盐溶液。在休克患者的补液治疗中，平衡盐溶液通常是首选。平衡盐溶液是一种含有生理盐水和电解质的溶液，能够维持体液的容量和电解质的平衡。常见的平衡盐溶液包括生理盐水（0.9%氯化钠溶液）和乳酸林格液。这些溶液在休克补液中被广泛使用，可以迅速补充体液和电解质，维持循环血量和血压稳定。然而，具体的补液选择还需要根据患者的具体情况、休克类型和休克阶段来确定，有时也可能需要使用其他类型的液体，如血浆、胶体溶液等。因此，在实际应用中，医生会根据患者的情况进行个体化的治疗决策。

45. < 3.5mmol/L　> 5.5mmol/L。根据常规的医学标准，血钾浓度低于 3.5mmol/L 被定义为低钾血症，而高于 5.5mmol/L 被定义为高钾血症。

46. 缺水性质　缺水程度　有无低钾与高钾　有无酸碱失衡。在诊断水盐代谢和酸碱平衡失调时，需要明确的情况如下。①有无缺水：确定体内是否存在水分不足的情况。②缺水性质：根据缺水的原因，可以判断缺水是由于体液丢失过多（如呕吐、腹泻等）还是水分摄入不足。③缺水程度：评估缺水的程度，可以根据临床症状、体征和实验室检查结果来确定。④有无低钾与高钾：检查血钾浓度，确保及时发现并处理低钾血症或高钾血症。⑤有无酸碱失衡：评估血液中酸碱平衡的情况，包括血气分析和电解质检查，以确定是否存在酸中毒或碱中毒等酸碱平衡紊乱。明确这些方面可以提供更准确的诊断和指导治疗，以恢复水盐代谢和酸碱平衡的平衡状态。

47. 80。低氧血症是指动脉血氧分压（PaO_2）低于正常范围。正常的动脉血氧分压范围因年龄、海拔高度和其他因素而有所不同。一般情况下，成人的正常动脉血氧分压范围为 80～100mmHg。因此，PaO_2 低于 80mmHg 可以被认为是低氧血症的标准。

48. Richter。Richter 疝指嵌顿仅为肠壁的一部分，肠系膜并未进入疝囊。

49. 喉部黏膜感觉丧失　声带松弛致音调降低。喉上神经（喉返神经）是喉部的主要神经，它有内侧支和外侧支。内侧支主要负责喉部黏膜的感觉，而外侧支主要负责喉部肌肉的运动。如果喉上神经的内侧支损伤，可能会导致喉部黏膜感觉丧失。而外侧支损伤可能导致声带松弛，进而引起音调降低。

50. 患儿头颅进行性增大　前囟未闭且张力增高　双眼球呈"落日征"。婴幼儿颅内压增高时，主要临床表现如下。①患儿头颅进行性增大：由于颅内压力增大，婴幼儿的头围会逐渐增大，超过正常生长曲线。②前囟未闭且张力增高：前囟是婴幼儿头骨骨缝的结合处，正常情况下应该是柔软闭合的。颅内压增高时，前囟会呈现张力增高的表现，即前囟凸起且紧张。③双眼球呈"落日征"：婴幼儿颅内压增高时，眼球会受到压迫，出现下移和向外突出的表现，称为"落日征"。

51. 危重患者　大手术后。应激性溃疡是指由于严重应激状态引起的胃黏膜溃疡。这种溃疡常见于危重患者，例如重症监护病房患者、严重创伤者或烧伤患者等。大手术后也是应激性溃疡发生的常见情况，特别是在腹部大手术、创伤性脑损伤手术和胸部切开手术等情况下。这些情况都会导致机体处于高度应激状态，引起胃黏膜血流减少、胃酸分泌增加以及黏膜屏障受损，从而增加溃疡形成的风险。因此，对于危重患者和大手术后的患者，需要密切关注并采取预防措施，以避免应激性溃疡的发生。

52. 有效循环血量的急剧减少。各种休克的共同点之一是有效循环血量的急剧减少。休克是一种严重的循环血流动力学紊乱状态，其特征之一是有效循环血量减少，组织灌注不足。有效循环血量的减少可以由多种原因引起，比如失血、容量不足、心脏泵血功能不全等。无论是哪种休克，都会导致全身组织缺氧和多器官功能障碍。因此，在休克的处理中，重要的一步是通过补液、纠正原发病因等措施，恢复有效循环血量，以保证足够的组织灌注和氧供。

53. 皮下血肿　帽状腱膜下血肿　骨膜下血肿。头皮血肿多因钝器伤及头皮所致，按血肿出现于头皮内的具体层次可分为皮下血肿、帽状腱膜下血肿和骨膜下血肿 3 种。

54. 昏迷的原因必须明确 排除各种原因引起的可逆性昏迷。在判定脑死亡之前，必须明确昏迷的原因和排除各种原因引起的可逆性昏迷。这意味着需要对患者进行全面的评估和检查，以确定昏迷的原因，并排除可能导致可逆性昏迷的因素。这些因素可能包括药物中毒、代谢紊乱、颅内压增高等。只有在确认没有可逆性昏迷的原因存在时，才能继续进行脑死亡的评估。这样可以确保在做出脑死亡判定时，排除了其他可能导致昏迷的因素，使判定更加准确和可靠。

55. 1 周 3 个月内。急性排斥反应通常在器官移植后的第 1 周至 3 个月内发生。这是因为在这个时间段内，免疫系统通常会对新的移植器官产生免疫反应。免疫系统识别移植器官中的异体抗原，并产生免疫反应以攻击和摧毁移植物。这种免疫反应导致急性排斥反应的发生，表现为移植器官的功能损害和炎症反应。在移植后的早期阶段，患者通常会接受免疫抑制治疗来减少排斥反应的发生。随着时间的推移，免疫系统逐渐适应并接受移植器官，急性排斥反应的风险也会降低。

56. 膀胱尿道镜 经尿道输尿管镜 经皮肾镜。常用的泌尿系内镜设备如下。①膀胱尿道镜（Cystoscope）：膀胱尿道镜是一种用于检查膀胱和尿道的内镜。它可以通过尿道插入体内，通过光纤传输图像，让医生可以观察膀胱的内部情况，诊断疾病或进行治疗。②经尿道输尿管镜（Ureteroscope）：经尿道输尿管镜是一种用于检查和治疗输尿管和肾脏的内镜。它可以通过尿道插入体内，进入输尿管，通过光纤传输图像，让医生可以观察输尿管和肾脏的内部情况，进行疾病诊断和治疗。③经皮肾镜（Percutaneous Nephroscope）：经皮肾镜是一种通过皮肤插入体内，进入肾脏的内镜。它通常用于治疗肾结石、肾盂肾炎等肾脏疾病。经皮肾镜可以通过切口插入体内，直接观察和处理肾脏内部的问题。

57. 突出的肿块。腹股沟斜疝是指腹腔内的脏器或腹腔内脂肪组织通过腹股沟区的腹股沟管进入阴囊（男性）或阴唇（女性）。这种疝气通常形成一个突出的肿块，可以在腹股沟区或阴囊/阴唇处触摸到。其他可能的腹股沟斜疝的临床表现还包括：腹股沟区的不适或疼痛感；咳嗽、打喷嚏或用力排便时肿块突出或加重；腹股沟区或阴囊/阴唇处的肿块可以减轻或消失，当患者卧位时或用手压迫时。腹股沟斜疝的诊断通常通过体格检查和超声检查来确认。如果患者有腹股沟区突出的肿块，医生可能会进行进一步的检查来确定是否为腹股沟斜疝，并决定是否需要手术

修复。

58. 无痛性肉眼血尿。膀胱癌最常见的临床表现之一是无痛性肉眼血尿。这意味着患者在排尿时可以看到明显的血尿，但并不伴随尿痛或尿道刺激症状。血尿通常是间歇性的，即时有时无，但如果出现血尿，应及时就医进行进一步检查和诊断。其他与膀胱癌相关的症状可能包括尿频、尿急、排尿困难、腰痛或盆腔痛等。然而，需要注意的是，这些症状也可能与其他泌尿系统疾病有关，因此需要进行专业的诊断和评估。

59. 5 ~ 12cmH$_2$O 循环容量不足。中心静脉压是指在右心房或上腔静脉内的血液压力。正常情况下，中心静脉压的正常范围为 5 ~ 12cmH$_2$O。当中心静脉压降低时，表明循环容量不足，即体内循环血液量不足。这可能是由于失血、脱水、血容量不足等原因引起。血压的降低也可以是容量不足的表现。当循环容量减少时，心脏需要更加努力地泵血以维持合适的血压。因此，低血压可能是由于容量不足引起的结果。

60. 头皮损伤 颅骨损伤 脑损伤。颅脑损伤可以分为头皮损伤、颅骨损伤和脑损伤。①头皮损伤：头皮损伤是指头部外伤导致头皮组织受损。这种损伤通常表现为头皮的擦伤、割伤、挫伤、撕裂或刺伤等。头皮损伤可能伴有出血、肿胀、疼痛和局部感染等症状。②颅骨损伤：颅骨损伤是指头部外伤导致颅骨骨折或骨裂。根据颅骨损伤的严重程度的不同，可分为线性骨折、粉碎性骨折、开放性骨折等。颅骨损伤可能伴有头痛、头晕、血肿、颅内压增高等症状。③脑损伤：脑损伤是指头部外伤导致脑组织受到损伤。脑损伤可以是闭合性的，即没有颅骨骨折，但脑组织有挫伤、出血、水肿等损伤。脑损伤也可以是开放性的，即头部外伤导致颅脑组织开放性损伤，脑挫伤等。脑损伤可能导致神经功能障碍、意识丧失、癫痫发作等症状。

61. 局部扩散 淋巴转移 血运转移。乳腺癌转移主要分为三种途径，局部扩散、淋巴转移、血运转移。

三、判断题

1. ×　我国医院设置 ICU 开始于 20 世纪 80 年代。

2. ×　腹部透视膈下无游离气体并不能完全说明胃、肠道无损伤。虽然在腹部透视中无游离气体可以排除一些严重的胃肠道损伤（如胃或肠穿孔），但并不能排除所有的胃肠道损伤。胃肠道损伤的类型和程度各不相同，某些损伤可能不会导致游离气体的积

聚。例如，胃或肠道壁上的小裂伤、溃疡、破裂等，可能不会导致游离气体的泄漏，因此在透视中无法观察到。

3. √　ICU 都是重症患者，有时需紧急手术而患者又不宜搬动，因此综合 ICU 应备有麻醉机。

4. ×　手外伤一般应争取在受伤后 6 ~ 8 个小时之内进行清创，如果超过了 6 ~ 8 个小时，可以进行清创，但是不能进行伤口的缝合。

5. ×　我国最常见的恶性肿瘤，在城市依次是肺癌、胃癌、肝癌、肠癌和乳癌。而在农村是胃癌、肝癌、肺癌、食管癌和肠癌。

6. √　休克时儿茶酚胺的释放可促进胰高糖素的生成，抑制胰岛素的产生及其外周作用，加速肌肉与肝内糖原分解，及刺激垂体分泌促肾上腺皮质激素，因此休克时血糖增高。

7. ×　缩血管药物以短期维持重要脏器灌注为目的，主要用于部分早期休克患者；也可作为休克治疗的早期应急措施，但是不宜长久使用，用量也应尽量减小，以免导致重要脏器长时间缺血。

8. ×　超急性排斥反应一般发生在异种移植上，即为不同种属的个体之间的移植。主要表现为供体的器官与受体的血管连接后，在 24 小时之内发生的各种免疫排斥反应。这种反应的特点是发生迅速并且严重，各种抗免疫排斥反应的药物都无明显效果，还常见于反复输血、多次妊娠以及长期血液透析的个体。

9. ×　25% ~ 30% 的肿瘤发病与食物有关，由于食物中黄曲霉毒素、亚硝胺类以及铅等重金属元素，蔬菜、水果中残留的化肥、杀虫剂，某些食品中的添加剂、防腐剂等均是"隐形杀手"。

10. √　目前常用的介入方法有栓塞法、血管成形法以及区域性灌注法 3 种。

11. ×　乳腺癌早期以淋巴转移为主，主要转移到附近区域如腋窝等处，血行转移通常较晚。

12. ×　休克患者的体位有两种，均要采取平卧位：①抬高下肢 20° ~ 30°。②头和胸部抬高 20° ~ 30°，下肢抬高 15° ~ 20°。这两种体位均可使回心血量增加，减轻呼吸负担，也能减轻心脏排血的负担。要保持安静，尽量避免多次搬动，由于多次搬动有可能会加重休克，严重还会导致死亡。

13. ×　泌尿外科不应该叫"泌尿科"，由于它不包括与尿有关的"内科"部分，如肾炎、糖尿病以及尿崩症等，这应加以区别而避免混淆。然而情况在变化，科学在前进，不断地有新的项目由内科范围转入泌尿外科中来，如肾血管性高血压及肾上腺的一

些疾病等，所以也必须辩证唯物地看待问题。

14. √　显微外科基本手术技术包括显微血管、淋巴管吻合技术、神经以及肌腱缝合技术。其中，前者要求最高，也最常用。这些器官及组织可带着供血其血循环的血管，移植至身体另一部分，来代替受区的功能。吻合小血管手术是显微外科发展最为广泛的部分。

15. ×　最多见的腹外疝是腹股沟疝，其中腹股沟疝分为直疝和斜疝，另外还有女性多发的股疝。

16. ×　甲状腺手术后可由于切口内出血、喉头水肿、痰液阻塞、气管塌陷或双侧喉返神经损伤等原因造成呼吸困难和窒息，危及患者生命。因此呼吸困难是最危急的并发症。

17. √　即使手套未破且无菌性手术已经完成，医务人员在进行连续手术之前仍然需要重新洗手。重新洗手是为了确保手部的无菌状态，并防止交叉感染的发生。即使手套未破，手部可能仍然受到污染，例如在手术过程中可能接触到患者体液、手术器械等。此外，手套的穿戴时间过长也会导致手套内部有微小的破损或破裂，进而可能导致细菌穿透。

18. ×　体液正常渗透压的恢复和维持以及血容量的恢复和维持都是通过肾脏调节完成的。①渗透压的恢复和维持：肾脏通过调节尿液的浓度和排泄水分的量来维持体液的渗透压。当体液渗透压过高时，肾脏通过分泌抗利尿激素 ADH（抗利尿激素，即抗利尿激素）来减少尿液的排泄，从而增加体内水分的保留，使渗透压逐渐恢复到正常水平。肾脏还通过调节尿液的浓度，如尿素、钠、尿酸等的排泄来维持体液的渗透压平衡。②血容量的恢复和维持：肾脏通过调节尿液的体积和成分来维持血容量。当血容量减少时，肾脏通过分泌肾素来启动肾素 - 血管紧张素 - 醛固酮系统（RAAS），促使肾上腺皮质分泌醛固酮。醛固酮的作用是增加肾小管对钠的重吸收，从而增加水分的重吸收，恢复和维持血容量。下丘脑 - 垂体 - 抗利尿激素系统主要调节尿液的排泄和水分的保留，而不是血容量的恢复和维持。血容量的调节主要通过肾脏的 RAAS 系统来完成。

19. ×　实际上，化学性腹膜炎会导致严重的腹痛。当十二指肠溃疡穿破时，胃十二指肠液（含有胃酸、胆盐等消化液）会流入腹腔，刺激腹膜并导致腹膜炎症反应。化学性腹膜炎的特点是腹痛剧烈、持续、局部化，并可能伴随其他症状，如腹胀、恶心、呕吐等。胃十二指肠液对腹膜的刺激性会导致炎症反应，引起腹膜充血、渗出和炎症细胞浸润，进一步加

重腹痛的程度。化学性腹膜炎是十二指肠溃疡穿孔的严重并发症，需要紧急处理。治疗通常包括手术修复溃疡穿孔、引流腹腔中的液体、抗生素治疗等。腹痛的缓解需要通过治疗基本病因来实现，而不是因为胃十二指肠液对腹膜的刺激性减少。

20. × 继发性腹膜炎最常见的致病菌是大肠埃希菌。

21. × 介入治疗是一种新型的医学治疗技术，它是在数字减影血管造影、CT、磁共振或是超声的监视和导引下，通过导丝、导管应急穿刺针等技术，通过人体的自然腔道或是微小创口，对人体进行疾病诊断和治疗的一种新型治疗技术。在临床上主要分外周介入、神经介入依据心血管介入，适应证非常广泛。

22. √ 急性肠梗阻治疗中，最首要的措施是胃肠减压，减轻腹腔压力。

23. × 开放性腹部损伤是指腹部遭受外力打击或刺伤，导致腹部内脏器官暴露在外的损伤情况。在现场急救时，如果伴有内脏脱出，应该立即采取紧急措施来处理，而不是"回纳"。正确的处理方法是将脱出的内脏器官小心地覆盖上无菌的湿纱布或塑料薄膜，以保护其免受进一步感染，并尽快将患者送往医院接受专业的治疗。

24. √ 无痛性间歇性便后出鲜血是内痔的常见症状。因粪便擦破痔块黏膜，出现便时滴血或便纸上带血，少数呈喷射状出血，可自行停止。

25. × 腹部平片是胆囊结石的检查方法之一。15%胆囊结石可在腹部平片上显示，主要是混合性结石，它是由胆红素、胆固醇以及钙盐等多种成分混合组成，因含钙盐较多，X线检查常可显影。其他类型则多不显影。

26. √ 肾绞痛是肾结石的典型症状，通常在运动后或夜间突然发生一侧腰背部剧烈疼痛，常被形容为"刀割样"，同时可出现下腹部及大腿内侧疼痛、恶心呕吐、面色苍白等。

27. √ 对于肝功能轻度受损的患者，一般不会显著影响手术的耐受力。这是因为肝脏具有较强的代偿能力，即使肝功能轻度受损，肝脏仍然能够正常完成其重要的代谢和排毒功能。在手术过程中，肝脏的代谢和排毒功能对于麻醉药物的代谢和清除起着重要作用。虽然肝功能轻度受损可能会影响一些肝脏功能指标的水平，但在大多数情况下，这种受损对手术的耐受力影响较小。手术常规会评估患者的全身状况和手术风险，综合考虑肝功能、心肺功能、营养状况等

因素，决定患者是否适合进行手术。

28. √ CT可以准确地提示肾损伤的程度，显示肾皮质裂伤、肾周血肿、尿外渗及血管损伤情况。

29. √ 腹痛是腹膜炎最主要的临床表现。疼痛的程度与发病的原因、炎症的轻重、年龄、身体素质等有关。急性化脓性腹膜炎的疼痛一般都很剧烈，难以忍受，呈持续性。

30. × 血清甲胎蛋白（AFP）测定对诊断肝细胞癌有相对的专一性。

31. √ 股骨颈骨折的并发症分为早期并发症和晚期并发症，最常见的晚期并发症是骨折不愈合和股骨头缺血性坏死。

32. √ 预防结直肠癌的策略之一是避免高脂肪、低纤维饮食。原因如下。①高脂肪饮食：高脂肪饮食，尤其是饱和脂肪和转化脂肪的摄入增加，被认为是结直肠癌的危险因素之一。高脂肪饮食可能导致体内脂肪沉积，促进肠道内致癌物质的产生，同时也可能影响肠道细菌群的平衡，进而增加结直肠癌的发生风险。②低纤维饮食：低纤维饮食与结直肠癌的发生有关。纤维是植物食物中的一种成分，包括果蔬、全谷类、豆类等。纤维具有增加粪便体积、促进肠道蠕动、稀释致癌物质、调节激素水平等作用。低纤维饮食可能导致便秘、肠道内有害物质停留时间增加，从而增加结直肠癌的风险。

33. √ 间歇性、无痛性肉眼血尿是膀胱癌最常见的症状。①肉眼血尿：膀胱癌破坏了膀胱内部的血管，导致血液进入尿液中，使尿液呈现红色或棕色。这被称为肉眼血尿，因为血液可以直接在肉眼下可见。②间歇性血尿：血尿可能会出现间歇性，即有时出现血尿，有时尿液正常。这是因为膀胱癌通常是局部生长，癌组织可能在某些时候出血，而在其他时间不出血。③无痛性血尿：与其他膀胱疾病（如感染或结石）引起的血尿相比，膀胱癌通常不会引起疼痛或尿频等症状。这是由于膀胱癌的早期阶段通常不会侵犯膀胱壁的神经结构，所以疼痛感觉相对较少。

34. √ 在腹部损伤情况不明的情况下，应禁止使用镇痛剂。原因如下。①遮蔽症状：镇痛剂可以掩盖或减轻疼痛，使患者感觉症状减轻，这可能导致对潜在严重的腹部损伤的警觉降低。疼痛是身体的一种自我保护机制，能够引起警觉，提醒人们注意到可能的组织损伤。在腹部损伤情况不明时，疼痛可以提供重要的线索，帮助医生诊断并决定进一步的治疗。②加重损伤：某些镇痛剂可能会导致血管扩张和血压下降，这可能会加重腹部损伤的出血情况。血压下降

可能导致血液循环不足，进一步损害脏器。③并发症风险：在腹部损伤情况不明的情况下，如果使用镇痛剂，可能会掩盖疼痛，并延迟正确的诊断和治疗。这可能增加并发症的风险，包括内脏器官损伤、感染、内出血等。

35. ×　通常第4～10根肋骨最容易出现骨折。

36. √　婴幼儿鞘膜积液是指婴幼儿头颅内的脑脊液在脑室系统和蛛网膜下腔之间形成积液。一般情况下，婴幼儿鞘膜积液需要尽早进行手术治疗的原因有以下几点：①鞘膜积液可能会对婴幼儿的脑发育造成损害。脑脊液在脑室系统中起到维持脑内环境稳定、保护脑组织的作用。如果鞘膜积液过多，会增加颅内压力，对脑组织产生压迫和损害，可能会影响婴幼儿的脑发育。②鞘膜积液可能引起颅内压力增高。过多的脑脊液积聚会增加颅内压力，导致头痛、呕吐、烦躁、视力模糊等症状。如果颅内压力过高且持续存在，可能会对婴幼儿的神经系统功能产生严重影响。

37. √　心源性猝死，它指的是急性症状发作后一小时内发生的，以意识突然丧失为特征的由心脏原因引起的自然死亡，无论是否有心脏病死亡的时间和形势，未能预料。

38. ×　在二尖瓣术后再狭窄的病例中，应该考虑进行二尖瓣再手术，而不是球囊扩张术和闭式二尖瓣交界分离术。二尖瓣再手术是目前治疗二尖瓣术后再狭窄的主要方法，通过手术修复或更换二尖瓣来解决再狭窄的问题。球囊扩张术和闭式二尖瓣交界分离术不是常规的治疗方法，不适用于二尖瓣术后再狭窄的情况。

39. ×　高血压患者手术前是否要停药必须视情况而定。

40. √　骨筋膜室由骨、骨间膜、肌间隔和深筋膜组成。

41. √　术后低氧血症主要原因是指手术后出现的血氧饱和度降低和动脉血氧分压下降的情况。其中，右向左的肺内分流是导致术后低氧血症的一个主要原因。右向左的肺内分流是指未经气体交换的血液由右侧循环直接进入左侧循环，绕过了肺部的气体交换。可能发生于以下情况。①肺部通气功能不全：肺部的通气功能受到损害，导致气体无法有效地进入肺泡进行气体交换。②肺血管扩张：肺血管扩张导致血液在肺循环中的分布不均，使得部分血液绕过了肺部的气体交换区域。③分流通道存在：术后可能存在分流通道，如未闭合的动脉导管、房间隔缺损等，使得

右侧循环的血液直接进入左侧循环，导致右向左的肺内分流。

42. √　对于休克患者，无论是何种类型的休克，积极补充血容量是一项重要的处理措施。这是因为休克导致体循环有效血容量不足，血压下降，组织灌注不足，最终导致器官功能受损。通过积极补充血容量，可以增加循环血量，提高血压，增加组织灌注，从而改善器官灌注量。补充血容量可以通过静脉输液或输血来实现，根据休克类型和患者具体情况选择适当的液体和输注速度。

43. ×　脊柱骨折十分常见，最常见的地方是胸腰段的骨折。

44. √　上消化道出血，主要是指屈氏韧带以上部位的出血，包括食管、胃、十二指肠、胰管以及胆道等部位的出血。

45. ×　新生儿的脊髓终止于L3至L5腰椎之间。因此，在蛛网膜下隙穿刺时，应选择第3腰椎以下的间隙，而不是第2腰椎以下的间隙。

46. ×　蛛网膜下隙阻滞是将局麻药注入蛛网膜下隙，目的是阻断蛛网膜下下行的脊髓神经传导，从而实现麻醉效果。蛛网膜下隙阻滞不直接作用于脊神经根，而是作用于蛛网膜下的神经传导。

47. ×　MAC指的是某种吸入麻醉药在一个大气压下与纯氧同时吸入时，能使50%患者在切皮时不发生摇头、四肢运动等反应时的最低肺泡浓度。因为MAC是不同麻醉药的等效价浓度，所以能反应该麻醉药的效能，MAC越小，麻醉效能越强。

四、名词解释

1. 体外循环：是利用特殊人工装置将回心静脉血引出体外，进行气体交换、调节温度和过滤后，输回体内动脉的生命支持技术。由于特殊人工装置取代了人体心肺功能，又称心肺转流术，这种人工装置称为人工心肺机。体外循环的目的是暂时取代心肺功能，维持全身组织器官的血液供应和气体交换，为施行心内直视手术提供无血或少血的手术野。

2. 尿少和尿闭：24小时尿量少于400mL或每小时尿量少于17ml为尿少。24小时尿量少于100mL或12小时完全无尿为尿闭。尿少或尿闭为急性肾衰竭少尿期突出的临床表现。

3. 急性呼吸窘迫综合征（ARDS）：是指在严重感染、创伤、休克等情况下，出现的以肺泡毛细血管损伤为主的临床综合征。临床特征为呼吸频速和窘迫，进行性低氧血症，X线呈现弥漫性肺泡浸润。

4. 新生儿呼吸窘迫综合征（NRDS）：即新生儿

肺透明膜病，多见于早产儿，是由于肺成熟度差、肺泡表面活性物质缺乏所致，表现为出生后进行性呼吸困难及呼吸衰弱，死亡率高。

5. 原发性缺水：原发性缺水即高渗性缺水，虽有水和钠的同时丢失，但因缺水更多，故血清钠高于正常范围，细胞外液的渗透压升高。

6. 排斥反应：器官移植中同种移植的排斥反应主要是供、受体的组织抗原（如 HLA 系统）不同所引起。移植物的抗原刺激宿主产生免疫反应，形成抗体及效应淋巴细胞，对移植物的抗原进行攻击，导致移植物的被排异。

7. 酒窝征：癌肿侵犯乳腺 Copper 韧带，韧带挛缩、牵拉使肿瘤表面皮肤凹陷所致。

8. 介入疗法：来源于介入影像学，介入影像学是医学影像学领域的一个新的分支学科，它是利用 X 线透视、CT 定位、B 型超声仪等医疗影像设备作为导向，将特制的导管或器械经人体动脉、静脉、消化系统的自然管道、胆道或手术后的引流管道抵达体内病变区域，取得组织细胞、细菌或生化方面的资料，进行造影摄片获得影像学资料，或进行各种特殊的治疗。介入疗法的特点是：①损伤小，安全易行。②定位准确，疗效发生快而确定。③副作用和并发症少。临床上习称的微创治疗实际上即为介入治疗。

9. 血液透析（HD）：是急、慢性肾衰竭患者肾脏替代治疗方式之一。它通过将体内血液引流至体外，进入一个由无数根空心纤维组成的透析器中，血液与机体浓度相似的电解质溶液（透析液）在一根根空心纤维内外，通过弥散、超滤、吸附和对流等方式进行物质交换，清除体内的代谢废物、维持电解质和酸碱平衡，同时清除体内过多的水分，并将经过净化的血液重新回输给患者。上述整个过程称为血液透析。

10. 逆行性嵌顿：部分嵌顿的肠管可包括几个肠袢，或呈“W”形，囊内各嵌顿肠袢之间的肠管可隐藏在腹腔内。

11. 肾肿瘤三联征：包括血尿、腰痛、肿块。

12. 休克体位：是指休克时使患者处于中间部位较低，两端较高的中凹位，即头、胸抬高 10°~20°，下肢抬高 20°~30°。此体位中，头、胸抬高有利于患者呼吸，而下肢抬高则有利于血液回流入心脏。若患者发生休克，首先应取平卧位，再适当调整体位，抬高头、胸及下肢。

13. 中度烧伤：是指成人烧伤面积为 11%~30%（小儿为 5%~15%）或Ⅲ度烧伤面积在 10% 以下（小儿 5% 以下），并且无吸入性损伤或者严重并发症的烧伤。

14. 反常性酸性尿：低钾血症时，肾小球远曲小管钠离子、钾离子交换减少，而钠离子、氢离子交换增加，使氢离子排出增多，导致患者发生低钾性碱中毒时，尿液反而呈酸性。

15. 内痔：是指肛垫的支持结构，静脉丛及动静脉吻合支发生病理性改变或移位。

16. SIRS：即全身炎症反应综合征，①体温 > 38℃ 或 < 36℃；②心率 > 90 次/分钟；③呼吸频率 > 20 次/分钟或动脉二氧化碳分压（$PaCO_2$）< 32mmHg；④外周血白细胞计数 > 12×10^9/L 或 < 4×10^9/L，或未成熟粒细胞 > 10%。

17. Richter 疝：腹外疝发生在肠管嵌顿或绞窄时，嵌顿的内容物仅为部分肠壁，系膜侧肠壁及其系膜并未进入疝囊，肠腔并未完全梗阻，这种疝称为肠管壁疝或 Richter 疝。

18. 间歇性跛行：表现为运动性疼痛，供血不足部位常在步行中出现沉重、乏力、胀痛、钝痛、痉挛痛锐痛，或肢端的明显麻木感，迫使患者止步，休息片刻后疼痛缓解，周而复始。

19. 库欣（Cushing）反应：颅内压增高引起的生命体征变化，包括血压升高、心跳和脉搏减慢、呼吸节律紊乱及体温升高，这种变化即称为库欣反应。

20. 低钠血症：血清钠浓度 < 135mmol/L，伴有或不伴有细胞外液容量改变。

21. 心力衰竭：在各种致病因素的作用下心脏的收缩和（或）舒张功能发生障碍，使心排血量绝对或相对下降，以至于不能满足机体代谢需要的病理生理过程。

22. 脓毒症：是指由已经证实的感染引起的系统性炎症反应综合征（SIRS）。

23. Vater 壶腹：胆总管与主胰管在肠壁内汇合，膨大形成胆胰壶腹，亦称 Vater 壶腹。

24. 不稳定性膀胱：膀胱发生不自主收缩或由于咳嗽及其他刺激而引起无抑制收缩的临床症状。

25. 穿透伤：腹部开放性损伤时，腹壁伤口穿破腹膜者称穿透伤。

26. 外痔：是指齿状线远侧皮下静脉丛的病理性扩张或血栓形成。

27. MELD 评分：即终末期肝病模型评分，使用血清肌酐、总胆红素、INR 等指标进行计算，以评估慢性肝病患者的预后情况。最初被用来预测终末期肝病行经颈静脉肝内门－体分流术后患者的死亡率，现已纳入肝移植的肝脏分配系统当中，来代替以往的单纯以等待时间或者疾病严重程度作为标准的分配原则。

28. 辅助性肝移植：是指在保留受体部分或全部肝脏的情况下，将供肝的全部或部分植入受体，使肝功能衰竭患者得到临时的支持以等待原肝功能的恢复，或使原肝缺失的代谢、解毒等功能得到代偿。

29. 肛裂：齿状线下肛管皮肤层裂伤后形成的小溃疡称为肛裂。

30. 经皮肝穿刺胆管造影（PTC）：是在 X 线电视或超声监视下，经皮穿入肝内胆管，再将造影剂直接注入胆道而使肝内外胆管迅速显影。

31. 温差性疼痛：因温度改变而激发或缓解肢体疼痛。

32. 静脉性静息痛：急性主干静脉阻塞时，肢体远侧因严重淤血而有持续性胀痛，并伴有静脉回流障碍的其他表现，如肢体肿胀及静脉曲张等，抬高患肢可减轻症状。

33. 颅底角：颅底角指前颅底与斜坡之间构成的夹角，正常为 115°～145°。

34. Brown - Sequard Syndrome（脊髓半横切综合征）：脊髓受压引起的脊髓半侧损害，表现为病变节段以下同侧上运动神经元瘫痪和触觉深感觉的减退，对侧病变平面 2～3 个节段以下的痛温觉丧失。

35. Beck 征：是指出血滞留于心包腔导致心脏压塞，临床表现为 Beck 三联征。①静脉压升高，颈静脉怒张；②心音遥远，心搏微弱；③脉压小，动脉压降低。

36. 肺性骨关节病：是指少数肺癌病例，肿瘤细胞通过内分泌作用产生的物质进入血液循环，临床上呈现非转移性全身症状之一，包括杵状指、骨关节痛、骨膜增生等。

37. Eisenmenger 综合征：左向右分流性先天性心脏病，因肺小动脉长期承受左心系统血流，引起痉挛性收缩和继发性管壁增厚，肺循环阻力逐渐增高，当肺动脉压力等于主动脉舒张压时，仅存在收缩期分流，当其压力接近或超过主动脉压力，呈双向或逆向分流，临床上出现发绀，形成 Eisenmenger 综合征，终至右心衰竭而死亡。

38. 体外膜式氧合器氧合（ECMO）：是指通过长时间的体外循环，对一些呼吸或循环衰竭患者进行有效的呼吸和循环支持，使心肺得以充分的休息，为心功能和肺功能的恢复赢得宝贵的时间。

39. 冠状动脉旁路移植术：冠状动脉旁路移植术是将自体动脉或游离动脉或静脉段移植到冠状动脉主要分支狭窄的远端，恢复病变冠状动脉的血流，缓解和消除心绞痛症状，改善心肌功能。

40. 体外循环机：是一组由泵组成的可以驱动血液按预定方向和速度流动的机械设备。在体外循环中主要发挥暂时代替心脏泵血、驱动停搏血液以及吸引心腔及术野血液等功能。

41. 缺血性心肌预处理：是一种短时间的可逆性的心肌缺血，其目的是提高心肌对随后长时间缺血的耐受能力。

42. 挤压综合征：挤压综合征是指当肌肉丰富的部位受到严重挤压后，除局部相应病变外，还可以出现以肌红蛋白尿和急性肾功能障碍为主要特征的全身性临床症候群。

43. DIC：是一种发生在许多疾病基础上，由致病因素激活凝血及纤溶系统，导致全身微血栓形成，凝血因子大量消耗并继发纤溶亢进，引起全身出血及微循环衰竭的临床综合征。

44. 三偏征：内囊损伤后会出现典型的"三偏征"，即偏瘫、偏盲、偏身感觉障碍。

45. Chamberlain 线：指硬腭后缘与枕骨大孔后上缘连线。

五、简答题

1. 人工心脏瓣膜置换术后并发症包括：瓣周漏、抗凝治疗导致的出血、血栓形成和血栓栓塞、人工瓣膜感染性心内膜炎、溶血性贫血、机械瓣膜故障以及生物瓣膜衰败等。

2. 自发性蛛网膜下腔出血的常见原因：颅内动脉瘤、脑血管畸形、高血压以及烟雾病。

3. 麻醉前用药的目的：解除焦虑，充分镇静；使麻醉药需求量减少；提高痛阈，加强镇痛；降低误吸胃内容物的风险；抑制呼吸道腺体活动。

4. 肾性高血压主要的病因如下。①肾实质性疾病：急性肾小球肾炎、萎缩性肾盂肾炎、放射性肾炎、红斑狼疮、糖尿病肾病、先天性肾病综合征、多囊肾和肾积水等。②肾肿瘤：球旁体细胞瘤、肾细胞癌和肾母细胞瘤。③肾血管性高血压：肌纤维增殖性狭窄、动脉粥样硬化、多发性大动脉炎和肾梗死等。④外伤性疾病：肾内和肾周血肿、肾周尿液囊肿或肾血管性疾病。

5. 输液反应的处理如下：吸氧；监测生命体征；保留原有的输液通道，排尽原有管道中的液体；更换并且检查正在使用的液体，必要时做微生物培养；肌注异丙嗪25mg 或静脉注射地塞米松 5～10mg。

6. 输血的并发症包括：过敏反应；发热反应；溶血反应；循环超负荷；细菌污染；急性肺损伤；免疫抑制；疾病传播。

7. 前列腺增生的手术指征如下：出现肾功能损害；残余尿量超过50ml；并发膀胱结石；反复出现尿潴留；反复出现血尿或尿路感染。

8. 急性脓胸的治疗原则包括：①根据致病菌对药物的敏感性，选择有效的抗生素进行治疗。②彻底清除脓液，促使肺早日复张。③控制原发感染，进行全身支持治疗，如补充营养和维生素、维持水和电解质平衡、纠正贫血等。

9. 骨关节结核治愈的标准如下：①全身情况良好，体温正常，食欲良好。②局部症状消失，无疼痛，窦道闭合。③X线显示脓肿缩小甚至消失，或已发生钙化；无死骨，病灶边缘清晰。④三次血沉检查结果均正常。⑤患者下床活动一年，仍能保持上述四项指标。

10. 一旦发生休克，应立即积极采取抢救措施，其原则如下：①去除导致休克的病因。②恢复有效循环血量。③尽量改善组织灌注。④努力维持机体的正常代谢，保护重要脏器功能。⑤补液的原则为先快后慢，先使用晶体液后使用胶体液，纠正酸中毒的同时补充钙，根据尿量适当补充钾。

11. 有机磷农药中毒的处理方法如下：①尽快离开中毒现场。②迅速清除毒物，可以采取催吐、洗胃、导泻、灌肠等方法。③给予解毒药物。包括抗胆碱药物（如阿托品），以及胆碱酯酶复活剂（如解磷定、氯解磷定、双复磷）。④可考虑进行血液灌流和血液透析。⑤针对感染进行适当的抗感染治疗，同时进行对症治疗和支持治疗。

12. 对于手外伤的处理需要特别重视以下问题：①及时进行正确的急救处理，包括适时的包扎和妥善的固定，术后将手固定在功能位。②尽早进行彻底的清创，通常应争取在伤后6~8小时内进行，争取一期闭合创口。③正确处理深部组织损伤。④注射破伤风抗毒血清并应用抗生素。抬高伤肢，防止肿胀。

13. 血栓闭塞性脉管炎的临床诊断要点如下：①大多数患者是青壮年男性，多有吸烟嗜好；②患肢存在不同程度的缺血症状；③有游走性浅静脉炎病史；④患肢足背动脉或者胫后动脉搏动减弱或消失；⑤通常无高血压、高脂血症以及糖尿病等易致动脉硬化的因素。

14. 小脑幕切迹疝的临床表现包括：颅内压增高症状（头痛、恶心、呕吐），一侧或者双侧瞳孔散大，锥体束征（对侧肢体偏瘫），生命体征改变（血压升高、脉搏减慢、呼吸深慢以及体温上升）。

15. 对慢性缩窄性心包炎行心包剥离术，剥离切除的范围从主动脉和肺动脉根部一直到膈神经的两侧，并延伸至心包增厚的区域，下至膈肌和下腔静脉入口处。剥离心包的操作应从左心室开始。如果剥离切除的范围不足，可能会导致恢复延迟或复发。然而，对于心肌已经萎缩的患者，应该仔细考虑心包切除范围，以避免发生低心排血量综合征。

16. （1）临床表现：腰痛；下肢放射痛；椎旁压痛和放射痛；腱反射异常；皮肤感觉障碍；肌力减弱；脊柱侧弯；直腿抬高试验或加强试验阳性；腰部活动受限。（2）治疗原则：①非手术治疗包括休息卧床，牵引，按摩，理疗以及药物治疗；②手术治疗包括全椎板切除髓核摘除、半椎板切除髓核摘除以及开窗减压髓核摘除术。

17. 烧伤休克期补液量的计算方法如下。①伤后第1个24h补液量：成人每1%的二、三度烧伤面积按照每千克体重补充胶体0.5ml与电解质液1ml，另加基础水分2000ml。1/2的胶晶体于伤后8h内输入，后16h补入另外的1/2。②伤后第2个24h补液量：胶体和电解质液都为第1个24h实际输入量的1/2，另加水分2000ml。

18. 处理胸腹联合伤的要点如下：①首先需要封闭胸部伤口。在胸部出现积气、积血，尤其是张力性气胸的情况下，应优先进行胸膜腔引流，以改善呼吸功能。②对于腹部损伤，需要在输血补液纠正休克的同时迅速进行剖腹术，以止血和修复破裂的脏器。③如果胸腔内有大量积血或胸腔引流后仍有大量血液不断流出，应进行剖胸探查止血，然后切开膈肌，探查腹腔，进行止血或修复。如果暴露不够理想，可以改为采用胸腹联合切口。

19. （1）对放射线高度敏感的肿瘤：淋巴造血系统的肿瘤、性腺肿瘤、多发性骨髓瘤以及肾母细胞瘤等。（2）对放射线中度敏感的肿瘤：鳞状上皮癌、部分未分化癌（如宫颈鳞癌、基底细胞癌、鼻咽癌等）、食管癌、乳腺癌、肺癌等。（3）对放射线低度敏感的肿瘤：胃肠道腺癌、软组织以及骨肉瘤等。

20. 医院内感染的危险因素包括：①侵入性诊疗操作破坏皮肤黏膜屏障，如外科手术、各种穿刺、各种插（留置）导管以及气管切开等。②现代医疗新技术，如器官移植、人工装置（人工瓣膜、人工关节以及人工晶体等）。③损伤免疫功能的各种细胞毒性药物、免疫抑制药以及放射治疗等的广泛使用，如肾上腺皮质激素、抗肿瘤药、环孢素、⁶¹Co 治疗等。④基础疾病致机体免疫功能低下，如糖尿病、慢性肾炎、肝硬化、艾滋病以及恶性肿瘤等。⑤使用能引起正常微生态失衡的抗菌药物，破坏机体正常微生态屏障；⑥其他原因，如医院消毒灭菌存在缺陷及医疗场所过于简陋等。

21. 过敏性休克是药物过敏的一种严重反应，以注射青霉素等抗生素的发生者最多。休克发作快者可在注射过程中，或在做皮试时即出现症状，通常在给药数分钟至半小时内发作。患者先出现面红、胸闷、气促、气憋、头晕、心悸以及四肢麻木，继之面色苍白或发绀、出冷汗、脉搏细弱、四肢厥冷、有濒死感、血压下降、神志不清乃至昏迷。有的同时伴有荨麻疹及血管性水肿等皮肤超敏反应。本病一旦发生，应立即进行抢救。

22. 意识障碍分类及其程度如下。①嗜睡：意识障碍的早期表现。患者精神萎靡，表情淡漠，常持续处在睡眠状态，但是能被唤醒，勉强配合检查和简单回答问题，停止刺激又即刻入睡。②浅昏迷：仍有无意识的自发动作，对疼痛刺激有躲避反应和痛苦表情，但是不能回答问题或执行简单的命令。角膜反射、瞳孔对光反射、咳嗽反射、吞咽反射应急腱反射均无明显改变。③中度昏迷：即自发动作很少，对强烈疼痛刺激有躲避反应，角膜反射、光反射以及咳嗽反射、吞咽反射及腱反射减弱。④深昏迷：自发动作完全消失，对任何刺激均没有反应，各种反射均消失，Babinski 征继续存在或消失。

23. 严重创伤后常见的重要并发症如下。（1）感染：除开放性创伤局部容易发生感染外，闭合性创伤因为局部抵抗力降低也可能并发感染。由于伤后误吸、呼吸道分泌物潴留以及肺不张等，可继发肺部感染。伤后还可能发生破伤风或气性坏疽等特殊感染。（2）创伤性休克：因伤后失血、失液或因为神经系统受强烈刺激，或者由于伤后纵隔移位、心脏压塞以及摆动等导致有效循环血量减少与微循环障碍所致。（3）器官功能减退或衰竭：挤压伤常并发急性肾衰竭；颅脑伤或者烧伤可并发"应激性溃疡"；多发伤或者大管状骨骨折可并发急性呼吸窘迫综合征。严重时，甚至可发生多器官功能衰竭。

24. 移植的分类：（1）根据供者与受者的关系分类，分为自体移植以及异体移植。（2）根据供者与受者的遗传学关系分类，分为同基因移植、同种异体移植以及异种移植。（3）根据移植物组织学分类，分为细胞移植（如骨髓移植、胰岛细胞移植以及输血

等）、组织移植（如皮肤和血管移植等）及器官移植（如肝移植和肾移植等）。（4）根据移植物的解剖部位分类，分为原位移植（如心脏移植和断肢再植等）与异位移植（如异位肾移植等）。（5）根据移植物是否保持活力，分为活体移植与支架移植。

25. 介入疗法在心血管疾病及肿瘤治疗中的应用如下。（1）介入疗法在心血管疾病的应用：介入疗法被广泛用于治疗心血管疾病。例如，通过球囊扩张技术改善二尖瓣狭窄，通过支架植入技术解除胸主动脉狭窄等。介入疗法包括旋切、封堵、溶栓等措施，是一种可靠的心血管疾病治疗方法。（2）介入疗法在肿瘤治疗中的应用：肿瘤的血管介入疗法根据器械导入的部位分为血管内介入和血管外介入。血管外介入包括氩氦刀冷冻疗法。血管内介入是指将导管插入支配肿瘤的血管内，通过注射化疗药物或阻断血流（栓塞），使肿瘤失去血液供应，从而使其萎缩。几乎所有实质性癌肿都可进行血管介入治疗。对于肺癌，可以将导管插入支气管动脉及其支配癌肿的分支；对于子宫癌，可以将导管插入盆腔动脉或子宫动脉。在临床上，最常见且成功的应用是将肝动脉化学栓塞疗法用于治疗肝癌。总之，介入疗法被广泛应用于心血管疾病和肿瘤治疗中。在心血管疾病中，介入疗法可以改善狭窄、支架植入等；在肿瘤治疗中，通过血管内介入或血管外介入的方式，可以注射药物或阻断血流来治疗肿瘤。

26. 骨肿瘤治疗的最主要原则是在确诊后进行治疗，截肢应该非常谨慎，因为错误的截肢比遗漏恶性骨肿瘤更为严重。对于未确诊的恶性骨肿瘤，不应该进行截肢、化学治疗或放射治疗。确诊为骨肿瘤后，肿瘤的良恶性不同，其治疗原则也不同。①良性骨肿瘤治疗原则：一般采用局部切除或刮除肿瘤，并进行植骨。通常不建议进行放射治疗。②恶性骨肿瘤治疗原则：一般采用以手术治疗为主的综合治疗方法。主要治疗措施包括截肢或关节解脱，并辅以化学治疗、放射治疗等。在治疗过程中，既要确保肿瘤的彻底切除，又要尽量保留肢体功能。

27. 霍奇金淋巴瘤的临床表现如下。①淋巴结肿大：最常见的首发症状是颈部或锁骨上无痛性淋巴结进行性肿大，其次是腋下淋巴结肿大。肿大的淋巴结可以活动，也可以互相粘连，融合成块，触诊时有软骨样感觉。②淋巴结外器官受累的临床表现：少数霍奇金淋巴瘤可浸润器官组织或因深部淋巴结肿大压迫而引起各种相应症状（与非霍奇金淋巴瘤相似）。③全身症状：可能出现发热、盗汗、瘙痒和消瘦等全

身症状。局部或全身皮肤瘙痒，主要见于年轻女性，可能是霍奇金淋巴瘤的唯一全身症状。

28.（1）手术人员穿上无菌手术衣和戴上无菌手套后，手不能接触背部、腰以下以及肩部以上的区域，也不能接触手术台边缘以下的布单。（2）不可在手术人员的背后传递手术器械和用品。如果器械或物品掉落到无菌巾或手术台边以外的区域，不允许捡起并再次使用。（3）手术过程中，如果手套破损或接触到有菌的区域，应更换无菌手套。如果前臂或肘部接触到有菌的区域，应更换无菌手术衣或加上无菌袖套。如果无菌巾、布单等物品已经湿透，应更换为干燥的无菌布单。（4）手术过程中，如果同侧的手术人员需要互换位置，一人应先退后一步，背对背转身到达另一个位置。（5）手术开始前要清点器械和敷料，手术结束时，检查胸腔和腹腔，核对器械和敷料无误后，方可关闭切口。（6）切口边缘应使用无菌大纱布垫或手术巾进行遮盖，并用巾钳或缝线固定，只露出手术切口（或手术区域可以贴上无菌塑料薄膜）。（7）在切开皮肤和缝合皮肤之前，应使用70%乙醇再次擦拭消毒皮肤一次。（8）在切开腔内器官之前，应先用纱布垫保护周围组织。（9）参观手术的人员不可站得太近或站得太高，也不应频繁在手术室内走动。（10）手术进行时不应打开窗户通风或使用电扇，室内空调出风口也不能对准手术台。

29. 组织修复可以分为三个阶段：首先是纤维蛋白充填阶段。在受伤后，伤口和组织裂缝会被血凝块填充，然后在炎症过程中纤维蛋白会进一步附着在血凝块上。这一阶段的主要功能是止血和封闭创面，以减轻损伤程度。其次是细胞增生阶段。在创伤性炎症出现后不久，新生的细胞开始在受伤部位出现，包括成纤维细胞、内皮细胞等，共同构成肉芽组织来填充组织间隙。同时，原有的血凝块和坏死组织会被酶分解、被巨噬细胞吞噬或吸收，并从伤口排出。成纤维细胞能合成前胶原和氨基多糖，肉芽组织内的胶原纤维逐渐增多，使其硬度和张力强度增加。肉芽组织最终转变为纤维组织（瘢痕组织），形成在断裂的组织之间的桥接。同时，上皮细胞也会从创缘向内增生，肌成纤维细胞可以使创缘周径收缩，从而促进伤口愈合。细胞增生伴随着细胞间基质的沉积，对组织修复也具有重要意义。最后是组织塑形阶段。通过细胞增生和基质沉积，损伤处的组织可以初步修复。然而，所形成的新组织如纤维（瘢痕）组织和骨痂并不一定完全适应生理功能的需要。随着机体状态的改善和活动的恢复，新生组织可以发生变化和调整，以适应

身体的需求。

30. 乳腺癌的临床分期及相应治疗方案常用如下。Ⅰ期：乳房肿瘤直径小于2厘米，乳房皮肤正常，无粘连，无区域淋巴结肿大。治疗方案包括区段切除手术后放疗，或者单纯乳房切除手术或改良根治术。Ⅱ期：乳房肿瘤直径介于2至5厘米，可与皮肤有粘连，与胸肌不固定，同侧腋窝可触及散在淋巴结，可活动。治疗方案包括改良根治术或经典根治术，辅以放疗和（或）化疗。Ⅲ期：乳房肿瘤直径大于5厘米，与皮肤和（或）深部组织广泛粘连、固定，可能出现溃疡，区域淋巴结融合成团，X线检查显示胸骨旁淋巴结肿大。Ⅲ期患者病变范围已超出根治手术范围，因此根治术后必须结合放疗、化疗或其他综合治疗措施。Ⅳ期：乳房肿瘤和（或）区域淋巴结固定，细胞学提示有锁骨上淋巴结转移，侵及皮肤、胸肌、胸壁，出现远处转移。对于Ⅳ期患者，如果通过放疗、化疗等手段使乳房病灶缩小，转移淋巴结缩小或消失，在降低分期后，仍然可以争取手术治疗。

31. 出现以下情况之一应考虑存在腹腔脏器损伤的可能：①腹部疼痛较重，为持续性，并且逐渐加重，伴有恶心、呕吐等消化道症状。②早期出现明显的失血性休克表现。③存在明显的腹膜刺激征。④腹腔内积气，肝浊音界缩小或消失。⑤腹胀明显，肠蠕动减弱或消失。⑥腹部出现移动性浊音。⑦出现呕血、便血或血尿；直肠指检时发现直肠前壁有压痛、波动感或指套染血。

32. 结肠癌在早期通常没有特殊症状，但随着病情的发展，主要出现以下症状。①排便习惯和粪便性状的改变：这通常是最早出现的症状。可能表现为排便次数增加、腹泻、便秘、粪便中带血、脓液或黏液。②腹痛：也是早期症状之一，通常为定位不明确的持续性隐痛，或仅为腹部不适或腹胀感。当出现肠梗阻时，腹痛可能加剧或变为阵发性绞痛。③腹部肿块：这通常是由于肿瘤本身引起的，有时也可能是梗阻近侧肠腔内的粪便积聚所致。肿块通常坚硬，呈结节状。横结肠和乙状结肠癌可能具有一定的活动度。当癌肿穿透并发感染时，肿块可能固定，并且可能出现明显的压痛。④肠梗阻症状：这通常是结肠癌中晚期的症状，主要表现为慢性低位不完全肠梗阻，主要症状是腹胀和便秘，还可能出现腹部胀痛或阵发性绞痛。当发生完全梗阻时，症状会加剧。左侧结肠癌有时以急性完全性结肠梗阻为首发症状。⑤全身症状：由于慢性失血、癌肿溃烂、感染、毒素吸收等原因，

患者可能出现贫血、消瘦、乏力、低热等全身症状。病情晚期可能出现肝大、黄疸、水肿、腹水、直肠前凹肿块等。

33. 原发性肝癌的影像学检查如下。①超声检查：是一种非侵入性的检查方法，可用于诊断肝癌。它可以显示肿瘤的位置、大小、形态以及是否存在癌栓等特征。经验丰富的超声医生可以发现直径约1.0cm的微小癌。超声造影可以提高肝癌的确诊率。②CT扫描：是一种分辨率较高的检查方法，其诊断正确率超过90%。动态CT扫描结合CT血管造影可以提高对微小癌的检出率。多层螺旋CT和三维CT成像提高了分辨率和定位的准确性。③磁共振成像（MRI）：与CT具有相似的诊断价值。对于良性和恶性肝内占位病变的诊断，特别是与血管瘤的鉴别，MRI优于CT。此外，MRI还可以进行肝静脉、门静脉、下腔静脉和胆道的重建成像，以显示其中是否存在癌栓。④选择性肝动脉造影：诊断正确率约为95%。它对于血管丰富的肿瘤的分辨率约为0.5cm。然而，由于这是一种创伤性检查，只有在必要时才会考虑使用。⑤超声引导下的肝穿刺针吸细胞学检查：可以发现癌细胞，对于确诊具有重要意义。对于位于肝表面的肿瘤，经过多种检查仍无法确诊时，可以考虑进行超声引导下的肝穿刺针吸细胞学检查。

34. 肝移植手术存在绝对禁忌证和相对禁忌证。（1）绝对禁忌证包括以下情况：①存在无法根治的肝外恶性肿瘤。②存在难以控制的感染，包括细菌、真菌和病毒感染。③酗酒或吸毒者。④患有严重心脏、肺部、脑部、肾脏等重要脏器的器质性病变。⑤艾滋病病毒感染（HIV）者。⑥存在难以控制的心理异常或精神疾病。（2）相对禁忌证包括以下情况：①受体年龄大于等于65岁。②患有活动性病毒复制的慢性丙型肝炎。③存在门静脉栓塞。④患有进展期肝细胞癌和胆管细胞癌。⑤曾接受复杂的胆道手术或上腹部手术。⑥有精神疾病史。

35. 在进行Buerger试验时，先抬高下肢70°~80°，或高举上肢过头，持续60秒。正常情况下，身体的远端皮肤会保持淡红或稍微发白的颜色。如果皮肤呈现苍白或蜡白色，这可能表明动脉供血不足。接着，将下肢垂于床沿或上肢垂于身旁。正常情况下，皮肤的色泽会在10秒内恢复正常。如果恢复时间超过45秒，并且色泽不均匀，这进一步提示可能存在动脉供血障碍。

36. 胆道蛔虫病的临床表现特点是症状与体征不相符，即所谓的"症征不符"。具体描述如下：①突发剑突下钻顶样剧烈绞痛，常突然发作并阵发性加剧。在疼痛时，患者会表现出辗转不安、呻吟不止、大量出汗，并可能伴有恶心、呕吐或排出蛔虫。疼痛通常向右肩胛或背部放射。腹痛可能会突然缓解，间歇期可能完全没有症状。疼痛可能会反复发作，持续时间不定。如果伴有胆道感染，症状类似急性胆管炎，但黄疸通常较轻。严重情况下，可能出现梗阻性化脓性胆管炎的症状。②体检仅显示右上腹或剑突下轻度深压痛。如果伴有胆管炎、胰腺炎或肝脓肿，则可能出现相应的体征。

37. 二尖瓣狭窄的心脏体征包括以下方面：①心脏触诊时可以扪及心尖区在舒张期的震颤和右心抬举性搏动。②心尖区第一心音增强，舒张中期可以听到滚筒样的杂音。③如果二尖瓣瓣膜运动良好，还可以在胸骨左缘第三至第四肋间听到开放拍击音。在肺动脉高压和右心衰竭的患者中，还可能出现肺动脉第二心音增强和分裂。

38. 停止体外循环的标准如下：①当减少体外循环灌注流量时，仍能保持满意的动脉压。②血容量已基本补足，中心静脉压得到满意控制。③鼻咽温度保持在36~37℃之间，直肠温度保持在35℃以上。④成年人的血红蛋白浓度达到80g/L，婴幼儿的血红蛋白浓度达到90g/L以上。⑤血气和电解质水平基本正常。⑥心律已调整到满意程度，或者通过药物或起搏器治疗使心律保持齐整。⑦血管活性药物已准备就绪或者已开始输入。

39. ①动脉流量维持在15~20mg/kg的范围内。②心电图基本正常或恢复至手术前的状态。③心脏充盈适度，中心静脉压在5~12mmHg之间。④心肌收缩有力，平均动脉压保持在60~80mmHg。⑤鼻咽温度保持在37~38℃，直肠温度保持在35~36℃，末梢温暖。⑥血红蛋白浓度达到80g/L以上，红细胞压积（HCT）≥24%；对于老年患者，红细胞压积应≥27%。⑦辅助循环时间足够。⑧血气和电解质检查结果没有明显异常。⑨桥血管吻合口通畅，流量监测满意。

40. 泌尿系结核的临床表现如下：①尿频、尿急和尿痛是肾结核的典型症状之一，其中尿频通常是患者最早出现的症状，常是就诊时的主诉。②脓尿是肾结核常见的症状之一。患者通常会有不同程度的脓尿，严重情况下尿液呈淘米水样，其中含有干酪样碎屑或絮状物，显微镜下可见大量脓细胞。③血尿是肾结核的重要症状之一，通常表现为终末血尿。④可有腰痛和肿块，尽管肾结核的主要病变发生在肾脏，但一般情况下不会出现明显的腰痛。只有在肾积脓较大或对侧存在巨大的肾积水时，才可能出现腰痛并在腰部触及肿块。⑤全身症状常常不明显。⑥在患有肾结核的男性中，有50%~70%的人同时患有生殖系统结核。

41. 急性肾衰竭的主要病因如下。①肾前性高血压：如有效血容量减少、心源性休克以及药物引起的血压下降等。②肾后性高血压：由尿路梗阻引起，例如结石、肿瘤、前列腺肥大、药物结晶、血块、损伤、炎症等。③肾性高血压：基于肾脏疾病的高血压，如肾小球肾炎、急性间质肾炎、肾动脉栓塞以及移植肾急性排斥等。此外，肾毒性物质如重金属、氨基苷类抗生素以及蛇毒等也可导致肾性高血压。

42. ESWL（体外冲击波碎石）的主要并发症包括：①石街，即碎石后残留的碎片堵塞尿道或输尿管；②发热；③出血，包括血尿、肾出血、皮肤出血、消化道出血等；④心律失常；⑤肾功能改变；⑥远期并发症，如高血压和儿童肾生长发育延迟。

43. ①对于尿道结石和膀胱结石，可以选择膀胱尿道镜进行碎石取石治疗。②对于输尿管中段和下段的结石，可以采用输尿管硬镜进行碎石取石治疗。③对于输尿管中段和上段的结石，可以选择输尿管硬镜或可弯性输尿管镜进行碎石取石治疗。④对于输尿管上段和肾盂交界处的结石，可以选择腹腔镜或开放手术进行输尿管切开取石治疗。⑤对于输尿管上段和肾内的小结石，可以选择可弯性输尿管镜进行碎石取石治疗。⑥对于肾内较大的结石和铸型结石，可以选择经皮肾镜进行碎石取石治疗。

44. 在腕部尺神经损伤后，会导致尺侧一个半指掌侧感觉障碍。此外，尺神经支配的手内在肌（包括全部的骨间肌和3、4蚓状肌）以及小鱼际肌和大鱼际肌的拇收肌会出现深头瘫痪。当肘部尺神经损伤发生时，除了腕部损伤的表现外，还会出现尺侧一个半指背侧感觉障碍。此外，尺侧腕屈肌以及环指和小指的指深屈肌也会发生瘫痪。

45. 腕管综合征，又称迟发性正中神经麻痹，是由于正中神经在腕管内受到压迫而引起的病症。腕管内包含拇长屈肌腱、指浅屈肌腱、指深屈肌腱和正中神经。腕管综合征的病因如下：腕管容量减小或者腕管内的结构增加，例如Colles骨折畸形愈合、月骨前脱位、感染或外伤引起的软组织水肿、腕横韧带增厚、腱鞘囊肿、脂肪瘤和黄色瘤，还有一些全身性疾病，如肥胖病、糖尿病、甲状腺功能紊乱、淀粉样变性或Reynaud病等。腕管综合征的临床表现包括拇

指、示指和中指的疼痛和感觉麻木。初期主要表现为指尖的感觉障碍，入睡后数小时会出现麻木或烧灼痛，活动后症状会减轻。进一步发展可以导致神经营养障碍，出现大鱼际肌的萎缩，皮肤会出现间歇性的发白和发绀，严重的情况下，拇指、示指可能会发生发绀、指尖坏死或者萎缩性溃疡。常见的体征包括Tinel征阳性和Phalen试验阳性。通过在上臂施加压力，使远端肢体的静脉扩张，可以诱发症状的出现。

46. 长骨巨细胞瘤的X线表现通常较典型，常侵犯骨端，病变可延伸至关节面下。多数情况下呈偏心性破坏，边界清晰。在瘤区的X线表现可分为两种类型：较多的病例中，破坏区内可见到数量不等、相对纤细的骨嵴，有时呈现出大小不一的小房状结构，类似肥皂泡，被称为分房型。少数情况下，破坏区内没有骨嵴，表现为单一的骨质破坏，被称为溶骨型。病变部位的骨骼常呈现局部偏侧性膨胀，骨皮质变薄。当肿瘤明显膨胀时，周围只留下一薄层骨性包壳。肿瘤内部通常没有钙化或骨化致密影像，附近也没有反应性骨膜增生。边缘也没有骨硬化带，如果没有并发骨折，也不会出现骨膜增生。破坏区的骨性包壳通常不完整，并且可以在周围软组织中出现肿块。肿瘤边缘呈现出筛孔状和虫蚀状的骨破坏，骨嵴呈现残缺和紊乱，一般情况下肿瘤不会穿透关节软骨。

47. 大咯血的治疗原则如下：①严格卧床休息，患者取患侧卧位。②使用止血药物。首选垂体后叶素，但对于有严重高血压、冠心病或妊娠的患者禁用。可以考虑使用普鲁卡因，非孕妇可以使用缩宫素。③可以进行急诊纤支镜局部止血。④考虑支气管动脉栓塞治疗。⑤手术治疗适用于内科保守治疗无效，且没有明显心肺、肝脏、肾脏功能损害的患者。

48. 急性左心衰竭治疗原则如下：①患者应取坐位，双腿下垂，以减少静脉回流。②进行吸氧治疗。立即经鼻高流量给氧，每分钟给予10~20毫升纯氧，对于病情特别严重的患者应考虑使用面罩，并通过麻醉机加压给予氧气。③使用吗啡，静脉缓慢注射5~10毫克，必要时每隔15分钟重复1次，总共重复2~3次。④快速利尿，使用呋塞米，静脉注射20~40毫克，此药物可以利尿和扩张静脉，有助于缓解肺水肿。⑤使用血管扩张药物。包括硝普钠、硝酸甘油、酚妥拉明。⑥对于有心房颤动伴快速心室率且已知有心室扩大伴左心室收缩功能不全的患者，可以考虑使用洋地黄类药物。但对于重度二尖瓣狭窄伴窦性心律的患者禁用。在急性心肌梗死的急性期24小时内不宜使用洋地黄类药物。⑦使用氨茶碱，它是一种

有效缓解支气管痉挛的药物，同时具有正性肌力作用、扩张外周血管和利尿作用。⑧其他治疗措施包括使用四肢轮流三肢结扎法以减少静脉回心血量。在急性症状缓解后，应考虑针对诱因和基本病因进行治疗。

49. 多发伤的处理原则如下。①保持气道通畅：清除气道分泌物，并在需要时建立人工气道。②提供呼吸支持：给予氧气，进行闭式引流，使用呼吸机进行支持等措施。③提供循环支持：采取内科抗休克措施，以维持循环功能。④进行止血，包扎，固定，并安全地将患者转运至合适的医疗机构。⑤针对需要的情况进行外科手术治疗。⑥预防和治疗感染。

50. 中暑的急救原则包括：①立即离开高温环境。②通过物理和药物方式进行降温，物理降温可以使用冷水、电扇、空调等方法。药物方面可以考虑使用激素或冬眠疗法。③补充液体、电解质和葡萄糖等。④保持呼吸道通畅，并提供氧气。⑤针对症状进行治疗。⑥处理中暑可能引发的并发症，如脑水肿、急性肾衰竭和急性呼吸衰竭等。

51. 有机磷中毒的治疗要点包括：①切断毒源。进行反复洗胃，清洗头发、皮肤和黏膜，同时进行胃肠减压和导泻。②进行抗胆碱治疗。早期、足量、个体化地应用抗胆碱药物，尽可能快速地达到适当的阿托品化状态，并维持该状态。注意避免过量使用阿托品以防止阿托品中毒。③使用重活化剂。早期使用，重复使用，并与抗胆碱药物同时使用。不要过早停用重活化剂。④进行对症和支持治疗。

52. ARDS 的治疗原则如下：（1）注重治疗原发病，以阻止炎症反应对肺造成进一步损伤，并提供呼吸支持以纠正缺氧状态。（2）氧疗是关键，纠正缺氧非常重要。如果单纯的氧疗无法纠正缺氧，需进行机械通气。（3）机械通气是改善氧合的重要手段。在 ARDS 时，肺顺应性下降，有效的气体交换单位减少。机械通气的措施包括：①使用呼气末正压通气（PEEP），使陷闭的支气管和闭合的肺泡张开，提高功能残气量（FRC），以保持肺泡在整个呼吸周期内保持开放，从而改善氧合。②采用低潮气量通气，通常为 5~8ml/kg。③允许性高碳酸血症。④改变体位，如采用俯卧位通气。（4）维持适宜的血容量。（5）在适当的情况下，考虑应用肾上腺皮质激素。（6）纠正酸碱失衡和电解质紊乱。（7）其他治疗措施包括：①肺表面活性物质替代疗法。②吸入一氧化氮（NO）。③液体通气。④体外膜肺替代治疗。

53. （1）消毒方法：①使用 2.5%~5% 碘酊或

70% 酒精进行消毒。②可以使用 0.1% 苯扎溴铵或 0.1% 氯己定醇进行消毒。③可以使用 0.5% 聚维酮碘进行消毒。（2）注意事项：①在手术区域，药物应从中心部位向四周涂擦。②对于感染伤口或肛门区域，应从外周向伤口或肛门处涂擦。③对于婴儿、面部和会阴部位，通常可以使用 0.1% 苯扎溴铵进行消毒。④消毒范围应包括手术切口外周 15cm 的区域。

54. 急性肺损伤的诊断标准：①急性发作的呼吸衰竭。②氧合指数 ≤40kPa（300mmHg），无论动脉血二氧化碳水平（$PaCO_2$）是否正常或是否应用呼气末正压通气（PEEP）。③胸部 X 射线显示双肺弥漫性浸润。④肺动脉楔压 ≤18mmHg，或无临床证据支持心源性肺水肿。⑤存在导致急性呼吸窘迫综合征（ARDS）的危险因素。

55. 烧伤分度：①轻度：Ⅱ度烧伤面积 <10%；②中度：Ⅱ度烧伤面积 11%~30%；Ⅲ度烧伤面积 <10%。③重度：Ⅲ度烧伤面积 11%~20%；或烧伤总面积达 31%~50%；或面积不达上述百分比，但发生休克、呼吸道烧伤、严重复合伤。④特重烧伤：总面积 >50%；Ⅲ度烧伤 >20%；存在特重呼吸道损伤、复合伤。

56. （1）适应证：①继发性甲亢或高功能腺瘤。②原发性甲亢，程度中度以上。③甲状腺肿物较大，伴有压迫症状，或为胸骨后甲状腺肿等类型的甲亢。④曾接受抗甲状腺药物或 ^{131}I 治疗后复发者，或者因长期用药困难而需要考虑手术治疗的患者。⑤妊娠早、中期的甲亢患者凡具有上述指征者，应考虑手术治疗，并可以不终止妊娠。（2）禁忌证：①青少年患者。②症状较轻的患者。③老年患者或有严重器质性疾病无法承受手术的患者。

57. 乳腺癌手术治疗方法如下。（1）乳腺癌根治术：手术范围应包括整个乳房、胸大肌、胸小肌、腋窝以及锁骨下淋巴结的整块切除。（2）乳腺癌扩大根治术：在清除腋下、腋中、腋上三组淋巴结的基础上，同时切除胸廓内动、静脉及其周围的淋巴结（即胸骨旁淋巴结）。（3）乳腺癌改良根治术：有两种术式可选。一是保留胸大肌，切除胸小肌；另一种是保留胸大肌和胸小肌。前者的淋巴结清除范围与根治术相似，而后者无法清除腋上组淋巴结。（4）全乳房切除术：手术范围需要切除整个乳腺，包括腋尾部和胸大肌筋膜。适用于原位癌、微小癌以及年纪较大、体弱者不适合进行根治术的患者。（5）保留乳房的乳腺癌切除术：手术包括完整切除肿块并清扫腋淋巴结。适用于临床Ⅰ期和Ⅱ期的乳腺癌患者，且乳房具有适当的体积，术后能够保持良好的外观效果。然而，对于存在多中心或多灶性病灶、肿瘤切除后切缘呈阳性，再次切除后切缘仍然呈阳性的患者，禁止进行该手术。原发灶切除的范围应包括肿瘤以及周围 1~2cm 的组织以及胸大肌筋膜，以确保标本边缘没有肿瘤细胞的浸润。

58.（1）甲状腺危象的主要临床表现包括高热、大汗、心动过速（心率超过 140 次/分）、烦躁、焦虑不安、谵妄、恶心、呕吐、腹泻，严重患者可能出现心衰、休克和昏迷等症状。（2）甲状腺危象的治疗方法如下。①快速抑制 T_3 和 T_4 的合成：首选使用 PTU 药物。②阻止甲状腺激素的释放：在服用抗甲状腺药物 1~2 小时后，使用碘或碘化钾，初始剂量为 30~60 滴，之后每次 5~10 滴，每 8 小时一次，口服或通过胃管灌入，或者将 0.5~1.0g 碘化钠加入到 5% 葡萄糖盐水 500ml 中，缓慢静脉滴注 12~24 小时。③降低周围组织对甲状腺激素的反应：使用普萘洛尔等肾上腺素能阻滞药物。④拮抗应激：可以通过静脉滴注氢化可的松或地塞米松。⑤对抗感染，监护重要器官功能，并预防和治疗各种并发症。⑥提供支持性治疗和对症治疗：积极物理降温，根据病情需要进行吸氧治疗，纠正水电解质紊乱，适当使用镇静剂。

59. 胃癌手术可以分为两类。（1）根治性手术：原则是整块切除包括癌灶和可能受浸润胃壁在内的胃的部分或全部，根据临床分期的标准清除胃周围的淋巴结，并进行消化道的重建。①胃切除范围：胃壁切线必须距离肿瘤边缘 5cm 以上；十二指肠侧或食管侧的切线应距离幽门或贲门 3~4cm。②清除胃周淋巴结：淋巴结清除范围用 D 表示，胃周淋巴结用 N 表示。③手术方式：根据肿瘤的位置、进展程度和临床分期来确定。早期胃癌病变局限，淋巴结转移较少，可以进行 D 以下的胃切除手术以达到治愈目的，可以选择腹腔镜或开腹胃部分切除术。对于小于 1cm 的非溃疡凹陷型胃癌或直径小于 2cm 的隆起型黏膜癌，可以在内镜下进行胃黏膜切除术。进展期胃癌的标准治疗是进行 D2 淋巴结清扫的胃切除术。扩大的胃癌根治术适用于胃癌侵犯邻近组织或脏器，指的是包括胰体、尾部和脾脏的根治性大部分或全胃切除术。（2）姑息性手术：姑息性胃切除术是指当原发灶无法切除时，为了减轻梗阻、穿孔、出血等并发症引起的症状而进行的手术，例如胃空肠吻合术、空肠造口术、穿孔修补术等。

60. 颅内血肿的手术指征包括：①意识障碍程度逐渐加深。②颅内压的监测显示压力超过 2.67kPa（273mmH₂O），且呈进行性升高。③存在局灶性脑损害体征。④尽管没有明显的意识障碍或颅内压增高症状，但 CT 检查显示血肿较大，或者血肿虽小但中线结构明显移位（移位超过 1cm），并且脑室或脑池受到明显压迫。⑤在非手术治疗期间病情恶化。颞叶血肿易导致小脑幕切迹疝，因此手术指征应放宽。⑥硬脑膜外血肿不易吸收，因此手术指征应放宽。

61. 肾结石的治疗方法包括解除肾绞痛、控制感染、药物排石或抑制结石形成以及手术治疗。（1）解除肾绞痛：采用吲哚美辛、阿托品、吗啡、哌替啶等解痉止痛药物进行治疗。（2）控制感染：根据细菌培养结果选择合适的抗生素进行治疗，以控制感染的发展。（3）药物排石或抑制结石形成：使用枸橼酸钾、小苏打等碱化尿液的药物，以及别嘌醇、苯溴马隆等药物来降低尿酸水平，从而促进结石的排出或抑制结石的形成。（4）手术治疗：①体外冲击波碎石术，是治疗泌尿系结石常用的方法，通过外部冲击波将结石碎成小块以便排出。②经皮肾镜碎石术，适用于复杂的肾结石治疗，通过经皮途径将镜子引入肾脏，使用激光或机械力量将结石碎成小块。③开放性手术，主要适用于经过体外冲击波碎石术或经皮肾镜碎石术治疗失败，或者伴有肾内解剖异常需要同时处理的情况。

62. 肾癌的临床分期如下。（1）A 期：肿瘤仅局限于肾包膜内。（2）B 期：肿瘤突破肾包膜且侵犯肾周脂肪，但是仍在肾周筋膜内。（3）C 期：肾静脉癌栓形成或者区域淋巴结转移。（4）D 期：肿瘤突破肾周筋膜，侵犯邻近器官或者有远处转移。

63. 创伤性窒息的处理原则包括：创伤性窒息患者预后取决于承受压力大小、持续时间长短和有无合并伤。①对于呼吸困难的患者，应给予吸氧治疗以提供足够的氧气。②皮下组织出现瘀斑和出血点通常可以自行恢复，不需要特殊处理。③对于疑似脑水肿的患者，应给予脱水剂进行脱水处理。④窒息的患者应立即进行辅助呼吸，以确保氧气供应。⑤对于心搏骤停的患者，应进行心脏复苏抢救。

64. 法洛四联症的手术治疗分为姑息手术和矫治手术两个阶段。姑息手术的目的是增加肺动脉血流，改善动脉血氧饱和度，促进左心室和肺动脉的发育，为矫治手术创造条件。（1）姑息手术的方法有以下两种：①锁骨下动脉 - 肺动脉吻合术：利用远端结扎切断的锁骨下动脉近端或人造血管，与肺动脉进行端侧吻合。②右室流出道补片扩大术：在体外循环下不修补室间隔缺损，疏通右室流出道，再行右室流出道跨肺动脉瓣环或仅局限于右室流出道的补片扩大术。（2）矫治手术：其目的是疏通肺动脉狭窄，并修补室间隔缺损。一般在中度低温（25～26℃）体外循环下进行，对于体重在 4kg 以下的新生儿，常应用深低温（16～18℃）体循环或低流量灌注。矫治手术的步骤如下。①经右心房或右心室切口，剪除肥厚的隔束和壁束，疏通右室流出道。②使用补片修补室间隔缺损。③酌情使用自体心包片或人造血管片进行右室流出道、肺动脉瓣环或肺动脉主干的补片扩大术。

　　65.（1）骨折的并发症如下。早期可能出现休克、感染、内脏器官损伤、神经损伤、重要血管损伤、脂肪栓塞综合征、骨筋膜室综合征等。中晚期可能出现坠积性肺炎、下肢深静脉血栓形成、骨化性肌炎、关节僵硬、急性骨萎缩、缺血性骨坏死、创伤性关节炎、缺血性肌痉挛、骨发育障碍、褥疮等。（2）骨折的急救处理如下。一般处理包括抢救生命，抢救休克。同时进行止血和包扎伤口。适当固定患肢，使用适当方法固定，并注意避免压迫。尽快将患者转移到医院。（3）骨折的治疗原则如下。首先进行复位，即将移位的骨折段恢复到正常或近乎正常的解剖关系，以重建骨的支架作用。复位是治疗骨折的首要步骤，也是后续骨折固定和功能锻炼的基础。早期正确的复位是骨折愈合顺利进行的必要条件。其次进行固定，将骨折保持在复位后的位置，以使其在良好对位的情况下牢固愈合，这是骨折愈合的关键。最后进行功能锻炼，在不影响固定的情况下，尽快恢复患肢的活动，可以促进患肢的血液循环、减少肿胀、防止肌肉萎缩、保持肌肉力量、预防骨质疏松和关节僵硬，促进骨折的愈合。

　　66. 麻醉前的注意事项包括：①了解患者的病情、病史和用药史，根据情况选择适当的麻醉方法和药物。②成人需要在手术前禁食 12 小时，禁饮 8 小时；小于 36 个月的儿童需要禁食 6 小时，禁饮 2～3 小时；大于 36 个月的儿童需要禁食 8 小时，禁饮 2～3 小时。血压控制在 180/100mmHg 以下，术前停用洋地黄和降压药物。术前停止吸烟 2 周，进行呼吸功能锻炼，并进行雾化吸入治疗，同时进行 3～5 天有效的抗生素治疗。糖尿病患者应选择适当的手术时间，确保血糖≤8.3mmol/L，尿糖水平低于（＋＋），尿酮体阴性。③准备好监测设备、麻醉药品、麻醉剂和抢救药品和设备。④在麻醉前，尽量减少多种药物的复合使用，并减少剂量。⑤儿童对吗啡的耐受性较低，应该少用或不用。⑥对于心动过速和甲亢患

者，以及在高热、炎热地区或炎热天气下的患者，应尽量避免或少用抗胆碱药物，必要时可以使用东莨菪碱。

　　67. 全身麻醉可能出现呼吸系统、循环系统和中枢神经系统等方面的并发症，如呕吐、窒息、呼吸道阻塞、通气不足、肺炎和肺不张、低血压、心律不齐、苏醒延迟等。然而，随着麻醉技术的不断进步，这些并发症越来越少见，全身麻醉的安全性也越来越高。常见的呼吸系统并发症包括以下几种情况：①呕吐、反流和窒息：呕吐或反流物容易导致误吸，从而引发呼吸道阻塞、窒息或吸入性肺炎等问题，这是全麻中的主要危险之一，尤其在儿科和产科患者中更容易发生。②呼吸道阻塞：呼吸道梗阻可分为上呼吸道和下呼吸道梗阻，有时两者同时存在。机械性梗阻可以是舌后坠、分泌物或异物阻塞，而机能性梗阻可以是喉或支气管痉挛等。③呼吸抑制或停止：这通常是由于大量或快速静脉注射具有呼吸抑制作用的麻醉药物或肌松药物，全麻过深、不当体位或低体温等引起的。④肺部并发症：常见的肺部并发症包括肺炎和肺不张等情况。

第四节　妇产科学

一、选择题

A 型题

　　1. C 据统计，我国产妇死亡率最高的疾病是产后大出血。产后大出血是指产妇在分娩后 24 小时内，阴道分娩者失血量超过 500ml，或者剖宫产者失血量超过 1000ml。产后大出血是产妇死亡的重要原因之一，如果不及时进行有效的干预和治疗，可能导致严重的并发症和死亡。妊高征、产褥感染、前置胎盘和羊水栓塞等也是产妇死亡的一些原因，但在我国产后大出血是导致产妇死亡率最高的疾病。

　　2. B 血 β-HCG 放射免疫测定是最早最准确诊断妊娠的方法之一。β-HCG 是一种特异性的孕激素，它在妊娠早期会迅速升高。通过检测血液中的 β-HCG 水平，可以确定是否存在妊娠。这种方法非常敏感和准确，可以在怀孕的第一周就能检测到 β-HCG 的增加。

　　3. E 女性生殖器的邻近器官包括输尿管、膀胱、尿道、直肠和阑尾。这些器官与女性生殖器在解剖位置上相邻或者有密切的关系。

　　4. C 月经周期的长短主要取决于增殖期的长短。月经周期是从一次月经开始到下一次月经开始的

时间间隔，通常为 28 天左右。增殖期是月经周期中的一段时间，指的是卵巢中卵泡的发育和成熟过程，也是卵泡中卵细胞的增殖和发育阶段。增殖期的长短决定了卵泡发育和排卵的时间点，从而影响了月经周期的长短。白体寿命长短和黄体退化为白体时间与月经周期的长短关系不大。月经期是指子宫内膜脱落和排出的时间，对月经周期的长短影响较小。分泌期是指月经周期中卵巢黄体分泌的时间，也不直接决定月经周期的长短。

5. D　输卵管是卵子和精子相遇的地方，卵子受精一般发生在输卵管的壶腹部与峡部连接处。在这个位置，卵子和精子会相遇并发生受精作用。其他选项的部位与输卵管内卵子受精无关。

6. A　临产后主要产力是指在分娩过程中起主要作用的肌肉力量。子宫收缩力是分娩过程中最重要的产力，它通过收缩作用推动胎儿向下移动并最终将胎儿排出体外。腹肌收缩力在产程中也有一定的作用，但相对于子宫收缩力来说，它的作用较为次要。膈肌、肛提肌和腰大肌的收缩力在分娩过程中并不起主要作用，因此不是临产后的主要产力。

7. D　前置胎盘对母儿的影响如下。①产后出血：子宫下段胎盘剥离后血窦不易闭合，常发生产后出血，量多且难于控制。②植入胎盘：胎盘绒毛穿透底蜕膜侵入子宫肌层，胎盘剥离不全发生产后出血。"凶险性"前置胎盘合并胎盘植入概率明显增高。③产褥感染：前置胎盘剥离面接近子宫颈外口，细菌易经阴道上行发生感染。④早产及围生儿死亡率高：前置胎盘出血多可造成胎儿窘迫，甚至缺氧死亡。提前终止妊娠，早产率增加。而羊水栓塞的发生与胎盘位置无关。

8. A　产后出血是指分娩后 24 小时内，阴道分娩者失血量超过 500ml，或者剖宫产者失血量超过 1000ml。子宫收缩乏力是最常见的产后出血原因。在正常情况下，子宫在分娩后会收缩并闭合断面血管，从而止血。但如果子宫收缩乏力，血管无法完全关闭，就会导致出血。其他原因如胎盘因素、软产道裂伤、凝血功能障碍和宫颈裂伤也可能导致产后出血，但相对而言较少见。因此，最常见的产后出血原因是子宫收缩乏力。

9. E　产后高热是指分娩后出现体温升高，通常发生于产后 24 小时内。产后高热可以由多种原因引起，包括产褥感染、急性盆腔炎、急性子宫内膜炎、脓毒血症等。这些病情通常伴随着其他症状，如恶露异常、腹痛、子宫压痛、恶臭分泌物等。产后出血是

指分娩后阴道出血超过 500 毫升，也可能导致体温升高。因此，除了产后出血外，其他选项都可以引起产后高热。

10. C　浴盆等共享的物体可以成为滴虫传播的途径，如果一个感染者使用了浴盆，然后另一个人在感染者之后使用，可能会导致病原体传播。滴虫性阴道炎通常通过性行为传播，因为原滴虫可以在生殖道内存活和繁殖。滴虫性阴道炎通常不通过母婴传播，因为在分娩过程中，胎儿很少会直接接触到母体的生殖道。衣物可能成为滴虫传播的途径，尤其是在衣物上有分泌物或分泌物残留的情况下。公共浴池等共享设施等共享设施可能会成为滴虫传播的途径，如果感染者使用了这些设施，可能会将病原体留下。因此，除了经母婴传播外，其他选项都是滴虫性阴道炎的传播方式。

11. D　盆腔超声是诊断葡萄胎的首选检查方法。通过盆腔超声可以观察到子宫内有一团葡萄状的异常组织，没有胎儿或胎儿的心跳。此外，盆腔超声还可以评估葡萄胎的大小、位置和血液供应情况。其他选项如盆腔平片、盆腔 CT、盆腔 MR 和腹腔镜检查，在葡萄胎的诊断中并不是首选的方法，它们可能无法提供足够的信息来确诊葡萄胎。因此，盆腔超声是确诊葡萄胎的首选检查方法。

12. D　宫内节育器（IUD）是一种常见的长效避孕方法。它通常是由塑料或铜制成的器械，放置在子宫内部。宫内节育器的避孕原理主要是通过干扰受精卵着床来实现避孕效果。宫内节育器可以改变子宫内膜的形态和结构，使受精卵难以着床或无法着床，从而避免妊娠的发生。其他选项如抑制卵巢排卵、影响精子获能、组织精子和卵子相遇以及改变宫颈黏液性状都不是宫内节育器的主要避孕原理。

13. E　胎盘功能检查主要是通过一系列的生化指标和生理指标来评估胎盘的功能状况。尿 E_3 测定和尿 E/C 比值是评估胎盘功能的指标之一，用于评估胎盘激素的代谢情况。血清 HPL 测定是评估胎盘功能的指标之一，用于评估胎盘合成的人类绒毛膜促性腺激素（HPL）的水平。胎动计数是评估胎儿的活动情况，用于评估胎儿的健康状况。而 B 超观察胎盘成熟度不是胎盘功能检查的指标，B 超主要用于评估胎儿的发育情况、胎盘位置和血流情况等。

14. D　左侧卵巢动脉是由左肾动脉分支供血的。左肾动脉是腹主动脉的一个分支，它负责供应左侧的肾脏和附近的结构，其中包括左侧的卵巢。因此，左侧卵巢动脉来自左肾动脉。其他选项的动脉与左侧卵巢动脉没有直接的解剖关系。

15. E 胎儿附属物是指在妊娠期间与胎儿共存的组织结构。常见的胎儿附属物包括胎盘、胎膜、脐带和羊水。胎盘是由胎儿和母体组织构成的，起到供给胎儿营养和氧气的作用。胎膜包括羊膜和绒毛膜，起到保护胎儿的作用。脐带连接胎儿和胎盘，通过脐血管传递养分和氧气。羊水是胎儿周围的液体，起到保护胎儿和提供浮力的作用。蜕膜不是胎儿附属物，它是节肢动物的外表皮，与胎儿没有直接关系。

16. E 胎儿生长受限（IUGR）是指胎儿在子宫内发育不良，体重低于正常孕龄胎儿的10%。其中，重度子痫前期是引起胎儿生长受限最常见的原因之一。重度子痫前期是一种妊娠相关的严重疾病，主要表现为高血压、蛋白尿和水肿，严重情况下可导致子痫前期子痫发作，对胎儿的血液供应受到严重影响从而导致胎儿生长受限。其他选项中，前置胎盘、多胎妊娠、胎盘早剥和孕妇贫血也可能导致胎儿生长受限，但发生的频率较重度子痫前期较低。因此，重度子痫前期是引起胎儿生长受限最常见的原因。

17. E 右心衰竭是指由于右心室功能不全导致血液在肺循环中回流堆积，导致静脉回流受阻的病理状态。羊水栓塞是指羊水中的胎儿组织、羊水栓子或其他物质进入母体血液循环，引起肺动脉栓塞和其他系统性病理反应。羊水栓塞可导致肺动脉阻塞和肺血管痉挛，进而导致右心室负荷过重，最终发展为右心衰竭。其他选项如妊高征、子痫、前置胎盘和胎盘早剥与右心衰竭的发生关系不大。

18. D 产褥中暑是指在分娩后的产褥期内，由于环境热量过高或个体对高温适应能力差，导致体温调节失常而发生的中暑症状。过厚的衣物和关闭的门窗会导致室内温度升高，增加产褥中暑的风险。其他选项与产褥中暑的发生没有直接关联。产后过早进食、哺乳或下地，以及抗生素的使用时间过短通常不会导致中暑。

19. B 萎缩性阴道炎是由于雌激素水平下降导致阴道黏膜变薄、干燥和缺乏弹性而引起的炎症疾病。因此，主要的治疗方法是向阴道内补充雌激素。这可以通过使用雌激素类药物，如雌激素类局部药物、雌激素类阴道环等来实现。这些雌激素药物可以帮助恢复阴道黏膜的健康状态，减轻或消除相关症状，如阴道干燥、疼痛、瘙痒等。其他选项的激素在治疗萎缩性阴道炎中并不常用。

20. A 宫腔内的"落雪征"是完全性葡萄胎的特征性征象。完全性葡萄胎是由于胚胎发育异常，形成了一群水泡样的绒毛组织。在B超检查中，宫腔内

的完全性葡萄胎会呈现出密集的多个小的囊性结构，形象地描述为"落雪征"。部分性葡萄胎、侵袭性葡萄胎、绒毛膜癌或子宫内膜癌等疾病在B超检查中没有"落雪征"的特征。

21. D 短效口服避孕药通常包含雌激素和孕激素的合成荷尔蒙。这些合成荷尔蒙可以模拟女性体内的自然激素，抑制排卵和改变子宫内膜的性质，从而达到避孕的效果。其他选项中，孕激素、雌激素和雄激素各自单独使用并不是常见的避孕药物组合。

22. B 保护会阴是在分娩过程中非常重要的一项工作，以防止会阴裂伤。按分娩机转及时协助胎头俯屈和仰伸是保护会阴的重要措施之一。这意味着在胎头娩出时，助产士或医生应根据分娩进展情况，正确掌握胎头的位置和姿势，并及时采取适当的操作来促使胎头的俯屈和仰伸，以减少对会阴的压力和拉力，降低会阴裂伤的风险。

23. B 青春期是指从儿童到成年期的过渡阶段，女性青春期的早期变化是乳房发育。在青春期初期，女性体内激素的分泌开始增加，乳腺开始发育，乳房逐渐变大。其他选项中，体格发育、月经来潮、骨盆变化和脂肪蓄积都是青春期的后期变化。

24. D 临产是指宫缩逐渐变得规律、频率增加、强度增强，并伴有宫颈扩张和胎儿下降的过程。在临产前期出现节律性宫缩，宫颈开始扩张和软化是临产即将发生的重要标志。

25. B 病理性缩复环是指子宫在宫缩过程中发生破裂，导致子宫形成环状缩窄，并且不能恢复原状。产妇出现病理性缩复环则提示先兆子宫破裂。这种情况需要紧急处理，因为子宫破裂可能会导致严重的出血、腹腔脏器损伤和母婴双重危险。其他选项中，子宫收缩是正常的生理过程，在产后会出现子宫收缩以促进恶露排出。胎盘早剥是胎盘过早剥离，通常伴随着阴道出血。脐带脱垂是指脐带在胎儿头部以下的位置先行脱出，也是一种紧急情况，需要迅速干预。

26. A 维持阴道正常酸性环境的细菌主要是乳酸杆菌。乳酸杆菌能够产生乳酸，将阴道pH值维持在酸性范围（pH < 4.5），抑制其他病原微生物的生长，维持阴道的健康状态。其他选项如葡萄球菌、奈瑟菌、大肠埃希菌和结核分枝杆菌等并不是维持阴道正常酸性环境的细菌。

27. E 侵袭性葡萄胎和绒毛膜癌的共同特点是它们都会产生HCG，血液中的HCG水平会升高。因此，血HCG阳性也不能作为两者的鉴别要点。血

HCG 阴性也不能作为两者的鉴别要点。落雪征是绒毛膜癌的特点，指在 B 超图像中出现多个大小不一且分散排列的强回声点，类似于雪花的形状。因此，B 超提示"落雪征"可以作为绒毛膜癌的鉴别要点，但不适用于侵袭性葡萄胎。MR（磁共振）检查可以帮助评估盆腔肿块的特征，但不能作为侵袭性葡萄胎和绒毛膜癌的特异性鉴别要点。绒毛膜癌的病理检查可以显示绒毛结构，而侵袭性葡萄胎通常没有绒毛结构。因此，病理检查有无绒毛结构是侵袭性葡萄胎和绒毛膜癌的主要鉴别要点。

28. E　长效口服避孕药通常含有雌激素和孕激素。雌激素主要起到抑制卵巢排卵的作用，阻止受精卵的形成。孕激素主要起到增加宫颈黏液黏稠度、改变子宫内膜结构和减缓输卵管蠕动的作用，阻止受精卵的着床。因此，长效口服避孕药一般含有雌激素和孕激素的组合，以提高避孕效果和稳定性。其他选项中，只含有雌激素或者孕激素的避孕药并不常见。

29. E　地西泮是一种苯二氮䓬类药物，通常用于治疗焦虑、抑郁和睡眠障碍等。地西泮不会加速胆红素的代谢和排泄，因此不会影响胆红素的水平。其他选项中，泼尼松是一种类固醇药物，可以加速胆红素的代谢和排泄；白蛋白是一种蛋白质，对胆红素的代谢和排泄没有直接影响；苯巴比妥是一种巴比妥类药物，可以加速胆红素的代谢和排泄；三黄汤是一种中药方剂，其中的药物成分可以促进胆红素的代谢和排泄。因此，不加速胆红素代谢和排泄的药物是地西泮。

30. D　卵巢是女性生殖系统中的重要器官，由外至内分为表面层、皮质和髓质。卵巢的表面层主要由生发上皮组成，这是一种特殊的上皮细胞，负责卵泡的生长和排卵过程。表面层下方是卵巢的皮质，其中包含了大量的卵泡和间质组织。髓质是卵巢的内部区域，主要由结缔组织和脂肪组织组成。

31. C　宫口扩张是指子宫颈口的扩张程度，它是评估分娩进程的重要指标之一。在第一产程中，潜伏期是从宫缩开始到宫口扩张达到 3～4 厘米的阶段。因此，宫口扩张的大小为 3cm。

32. C　初产妇第一产程活跃期延长是指从宫口扩张到宫颈全开（10 厘米）的时间超过 8 小时。因此，超过 8 小时可以被认为是初产妇第一产程活跃期延长。

33. B　产褥期抑郁症是指在产后发生的一种情绪障碍，常表现为情绪低落、焦虑、失眠等。根据国际疾病分类的定义，产褥期抑郁症的发生时间应该在产后的 2 周内。

34. C　子宫肌瘤是一种常见的子宫肿瘤，通常是良性的。在子宫肌瘤中，最常见的变性类型是玻璃样变。玻璃样变是一种病理学上的描述，指的是肿瘤细胞内出现玻璃样透明的细胞质变性。这种变性可能是由于肿瘤内血供不足导致的。其他变性类型如红色样变、肉瘤样变、钙化和灰色样变相对较少见。

35. B　痛经是指在经期或经前出现的疼痛感。与痛经有关的疾病包括子宫腺肌症、子宫黏膜下肌瘤、盆腔炎和巧克力囊肿。这些疾病都与妇科疾病和盆腔疾病有关，可能会引起月经不规律、经期延长、月经量增多等问题，从而导致痛经。而无排卵性功血是指由于排卵不规律或者无排卵导致的异常子宫出血，与痛经无直接关系。

36. A　口服避孕药的副作用包括短期闭经、色素沉着、体重增加和早孕反应等。然而，口服避孕药并不会导致卵巢肿瘤。事实上，相反，口服避孕药可以降低女性患卵巢癌的风险。因此，卵巢肿瘤不是口服避孕药的副作用之一。

37. C　新生儿窒息是指新生儿在出生后无法正常呼吸或呼吸不足，导致氧气供应不足的一种情况。胎儿宫内窘迫是指胎儿在子宫内受到各种不良因素的影响，导致胎儿缺氧，增加窒息的风险。新生儿颅内出血可以导致脑部损伤，进而影响呼吸控制中枢，导致窒息。胎儿宫内肺炎并不是新生儿窒息的常见原因。胎儿宫内肺炎是指胎儿在子宫内感染了肺部疾病，但并不直接导致新生儿窒息。因羊水中的异物可能引起气道阻塞，新生儿在出生过程中吸入羊水可导致窒息。如果母亲在分娩前使用过多的镇静药，药物可能通过胎盘传递给胎儿，影响胎儿的呼吸中枢，导致窒息。

38. A　了解子宫内膜周期性变化的最可靠方法是通过诊断性刮宫。诊断性刮宫是一种通过取出子宫内膜组织样本进行病理学检查的方法，可以直接观察和评估子宫内膜的周期性变化，包括内膜增生、分泌和脱落等阶段。这是目前确定女性的月经周期和子宫内膜的健康状况最可靠的方法。其他选项如测定基础体温曲线、测定雌激素在体内的含量、镜检宫颈黏液和阴道脱落细胞涂片检查，虽然可以提供一些相关信息，但不能直接观察和评估子宫内膜的周期性变化。

39. E　子宫复旧是指产后子宫恢复到妊娠前的大小、形态和功能的过程。宫内感染是影响子宫复旧最重要的原因。产后子宫内腔开放，容易受到细菌感染，如果发生宫内感染，会导致子宫收缩不良，延迟子宫复旧。其他选项如是否初产、生产方式、精神因素和是否卧床，虽然可能会对子宫复旧产生一定影响，但相对于宫内感染来说，影响较小。

40. D　中骨盆狭窄是指中骨盆平面狭窄，常见于骨盆骨折或骨盆肿瘤等情况。与中骨盆狭窄相关的影像学指标包括坐骨棘间径、坐骨切迹宽度、骨盆侧壁倾斜度和骶骨弯曲度。这些指标反映了骨盆的解剖结构和形态变化。而骶尾关节活动度是指骶骨与尾骨之间的关节活动度，主要用于评估骶骨与尾骨关节的功能和运动范围，与中骨盆狭窄无关。

41. E　宫颈柱状上皮异位的分度依据主要是炎症损伤的深度。炎症损伤深度分为轻度、中度和重度三个级别，通常使用酚红试验来评估宫颈上皮的染色情况，根据宫颈上皮染色情况来确定炎症损伤的程度。

42. A　宫颈癌最常见的转移方式是淋巴转移，特别是通过盆腔淋巴结的转移。宫颈癌常见的淋巴结转移路径包括髂内、髂外、腹主动脉旁淋巴结等。虽然宫颈癌也可以通过其他转移方式如种植转移、血行转移和直接浸润进行转移，但淋巴转移是最常见的方式。自身转移在宫颈癌中并不常见。

43. B　排卵性功血是指在排卵期间出现的阴道出血，通常是因为卵巢排卵时卵泡破裂引起的。根据生理周期的特点，排卵性功血多见于生育期。在生育期，女性的卵巢周期性地排卵，这时卵巢中的卵泡会破裂释放卵子，导致一定量的出血。青春期、绝经期、更年期和老年期并不是排卵性功血的常见发生时期。

44. E　安全期避孕是通过计算女性月经周期，避开排卵期进行性生活来避孕的方法。然而，安全期避孕方法最不可靠，因为女性的月经周期可能会有变化，排卵时间也可能不稳定。而且，精子在女性体内可以存活数天，所以即使在非排卵期进行性生活，也有可能造成意外怀孕。因此，安全期避孕方法的失败率相对较高。其他选项如避孕套、阴道隔膜、短效避孕药和宫内节育器都是较为可靠的避孕方法。

45. D　如果子宫肌瘤导致严重的症状，如盆腔疼痛、月经过多、贫血等，手术治疗可能是合适的选择。当子宫肌瘤引起明显的子宫增大，超过正常妊娠期的大小时，手术治疗可能是必要的。如果子宫肌瘤导致不孕或多次流产，手术治疗可能有助于改善生育情况。如果子宫肌瘤发生肉瘤样变，即恶性变化，手术治疗是必要的。浆膜下子宫肌瘤不是手术治疗的指征。浆膜下子宫肌瘤是指位于子宫壁外层的肌瘤，通

常不会引起明显症状，且不会对生育产生明显影响，因此一般不需要手术治疗。治疗选择可能是观察、药物治疗或其他非手术治疗方法。

46. B　早期妊娠的确诊最可靠的方法是通过 B 超检查。B 超能够观察到妊娠囊和胎芽的存在，确认胎儿的发育和妊娠的持续性。其他选项均不足以确诊早期妊娠。停经史只是怀疑妊娠的线索，但不能确定确诊。尿 HCG 试验可以初步判断是否怀孕，但不能确定妊娠的确切时间和胎儿是否正常发育。早孕反应和黑加征阳性也是妊娠的表现，但不能作为确诊的依据。

47. C　卵巢内胚窦瘤是一种来源于卵巢胚胎组织的肿瘤，其中细胞主要分化为胚胎干细胞和内胚层细胞。AFP（甲胎蛋白）是一种肿瘤标志物，通常与肝细胞癌和睾丸癌相关，但在卵巢内胚窦瘤中也可以升高。其他选项如 CA125（卵巢癌标志物）、CEA（癌胚抗原）、β-HCG（绒毛膜促性腺激素）和 LDH（乳酸脱氢酶）与卵巢内胚窦瘤的诊断和监测关系较小。因此，AFP 是与卵巢内胚窦瘤相关的肿瘤标志物。

48. A　临床症状与子宫肌瘤的部位密切相关。子宫肌瘤可以生长在子宫的不同部位，如子宫内膜下、子宫肌层和子宫外等。不同部位的肿瘤可能会引起不同的临床症状。例如，子宫内膜下肌瘤可能导致月经不规律、月经量增多或痛经等症状，而子宫外肌瘤可能会引起压迫周围器官而导致尿频、便秘或腹部不适等症状。因此，肿瘤的部位是决定临床症状的重要因素。其他选项的肿瘤大小、肿瘤数目、肿瘤变性以及肿瘤与子宫壁关系对临床症状的影响相对较小。

49. A　女性生殖系统最常见的良性肿瘤是子宫肌瘤。子宫肌瘤是一种由子宫平滑肌细胞组成的肿瘤，通常生长在子宫壁内或外。它是女性生殖系统最常见的肿瘤，大多数女性在生育年龄内都可能患有子宫肌瘤。浆液性囊腺瘤、黏液性囊腺瘤和畸胎瘤是卵巢肿瘤的类型，葡萄胎则是一种由滋养层细胞异常增殖形成的妊娠相关肿瘤，它们相对子宫肌瘤来说不常见。

50. C　排卵是指卵巢释放成熟卵子进入输卵管的过程。无排卵性功血是指卵巢无法正常排卵，导致子宫内膜在没有受精卵的情况下持续生长和增厚，并且缺乏正常的周期性变化。根据这个定义，无排卵性功血子宫内膜的表现应该是持续的增生，并且不会出现分泌相的表现。

51. E　外阴白色病变是一种常见的外阴疾病，通

常被分为增生型、苔藓型和混合型。萎缩型白斑在外阴白斑中是一种较为常见的表现，它通常表现为皮肤的萎缩、变薄和变白。不过，萎缩型白斑不易出现典型的增生，而非典型增生的出现更常见于增生型白斑。

52. A　多胎妊娠是指子宫内同时携带两个或两个以上胎儿的妊娠。在多胎妊娠中，由于多个胎儿的存在，会增加一些并发症的风险。羊水是胎儿在子宫内的生存环境之一，对胎儿的发育和健康非常重要。羊水过少可能会导致胎儿宫内发育受限，甚至引发其他并发症。虽然羊水量在多胎妊娠中可能会稍微减少，但并不是典型的多胎妊娠的常见并发症。胎膜早破时羊水破裂，导致羊水从羊膜囊中泄漏，可能会增加早产、感染和其他并发症的风险。属于多胎妊娠的并发症。多胎妊娠可能会引起子宫过度扩张，从而导致宫缩乏力，增加早产的风险。多胎妊娠后子宫可能较大，子宫收缩可能不够强烈，增加产后出血的风险。在多胎妊娠中，胎儿可能会因为空间限制而生长受限，导致胎儿的健康问题。

53. E　宫颈活检是确诊宫颈癌的金标准。宫颈活检通过取得宫颈组织样本进行病理学检查，可以明确宫颈组织是否存在癌变。宫颈活检通常分为刮宫活检和钳活检两种方法，可以根据具体情况选择合适的方法进行活检。其他选项如宫颈细胞检查、宫颈黏液涂片、宫颈锥切和阴道镜检查都是宫颈癌筛查或辅助诊断的手段，但并不能直接确定宫颈组织是否存在癌变。因此，宫颈活检是最可靠的手段来确诊宫颈癌。

54. D　性病性淋巴肉芽肿是一种由衣原体感染引起的性传播疾病，主要表现为淋巴肉芽肿的形成，特别是在生殖器和腹股沟区域。其他选项中的淋病、梅毒、软下疳和腹股沟肉芽肿是由其他病原体引起的性传播疾病，与衣原体无关。因此，衣原体所致的法定性病是性病性淋巴肉芽肿。

55. A　宫颈癌主要分为鳞癌和腺癌两种类型，其中鳞癌是最常见的病理类型，约占宫颈癌的75%～80%。鳞癌起源于宫颈鳞状上皮细胞，通常与人乳头瘤病毒（HPV）感染相关。腺癌是起源于宫颈腺上皮细胞的一种癌症，约占宫颈癌的20%～25%。腺鳞癌是鳞癌和腺癌混合的一种类型，较为罕见。小细胞癌和黏液腺癌在宫颈癌中相对较少见。因此，宫颈癌最常见的病理类型是鳞癌。

56. E　过期妊娠是指妊娠超过预计分娩日期（EDD），也就是达到或超过42周或294天。根据临床实践和指南，妊娠达到或超过42周被认为是过期妊娠。

57. E　痛经是指月经期或经前期出现下腹部疼痛的症状。常见临床症状包括恶心、呕吐、面色发白、下腹部坠痛和乏力。这些症状与痛经有关，但饥饿感不是痛经的常见临床症状。

58. A　病理性缩复环是指在胎儿娩出过程中，胎头不能自行通过骨盆入口而导致的一种临产并发症。嵌顿性肩先露是指胎儿肩膀先露在骨盆入口处，无法进一步娩出。与病理性缩复环的关系最密切的就是嵌顿性肩先露，因为病理性缩复环的形成往往是由于胎头无法通过骨盆入口而导致的。其他选项中，中央性前置胎盘、重度妊娠高血压疾病、多胎妊娠和胎盘早剥也可能会引起并发症，但与病理性缩复环的关系相对较小。

B型题

1. D　器官发生期为药物致畸的敏感期，此期为受精后3周至3个月（高敏感期为妊娠21～35d），胎儿心脏、神经系统、呼吸系统、四肢、性腺及外阴相继发育。此期如胚胎接触毒物，最易发生先天性畸形。

2. E　妊娠3至5周时中枢神经系统、心脏、肠、骨骼及肌肉等均处于分化期，致畸药物在此期间可影响上述器官或系统，如沙利度胺可引起胎儿肢体、耳、内脏畸形，雌孕激素、雄激素可引起胎儿性发育异常，叶酸拮抗剂可导致颅面部畸形、腭裂等；烷化剂如氮芥类药物可引起泌尿生殖系统异常，指趾畸形。

3. C　受精后至18d左右，此阶段胚胎的所有细胞尚未进行分化，细胞的功能活力也相等，对药物无选择性中毒的表现，致畸作用无特异性地影响所有细胞，其结果为胚胎死亡、受精卵流产或仍能存活而发育成正常个体，因此在受精后半个月以内几乎见不到药物的致畸作用。

4. A　口服米非司酮是一种紧急避孕药物，有效避孕时间窗口为性交后72小时内。最佳用法是在性交后尽快（不超过72小时）口服一次。与口服毓婷不同的是，米非司酮一般不需要重复口服。

5. E　口服毓婷是一种紧急避孕药物，有效避孕时间窗口为性交后72小时内。最佳用法是在性交后尽快（不超过72小时）口服一次，然后在12小时后重复一次口服。

C型题

1. D　在停经80天B超确诊为妊娠的情况下，最佳的终止妊娠方法是人工流产钳刮术。人工流产钳刮术是通过使用刮勺或钳子将子宫内膜刮除，以终止妊娠。这种方法适用于早期妊娠，但在妊娠超过12周后可能需要其他方法。

2. C　在停经60天B超确诊为妊娠的情况下，最佳的终止妊娠方法是人工流产吸宫术。人工流产吸宫术是通过负压吸引将胚胎和子宫内膜组织抽吸出来，是一种常见的终止早期妊娠的方法。

X型题

1. ABE　输液和输血是重型胎盘早剥处理的关键步骤。输液能够纠正患者的休克状态，而输血可以补充失血引起的贫血。密切观察血压、脉搏、宫底高度等病情变化是必要的，以便及时发现和处理并发症。用止血药物止血在一些情况下可能有一定的帮助，但一般不是首选的处理方法。人工破膜可能会增加出血的风险，不是处理重型胎盘早剥的首选方法。积极终止妊娠可能是必要的，特别是在患者情况严重且保守治疗无效的情况下。但这需要综合考虑患者的情况和胎儿的成熟度，不是所有患者都需要终止妊娠。

2. ABD　子宫的解剖主要由宫体、宫底和宫颈组成。宫体是子宫的主要部分，宫底是子宫的上部，宫颈是子宫与阴道相连的部分。宫腔是子宫内部的腔体，宫角是宫体与宫底相连接的部分。

3. ABCE　子宫肌瘤往往在绝经后有所缩小。由于绝经后雌激素水平下降，子宫肌瘤的生长通常会减慢甚至停止，甚至可能会有一定程度的缩小。子宫肌瘤是妇女最常见的良性肿瘤。子宫肌瘤是妇科最常见的良性肿瘤，大约有70%的妇女在生育年龄会患有子宫肌瘤。子宫肌瘤可能与雌激素水平有关。雌激素是子宫肌瘤生长的重要因素，子宫肌瘤的生长与雌激素的水平有关。肉瘤变是指子宫肌瘤发生恶性转变，转变为肉瘤。肉瘤变在子宫肌瘤中相对较少见，大多数子宫肌瘤是良性的。子宫肌瘤一般不引起症状而是在盆腔检查时被发现。子宫肌瘤在开始阶段一般不会引起明显的症状，很多时候是在盆腔检查或超声检查时被发现。一些较大或位于特定位置的子宫肌瘤可能会引起一些症状，如月经不规律、异常阴道出血、压迫膀胱引起尿频等。

4. ABCD　黏膜下肌瘤突出宫颈口可能导致不孕或引起宫颈口出血等症状，需要进行手术治疗。子宫肌瘤引起的明显子宫增大可能导致压迫膀胱、直肠等器官，引起不适和排尿、排便困难等症状，需要进行手术治疗。如果肌瘤影响到子宫腔的形态或者导致子宫收缩功能减弱，可能会影响生育，对于有生育需求的患者，手术治疗可以考虑。子宫肌瘤引起的明显出

血可能导致贫血，需要进行手术治疗以解决贫血问题。对于肌瘤小、无症状的患者，特别是接近绝经期的患者，可以选择保守治疗观察，而非立即进行手术治疗。

5. BCDE　女性内生殖器主要由输卵管、子宫、阴道和卵巢组成。大阴唇是外生殖器的一部分，位于阴道口外侧，起到保护的作用。子宫是女性内生殖器的重要组成部分，是孕育和孕育胎儿的器官。阴道是连接子宫和外部的通道，是性交和分娩的通道。卵巢是女性生殖系统中的两个椭圆形腺体，负责产生卵子和雌激素。输卵管是连接卵巢和子宫的通道，是卵子从卵巢移动到子宫的途径。

6. ABCD　宫颈癌的淋巴转移途径主要包括宫旁淋巴结、闭孔淋巴结、髂内淋巴结和髂总淋巴结、骶前淋巴结、腹股沟淋巴结。宫颈癌的淋巴转移是该疾病的常见进展方式，通过淋巴途径向周围淋巴结扩散。锁骨上窝淋巴结在宫颈癌的淋巴转移中相对较少见，因此不包括在内。

7. ABD　母乳喂养是指用母亲的乳汁喂养婴儿的方式。产科病房母乳喂养的规定包括：早吸吮，早开奶；24小时母婴同室；按需哺乳；不用奶瓶、奶嘴；开奶前不喂食、水；指导母亲正确哺乳及婴儿正确的含接；帮助母亲建立喂奶的信心。

8. ACD　分娩发动前，出现预示不久即将临产的症状，称为先兆临产。包括假临产、胎儿下降感、见红，是分娩即将开始的比较可靠的征象。

9. ABCD　常见的避孕药副作用包括阴道出血（不规律或持续性出血），恶心，呕吐和月经延迟。这些副作用通常是短暂的，并且在使用避孕药的早期阶段可能更常见。痛经也可以是避孕药的副作用之一，但不是所有人都会经历这个副作用，所以并不是常见的副作用。其他罕见的副作用还包括乳房胀痛、情绪变化和头痛等。

10. ABD　三合诊是妇科常用的一种联合检查方法，用于评估女性盆腔器官的病变。它包括腹部检查、阴道检查和直肠检查。

11. ABCDE　侵蚀性葡萄胎患者常常有异常的妊娠症状，如异常出血、腹痛等。了解患者的病史对于初步判断是否可能为侵蚀性葡萄胎有帮助。侵蚀性葡萄胎患者血清β-HCG水平通常明显升高，并且升高速度较快。通过连续测定血清β-HCG水平，可以对病情进行跟踪监测。侵蚀性葡萄胎患者可能出现不同程度的异常出血、腹痛、子宫增大等症状。这些临床表现也是诊断的重要线索。B超是诊断侵蚀性葡萄胎

的重要手段之一。B超可以观察到子宫内异常的囊样结构，如葡萄胎样变化、囊腔内高回声区等。最终诊断侵蚀性葡萄胎需要通过病理组织学检查来确认。组织学检查可以观察到胎盘滋养层的异常增生和侵蚀，有助于明确诊断。

12. ABCD 妊娠滋养细胞肿瘤是一种由滋养细胞组成的肿瘤，常见于妊娠期。其中，侵蚀性葡萄胎、绒毛膜癌、葡萄胎和胎盘部位滋养细胞肿瘤都属于妊娠滋养细胞肿瘤的范畴。侵蚀性葡萄胎是一种具有侵袭性生长特点的滋养细胞肿瘤；绒毛膜癌是一种恶性滋养细胞肿瘤；葡萄胎是一种良性滋养细胞肿瘤；胎盘部位滋养细胞肿瘤是指滋养细胞肿瘤发生在胎盘的各个部位。而卵巢上皮性肿瘤属于卵巢的一种肿瘤类型，且与妊娠滋养细胞肿瘤不同，且与妊娠无直接关系，因此不属于妊娠滋养细胞肿瘤的范畴。

二、填空题

1. 保护胎儿 保护母体 宫内诊断。羊水的主要生理功能包括保护胎儿、保护母体和宫内诊断。（1）保护胎儿：羊水提供了对胎儿的保护性垫层，可以减轻外部压力对胎儿的冲击，减少胎儿运动时的摩擦和挤压，保护胎儿的身体和器官。（2）保护母体：羊水可以起到缓冲作用，减少子宫收缩对母体的冲击力，同时通过调节子宫内压力，有助于维持子宫血液循环，保护母体的子宫和骨盆器官。（3）宫内诊断：羊水中含有胎儿的尿液、皮肤细胞、胎毛和胎儿的胃肠液等，通过对羊水的分析可以获取胎儿的相关信息，如胎儿的健康状况、发育情况和染色体异常等。这可以帮助医生进行宫内诊断，以及检测胎儿的异常情况和出生缺陷的风险评估。

2. 晚婚 晚育 节育 提高人口素质。计划生育的具体内容如下。①晚婚晚育：倡导推迟结婚和生育的年龄，使年轻夫妇有更多的时间来学习、工作和发展自己，提高家庭经济条件和生活质量。②节育：鼓励夫妇合理控制生育数量，避免过快地增加人口数量，以减轻人口压力和资源负担。节育方式包括避孕、绝育等。③提高人口素质：通过教育和宣传，提高人们对生育、家庭规划和健康知识的认识，促使人们在合适的时间、条件下生育，提高人口素质和健康水平。这些措施旨在控制人口数量，调整人口结构，提高人口素质，实现人口与资源、环境的协调发展。

3. 阴阜 大阴唇 小阴唇 阴蒂 阴道前庭。女性外生殖器由阴阜、大阴唇、小阴唇、阴蒂和阴道前庭构成。阴阜是外生殖器最外部的部分，包括耻骨联合上方的软组织，并覆盖有阴毛。大阴唇是双侧对

称的结构，位于阴阜的两侧。小阴唇位于大阴唇之间，也是双侧对称的结构。阴蒂是女性生殖器的高度敏感区域，位于小阴唇的上方。阴道前庭是阴道的开口区域，包括尿道口和阴道口。这些结构组合在一起构成了女性外生殖器。

4. 分娩损伤 手术损伤 疾病损伤 各种外伤。分娩过程中，产妇可能会出现产道损伤，如会阴撕裂或子宫破裂，导致尿道与其他器官之间的异常通道形成。手术过程中，如盆腔手术或子宫切除术，也可能会损伤到尿道或其他相关组织，导致尿瘘形成。此外，某些疾病，如肿瘤或感染，以及各种外伤，如盆腔外伤或尿道损伤，也可能导致尿瘘的形成。因此，分娩损伤、手术损伤、疾病损伤和各种外伤都是可能导致女性尿瘘形成的原因。

5. 冰冻骨盆。产褥感染后引起的急性盆腔炎在严重情况下可能会侵及整个盆腔，形成冰冻骨盆。冰冻骨盆是指盆腔炎症严重并发症的一种，其特点是盆腔内多个器官和组织之间粘连严重，形成一种僵硬、固定的状态，导致疼痛和功能障碍。产褥感染是导致冰冻骨盆的常见原因之一，但冰冻骨盆也可以由其他盆腔感染、手术后并发症或其他盆腔疾病引起。

6. 底蜕膜 包蜕膜 真蜕膜。蜕膜是指妊娠的子宫内膜，根据胚胎和子宫内膜的位置关系可以分为三个部分，包括底蜕膜、包蜕膜、真蜕膜。

7. 乳房发育 月经初潮。乳房发育是女性青春期发育的标志之一。在青春期，女性体内的雌激素水平增高，乳腺开始发育，乳房逐渐增大并出现乳头和乳晕的颜色变化。月经初潮是女性青春期的重要标志。青春期是指从性腺开始发育到生殖能力成熟的过程，其中一个重要的标志是女性的月经初潮，即第一次出现月经。月经初潮通常发生在青春期的中后期，一般在女性12～14岁左右，但也有可能在10岁或16岁之间发生。

8. 阴道 子宫 输卵管 卵巢 子宫附件。女性内生殖器包括阴道、子宫、输卵管和卵巢。子宫附件包括输卵管和卵巢。

9. 月经期 增殖期 分泌期。月经分3个阶段，第1个阶段是月经期，也就是经血自阴道排出。第2个阶段是子宫内膜增殖期。在这个阶段，子宫内膜逐渐生长。第3个阶段是子宫内膜分泌期。在这个阶段子宫内膜也是生长的，但是速度相对于增殖期减慢，并有孕激素抑制子宫内膜生长。

10. 产力 产道 胎儿 精神心理因素。影响分娩的因素主要如下。①产力：指子宫收缩力和子宫颈

的开放程度。产力不足或不规律的子宫收缩以及子宫颈开放不畅都可能影响分娩的进行。②产道：指骨盆的大小和结构，以及产道软组织的弹性和扩张能力。产道过窄、骨盆畸形或软组织瘢痕等问题都可能导致分娩困难。③胎儿：胎儿的大小、位置、胎盘的位置与功能等都会对分娩产生影响。胎儿过大、异常胎位或胎盘功能不佳等情况都可能导致难产。④精神心理因素：母亲的情绪状态、对分娩的恐惧或紧张等心理因素也可能影响分娩的进行。紧张或焦虑的情绪可能导致产程延长或分娩进展缓慢。

11. 糖尿病　多胎妊娠　胎儿畸形。糖尿病、多胎妊娠和胎儿畸形均可导致是羊水过多。①糖尿病：糖尿病患者由于血糖控制不佳，会导致胎儿胰岛素分泌增加，促使胎儿尿量增加，进而导致羊水过多。②多胎妊娠：多胎妊娠中，胎盘分泌的胎尿量增加，导致羊水过多。③胎儿畸形：某些胎儿畸形，如胃肠闭锁、尿路梗阻等，会导致胎儿尿液排出受阻，进而引起羊水过多。

12. 先兆流产　难免流产　不全流产　完全流产。流产是指妊娠在妊娠28周以前自然终止的情况。根据流产的临床过程和特点，可以将流产分为以下几种类型。①先兆流产：指出现阴道出血，但宫颈口尚未扩张，胎儿尚未排出的情况。②难免流产：指宫颈口已扩张，胎儿尚未完全排出，伴有明显的阴道出血和宫缩痛。③不全流产：指部分胎儿或胎盘已经排出，但仍有残留物存在于子宫内。④完全流产：指所有胎儿和胎盘已经完全排出，子宫内不再有残留物。以上分型是根据流产的临床表现和子宫内容物排出情况进行分类的，有助于指导临床诊断和处理。

13. 稽留流产　习惯性流产　流产合并感染。特殊类型的流产包括稽留流产、习惯性流产和流产合并感染。稽留流产是指胚胎死亡但没有及时排出，习惯性流产是指与同一性伴侣连续发生的三次以上的自然流产，流产合并感染是指流产过程中发生感染。这些特殊类型的流产需要及时诊断和治疗，以减少对患者的身体和心理的影响。

14. 肌壁间肌瘤　浆膜下肌瘤　黏膜下肌瘤。根据肌瘤发展过程中与子宫肌壁的关系分为以下三种。①肌壁间肌瘤，肌瘤位于子宫肌层内，周围均被肌层包围，最为常见；②浆膜下肌瘤，肌瘤向子宫浆膜面生长，突出于子宫表面；③黏膜下肌瘤，肌瘤向子宫内膜方向生长，突出于子宫腔，仅由黏膜层覆盖。

三、判断题

1. × 根据女性外阴学解剖学特点，大阴唇为外阴两侧一对隆起的皮肤皱襞。其皮下脂肪层含有丰富的血管、淋巴及神经，受伤后易出血形成血肿。

2. × 乳房发育是女性青春期发动的标志，月经初潮是女性青春期重要标志。

3. √ 月经周期的第5～14日，即月经刚结束的时候，是子宫内膜的增殖期。

4. × 底蜕膜是子宫内膜的一部分，位于真蜕膜和子宫壁之间。底蜕膜主要由紧密排列的腺体和血管组成，起到支持和营养真蜕膜的作用。真蜕膜是子宫内膜的表层，它在月经周期中会周期性地增厚和脱落，形成月经。包蜕膜是指子宫腔内的蜕膜，包括真蜕膜和底蜕膜。所以底蜕膜不是真蜕膜及包蜕膜以外覆盖子宫腔的蜕膜，而是子宫内膜的一部分。

5. √ 阴道上部环绕宫颈阴道部，形成一个环形凹陷，被称为阴道穹隆。根据其位置，可以分为前、后、左、右四个部分。其中，后穹隆位于阴道后壁的顶端与宫颈后方，与盆腔最低的直肠子宫陷凹紧密相连。后穹隆在妇科临床上具有重要意义，可以通过该部位进行穿刺引流或作为手术入路。

6. × 卵原核和精原核的染色体融合是受精过程中的一部分，但并不标志着受精过程的开始。受精过程的开始是指精子和卵子相互结合形成受精卵的过程，在受精过程中，精子和卵子的核融合才会发生，形成受精卵的有性细胞。因此，卵原核和精原核的染色体融合并不是受精过程的开始标志。

7. √ 黄体是卵泡在排卵后形成的，它分泌孕激素（孕酮）和雌激素。在没有受精的情况下，黄体会逐渐退化，并形成白体。白体不再继续分泌孕激素和雌激素，而是逐渐凋亡和消失。这个过程是女性生理周期中的正常变化。

8. √ 妊娠中期以后，羊水的主要来源是胎儿的尿液。在妊娠早期，羊水主要由母体血浆滤过形成，但随着胎儿的肾脏发育和尿液产生，胎儿的尿液逐渐成为羊水的主要组成部分。胎儿在羊水中排泄的尿液可以通过羊水的循环和代谢重新被胎儿吸收和排出。因此，胎儿尿液是妊娠中后期羊水的主要来源。

9. × 血性恶露是指分娩后阴道出血，通常会持续数天到数周。正常情况下，血性恶露的持续时间为约3～4日，而不是4到6周。如果血性恶露持续时间超过6周，或者出血量过多、颜色异常，可能需要进一步的评估和治疗，因为这可能是出现异常或并发症的征兆。

10. √ 妊娠纹的形成是由于孕妇体内激素变化和腹部的快速扩张导致皮肤的弹性纤维断裂。妊娠期间，孕妇的皮肤会经历过度的拉伸和扩张，这超过了皮肤的弹性极限，导致皮内组织的改变和弹力纤维的断裂。这些断裂的弹力纤维形成了红色或紫色的纹路，即妊娠纹。

11. ×　虽然胎儿因素是分娩过程中的一个重要因素，但并不是影响分娩最主要的因素。分娩的主要影响因素是综合考虑母体因素、胎儿因素和宫缩力量等多个因素的综合作用。其他影响分娩的因素包括母体盆腔结构、子宫收缩力、胎盘位置等。因此，胎儿因素只是分娩过程中的一个方面，而不是最主要的因素。

12. √　胎方位是指胎儿的先露部和母体的骨盆的关系。

13. ×　先兆流产并不一定会发展为难免流产。虽然先兆流产可能增加流产的风险，但如果及时采取适当的治疗和休息措施，可以帮助稳定妊娠，减少流产的可能性。休息、控制活动、避免性生活、避免剧烈运动等措施有助于缓解先兆流产的症状并保持妊娠稳定。此外，医生可能会根据具体情况给予激素治疗或其他药物支持。

14. √　初乳是产后2~3天孕妇分泌的乳汁。初乳是新生儿最早吃到的乳汁，它的成分丰富，富含抗体和免疫细胞，对新生儿的免疫系统的发育和保护起着重要的作用。随着时间的推移，初乳逐渐转变为成熟乳，其成分也会发生变化。

15. ×　在稽留流产后，子宫在一段时间内会出现增大的情况，这是由于妊娠期间子宫内膜的增生和子宫肌肉的扩张所致。然而，随着时间的推移，子宫应该逐渐恢复到非妊娠状态的大小。如果子宫持续增大或不恢复正常大小，可能是有其他并发症或问题存在，例如残留组织、感染或其他病理情况。

16. ×　羊水栓塞是指羊水（胎儿的尿液）进入母体循环系统，引起肺动脉栓塞。治疗羊水栓塞的主要目标是支持治疗和纠正循环和呼吸功能障碍。药物治疗主要包括血管活性药物和肾上腺素类药物。在治疗羊水栓塞的过程中，如果出现肺动脉高压，通常首选药物是肾上腺素类药物，如去甲肾上腺素、多巴胺和血管收缩素。这些药物可以收缩肺动脉血管，减轻肺动脉高压，提高心输出量。阿托品是一种抗胆碱药物，主要用于治疗胃肠道疾病和其他与胆碱能系统有关的疾病。它不是用来治疗肺动脉高压的首选药物，在羊水栓塞的治疗中通常没有应用。

17. ×　乙型病毒性肝炎的母婴传播最主要的途径是垂直传播，即母亲将病毒传给新生儿。垂直传播

可以发生在妊娠期、分娩过程和哺乳期。其中，妊娠期的宫内感染是一种重要的途径，但并不是最主要的途径。乙型病毒性肝炎的母婴传播还可以通过分娩过程中的接触传播和哺乳期的经乳汁传播。

18. √　流产分为先兆流产、难免流产、不全流产、完全流产，流产感染易发生在不全流产。

19. √　子宫收缩乏力是引起产后出血的最常见原因之一。产后出血是指分娩后24小时内失血量超过500毫升（剖宫产为1000毫升）的情况。子宫收缩乏力会导致子宫不能有效地收缩，从而无法止血和缩小子宫血管。这可能发生在分娩过程中或者分娩后的几个小时内，如果不及时处理，可能会导致严重的出血和危险。因此，促进子宫收缩和预防子宫收缩乏力是预防和处理产后出血的重要措施之一。

20. √　如果在肩先露过程中出现了先兆子宫破裂的征象，无论胎儿是否还有生命迹象，立即行剖宫产术是必要的。子宫破裂是一种严重的并发症，可能导致母婴双方的生命危险。在肩先露的情况下，胎儿的肩膀先行通过产道，如果子宫破裂发生，胎儿的身体部分可能会进入腹腔，造成大出血和其他严重的并发症。因此，一旦出现先兆子宫破裂的征象，立即进行剖宫产手术是最安全和最合适的处理方式。

21. ×　甲硝唑是一种用于治疗滴虫性阴道炎的药物，但在哺乳期间使用甲硝唑可能会对婴儿产生不良影响。甲硝唑可以通过乳汁传递给婴儿，可能导致婴儿的不良反应，如呕吐、腹泻和食欲不振等。因此，在用甲硝唑治疗期间应停止哺乳，以避免对婴儿的不良影响。

22. ×　根据肌瘤发展过程中与子宫肌壁的关系分为三种：①肌壁间肌瘤，肌瘤位于子宫肌层内，周围均被肌层包围，最为常见；②浆膜下肌瘤，肌瘤向子宫浆膜面生长，突出于子宫表面；③黏膜下肌瘤，肌瘤向子宫内膜方向生长，突出于子宫腔，仅由黏膜层覆盖。

23. ×　胎头双顶径是指胎儿头部的宽度，用于评估胎儿头部的大小和适应性。如果胎头双顶径未达到坐骨棘水平，这可能表示胎儿的头部过大，可能会增加分娩困难和产妇的风险。在这种情况下，继续等待顺产分娩可能会增加分娩并发症的风险，如胎儿窘迫、难产等。医生可能会考虑进行剖宫产或其他辅助分娩方式，以确保母婴的安全。因此，如果胎头双顶径未达到坐骨棘水平，一般不会继续等待顺产分娩，而是会根据具体情况考虑其他分娩方式。

24. √　萎缩性阴道炎是指由于雌激素水平下降

导致阴道黏膜变薄、干燥和失去弹性的疾病。主要症状包括阴道干燥、瘙痒、刺痛、性交疼痛等。治疗原则为补充雌激素，增强阴道抵抗力，抑制细菌生长。

25.× 原发性痛经在青春期多见，常在初潮后6～12个月内发病，多在月经第1、2日开始，常有下腹部阵发性绞痛，有时可放射到腰骶部及大腿内侧，严重时患者可出现恶心、呕吐、头晕、甚至面色苍白及出冷汗。部分患者经前1～2天即开始下腹部疼痛，月经来潮时加剧，一旦经血排出后疼痛迅速减轻。

26.√ 一旦确诊为葡萄胎，应立即清除宫腔内的葡萄胎组织。葡萄胎是一种与妊娠相关的疾病，由异常的胎盘组织形成，但没有胚胎发育。葡萄胎可以引起子宫内膜的异常增长和异常出血，并可能发展为恶性绒癌。因此，一旦确诊为葡萄胎，及时清除宫腔内的葡萄胎组织是非常重要的治疗措施，以防止病情进一步恶化。清除葡萄胎组织通常通过宫腔吸引术（灵活性子宫吸引术）或手术刮宫来完成。

27.× 活性宫内节育器（IUD）是一种避孕方法，常用的活性宫内节育器含有黄体酮或其衍生物，例如左炔诺孕酮。活性宫内节育器的主要作用机制是通过释放孕酮或其衍生物来抑制子宫内膜的增生，从而防止受精卵着床。然而，活性宫内节育器并不能完全抑制宫外孕的发生。宫外孕是指受精卵在子宫以外的部位着床，最常见的是输卵管内着床。活性宫内节育器主要起到阻止受精卵着床的作用，但并不能阻止受精卵在输卵管内着床，因此并不能完全防止宫外孕的发生。实际上，有研究表明使用活性宫内节育器的女性患宫外孕的风险可能会略微增加。因此，活性宫内节育器并不能完全抑制宫外孕，仍然存在一定的风险。

28.× 子宫内膜不规则脱落性月经失调是一种月经周期和流量异常的疾病，其特征是月经周期不规律，可能是过长或过短。月经周期短是其中一种可能的表现，但并不是主要表现。其他可能的表现包括月经延迟、间歇性出血、月经过多或月经过少等。因此，子宫内膜不规则脱落性月经失调的主要特征是月经周期不规律，而非月经周期短。

29.√ 绒毛膜癌与侵袭性葡萄胎最主要的鉴别是显微镜下有没有绒毛的结构。

30.× 绒毛膜癌是没有绒毛的。

31.√ 生殖器官急性炎症时，人工流产术可能会加重炎症病情并引起并发症。急性炎症会导致生殖器官组织的充血、水肿和炎性渗出，使手术操作更加困难，并增加感染的风险。此外，急性炎症还可能导

致子宫收缩不良，增加手术的难度和风险。因此，在生殖器官急性炎症的情况下，应暂时禁止进行人工流产术，直到炎症得到有效的治疗和缓解。这样可以降低手术的风险，并减少术后并发症的发生。医生会根据患者的具体情况和炎症程度来决定最适合的时机进行人工流产手术。

四、名词解释

1. 围生期：是指产前、产时和产后的一段时期。我国对围生期的规定是指从妊娠满28周（即胎儿体重≥1000g或身长≥35cm）至产后1周。

2. 胎儿的附属物：是指胎儿以外的组织，包括胎盘、胎膜、脐带和羊水。

3. 见红：分娩前24～48h内，宫颈内口附近的胎膜分离，毛细血管破裂经阴道排出少量血液，与宫颈管内的黏液相混排出，称见红。

4. 产褥期：从胎盘娩出至产妇全身各器官（除乳腺外）恢复或接近正常未孕状态所需的一段时期，称产褥期，一般规定为6周。

5. 恶露：产后随子宫蜕膜的脱落，含有血液、坏死蜕膜等组织经阴道排出，称恶露。

五、简答题

1. 产科病房母乳喂养的规定：早吸吮；24小时母婴同室；不用奶瓶；按需哺乳；开奶前不喂食；帮助母亲使婴儿正确含接乳头；建立母亲喂奶的信心。

2. 早期妊娠的辅助诊断方法：①妊娠试验。②超声检查，最早在妊娠5周可见到妊娠囊，超声多普勒法最早在妊娠7周时听到胎心音。③黄体酮试验，肌内注射黄体酮20mg，每天1次，连续3～5天，停药后超过7天仍无阴道流血，则早孕可能性大。④基础体温测定，高温相持续3周以上不下降，则早孕可能性大。

3. （1）第1步手法：检查者双手置于宫底部，了解子宫外形并测得宫底高度，以估计胎儿大小与妊娠周数是否相符。然后用两手指腹轻轻推动宫底部，判断胎儿部分的位置。（2）第2步手法：检查者左右手分别置于腹部左右侧，一手固定，另一手轻轻深按检查，两手交替使用，仔细辨别胎背和胎儿四肢的位置。（3）第3步手法：检查者右手拇指与其余四指分开，置于耻骨联合上方握住胎先露部，进一步确定是胎头还是胎臀，左右推动以确定是否衔接。（4）第4步手法：检查者左右手分别置于胎先露部的两侧，向骨盆入口方向向下深按，再次核对胎先露部的诊断是否正确，并确定胎先露部入盆的程度。

4. 在产妇达到预产期阶段，如果出现各种临床

症状，则提示产程的开始，如出现预示不久将临产的症状，称为先兆分娩。其主要的临床表现如下。①假性临产：孕妇在分娩发动前，常出现假性临产。特点是宫缩持续时间短且不恒定，间歇时间长且不规律，宫缩强度不增加，常在夜间出现、清晨消失，给予镇静剂能抑制假性宫缩。②胎儿下降感：多数初孕妇感到上腹部较之前舒适，进食量增多，呼吸较轻快，这是因为胎儿的先露部下降进入骨盆入口，使宫底下降的缘故。由于压迫膀胱，常有尿频症状。③见红：在分娩发动前 24～48 小时内，由于宫颈内口附近的胎膜与该处的子宫壁分离，毛细血管破裂经阴道排出少量血液，与宫颈管内的黏液混合排出，称为见红。见红是分娩即将开始的较可靠征象之一。

5. 新生儿 Apgar 评分法是用来评估新生儿窒息的严重程度的方法。是以新生儿出生后 1min 内的心率、呼吸、肌张力、喉反射及皮肤颜色 5 项体征为依据，每项为 0～2 分。Apgar 评分以呼吸为基础，以皮肤颜色变化最灵敏。评分方法如下。①满分为 10 分，7 分以上为正常新生儿，只需进行一般处理。②4～7 分为缺氧较严重，需要清理呼吸道、进行人工呼吸、吸氧、使用药物等措施来恢复。③4 分以下为缺氧严重，需要紧急抢救，经喉镜直视下插管并进行气管内插管，同时给予氧气。④对于缺氧较严重和很严重的新生儿，应在出生后 5 分钟和 10 分钟时进行再次评分，直至连续两次评分均达到 8 分以上为止。这样的评分可以反映复苏效果，并与预后密切相关。

6. 围绝经期综合征又称更年期综合征，是指妇女绝经前后因性激素波动或减少所致的一系列以自主神经系统功能紊乱为主，伴有神经心理症状的一组症候群。目前主要采用激素替代治疗来缓解症状。（1）适应证：激素替代治疗的适应证主要包括因雌激素缺乏而引起的老年性阴道炎、泌尿道感染、潮红潮热以及精神症状。此外，激素替代治疗还可以用于预防存在高危因素的心血管疾病和骨质疏松等疾病。（2）禁忌证：激素替代治疗的禁忌证包括妊娠、严重肝病、胆汁淤积性疾病、血栓栓塞性疾病、原因不明的子宫出血以及存在雌激素依赖性肿瘤的患者。

第五节　儿科学

一、选择题

A 型题

1. E　母乳中含有大量的分泌型 IgA 抗体，可以帮助婴儿对抗各种感染。乳铁蛋白是母乳中的一种蛋白质，具有抗微生物活性，可以抑制细菌的生长。母乳中的特异性抗体可以针对特定病原体提供保护，帮助婴儿抵御感染。母乳中含有双歧因子，是一种益生菌，可以维持肠道菌群的平衡，提高婴儿的免疫力，抵御感染。乳白蛋白是母乳中一种主要的蛋白质成分，但与母乳的抗感染作用无直接关系。

2. E　先天性甲状腺功能减退症是由于先天性甲状腺激素合成、分泌或受体功能缺陷导致的甲状腺功能减退。因此，与先天性甲状腺功能减退症发病有关的是甲状腺激素的缺乏。甲状腺激素在身体的正常生长和发育、代谢调节等方面起着重要作用，其缺乏会导致各种症状和体征，如智力发育迟缓、体形矮小、肌肉松弛、心率下降等。

3. D　新生儿先天性甲状腺功能减退症是由于甲状腺激素合成不足或受体缺陷导致的一种疾病。这种疾病在新生儿时期常常表现为胎粪排出延迟及生理性黄疸期延长，即黄疸持续时间超过了正常范围。其他症状如腹胀、便秘、脐疝和末梢循环差通常在后期出现。

4. D　中枢免疫器官是指免疫细胞发生、发育、分化与成熟的场所。在小儿中，胸腺是中枢免疫器官之一。胸腺位于胸腔上部，是免疫系统的重要组成部分。在胸腺中，T 淋巴细胞经历分化和选择过程，成熟的 T 淋巴细胞被释放到体内，参与免疫反应。其他选项如淋巴结、扁桃体、脾脏虽然也参与免疫反应，但它们不是中枢免疫器官。

5. B　小儿生长发育一般从头部开始，逐渐向下发展，如先抬头，后抬胸，再会坐、立、行。小儿肌肉和神经的发育一般从大肌肉群到小肌肉群，从粗大运动到精细运动，如先会控制大肌肉群进行大动作，然后逐渐发展到控制小肌肉群进行精细动作。小儿生长发育一般从低级的功能和技能逐渐发展到高级的功能和技能，如先会画直线后会画圈、图形。小儿学习和语言能力的发展一般从简单的动作和语言开始，逐渐发展到复杂的动作和语言，如先会发出简单的声音和单词，然后逐渐发展到组织语言和表达复杂思维。由远到近不符合小儿生长发育一般规律。

6. E　上部量和下部量是衡量身体比例的指标，通常 12 岁时上部量与下部量相等。12 岁之前上部量大于下部量，12 岁以后，上部量小于下部量。其他选项中，体重、身长、乳牙数目以及腕部骨化中心数目在 5 岁的小儿中大致正常。

7. B　IgG 是唯一可以通过胎盘传递的免疫球蛋白，这种现象被称为胎盘透过性。这是因为胎盘具有

IgG 的 Fc 受体（受体结合 IgG），使得母体血液中的 IgG 能够穿过胎盘屏障，传递给胎儿，从而提供被动免疫保护。其他免疫球蛋白（IgA，IgE，IgM，IgD）不能通过胎盘传递给胎儿。

8. E 先天性甲状腺功能减退症是指由于甲状腺激素合成或分泌障碍导致的甲状腺功能减退。确诊先天性甲状腺功能减退症的主要依据是检测血清中的 T_4 和 TSH 水平。在先天性甲状腺功能减退症患者中，T_4 水平通常较低，而 TSH 水平升高。这是因为甲状腺功能减退导致甲状腺激素水平下降，从而刺激垂体分泌更多的 TSH 来促进甲状腺功能的恢复。其他选项的 T_3 和 TRH 在先天性甲状腺功能减退症的确诊中并不是主要依据。T_3 是甲状腺激素的另一个形式，但在先天性甲状腺功能减退症中通常不是首选的检测指标。TRH 是促甲状腺激素释放激素，用于诱导甲状腺激素的分泌，但在先天性甲状腺功能减退症中通常也不是用于确诊的主要指标。

9. C 4∶3∶2 表示该溶液的组成比例为 4 份的 0.9% 氯化钠注射液、3 份的 10% 葡萄糖注射液和 2 份的 1.4% 碳酸氢钠。

10. B 突发抽搐是低钙血症的典型表现之一。在小儿腹泻经补液治疗时，可能会出现电解质紊乱，其中低钙血症是较为常见的情况。低钙血症导致神经肌肉兴奋性增高，容易引发抽搐。其他选项如低钠血症、低钾血症和低锌血症也可能导致电解质紊乱，但抽搐不是它们的典型表现。低镁血症也可以引起抽搐，在补钙后抽搐不见缓解反而加重时需要考虑，但不是最可能的原因。

11. A 佝偻病是由于维生素 D 缺乏导致钙、磷等矿物质代谢紊乱而引起的一种骨代谢性疾病。其主要临床表现为生长中的骨骼改变，如颅骨软化、鸡胸、"X" 形腿、"O" 形腿等；肌肉松弛，如肌肉无力、步态异常等；以及神经兴奋性改变，如易激惹、多汗、抽搐等。

12. A 先天性甲状腺功能减退症是指由于胎儿期或新生儿期甲状腺发育异常或甲状腺激素合成、分泌及作用障碍导致的一种疾病。治疗方式通常包括补充甲状腺激素，即甲状腺激素替代治疗。由于先天性甲状腺功能减退症患者缺乏足够的甲状腺激素，补充甲状腺激素可以纠正甲状腺激素的缺乏，维持正常的生长和发育。其他选项如补充碘剂、补充生长激素、加强饮食和补充矿物质并不能治疗先天性甲状腺功能减退症。

13. A 川崎病是一种儿童全身性疾病，主要累及小血管，尤其是冠状动脉。在川崎病的亚急性期和恢复期，最主要的并发症是急性冠状动脉损伤。这种损伤可能导致冠状动脉炎、动脉瘤的形成，进而引发冠状动脉供血不足、心肌缺血甚至心肌梗死等严重后果。因此，急性冠状动脉损伤是川崎病亚急性期和恢复期最主要的并发症。其他选项如尿道炎、无菌性脑膜炎、肺炎和肝炎与川崎病的并发症无关。

14. D 1 周岁的幼儿的头围大约在 45~47cm 之间，所以最接近的选项是 46cm。其他选项都不是 1 周岁幼儿头围的正常范围。

15. D 急性链球菌感染所致肾炎大多数属于 A 组 B 溶血性链球菌急性感染后引起的免疫复合物性肾炎，青霉素是链球菌感染的一线治疗药物，对存在原发灶者具有良好疗效。本病极少转为慢性，痊愈后极少复发，但贫血持续不好转预后不佳。

16. A 恒牙是指人体生长后期替代乳牙的牙齿。恒牙的骨化开始年龄因个体差异而有所不同，但一般来说，恒牙的骨化开始年龄是在出生后的几个月内，即新生儿阶段。在这个阶段，婴儿的下颌和上颌中出现了恒牙的骨化中心。因此，恒牙骨化开始的年龄是在新生儿时期。

17. C 婴儿接种百白破疫苗的基础免疫时间通常是在婴儿出生后的第 3、4、5 月进行。百白破疫苗是用于预防百日咳、白喉和破伤风的疫苗，是婴儿常规免疫接种计划的一部分。根据中国的免疫规划，婴儿在出生后的第 3 个月开始接种百白破疫苗，然后在第 4 个月和第 5 个月进行第二次和第三次接种，完成基础免疫。

18. A 治疗新生儿低体温的关键措施是进行复温。新生儿低体温是指新生儿体温低于正常范围（36.5~37.5 摄氏度）。复温是指通过提供外源性热源，如保温箱、取暖灯等，来提高新生儿的体温。复温可以帮助新生儿恢复正常的体温，防止低体温引起的各种不良后果，如代谢紊乱、呼吸和循环功能障碍等。其他选项也是治疗新生儿低体温中的重要措施，但复温是最关键的一步。控制感染避免病情加重，补液可以纠正新生儿的体液不足，喂养可以提供足够的营养，纠正器官功能紊乱可以针对具体的器官功能异常进行治疗。但在这些措施之前，首要的任务是进行复温。

19. A 蛋白质 – 能量营养不良是指人体蛋白质和能量摄入不足，导致营养不良的一种状况。最早出现的症状通常是体重不增，即无论摄入多少食物，体重都无法增加或增加很少。其他选项中，皮下脂肪消耗、身高低于正常、精神差和重要脏器功能损害都是蛋白质－能量营养不良进一步发展后可能出现的症状，而不是最早出现的症状。

20. A　维生素 D 缺乏会影响钙和磷的吸收和利用，导致骨骼中的钙和磷不足，从而引起骨骼改变。颅骨软化是维生素 D 缺乏的早期表现，会导致婴儿的头骨变软，容易出现颅骨塌陷，也可以表现为头骨外形异常（如方颅）。其他选项中，枕秃、肋骨串珠和手镯征都是维生素 D 缺乏引起的骨骼改变，但它们出现的时间比颅骨软化要晚一些。

21. E　母乳优于牛乳的原因有很多，其中一个原因是母乳中含有较多的乳糖。乳糖是一种重要的碳水化合物，对婴儿的生长和发育至关重要。乳糖可提供婴儿所需的能量，并有助于维持肠道菌群的平衡。相比之下，牛乳中的乳糖含量较低，不足以满足婴儿的需求。其他选项中，母乳中的蛋白质总量、脂肪和钙的含量可能与牛乳相当或略低，但这并不意味着母乳喂养不如牛乳。母乳中的蛋白质、脂肪和钙的比例和结构更适合婴儿的需求，且母乳中还含有许多其他对婴儿发育有益的成分。因此，母乳喂养是最佳的选择，可以提供婴儿所需的全面营养和免疫保护。

22. D　维生素 D 缺乏性手足搐搦症是由于维生素 D 缺乏引起的一种疾病，常见于 6 个月以内的婴儿。陶瑟征是该病的一个隐性体征，指以血压计袖带包裹上臂，使血压维持在收缩压及舒张压之间，该手出现痉挛症状。喉痉挛和惊厥不是维生素 D 缺乏性手足搐搦症的典型发作表现，克氏征阳性、胸廓畸形不是该病的隐性特征。

23. D　胎龄（GA）指的是胎儿在母体内的孕龄，通常以孕期的周数来表示。胎龄（GA）≥42 周的新生儿称为过期产儿。过期产儿可能会出现一些特征性的体征和症状，如皮肤干燥、爪甲过长、毛发较多、呼吸困难等。

24. A　正常情况下，婴儿的囟门（头骨骨缝）通常分为前囟和后囟。后囟通常在出生后 6～8 周龄逐渐闭合。因此，正常后囟门闭合时间为约 2 个月。其他选项给出的时间不符合正常囟门闭合的时间范围。

25. B　唐氏综合征是由于胎儿 21 号染色体呈三体征而引起的一种遗传疾病。唐氏综合征患儿的染色体核型通常为 47，XX，＋21（女性）或 47，XY，＋21（男性）。其他选项的染色体核型与唐氏综合征不符合。

26. A　麻疹病毒感染可导致肺部炎症，特别是在免疫力低下或营养不良的患者中更容易出现。其他并发症如喉炎、中耳炎和脑炎也是麻疹的常见并发症，但肺炎是最常见的。结核播散或活动通常不是麻疹的并发症，两者是由不同的病原体引起的不同疾病。

27. A　维生素 D 的活性形式是 25－（OH）$_2$D$_3$，血液中的 25－（OH）$_2$D$_3$ 水平反映了体内维生素 D 的代谢情况。维生素 D 缺乏时，血 25－（OH）$_2$D$_3$ 水平下降，是早期诊断维生素 D 缺乏性佝偻病的重要指标。

28. A　唐氏综合征是一种常见的染色体异常疾病，产前诊断主要通过羊水细胞染色体检查来确定。羊水细胞染色体检查可以通过羊水穿刺或羊水胎盘组织取样，对胎儿的染色体进行分析和检测，以确定是否存在唐氏综合征的染色体异常。其他选项如 B 超检查、磁共振检查、胎心检查和电生理检查无法直接用于唐氏综合征的产前诊断。

29. E　风湿热是一种由链球菌感染引起的全身性炎症性疾病。其主要临床表现包括心肌炎、皮下结节、关节炎和环形红斑。发热虽然是风湿热的常见症状，但不是其主要临床表现之一，因此不属于该选项。其他选项都是风湿热的典型临床表现。

30. B　体格检查虽然对结核病的诊断有一定的帮助，但并不是结核病的特异性诊断方法。体格检查可以发现一些结核病的体征，如肺部啰音、淋巴结肿大等，但这些体征也可能出现在其他疾病中。因此，体格检查不能单独用于结核病的诊断，需要结合其他方法进行综合评估。其他选项，如临床表现、结核菌素试验、结核分枝杆菌检查和 X 线检查，都是常用的结核病诊断方法。

31. E　猩红热是一种由链球菌感染引起的传染病，主要影响儿童。其典型症状包括高热、咽峡炎、舌苔剥落等，同时伴有皮疹。猩红热的皮疹通常在病程的第 2～4 天出现，呈现为粟粒状红色斑丘疹，疹退后不会留下色素沉着。其他选项中，小儿急疹、水痘、风疹和麻疹在病程中皮疹退后后会留下色素沉着。小儿急疹的皮疹呈现为淡红色斑丘疹，水痘的皮疹是水疱，风疹的皮疹呈现为粉红色斑丘疹，麻疹的皮疹是红色斑丘疹。因此，疹退后无色素沉着的疾病最可能是猩红热。

32. E　麻疹是一种由麻疹病毒引起的急性传染病，其早期典型临床表现包括发热、咳嗽、喷嚏、咽部充血、眼泪增多、畏光和麻疹黏膜斑。麻疹黏膜斑是麻疹病毒感染后在口腔黏膜出现的白色斑点，通常在出疹之前 1～2 天出现，是麻疹的特异性体征。其他选项中，发热、眼睑水肿和眼泪增多、畏光是麻疹的症状之一，不是早期典型的表现。因此，早期典型的临床表现是麻疹黏膜斑。

33. B　胰液是由胰腺分泌的消化液，其中包含多种酶类，用于消化食物中的蛋白质、碳水化合物和脂肪。在胰液中，胰蛋白酶是最先出现的酶类，用于消化蛋白质。其他选项中的胰淀粉酶、糜蛋白酶、羧基肽酶和脂肪酶在胰液中也存在，但它们的出现顺序相对于胰蛋白酶来说较晚。

34. A　新生儿的免疫系统在出生时是不完全发育的，包括补体系统。补体系统是一种重要的免疫防御机制，参与机体的免疫应答和炎症反应。新生儿的补体系统在出生后需要一定的时间来发育和成熟，达到成人水平。根据研究，新生儿的补体系统大约在 3～6 个月的时间内达到成人水平。

35. E　原发综合征是指由结核分枝杆菌引起的肺结核感染，并伴有肺外结核病灶。治疗原发综合征的首选药物是异烟肼和利福平的联合应用。利福平与异烟肼联合使用，可以增强治疗效果。链霉素和乙胺丁醇不是原发综合征的首选药物。

36. C　小儿腹泻最易发生的时期一般是在 6 个月至 2 岁之间。这个时期是小儿开始添加辅食、接触新鲜食物，而免疫系统还不够发达，容易受到病原体感染引起腹泻。在这个时期，小儿的肠道功能还不够成熟，消化吸收能力相对较弱，对食物中的病原体容易产生反应。因此，6～24 个月是小儿腹泻最易发生的时期。其他选项的时期不太符合小儿腹泻的发生规律。

37. B　慢性原发综合征是一种罕见的自身免疫性疾病，主要累及儿童和青少年。它的临床表现可以包括低热、盗汗、疲乏和食欲不振等。高热并不是慢性原发综合征的典型临床表现。

38. D　初次感染结核分枝杆菌后，通常需要 4～8 周的时间才能产生变态反应。变态反应是机体对结核菌感染的一种免疫反应，主要表现为结核菌素试验阳性、红斑状结核结节形成以及相关症状的出现。这个过程需要一定的时间来发展和形成。

39. C　小儿肺炎的处理措施主要包括控制炎症、对症治疗、防止和治疗并发症以及改善通气功能。这些措施旨在缓解症状、促进康复和预防并发症。免疫治疗在小儿肺炎的常规治疗中并不是主要的处理措施。免疫治疗主要应用于免疫缺陷病例或特定病原体

的感染。因此，除了免疫治疗外，其他选项均为治疗小儿肺炎的常规处理措施。

40. C　儿童的心率在不同年龄段会有所不同。在 2～3 岁的阶段，正常的心率范围大约是 100～120 次/分。

41. A　潜伏青紫型心脏病是指由于体循环压力高于肺循环，故血液从左向右分流而不出现青紫。当大哭、屏气或任何病理情况下致使右侧压力增高并超过左侧时，可使血液自右向左分流而出现暂时性青紫。常见如房间隔缺损、室间隔缺损和动脉导管未闭。其中室间隔缺损是最常见的先天性心脏病，发病率最高。

42. C　在胎儿发育过程中，主要的造血器官是肝脏和脾脏。然而，出生后，这些主要造血器官逐渐退化，而骨髓成为主要的造血器官。在骨髓内，造血干细胞可以分化为各种血细胞系，包括红细胞、白细胞和血小板。因此，出生后的主要造血器官是骨髓。其他选项如肝脏、脾脏、淋巴管和大肠在造血过程中的作用相对较小。

43. C　热性惊厥是儿童常见的一种发作性疾病，通常发生在高热状态下。处理热性惊厥的首要步骤是保持呼吸道通畅。在发作期间，抽搐可能导致舌头咬伤或阻塞呼吸道，因此保持呼吸道通畅是非常重要的。可以采取侧卧位或半坐位，保证呼吸道通畅。建立静脉通路、监测生命体征等也是处理热性惊厥的重要步骤，但若不能保持呼吸道通畅，这些措施可能无法进行或无法发挥有效作用。口服镇静药在急性发作期间并不适用，因为患儿可能无法吞咽或吸收药物。

44. A　目前临床确诊化脓性脑膜炎的首选方法是脑脊液检查。脑脊液检查可以通过腰椎穿刺获取脑脊液样本，然后进行细菌培养和细胞计数。化脓性脑膜炎的脑脊液检查结果通常包括脑脊液的外观、压力、细胞计数、细菌培养、炎性标志物和脑脊液生化指标等。这些检查结果可以提供诊断化脓性脑膜炎的关键信息，如白细胞增多、脑脊液蛋白含量升高、脑脊液糖含量降低等。其他选项如头颅 CT 检查、头颅磁共振检查和超声检查在化脓性脑膜炎的诊断中并不是首选方法，但在某些情况下可能作为辅助检查来评估病情和并发症。依据临床症状及病史也是重要的诊断依据，但无法直接确诊化脓性脑膜炎，需要通过脑脊液检查来进行确认。

45. C　在正常情况下，儿童中性粒细胞与淋巴细胞的比例在生后 4～6 天和 4～6 岁时大致相等。出

生时中性粒细胞约占 0.65，淋巴细胞约占 0.30。随着白细胞总数下降，中性粒细胞比例逐渐下降，生后 4~6 天二者比例约相等；至 1~2 岁时淋巴细胞约占 0.60，中性粒细胞约占 0.35，之后中性粒细胞比例逐渐上升，至 4~6 岁二者比例又相等，之后白细胞分类与成人相似。

46. B 缺铁性贫血是由于体内铁储存不足引起的贫血，治疗方法主要是通过补充铁剂来提高体内铁储存和血红蛋白水平。首先出现的变化是网织红细胞升高，约在补充铁剂的 2~3 天开始上升。网织红细胞是指骨髓中的幼稚红细胞，也被称为嗜碱性粒细胞。在缺铁性贫血的治疗过程中，由于铁剂的补充，体内的铁储存逐渐增加，骨髓中的红细胞生成活动加强，导致网织红细胞数量增多。因此，治疗缺铁性贫血的首要变化是网织红细胞升高。其他选项中，血红蛋白升高、红细胞计数升高以及铁蛋白升高是随着铁剂的补充逐渐出现的效果。游离原卟啉升高通常不是缺铁性贫血治疗的首要变化。

47. B 婴幼儿生理性贫血是指在出生后一段时间内，由于胎儿红细胞的破坏和新生儿红细胞生成的滞后，且胎儿红细胞寿命短，生长发育迅速，循环血量迅速增加，导致血红蛋白浓度下降，血红蛋白和红细胞计数减少的临时现象。通常在出生后 2~3 个月达到最低点，随后逐渐恢复正常。

48. D 化脓性脑膜炎是一种严重的脑膜炎症，常由细菌感染引起。肺炎链球菌是最常见的引起化脓性脑膜炎的致病菌。肺炎链球菌是一种革兰阳性球菌，常见于上呼吸道和口腔等部位，可以通过飞沫传播进入人体并引起感染。其他选项中的金黄色葡萄球菌、铜绿假单胞杆菌、大肠埃希菌和流感嗜血杆菌也可以引起脑膜炎，但相对而言较少见。

49. B 对于新生儿热性惊厥的治疗，苯巴比妥是首选的药物。苯巴比妥是一种巴比妥类药物，具有镇静和抗惊厥作用。它可以通过抑制中枢神经系统的兴奋性来减轻或停止热性惊厥。其他选项中，地西泮是一种苯二氮䓬类药物，适用于治疗儿童惊厥发作或癫痫持续状态，而不是首选的治疗新生儿热性惊厥的药物。苯妥英钠也是一种巴比妥类药物，但在新生儿中的使用有一定的限制。卡马西平是一种钙离子通道阻滞剂，主要用于治疗癫痫，对于热性惊厥的治疗并不是首选。异丙嗪是一种抗组胺药物，用于治疗过敏反应和恶心呕吐等症状，不适用于热性惊厥的治疗。

50. B 临床一般根据血红蛋白（Hb）的水平，判断贫血的程度。常用的标准如下。轻度贫血：Hb 90~110g/L；中度贫血：Hb 60~89g/L；重度贫血：Hb 30~59g/L；极重度贫血：Hb<30g/L。该患儿的 Hb 值为 65g/L，属于中度贫血。

51. D 根据题目描述，该新生儿的体检和实验室检查结果基本正常。皮肤黏膜正常，心肺正常，肝肋下 2cm，脾未扪及，血红蛋白（Hb）和红细胞计数（RBC）在正常范围内，末梢血涂片也未见明显异常。HbF 的值为 0.65，也在正常范围内。因此，最可能的诊断是正常新生儿。

52. E 根据患儿的病史和临床表现，包括持续 3 个月的腹泻、大便 3~4 次/天、糊状、无脓血、黏液、食欲良好、精神状态良好等，最可能的诊断是生理性腹泻。生理性腹泻是指在生理发育和适应过程中出现的腹泻，通常在婴儿期出现，持续数周至数月，但儿童的生长和发育正常。生理性腹泻通常是由于婴儿对母乳中的成分适应不良所引起的。在这种情况下，儿童的食欲、精神状态和体重通常是正常的，多种药物治疗无效。其他选项如迁延性腹泻、病毒性腹泻、细菌性腹泻和大肠杆菌腹泻在这种情况下不太可能，因为它们通常伴随着其他的症状，例如脓血、黏液等，或者需要其他的治疗方法。

53. B 根据患儿的体重和临床表现，可以初步判断患儿可能有中度脱水。中度脱水的治疗目标是适当补液，纠正电解质的失衡。根据液体治疗原则，推荐采用按每日 50~100ml/kg，2/3 张溶液进行补液。2/3 张含钠溶液 550ml，8~12h 输入是一个合理的补液方案，该方案可以适当地补充患儿丢失的液体和电解质，并且在 8 到 12h 内进行输液。

B 型题

1. E 异丙托溴铵是一种抗胆碱药物，常用于治疗慢性阻塞性肺疾病（COPD）和支气管哮喘。抗胆碱药物通过阻断乙酰胆碱受体的作用来放松支气管平滑肌，从而缓解呼吸道痉挛和炎症。

2. C 茶碱类药物是一类用于治疗哮喘和慢性阻塞性肺疾病的药物，其中氨茶碱是茶碱类药物的一种。

3. A 中度脱水是指失水占体重百分比在 5%~10% 之间。在中度脱水的情况下，患儿可能表现为烦躁、精神萎靡，眼窝及前囟凹陷可能明显，哭时泪少，皮肤弹性差，口腔黏膜干燥，尿量明显减少。

4. D 轻度脱水是指失水占体重百分比在 5% 以下。在轻度脱水的情况下，患儿精神稍差，哭时有泪，尿量稍减少，其他症状可能不明显或较轻。

5. A 先天性甲状腺功能减退症是指由于甲状腺

功能减退引起的先天性低甲状腺素血症。甲状腺素是对儿童的生长和智力发育至关重要的激素，如果儿童在出生后甲状腺素水平过低，就会导致智能低下和生长发育迟缓的症状。

6. E 苯丙酮尿症是一种遗传代谢疾病，患者体内缺乏苯丙氨酸氧化酶，导致苯丙氨酸不能正常代谢。苯丙酮尿症的主要特征之一就是患者尿液中存在苯丙酮和其代谢产物，尿液呈特殊的鼠尿臭味。

C 型题

1. C 根据题干中的信息，智力低下可以同时见于先天性甲状腺功能减退症和苯丙酮尿症。先天性甲状腺功能减退症是由于胎儿期或婴幼儿期甲状腺功能减退导致的，可以引起智力低下。苯丙酮尿症是一种遗传代谢病，患者缺乏苯丙氨酸代谢的酶，导致苯丙氨酸在体内积聚，进而导致智力低下。因此，智力低下可以同时见于这两种疾病。

2. B 苯丙酮尿症是一种遗传代谢病，患者缺乏苯丙氨酸代谢的酶，导致苯丙氨酸在体内积聚，这会导致代谢率降低，汗液中的氨酸和尿液中的代谢产物苯丙氨酸在体内积聚，并产生鼠臭气味。因此，汗液和尿液呈鼠臭气味是苯丙酮尿症的典型表现。

3. D 根据题干中的信息，惊厥不是先天性甲状腺功能减退症和苯丙酮尿症的典型表现。先天性甲状腺功能减退症可引起发育迟缓和智力低下，但惊厥不是其主要症状。苯丙酮尿症可以引起中枢神经系统功能异常，但也不一定会导致惊厥。

X 型题

1. ACDE 由于肾小球滤过膜的异常，导致蛋白尿和低蛋白血症，进而引起水肿。由于肾小球滤过膜的异常，使大量蛋白从尿液中丢失，导致低蛋白血症。由于低蛋白血症刺激肝脏合成胆固醇，同时肾小球滤过功能受损，使得胆固醇不能被正常排泄，导致血液中胆固醇水平升高。肾小球滤过膜的异常导致大量蛋白从尿液中丢失，一般每天尿蛋白量超过 3.5g。综上所述，单纯性肾病综合征的主要临床特点为不同程度的水肿、高胆固醇血症、低蛋白血症和大量蛋白尿。

2. ABCDE 在腺病毒肺炎早期，肺部体征可不明显，但随着疾病的发展，肺部体征如喘憋、呼吸困难等会逐渐出现。腺病毒肺炎患者常常表现为发热，且热度持续时间较长，称为稽留热。腺病毒肺炎早期患者可能会出现全身中毒症状，如乏力、食欲不振、头痛等。腺病毒肺炎严重时可导致呼吸系统症状加重，出现喘憋和呼吸困难。在一些腺病毒肺炎患者中，可能会并发渗出性胸膜炎，表现为胸痛、胸闷、咳嗽等症状。因此，腺病毒肺炎的临床特点包括多为稽留热、肺部体征出现较晚、早期即有全身中毒症状、喘憋呼吸困难以及可并发渗出性胸膜炎。

3. ABCDE 小儿生长发育的一般规律是由上到下、由近到远、由粗到细、由低级到高级、由简单到复杂。这些规律指的是小儿生长发育过程中，先发展上部分身体结构，再发展下部分身体结构；先发展近距离运动能力，再发展远距离运动能力；先发展大肌肉群，再发展小肌肉群；先发展低级脑功能，再发展高级脑功能；先发展基本简单的技能，再发展复杂的技能。

4. BC 佝偻病是由于维生素 D 缺乏引起的一种疾病，主要影响儿童生长发育。佝偻病患者的头发容易出现脱发现象，尤其是在头部后部（枕部）。佝偻病患者常常会出现多汗的症状。鸡胸是指胸骨前突，不是佝偻病的典型症状。手镯征是指在手腕关节处出现肿胀，是维生素 D 缺乏引起的软骨病变的表现，不是佝偻病的典型症状。颅骨软化是佝偻病晚期的表现，初期的佝偻病一般不出现颅骨软化。

5. BE 儿童体格生长发育的两个高峰为婴儿期和青春期。婴儿期是指出生后的 1 岁内，这个阶段是儿童生长发育最快的时期，体重和身高迅速增长。青春期是指青春期开始的阶段，通常发生在 10 ~ 20 岁之间，这个阶段是儿童进入青春期，身体发生许多重要的变化，包括生殖器官的发育和体格生长发育的再次增强。

6. ADE 新生儿溶血是由于血型不合引起的，治疗的目标是防止溶血的进一步发展和处理溶血引起的并发症。光照疗法：对于血型不合引起的溶血，光照疗法是一种常用的治疗方法。其原理是通过将新生儿的皮肤暴露在特定波长的光线下，清理血清未结合胆红素。对于严重的新生儿溶血患者，可能需要进行换血疗法。换血疗法：可以将患者的血液置换为新的洗涤过的红细胞，纠正贫血，换出部分血中游离抗体和致敏红细胞，减轻溶血，可以换出血中大量胆红素，防止发生胆红素脑病。在一些特殊情况下，如重度溶血或有严重并发症的新生儿溶血患者，可能需要使用药物治疗。例如，输注免疫球蛋白（IVIG）可以通过抑制免疫反应来减轻溶血的程度。化学治疗不是新生儿溶血的常规治疗方法，因为化学药物可能对新生儿的发育和健康造成不良影响。放射治疗不是新生儿溶血的治疗方法，因为放射治疗可能对新生儿的生长和发育造成不可逆的损害。

7. ABDE 生理性黄疸是指新生儿在出生后出现的一种正常生理现象，通常在出生后 2 ~ 3 天开始出现黄疸，一般会在 7 ~ 14 天内自然消退。生理性黄疸的症状包括食欲下降、哭声低弱。血清胆红素浓度通常会在 205 μmol/L 以下。早产儿的生理性黄疸消退可能会延迟 3 ~ 4 周。

8. ABCDE 缺铁性贫血的病因可以是多种因素的综合作用。摄入的食物中铁含量不足，或者摄入的铁无法被充分吸收，都可能导致缺铁性贫血。某些患儿可能天生就存在储铁不足的情况，导致易患缺铁性贫血。儿童和青少年因为生长发育需要更多的铁，如果摄入不足或吸收不良，可能出现缺铁性贫血。某些疾病或条件可以导致铁的吸收障碍，例如克罗恩病、乳糜泻等。某些情况下，身体可能会失去大量的铁，例如慢性出血（如消化道出血、月经过多）、肾脏疾病等。因此，缺铁性贫血的病因是多种因素的综合作用，包括先天储铁不足、铁摄入量不足、生长发育因素、铁的吸收障碍以及铁的丢失过多。

9. ABCDE 风湿热是一种由链球菌感染引起的全身性炎症性疾病。风湿热可以引起心脏炎症，表现为心脏瓣膜炎、心肌炎等心脏病变，导致心脏功能异常。风湿热最常见的表现之一是游走性多发性关节炎，通常表现为关节肿胀、红热、疼痛，并且关节症状会在不同的关节之间"游走"。风湿热的另一个典型表现是皮下结节，通常出现在关节附近，可见于肘、膝、手腕等处。风湿热患者可能出现环形红斑，通常出现在躯干和四肢远端。舞蹈病是继发于风湿热心脏炎的并发症，表现为面部抽搐、四肢不自主的不协调运动。

10. ABCDE 重度脱水是指体内失水量较大，严重影响患儿的生命体征和功能。由于失水导致皮肤弹性减退，皮肤在提捏后不能迅速恢复，口腔黏膜也变得干燥。由于脱水导致血容量减少和脑细胞缺氧，患儿可能表现出神志模糊、嗜睡甚至昏迷的症状。由于失水导致体内液体不足，眼窝和前囟的凹陷会更加明显。由于失水导致肾功能受损，尿量会明显减少甚至无尿。重度脱水导致体重大幅度降低，失水量占体重的百分比一般在 10% 以上。因此，重度脱水时常伴有以上临床表现。

11. ABCDE 化脓性脑膜炎是一种严重的感染性疾病，常见并发症和后遗症如下。脑室管膜炎是指化脓性脑膜炎累及脑室和脑脊液循环系统，导致脑室管膜发炎。化脓性脑膜炎引起的脑膜炎症反应可导致脑膜炎渗出液在硬脑膜下积聚，形成硬脑膜下积液。化脓性脑膜炎引起的脑膜炎症反应和脑室管膜炎可导致脑脊液的产生、吸收或循环障碍，进而引起脑积水。化脓性脑膜炎累及内耳或导致脑干炎症反应，可引起神经性耳聋。化脓性脑膜炎引起的脑膜炎症反应和脑组织损伤，可能导致癫痫的发生。

12. ABCDE Apgar 评分是用来评估新生儿在出生后 1 分钟和 5 分钟的健康状况和适应能力的一种常用方法。Apgar 评分包括以下五个指标。①皮肤颜色：评估婴儿的皮肤颜色，正常为粉红色。②心搏速率：评估婴儿的心率，正常为大于 100 次/分钟。③呼吸：评估婴儿的呼吸情况，正常为有规律的呼吸。④肌张力及运动：评估婴儿的肌张力和运动，正常为有活动和牵引时有抵抗。⑤对刺激的反应：评估婴儿的反应，正常为弹足底或插鼻管有哭声或喷嚏。每个指标的评分为 0、1 或 2 分，最后将五个指标的评分相加，得到总分。一分钟和五分钟的 Apgar 评分可以提供对新生儿健康状况和适应能力的初步评估。

13. ABCDE 如果急性肾炎的病因是细菌感染导致的，如链球菌感染，有感染灶时可以使用青霉素等抗生素进行治疗。在急性期，为了减轻肾脏负担和促进康复，患者需要卧床休息，避免剧烈活动。在急性肾炎的治疗过程中，保护肾功能是非常重要的。这包括控制血压、控制水电解质平衡、限制蛋白质摄入等措施。根据患者的具体症状和体征，可以进行对症治疗。例如，对于高血压患者可以使用降压药物，对于水肿患者可以进行利尿治疗等。在急性肾炎的治疗过程中，需要密切监测患者的病情变化，及时发现和处理严重症状，避免病情恶化。

14. ACE 急性链球菌感染后肾炎（APSGN）是一种由链球菌感染引起的免疫复合物性肾小球炎症性疾病。对于急性链球菌感染后肾炎。贫血是急性链球菌感染后肾炎的一个常见并发症。这是因为炎症反应和肾功能损害导致肾脏肾小球基底膜破坏及管球平衡，出现血尿及水钠潴留，导致贫血。贫血可能导致患者出现乏力、疲劳、心悸等症状，并且如果贫血持续不好转，可能对预后产生不良影响。急性链球菌感染后肾炎患者存在感染灶的复发率相对较低，大多数患者痊愈后不会再次发作。急性链球菌感染后肾炎通常是自限性的，大多数患者可以在数周内完全康复，只有少数患者会发展为慢性肾炎。青霉素是用于治疗链球菌感染的常用抗生素，对于急性链球菌感染后肾炎的治疗也有一定的作用，但并不是所有患者都需要使用青霉素。急性链球菌感染后肾炎通常由乙型溶血性链球菌引起，其他类型的链球菌也可能引起该

15. ABCDE 唐氏综合征是一种常见的染色体异常疾病,由于21号染色体三体征引起。其临床表现是多样化的,包括但不限于以下几个方面。①生长发育迟缓:唐氏综合征患者的生长发育通常较为缓慢,身高和体重增长速度较同龄人慢。②特殊面容:唐氏综合征患者面部特征比较典型,包括扁平的面部轮廓、斜眼裂、小耳朵和扁平的鼻梁等。③免疫功能低下:唐氏综合征患者的免疫功能通常较弱,容易发生感染。④贯通手:唐氏综合征患者的手指常常有贯通现象,即第2和第3指之间有一条纤细的皮肤褶皱。⑤智能落后:唐氏综合征患者的智力发育通常较为迟缓,智商水平较低。需要注意的是,唐氏综合征的临床表现是多样化的,不同患者可能表现出不同的症状和特征。

16. ABCDE 脱水是指身体失去了过多的水分和电解质,导致体内水分不足。当出现腹泻症状时,可以使用止泻药物控制腹泻,减少水分和电解质的丢失。在炎热天气下,进行剧烈运动或出汗较多的情况下,应及时补充水分,预防脱水的发生。均衡饮食,摄入足够的水分和电解质,以维持体内水平衡。对已经发生脱水的患者,应及时给予补液治疗,恢复体内水分和电解质的平衡。酸中毒是指因体内酸性物质过多,导致血液 pH 下降。治疗严重酸中毒时,可以通过服用碱性药物来调节酸碱平衡。

二、填空题

1. 3~5。对于肺炎伴腹泻的患儿,静脉输液是常见的治疗方法之一。一般来说,静脉输液的速度会根据患儿的体重来确定。根据常规的推荐,每小时每千克体重 3~5mL 是一个合理的输液速度范围。

2. 急性 迁延性 慢性。小儿肺炎通常是根据病原微生物、病情的严重程度和病程进行分类的。按照病程分,小儿肺炎可以分为急性、迁延性和慢性。①急性肺炎:急性肺炎是指病程较短、发展迅速的肺炎。患儿通常会在短时间内出现高热、咳嗽、呼吸急促、胸闷等症状,体检可能发现肺部啰音或湿啰音。急性肺炎一般对治疗反应较好,经过适当的抗生素和支持治疗,多数患儿能够在一到两周内痊愈。②迁延性肺炎:迁延性肺炎是指病程较长、症状迁延的肺炎。患儿可能出现持续性咳嗽、胸闷、乏力等症状,病情反复或缓慢好转。迁延性肺炎可能与病原体感染、免疫功能异常、环境因素等因素有关,需要针对病因进行治疗。③慢性肺炎:慢性肺炎是指病程较长、反复发作并持续存在的肺炎。患儿可能出现长期

咳嗽、咳痰、发热、消瘦等症状,肺部炎症反复发作或持续存在。慢性肺炎常需要综合治疗,包括抗生素治疗、改善免疫功能、控制病因等。

3. 厚膜孢子及假菌丝。白念珠菌是一种常见的真菌,可引起肠道感染。在大便涂片镜检中,通过观察大便样本中的微生物结构,可以发现白念珠菌的特征性结构,如厚膜孢子和假菌丝。厚膜孢子是白念珠菌的一种繁殖结构,通常呈椭圆形,直径约为 3~8 微米。假菌丝是白念珠菌的菌丝状结构,与真菌的菌丝相似,但比真菌的菌丝细小。通过观察大便涂片镜检中是否存在厚膜孢子和假菌丝,可以初步怀疑白念珠菌肠炎的可能性。然而,确诊白念珠菌肠炎仍需要进一步的实验室检测,如培养和鉴定白念珠菌的菌株。

4. 锥体外系。风湿性舞蹈症是由于椎体外系受累所导致的,为风湿热后期的表现。

5. 数月内。联合免疫缺陷病通常在出生后数月内开始出现反复感染的症状。这是因为联合免疫缺陷病是一组严重的先天性免疫系统缺陷疾病,导致患者的免疫系统无法正常工作,无法有效对抗感染。由于婴儿在出生后数月内自身免疫系统逐渐发育完善,所以在这个时期,如果存在联合免疫缺陷病,就会出现反复感染的症状。这些感染可以包括呼吸道感染、消化道感染、皮肤感染等。

6. 婴儿期 青春期。儿童的体格发育有两个高峰期,第一个出现在生后的第一年,即婴儿期第二个高峰期是在青春期。

7. 体重 胸围 头围 上臂围 身高 皮下脂肪。儿童体格发育的评价指标通常包括体重、身高(长)、头围、胸围、上臂围、皮下脂肪等。这些指标可以用来评估儿童的生长发育情况,判断是否存在生长发育迟缓或异常。体重和身高是最基本的指标,用来评估儿童的整体生长情况。胸围和头围可以反映胸部和头部的生长情况。上臂围及皮下脂肪可以反应肌肉、骨骼、皮下脂肪和皮肤的生长。综合这些评价指标可以全面了解儿童的体格发育情况。

8. 游走性多发性关节炎 心肌炎 皮下结节 环形红斑 舞蹈病。风湿热是由于咽喉链球菌感染引起的免疫反应所致,主要表现为游走性多发性关节炎、心肌炎、皮下结节、环形红斑和舞蹈病。这些症状可以在不同时间出现,且可有不同程度的表现。

9. 脱水 代谢性酸中毒 低钾血症 低钙血症 低镁血症。①脱水:脱水是指体内水分丢失过多或者摄入不足,导致体内水分不足。脱水可以导致电解质

浓度异常，如钠、钾、氯异常等。②代谢性酸中毒：代谢性酸中毒是指体内酸性物质积累或者碱性物质丢失，导致血液 pH 降低。代谢性酸中毒可以导致电解质紊乱，包括低钾血症、低钙血症和低镁血症。③低钾血症：低钾血症是指血液中钾离子浓度低于正常范围。低钾血症可以导致心律失常、肌肉无力等症状。④低钙血症：低钙血症是指血液中钙离子浓度低于正常范围。低钙血症可以引起神经肌肉兴奋性增加，导致抽搐、手足抽搐等症状。⑤低镁血症：低镁血症是指血液中镁离子浓度低于正常范围。低镁血症可以导致神经肌肉功能异常，包括痉挛、震颤等症状。

10. 智能落后 生长发育迟缓 生理功能低下。先天性甲状腺功能减退症是指婴幼儿期甲状腺功能不全，导致甲状腺激素（T_4 和 T_3）水平过低。其主要症状如下。①智能落后：甲状腺激素对大脑发育和功能起重要作用，甲状腺功能减退症患者在未接受治疗的情况下可能会出现智力发育迟缓、智力低下等。②生长发育迟缓：甲状腺激素对身体生长和骨骼发育也很重要，甲状腺功能减退症患者可能会出现身高矮小、骨龄滞后等生长发育迟缓的表现。③生理功能低下：甲状腺激素对整个机体的代谢和生理功能都有调节作用，因此甲状腺功能减退症患者可能出现体温降低、心率下降、便秘、皮肤干燥等生理功能低下的症状。

11. 脓胸 脓气胸 肺大疱。支气管肺炎是指细菌感染引起的肺部炎症，常见并发症包括脓胸、脓气胸和肺大疱。①脓胸：支气管肺炎引起的炎症可能导致肺组织坏死和局部脓液积聚，进而形成脓胸。②脓气胸：支气管肺炎引起的炎症可能导致支气管破裂，使空气进入胸腔，形成脓气胸。③肺大疱：支气管肺炎引起的炎症和坏死可能导致肺组织的气腔扩张，形成肺大疱。

12. 左向右分流型 右向左分流型 无分流型。先天性心脏病的分型常根据分流的方向来进行分类，常见的分型如下。①左向右分流型：指血液在心脏内从左心腔流入右心腔，导致氧合血与脱氧血混合。这种分流见于房间隔缺损、室间隔缺损等。②右向左分流型：指血液在心脏内从右心腔流入左心腔，导致脱氧血流入体循环系统，降低了氧合血的供应。这种分流见于法洛四联症、艾森曼格综合征等。③无分流型：指心脏异常导致血流不能有效地从左心腔或右心腔中分流至对侧心腔，常伴有阻塞或狭窄。这种分流见于主动脉瓣狭窄、二尖瓣狭窄等。

13. 轻度贫血 中度贫血 重度贫血 极重度贫血。贫血本是单位容量中血红蛋白浓度低于正常值的下限的一种症状，按症状的程度来分的话分为四个等级，分别为轻度贫血、中度贫血、重度贫血和极重度贫血四个等级。

14. 高热 惊厥 意识障碍 颅内压升高 脑膜刺激征 脑脊液脓性改变。化脓性脑膜炎的临床特征包括高热、惊厥、意识障碍、颅内压升高、脑膜刺激征以及脑脊液的脓性改变。这些症状和体征是化脓性脑膜炎的典型表现，对于临床的诊断和治疗非常重要。

15. 室间隔缺损 房间隔缺损 动脉导管未闭 肺动脉瓣狭窄。在先天性心脏病中，室间隔缺损是最常见的一种，其次是房间隔缺损、动脉导管未闭和肺动脉瓣狭窄。这些疾病都是出生时心脏结构发育异常所导致的。室间隔缺损是指心室之间的隔膜缺损，房间隔缺损是指心房之间的隔膜缺损，动脉导管未闭是指出生后动脉导管未正常闭合，肺动脉瓣狭窄是指肺动脉瓣口狭窄。

16. 先上后下 先小后大 先红后暗。麻疹的出疹特点被称为"三先"，即先上后下、先小后大、先红后暗。这意味着麻疹的皮疹首先出现在头部和颈部，然后逐渐向下蔓延至胸部、腹部和四肢。疹子开始较小，随着时间的推移逐渐变大。初期疹子呈红色，之后逐渐变暗，呈现出暗红色或紫红色。这些特点是麻疹的典型表现之一，有助于对麻疹进行初步的诊断。

17. 甲状腺激素合成不足 其受体缺陷。甲状腺功能减退症是由于甲状腺激素合成、分泌或受体障碍，所致的以甲状腺功能减退为主要特征的疾病。

18. 散发性甲状腺功能减退症 地方性甲状腺功能减退症。先天性甲低按病因可分为 2 大类：散发性先天性甲低与地方性先天性甲低。散发性多见于甲状腺发育不全或者异位。地方主要发生在甲状腺肿流行地区，与缺碘有关。

19. 颈项强直 Kernig 征阳性 Brudzinski 征阳性。脑膜刺激征是指在脑膜炎等脑膜炎症性疾病中，由于脑膜受刺激而出现的一系列体征。其中包括颈项强直（颈部后屈时无法将下巴贴近胸部）、Kernig 征阳性（下肢伸直时无法完全伸直膝关节）和 Brudzinski 征阳性（颈部前屈时下肢出现屈曲反应）。这些征象是由于脑脊液的炎症导致脑膜受到刺激而引起的。因此，如果患者出现颈项强直、Kernig 征阳性和 Brudzinski 征阳性，可能提示脑膜刺激征，需要进一步检查以确定病因，如脑脊液检查等。

20. 地西泮　苯巴比妥。热性惊厥是儿童常见的一种惊厥发作类型，通常与发热有关。对于年长儿（1 岁以上）的热性惊厥，地西泮是常用的首选药物，可用于控制和预防发作。地西泮属于苯二氮䓬类药物，具有抗惊厥和镇静作用。对于新生儿（出生后 28 天内）的热性惊厥，苯巴比妥是常用的首选药物。苯巴比妥是巴比妥类药物，具有抗惊厥和镇静作用。

三、判断题

1. ×　早吸吮是指婴儿出生后 30 分钟开始吸吮母亲的乳头。

2. ×　判断婴儿骨的生长通常使用的是 X 线检查测定不同年龄儿童长骨干骺端骨化中心，婴儿早期应拍摄膝部 X 线骨片，而不是拍摄左手及腕部 X 线片。骨龄评估是通过 X 线检查婴儿的手、腕、膝关节等部位的 X 线片来评估婴儿骨骼的发育情况，从而推测其骨龄。

3. ×　结核菌素试验是一种常用的筛查结核感染的方法，但并不能直接用于确诊结核分枝杆菌感染。结核菌素试验，也被称为结核菌素皮内试验或 Mantoux 试验，是通过皮内注射结核菌素（PPD，蛋白衍生物）来评估个体对结核分枝杆菌的免疫反应。在结核菌素注射后，如果个体曾经感染过结核分枝杆菌，他们的免疫系统会对结核菌素产生特定的反应，形成皮肤红肿或硬结。根据皮肤的反应大小来判断是否患有结核感染。

4. √　脑脊液检查是诊断结核性脑膜炎的重要方法之一。结核性脑膜炎是由结核菌感染引起的脑膜炎症，严重时可对神经系统造成严重的损害。脑脊液检查是通过穿刺腰椎或颅内取得脑脊液样本，检测其中的生化指标和细胞学特征，以确定是否存在结核性脑膜炎。在脑脊液检查中，关键的指标包括脑脊液中的蛋白质、糖类、白细胞计数和分类，以及结核菌的检测。结核性脑膜炎的脑脊液检查结果通常表现为蛋白质含量升高、糖类含量降低、白细胞计数升高，并且可能检测到结核菌的存在。

5. ×　恒牙是指替代乳牙，在乳牙脱落之后长出的牙齿。恒牙的形成是在新生儿期开始，儿童期进行的，而不是在出生时就已经骨化。乳牙在出生时已经形成，但恒牙是在出生后的一段时间内逐渐骨化形成的。因此，恒牙不是在出生时就已经骨化。

6. ×　新生儿期是指胎儿娩出脐带结扎至 28 天之前。

7. √　风湿热是一种由 A 组乙型溶血性链球菌感染引起的风湿性疾病。风湿热通常发生在咽喉部感染链球菌后的 2 到 3 周内，尤其是在未经适当治疗的情况下。链球菌感染会引发免疫反应，导致机体产生抗链球菌抗体，但这些抗体也会攻击心脏、关节和其他组织，引发风湿热的病理过程。

8. ×　苯丙酮尿症（PKU）患儿的特征性临床表现并不仅限于智能发育落后。苯丙酮尿症是一种遗传代谢性疾病，主要由于体内缺乏苯丙酮羟化酶酶活性所引起。因此，苯丙氨酸在体内无法正常代谢，导致苯丙酮等代谢产物在体内积聚。除了智能发育落后之外，苯丙酮尿症患儿还可能表现出以下特征。①一般表现：患儿可能出现体重下降、呕吐、皮肤苍白、大便异常、尿液异味等症状。②皮肤：患儿可能出现皮肤苍白，特别是在面部、皮肤和头发中可能出现色素减退。③神经系统：患儿可能出现异常行为、情绪不稳定、运动障碍、抽搐等神经系统症状。④气味：患儿尿液中的苯丙酮代谢产物会导致特殊的气味，有时被形容为像老鼠尿液的气味。

9. ×　母乳喂养的婴儿的粪便通常比较软和呈糊状，这是因为母乳中的营养易于消化吸收，且母乳中含有丰富的水分，有助于保持婴儿的排便通畅。

10. √　腹泻导致儿童失去大量的液体和电解质，尤其是钠、钾和碳酸氢盐。代谢性酸中毒是指体内酸碱平衡失调，血液中的酸性物质增加，导致血液 pH 值下降。在腹泻的情况下，大量的碳酸氢盐丢失会降低血液中的碱性物质，使血液呈现酸性。代谢性酸中毒是小儿腹泻的一种严重并发症，可能导致电解质紊乱、脱水、循环衰竭等严重情况。因此，在小儿腹泻发生时，及时补充足够的液体和电解质，以维持酸碱平衡是非常重要。

11. √　4∶3∶2 溶液表示的是按比例混合的三种液体的配方。在这个配方中，4 份是生理盐水，3 份是 5% 葡萄糖液，2 份是 1.87% 乳酸钠溶液。

12. ×　实际上，小儿的上呼吸道和下呼吸道都容易受到感染，但引起感染的病原体可能会有所不同。上呼吸道感染通常指的是鼻腔、咽喉和声带等部位的感染，常见的病例包括普通感冒、咽炎和扁桃体炎等。这些感染通常由病毒引起，如鼻病毒、流感病毒等。下呼吸道感染通常指的是支气管和肺部的感染，常见的病例包括支气管炎、肺炎等。这些感染通常由细菌、病毒或其他微生物引起。小儿的上呼吸道和下呼吸道都容易受到感染，但引起感染的病原体可能会有所不同。因此，不能简单地说上呼吸道比下呼吸道更容易引起感染，而应根据具体情况和病原体来进行评估和治疗。

13．×　根据医学定义，急性腹泻是指病程小于2周的腹泻，而慢性腹泻是指病程大于2月的腹泻。因此，慢性腹泻的病程应该是大于2周而不是大于3个月。

14．×　并非所有情况下室间隔缺损都需要手术治疗。室间隔缺损是指心室之间存在缺损，导致血液在心室之间产生流通。对于室间隔缺损，治疗方式应根据患者的具体情况来决定。小的室间隔缺损可能不需要手术干预，因为它们可能会自行闭合或者不会对心脏功能产生明显影响。对于较大的室间隔缺损，尤其是那些导致血液在心室之间大量通流的缺损，可能需要手术修复或者进行介入治疗。因此，室间隔缺损一旦明确诊断，不一定需要积极进行手术治疗，而是应根据患者的具体情况以及心脏功能的影响来决定是否需要干预治疗。

15．×　导致小儿肺炎合并脓胸最常见的细菌是肺炎链球菌。肺炎链球菌是一种革兰阳性球菌，而不是革兰阴性杆菌。它是小儿肺炎和脓胸的主要致病菌之一。革兰阴性杆菌也可以引起小儿脓胸，但相对较少见。

16．√　黄骨髓是一种存在于骨骼中的髓质组织，主要由脂肪细胞组成。红骨髓则是体内主要的造血组织，含有造血干细胞和其他造血细胞。在正常情况下，成年人的红骨髓主要存在于骨骼的某些部位，如骨盆、脊椎、骨髓腔等。然而，当身体需要增加造血功能时，黄骨髓可以在必要时转变为红骨髓，以满足身体对血细胞的需求。这种转变的过程称为骨髓转变，它可以在一些特定情况下发生，如贫血、严重出血、骨髓损伤或妊娠等。在这些情况下，身体会释放一种叫作造血刺激因子的信号物质，刺激黄骨髓中的脂肪细胞减少，同时促进红骨髓的增生和增加造血功能。

17．×　缺铁性贫血的贫血类型是低色素性贫血。缺铁性贫血是由于机体缺乏铁元素，导致红细胞内的血红蛋白合成不足，使红细胞的血色素含量降低。因此，缺铁性贫血属于低色素性贫血，而不是正细胞性贫血。正细胞性贫血是指红细胞的体积正常或增大，但红细胞数量减少或功能异常，导致贫血。

18．×　化脓性脑膜炎的确诊并不仅依据临床症状和相关的病史，而是需要进行相关的实验室检查和影像学检查。化脓性脑膜炎的确诊通常需要进行脑脊液检查，包括脑脊液培养和细胞计数，以确定有无细菌感染和炎症反应。此外，还可以进行血液培养和其他实验室检查来寻找可能的病原体。影像学检查如头颅CT扫描或MRI可以帮助评估颅内炎症的情况和排除其他颅内病变。因此，化脓性脑膜炎的确诊是一个综合临床症状、病史、实验室检查和影像学检查的过程。

19．×　先天性甲状腺功能减退症的患儿智能发育迟缓，通常有皮肤干燥和粗糙的表现，而不是细腻。先天性甲状腺功能减退症是由于甲状腺功能低下导致甲状腺激素水平不足，影响儿童的生长和发育。常见症状包括智力发育迟缓、面部表情呆滞、肌肉松弛、声音嘶哑、便秘、皮肤干燥等。正确的表述应该是先天性甲状腺功能减退症的患儿智力发育迟缓，皮肤干燥。

四、名词解释

1．婴儿期：自出生到1周岁之前为婴儿期。

2．生长：是指儿童身体各器官、系统的长大，可有相应的测量值来表示其量的变化。

3．发育：是指细胞、组织、器官的分化与功能的成熟。

4．唐氏综合征：又叫21－三体综合征，也称先天愚型，人类最早确定的染色体疾病。其母亲年龄越高，发病率高，患儿染色体核型标准型为47，XX，＋21或47，XY，＋21。

5．化脓性脑膜炎：各种化脓性细菌引起的脑膜炎症，部分患者病变累及脑实质。临床上以急性高热、惊厥、意识障碍、颅内压增高、脑膜刺激征及脑脊液脓性改变为特征。脑脊液检查是本病确诊的依据。

五、简答题

1．高热惊厥的处理原则：①一般处理，观察生命体征，及时处理病情变化，注意保持呼吸道通畅，必要时给氧。②控制惊厥发作，首选地西泮0.5mg/（kg·次）静脉缓慢注射（1mg/min），苯巴比妥钠5～8mg/kg肌内注射。③治疗原发病。④对症治疗，控制高热，如有颅内压增高，予以甘露醇降颅压，预防复发。

2．水痘是一种自限性疾病，通常在2周内会自行痊愈，一般治疗和对症治疗是主要的治疗方法。（1）一般治疗和护理：水痘是一种自限性疾病，通常会在2周内自行痊愈。主要的治疗方法是对症处理，患者应严密隔离至疱疹全部干燥结痂为止。（2）抗病毒治疗：在特定情况下，如免疫功能低下的患者或高危人群，可以考虑使用抗病毒药物，如阿昔洛韦。（3）并发症治疗：如果水痘合并细菌感染，可以使用适当的抗生素进行治疗。对于水痘并发脑炎的患者，应采取相应措施进行对症处理，包括吸氧、降低颅内压、保护脑细胞和控制惊厥等。对于水痘并发肺炎的患者，应根据具体情况进行相应的治疗。

3. 小儿原发性肺结核的特点主要有以下方面：①临床类型为原发综合征和支气管淋巴结结核。②起病缓慢，临床表现不明显，肺部症状较轻。③淋巴结周围可能有不同程度的肿大，有时可出现结节性红斑或疱疹性结膜炎。④原发病灶吸收缓慢，形成钙化，但在婴儿、营养不良、免疫力低下者易发生血行播散。

4. 生长是指儿童身体各器官、系统的长大，可以通过相应的测量值来表示其量的变化。发育是指细胞、组织、器官的分化与功能的成熟。生长和发育是密切相关的。①生长发育是一个连续的过程，同时也具有阶段性。例如，身高和体重的增加在生后第一年和青春期时出现两个高峰。②各系统器官的发育不平衡，神经系统的发育较早，而生殖系统的发育较晚，淋巴系统的发育则呈现出先快后慢的特点。③生长发育的一般规律是由上到下、由近到远、由粗到细、由低级到高级、由简单到复杂。④生长发育存在个体差异。

5. 婴幼儿哮喘是婴幼儿下呼吸道常见的疾病，其病理基础是由于细支气管的炎症，导致黏膜充血、水肿、黏液分泌增加，进而造成气道狭窄。由于婴幼儿排痰困难，因此患儿常出现咳嗽和喘息的症状。一般来说，婴幼儿哮喘诊断标准为患者年龄＜3 岁，且满足以下条件进行评分：①喘息发作 ≥3 次得 3 分。②肺部出现哮鸣音得 2 分。③喘息症状突然发作得 1 分。④存在其他特异性病史得 1 分。⑤一、二级亲属中有哮喘得 1 分。根据评分标准，总分≥5 分者可以诊断为婴幼儿哮喘。

6. 新生儿窒息是指婴儿出生后不能建立正常的自主呼吸而导致的低氧血症、高碳酸血症、代谢性酸中毒及全身多脏器损伤，是引起新生儿和儿童伤残的重要原因之一。Apgar 评分是目前国际上公认的评价新生儿窒息的最简洁、实用的方法，主要内容如下。①心率：评估新生儿心脏跳动的强度和节律性。心率大于 100 次/分钟为 2 分，心率小于 100 次/分钟为 1 分，听不到心音为 0 分。②呼吸：评估新生儿中枢和肺脏的成熟度。正常呼吸规律为 2 分，不规则或急促费力的呼吸为 1 分，无呼吸为 0 分。③皮肤颜色：评估新生儿肺部血氧交换的情况。全身皮肤呈粉红色为 2 分，身体红，手脚末梢呈青紫色为 1 分，全身呈青紫色为 0 分。④对刺激的反应：评估新生儿对外界刺激的反应能力。对弹足底或其他刺激大声啼哭为 2

分，低声抽泣或皱眉为 1 分，毫无反应为 0 分。⑤肌张力：评估新生儿中枢反射及肌肉强健度。正常肌张力为 2 分，肌张力异常亢进或低下为 1 分，肌张力松弛为 0 分。根据这五项体征评分，8～10 分者为正常新生儿，4～7 分者的新生儿考虑有轻度窒息，评分 0～3 分者考虑有重度窒息。

7. 新生儿缺血缺氧性脑病是指围生期窒息引起的部分或者完全缺氧，脑血流量减少或暂停而导致的胎儿或新生儿脑损伤，具有特征性的神经病理和病理生理改变，临床上表现为脑病症状。一旦发生，应积极进行以下治疗。①支持疗法：确保良好的通气功能是治疗的核心。维持适当的氧合和通气，通过使用呼吸机、氧气和其他呼吸支持措施来维持正常的氧合和通气。同时，确保脑和全身良好的血液灌注是关键措施，通过血压支持和血流动力学监测来维持适当的血压和血流。维持血糖在正常水平，避免低血糖对脑功能的进一步损害。②控制惊厥：苯巴比妥是用于控制和预防新生儿缺血缺氧性脑病相关惊厥的首选药物。苯巴比妥可以通过抑制中枢神经系统的兴奋性来控制惊厥发作。③治疗脑水肿：甘露醇是首选药物用于治疗新生儿缺血缺氧性脑病相关的脑水肿。甘露醇可以通过增加尿液产量和渗透压来减轻脑组织的水肿。此外，限制体液入量也是重要的治疗措施，以减轻脑水肿。④早期康复治疗：早期康复治疗包括物理治疗、语言治疗和康复训练等，旨在帮助患儿尽早康复并最大程度地减少脑损伤的后遗症。

8. 唐氏综合征的临床表现包括以下方面。①中、重度智力发育迟缓：智力落后是唐氏综合征最突出、最严重的临床表现。②特殊面容：出生时即有明显的特殊面容，包括表情呆滞、眼裂小、眼距宽、双眼外眦上斜、可能有内眦赘皮；鼻梁低平，外耳小；硬腭窄小，常张口伸舌，流涎多；头小而圆，前囟大且关闭延迟；颈短而宽。③生长发育迟缓：体格发育落后，身高、体重增长缓慢。④皮纹特点：部分患者可能具有贯通手（手指之间有皮肤纹理连续）和特殊皮纹（手掌纹理独特）。⑤伴发畸形：约 50% 的患者有先天性心脏病，其余患者可能有消化道畸形、腭唇裂等其他畸形。⑥免疫功能低下：易感染，容易患上呼吸道感染和其他感染疾病。

9. 室间隔缺损是室间隔在胚胎时期发育不全，形成异常交通，导致左向右分流的一种先天性心脏病。根据缺损的范围大小，治疗方式会有所不同：①缺损小者，一般不需要手术治疗。因为小的室间隔缺损通常不会引起严重的症状或并发症，可以通过定期随访观察，不需要进行手术修复。②中型缺损临床上有症状者，可以考虑在学龄前进行体外循环心内直视手术。中型室间隔缺损可能会引起相应症状，如活动耐量下降、呼吸困难等，因此可以考虑手术修复。③大型缺损一般需要进行手术治疗。大型室间隔缺损通常会引起严重的症状和并发症，治疗方式包括婴幼儿期手术、及时手术修补缺损或在特定情况下持续监测并考虑手术修复。具体的手术时机和方式需要根据患者的具体情况来决定，如症状的严重程度、肺动脉压力和体循环动脉压的关系等。

10. 小儿肺炎常见于支气管肺炎，主要表现为呼吸系统症状和相应的肺部体征。然而，如果未及时重视，肺炎可能引起其他器官的受累，其中之一就是肺炎合并心力衰竭。肺炎合并心力衰竭的临床表现复杂，病情进展迅速，对患儿的生命构成严重威胁。除了表现出肺炎的临床症状外，肺炎合并心力衰竭的患儿还可能出现以下表现：①呼吸突然加快，呼吸频率高于60次/分钟。②心率突然增快，心率超过180次/分钟。③患儿突然变得极度不安，明显发绀，面色苍白或发灰。④听诊心音低钝，可能出现奔马律，颈静脉怒张。⑤肝脏迅速增大。⑥尿量减少或无尿。对于肺炎合并心力衰竭的治疗，基本原则包括控制炎症、改善通气功能、对症治疗，以及防止和治疗并发症。

第六节　传染病学

一、选择题

A 型题

1. D　乙型肝炎的主要传播途径是经血液和其他体液传播，包括性接触、共用注射器和输血等。预防乙型肝炎最有效的措施是注射乙型肝炎疫苗。乙型肝炎疫苗是一种安全有效的疫苗，可以预防乙型肝炎病毒的感染。接种乙型肝炎疫苗可以产生抗体，提供长期的免疫保护。其他选项如隔离患者、管理带病毒者、管理血源以及注射免疫球蛋白都是乙型肝炎的预防和控制措施，但相比于注射疫苗，它们的效果有限。

2. C　IgM 是体液免疫中最早产生的免疫球蛋白，它在初次抗原刺激后很快产生。在感染初期，机体会通过产生 IgM 抗体来应对病原体的入侵。因此，检测血清中的 IgM 抗体水平可以对传染病进行早期诊断。其他选项中，IgG 是在感染后较晚产生的抗体，IgA 主要存在于黏膜表面，IgD 的功能尚不完全清楚，IgE 主要与过敏反应相关。

3. C　正确戴口罩的方法是将折面展开，将口罩完全覆盖住口、鼻和下颌，使口罩与面部完全贴合。这样可以最大程度地阻止空气中的颗粒物进入呼吸道。其他选项都是错误的戴口罩方法：两面轮流使用是不卫生的，口罩应该定期更换；深色面朝内，浅色面朝外是错误的，正确操作是佩戴方式是深色朝外，浅色朝内；将有金属条的一端戴在下方是错误的，金属条应该贴合在鼻梁上，以便更好地封闭口罩；戴口罩是反复使用是不推荐的，应该根据使用情况定期更换口罩。

4. C　肝细胞受损时，ALT 是最常用的血清酶学指标之一。ALT 主要存在于肝细胞中，当肝细胞受到损伤时，ALT 会释放到血液中，导致血清 ALT 水平升高。因此，血清 ALT 水平的升高常常被认为是肝细胞受损的指标之一。

5. A　突发公共卫生事件按照性质、危害程度和涉及范围被分为四个级别，分别为Ⅰ级、Ⅱ级、Ⅲ级和Ⅳ级。Ⅰ级响应表示事件的性质、危害程度和涉及范围特别重大。这意味着事件对人民生命安全和身体健康、社会稳定和经济发展等方面造成了极大的威胁和影响，需要采取紧急、全面、有力的措施来应对和处置。

6. B　当人体在已经被某种病原体感染的基础上再次被同一种病原体感染时，称为重复感染。这种情况可能是由于原感染未被完全清除或免疫力不足导致的。

7. B　根据目前的临床实践和指南，新型冠状病毒肺炎的密切接触者医学观察期一般定为 14 天。这是因为潜伏期（从被感染到出现症状的时间）一般为 2~14 天，因此观察期设置为 14 天可以覆盖大多数潜伏期。值得注意的是，如果在 14 天内出现症状或者确诊患者接触史，则需要进一步的检测和隔离措施。此外，不同地区和不同情况下，观察期的具体设定可能会有所差异，应根据当地的指南和政策进行判断。

8. A　HIV 的主要传播途径包括性传播、血液传播、母婴垂直传播等。然而，性传播是全球 HIV 传播的首要原因。根据世界卫生组织（WHO）的数据，大约 90% 的 HIV 感染是通过性行为传播的。

9. C　一般情况下，正常人的体温在 36.5℃到 37.2℃之间波动。如果在平静状态下测量的体温（口腔温度）超过 37.3℃，则可以被认为是发热。因此，超过 37.3℃的体温可以被判断为发热。

10. B　传染病是指由病原体通过直接或间接接

触传播给其他人或动物的疾病。传染性是传染病的一个重要特征，它指的是病原体具有传播给其他人或动物的能力。与其他感染性疾病相比，传染病具有较高的传播性，可以在人与人之间或者动物与人之间传播。其他感染性疾病可能由各种细菌、病毒、真菌或寄生虫引起，但它们不一定具有传染性。因此，传染性是传染病与其他感染性疾病的主要区别。

11. A　医疗机构应加强日常环境表面清洁和消毒工作，确保环境的卫生和安全。在明显污染的情况下，应先进行去污处理，然后再进行消毒。含氯消毒液是常用的消毒剂之一，可以有效杀灭细菌和病毒。在选择含氯消毒液时，需要考虑其浓度，以确保消毒效果。根据常规要求，一般的含氯消毒液浓度应为500mg/mL。

12. C　狂犬病伤口处理的首要步骤是清创，以减少病毒的数量和传播风险。清洗伤口时，建议使用20%的肥皂水（也称为洗伤水）来清洗伤口。肥皂水可以有效去除伤口表面的污物和病毒，减少感染的风险。

13. A　细菌性痢疾是由痢疾杆菌引起的肠道传染病。痢疾杆菌是一种革兰阴性杆菌，常见的致病菌株有福氏痢疾杆菌和志贺痢疾杆菌。这两种菌株在人类肠道内繁殖并释放毒素，导致炎症反应和肠道症状，如腹痛、腹泻、里急后重等。其他选项中的大肠埃希菌、嗜血杆菌、金黄色葡萄球菌和分枝杆菌不是常见的引起细菌性痢疾的致病菌。

14. E　麻疹是一种由麻疹病毒引起的急性传染病，常见于儿童。其典型症状包括高热、咳嗽、流涕和眼结膜炎。然而，口腔麻疹黏膜斑是麻疹临床上较为特殊的症状之一。口腔麻疹黏膜斑表现为口腔黏膜上出现白色或灰色的斑点或斑块，通常位于口腔的颊侧黏膜、软腭、舌面等部位。这种特殊症状可以帮助医生进行麻疹的诊断。其他选项中的发热、咳嗽、流涕和眼结膜炎是麻疹的典型症状，但并不是麻疹临床上较为特殊的症状。

15. B　细菌性痢疾是由细菌引起的一种肠道传染病，主要通过食物或水传播。儿童因为免疫力相对较弱，对细菌的抵抗力较低，因此更容易感染细菌性痢疾。此外，儿童在日常生活中接触到的环境和食物较多，也增加了感染的机会。

B 型题

1. D　在重叠感染中，如果人体已经被某种病原体感染，然后再次被别的病原体感染，就称为重叠感染。

2. E　重叠感染是指在已经存在原发感染的情况下，又发生了其他病原体的感染。这种感染称为继发性感染。

3. C　混合感染是指人体同时感染了两种或两种以上的病原体。这些病原体可以是同一种病原体的不同菌株，也可以是不同种类的病原体。

4. B　重复感染是指人体在已经被某种病原体感染过一次的基础上，再次被同一种病原体感染。

5. A　首发感染指人体初次被某种病原体感染，此前没有免疫力。

C 型题

1. A　β溶血性链球菌感染通常通过淋巴系统传播，进入淋巴结并引起感染病变。

2. B　结核分枝杆菌可以通过血液循环传播到全身各个器官，引起结核病的发生。

3. C　淋病奈瑟菌主要通过性接触传播，感染通常发生在生殖器黏膜处。

X 型题

1. ACDE　乙型肝炎的抗病毒治疗可采取多种措施。干扰素是一种常用的抗病毒治疗药物，能够增强宿主免疫系统的抗病毒效应，抑制病毒复制。泛昔洛韦（也称阿德福韦）是一种抗病毒药物，为DNA多聚酶抑制剂，多用于带状疱疹和原发性生殖器疱疹的治疗，而不用于乙肝的抗病毒治疗。恩替卡韦是核苷类的抗病毒药物，能够抑制乙型肝炎病毒的复制。一些中药也被用于乙型肝炎的辅助治疗，而不用于抗病毒治疗。护肝片在乙型肝炎的抗病毒治疗中通常不是主要的治疗药物，而是一种辅助保肝的药物，可用于改善肝功能。

2. CE　使用肥皂和流动水洗手可以有效地去除手部的可见脏污。在洗手过程中，使用适量的肥皂和流动水，搓揉双手，包括手指、指间、指甲缝和手腕等部位，至少持续20秒，然后用流动水冲洗干净。使用酒精或手部清洁剂擦拭可以进一步杀灭细菌和病毒。在没有肥皂和流动水可用的情况下，可以使用含有至少60%酒精的洗手液或手部清洁剂。将适量的酒精或手部清洁剂涂抹在手上，包括手指、指间、指甲缝和手腕等部位，擦拭至干燥。其他选项的处理方式不够彻底或者不适合处理可见脏污的情况。使用纸巾毛巾擦拭可能无法完全去除脏污；佩戴手套可以保护手部，但无法洗净脏污；流动水洗手和使用酒精或手部清洁剂擦拭是最为有效的手卫生方法。

3. ABCD　传染病具有传播给其他人或动物的能力，可以通过直接接触、空气飞沫、食物、水源、蚊虫叮咬等途径传播。传染病是由病原体引起的，可以是细菌、病毒、真菌、寄生虫等。传染病在人群中具有一定的传播规律，可以呈现暴发、流行、地方性流行等不同的流行方式。某些传染病感染后，人体会产生免疫反应，形成对该病的免疫保护，使得再次感染或者临床症状较轻。因此，传染病的基本特征包括有病原体、有传染性、有流行病学特征和有感染后免疫。

4. ABD 主动免疫制剂是指通过引入活体或者活体产生的制剂来激发机体免疫反应，从而产生免疫保护作用。菌苗是一种含有细菌抗原的制剂，类似于疫苗，通过引入细菌抗原来激发机体产生免疫反应，建立对该细菌的免疫保护。疫苗是一种含有病原体抗原的制剂，通过注射或者其他途径给予人体，以激发机体产生免疫反应，从而建立免疫保护。类毒素指的是经过处理的毒素，使其失去毒性但保留免疫原性，通过引入类毒素来激发机体产生免疫反应，建立对毒素的免疫保护。抗毒素是指已经制备好的抗体制剂，不属于主动免疫制剂。丙种球蛋白是一种被动免疫制剂，不属于主动免疫制剂。

5. ABD 属于重型肝炎的类型包括亚急性重型肝炎、急性重型肝炎和慢性重型肝炎、慢加急性（亚急性）重型肝炎四类。重型肝炎是指肝炎病毒感染引起的肝功能严重受损的一种临床表现，表现为急性肝炎病情迅速恶化或者亚急性肝炎病情较严重。重度慢性肝炎是指慢性肝炎病情较重，但不属于重型肝炎。急性黄疸型肝炎是急性肝炎的一种类型，但不一定属于重型肝炎。

6. ABCDE 新型冠状病毒肺炎患者主要临床表现是多样的，但常见的主要临床表现如下。①发热：多数患者出现不同程度的发热，可能伴有寒战。②乏力：患者可能感到明显的疲劳和乏力。③咳嗽：干咳是常见的症状，少数患者可能有咳痰。④缺氧：严重病例可能出现呼吸困难，表现为缺氧症状，如气促、呼吸急促。⑤肺部等器官衰竭：重症病例可能发展为肺部和其他器官的衰竭，导致严重的并发症。需要注意的是，不同患者的临床表现可能有所不同，有些患者可能只有轻微的症状，而重症患者可能有更严重的症状和并发症。因此，准确的临床诊断需要综合考虑患者的临床表现、实验室检查和影像学结果等综合信息。

7. ABCE 外出进门后，为了保持卫生和健康，需要采取以下措施：如果戴着口罩外出，进门后应摘下口罩，避免将外部的污染物带入室内。外出时可能

会接触到各种污染物，脱掉外出穿的衣服可以避免将污染物带入室内。洗手是非常重要的卫生习惯，可以彻底清洁双手，防止病菌传播。在特殊情况下，如外出接触到大量污染物或者身体特别脏时，可以选择洗澡来彻底清洁身体。但一般情况下，只需要洗手即可。外出时可能会接触到地面上的污染物，为了避免将这些污染物带入室内，可以在进门后换鞋。综上所述，外出进门后需要脱衣服、摘口罩、洗手和换鞋。洗澡的需要视具体情况而定。

8. ABC 作为艾滋病病毒母婴传播高危因素的分娩方式包括产钳助产、阴式分娩、吸引器助产。这三种分娩方式都会增加母婴之间的直接接触，从而增加了艾滋病病毒传播的风险。剖宫产不会增加直接接触的机会，因此不属于高危因素。

9. ABCDE 个人应注意个人卫生和健康，包括勤洗手、使用口罩、避免触摸眼、鼻、口等黏膜部位，保持良好的呼吸道卫生习惯等。对于已经感染的人，应采取隔离措施，避免与他人接触，以减少传播风险。保持良好的通风环境，避免密闭空间的聚集，避免直接接触生病的人或其分泌物。减少外出可以减少与他人接触的机会，降低感染风险。人群聚集的地方易造成感染传播，避免去这些地方可以减少感染的可能性。这些措施可以有效降低感染新型冠状病毒的风险，保护自己和他人。

10. ABCE 影响病原体的作用因素很多，但在给出的选项中，侵袭力（指病原体侵入宿主并引起感染的能力）、毒力（指病原体释放的毒素对宿主产生的伤害能力）、数量（指病原体在宿主体内的数量）以及变异性（指病原体的变异能力）都是影响病原体作用的重要因素。体积大小（指病原体的体积大小）不是直接影响病原体作用的因素。

11. ABCDE 当怀疑自己有新型冠状病毒肺炎的症状时，应该采取以下措施。①佩戴口罩：戴上口罩可以降低自己传播病毒的风险，同时也可以减少自己受到他人传播的风险。②与对方保持1～2m以上社交距离：保持社交距离可以减少病毒传播的风险，因为新型冠状病毒主要通过飞沫传播。③不与其他人同室居住：如果怀疑自己有新型冠状病毒肺炎的症状，最好避免与其他人同室居住，以防止病毒传播给其他人。④不与其他人同桌进餐：进食时，尽量避免与他人共用餐具、碗筷等，以减少传播风险。⑤不与外卖投送人员直接接触：如果需要订购外卖，可以选择将外卖放在门口等待，避免与外卖投送人员直接接触，减少传播的风险。

12. ABCDE　肠阿米巴病是由阿米巴原虫引起的肠道感染，其肠内并发症多种多样。其中，肠出血是肠阿米巴的常见并发症之一，由于阿米巴原虫侵袭肠黏膜导致肠道出血。肠穿孔是指阿米巴原虫侵袭肠壁引起的肠道穿孔，是肠阿米巴的严重并发症。结肠病变由增生性病变引起，包括阿米巴瘤、肉芽肿及纤维性狭窄。多见于盲肠、乙状结肠及直肠等处，部分患者发生完全性肠梗阻或肠套叠。阑尾炎可以发生在肠阿米巴感染的过程中，阿米巴原虫也可以侵袭阑尾。肛周瘘管也可以发生在肠阿米巴感染的过程中，由于阿米巴原虫侵袭肠壁并形成病损，导致肛周瘘管的形成。因此，肠阿米巴的肠内并发症包括肠出血、肠穿孔、结肠病变、阑尾炎和肛周瘘管。

13. BCD　普通型阿米巴痢疾是由阿米巴原虫引起的感染病。阿米巴痢疾常伴有腹痛，尤其在回盲部（盲肠附近）疼痛最为明显。阿米巴原虫常存在于污染的水源和食物中，人们通过口服感染阿米巴原虫。普通型阿米巴痢疾患者的体温通常是正常的，没有明显的发热。

14. BCD　活性炭口罩主要用于吸附有机气体和异味，并不具备对病毒的防护作用，因此不适用于预防新型冠状病毒肺炎。医用外科口罩是一种较常见的口罩，可以阻挡大部分飞沫的传播。它适用于一般的日常防护，但在高风险环境下，建议使用更高防护级别的口罩。普通棉布口罩可以在一定程度上阻挡飞沫的传播，对于常规日常防护是有效的。但是在高风险环境下，如与病患密切接触等，普通棉布口罩的防护效果相对较低。N95医用防护口罩是一种高级别的口罩，可以过滤空气中的细颗粒物，包括病毒。它提供了更高的防护效果，适用于高风险环境下的预防。含铅口罩并不适用于预防新型冠状病毒肺炎，因为它没有防护病毒的功能。综上所述，预防新型冠状病毒肺炎，戴医用外科口罩、N95医用防护口罩以及普通棉布口罩是有效的。根据具体情况选择合适的口罩，并注意正确佩戴和使用。

15. ACDE　艾滋病患者的免疫系统功能受损，使得细菌入侵后，病原体不易被消灭。由于CD4$^+$T淋巴细胞的损害，艾滋病患者的免疫功能低下，难以有效应对感染。全身淋巴结可肿大是艾滋病患者常见的病理变化之一。由于病毒复制和炎症反应的影响，淋巴结可能会肿大。艾滋病患者的免疫系统功能低下，导致炎症反应低下。正常情况下，免疫系统激活会引发炎症反应来抵御感染，但在艾滋病患者中，炎症反应可能不够强烈。胸腺退变及萎缩改变是艾滋病患者常见的病理变化之一。胸腺是免疫系统的一部分，而艾滋病导致的免疫系统损害可能会影响胸腺的功能，导致退变和萎缩。

二、填空题

1. 稽留热　弛张热　间歇热　回归热　波状热　不规则热。常见的热型包括稽留热、弛张热、间歇热、波状热、不规则热和回归热。①稽留热：是指体温恒定地维持在39~40℃以上的高水平，达数天或数周，24小时内体温波动范围不超过1℃。②弛张热：体温常在39℃以上，波动幅度大，24小时内波动范围超过2℃，但都在正常水平以上。③间歇热：体温骤升达高峰后持续数小时，又迅速降至正常水平，无热期（间歇期）可持续1天至数天，如此高热期与无热期反复交替出现。④不规则热：不规则热是指体温在发热期间呈现不规则的波动，没有明显的规律性。⑤回归热：体温急剧上升至39℃或以上，持续数天后又骤然下降至正常水平，高热期与无热期各持续若干天后规律性交替一次。⑥波状热：体温逐渐上升达39℃或以上，数天后又逐渐下降至正常水平，持续数天后又逐渐升高，如此反复多次。

2. 传染病　非传染性感染性疾病。感染性疾病指的是由感染性病原体（如细菌、病毒、真菌、寄生虫等）引起的疾病，包括传染病（可以通过直接或间接接触传播给其他人）和非传染性感染性疾病（不具有传染性，主要是由内源性感染或外源性感染引起）两大类。

3. 一　二　三　五　六。在许多传染病中，发疹是病程中的一个特征性表现。不同传染病的发疹时间和次序是有规律的，这对于临床诊断和鉴别诊断是有帮助的。水痘和风疹通常在病程的第一天出现皮疹。猩红热通常在病程的第二天出现皮疹。麻疹通常在病程的第三天出现皮疹。斑疹伤寒通常在病程的第五天出现皮疹。伤寒通常在病程的第六天出现皮疹。

4. 50%　80%。肥达试验的临床意义，对伤寒有辅助诊断意义。多数患者在第2周起出现阳性，第3周阳性率50%，第4~5周可上升至80%，痊愈后阳性可持续几个月。一般的，当O抗体效价在1:80以上，H抗体效价在1:160以上；或者O抗体效价有4倍以上的升高，对伤寒有辅助诊断意义。试验必须动态观察，一般5~7天复查一次，效价逐步升高，辅助诊断意义也随着提高。

5. 第三代喹诺酮类　第三代头孢菌素。目前治疗伤寒的首选药物为第三代喹诺酮类药物，如左氧氟沙星、氧氟沙星和环丙沙星。然而，由于喹诺酮类药物受到年龄和妊娠等因素的影响，不适用于 16 岁以下的儿童、孕妇和哺乳期妇女。因此，在这些患者中，第三代头孢菌素类抗生素被广泛应用，并成为儿童和孕妇伤寒的首选药物。第三代头孢菌素类抗生素包括头孢噻肟、头孢哌酮钠、头孢他啶和头孢曲松等。

6. SARS－CoV－2。截至 2021 年 6 月，已知的可以感染人的冠状病毒有 8 种，分别是 HCoV－229E、HCoV－NL63、HCoV－OC43、HCoV－HKU1、SARS－CoV、MERS－CoV、SARS－CoV－2 和 CCoV－HuPn－2018。其中，SARS－CoV－2 是引发 2019 年末爆发的新冠病毒。

三、判断题

1. ×　霍乱按照甲类传染病严格隔离，直到症状消失后，并隔日粪便培养一次，连续 3 次阴性或症状消失后 14 天方可解除隔离。

2. ×　B 超检查可以作为阿米巴肝脓肿的辅助诊断方法之一，但不能作为确诊方法。确诊阿米巴肝脓肿需要综合考患者的临床症状、实验室检查以及影像学检查结果。常用的确诊方法包括病原学检查（如阿米巴抗原检测、阿米巴原虫检测）以及组织学检查（如病灶穿刺活检）。B 超检查可以显示肝脓肿的大小、位置、边界等特征，并有助于与其他肝脏疾病进行鉴别。但 B 超检查并不能直接确定肝脓肿的病因，因此不能作为阿米巴肝脓肿的确诊方法。

3. √　①发热后 24h 内开始，从耳后、颈部、上胸部开始，迅速蔓及全身。②典型表现为均匀分布的弥漫充血性针尖大小的丘疹，压之退色，有痒感，皮肤可见"粟粒疹"、"线状疹"、"口周苍白圈"。③48h 后皮疹发展达高峰，后按出疹顺序退去，2 至 3 天全部消退，疹退后皮肤脱屑。

4. √　在麻疹的前驱期（初期），双侧第二磨牙对应的颊黏膜上出现麻疹黏膜斑是麻疹的典型表现之一。这些斑点通常呈现为白色或灰白色，边界清晰，大小约为 1～2 毫米。它们是由于病毒在黏膜组织中的炎症反应引起的。这个特征性的黏膜斑对麻疹有初步诊断价值。

四、名词解释

1. 非典型肺炎：①广义：除细菌导致肺炎的一切非典型病原体，包括支原体、衣原体、军团菌、立克次体、真菌和病毒等。②狭义：主要包括五大类型，即常见的肺炎支原体、肺炎衣原体、嗜肺军团菌，和少见的立克次体和鹦鹉热衣原体。

2. 冠状病毒：冠状病毒在系统分类上属套式病毒目，冠状病毒科，冠状病毒属。是自然界广泛存在的一大类病毒，是目前已知 RNA 病毒中基因最大的病毒。2019 新型冠状病毒（SARS－CoV－2，引发新型冠状病毒肺炎）是目前已知的第 7 种可以感染人的冠状病毒。其余 6 种分别是 HCoV－229E、HCoV-OC43、HCoV－NL63、HCoV－HKU1、引发重症急性呼吸综合征（SARS）的 SARS－CoV 和引发中东呼吸综合征（MERS）的 MERS－CoV。

3. 人感染高致病性禽流感：简称人禽流感，是由禽甲型流感病毒某些亚型中的一些毒株引起的急性呼吸道传染病。目前报道有 H7、H5、H9 及 H10 亚型病毒中的一些毒株。病情随感染亚型不同而异，轻者似普通感冒，严重可引起败血症、休克、多脏器功能衰竭等并发症而致患者死亡。

五、简答题

1. 急性乙型肝炎干扰素治疗禁忌证如下。①绝对禁忌证：妊娠或短期内有妊娠计划、精神病史（具有精神分裂症或严重抑郁症等病史）、未能控制的癫痫、失代偿期肝硬化、未控制的自身免疫病及严重感染、视网膜疾病、心力衰竭及慢性阻塞性肺病等基础疾病。②相对禁忌证：甲状腺疾病，既往有抑郁症病史，未控制的糖尿病，高血压，心脏病。

2. 被狗咬伤后伤口处理如下：①立即用 20% 肥皂水或 0.1% 苯扎溴铵反复彻底清洗伤口至少 30min。②再用 75% 乙醇或 2% 碘酒涂擦伤口，如有抗狂犬病免疫球蛋白或免疫血清，皮试后可在创伤处作浸润注射。③伤口不缝合。④亦可酌情应用抗生素及破伤风抗毒素。

3. 钩端螺旋体病的治疗方法如下。①病原治疗：轻症应用多西环素、阿莫西林、氨苄西林或阿奇霉素，重症应用青霉素、头孢曲松或头孢噻肟钠静脉注射。②对症治疗：赫氏反应应用镇静剂，滴注氢化可的松；肺出血型，尤其是肺弥漫性出血型，应及早应用镇静剂，并给予氢化可的松缓慢静脉注射；黄疸出血型加强护肝、解毒、止血等治疗。

4. 疟疾发作的特点如下：①典型症状为突发的寒战、高热；②寒战：持续 20 分钟到 1 小时，伴体温迅速上升，一般可达 40℃ 以上；③全身酸痛乏力，神智清楚，无明显中毒症状；④发热持续 2～6 小时后，开始大汗，体温骤降，自觉症状明显缓解，但明显乏力。持续 1～2 小时后进入间歇期；⑤间日疟与卵形疟间歇期为 48 小时，三日疟为 72 小时；⑥恶性疟发热无规律，一般无明显间歇；⑦在疟疾初发时，发热可不规则，通常发作数次以后，才呈周期性发作。

5.（1）一般治疗：急性患者卧床休息，给流质饮食或少渣饮食，慢性患者加强营养，注意避免进食刺激性食物。（2）病原治疗：①硝基咪唑类药物，如甲硝唑、替硝唑等，对阿米巴滋养体有强大的杀灭作用，是目前治疗肠内、外各型阿米巴病的首选药物。②二氯尼特是目前最有效的杀包囊药物。③抗菌药物，主要通过作用于肠道共生菌而影响阿米巴原虫生长。

6. 艾滋病行为干预措施是指一系列能够有效减少艾滋病传播的措施，包括以下方面。①针对经注射吸毒传播艾滋病的措施：包括提供美沙酮维持治疗，以减少吸毒者之间的共用注射器和针头，从而降低病毒传播的风险。②针对经性传播艾滋病的措施：推广安全套的正确使用，以减少性行为中的病毒传播。同时提供规范、方便的性病诊疗服务，早期发现感染者、及时治疗性病，以减少艾滋病的传播。③针对母婴传播艾滋病的措施：提供抗病毒药物，让感染孕妇接受抗病毒治疗，从而降低母婴传播的风险。此外，对于感染孕妇，鼓励使用人工代乳品喂养，以减少母乳传播的风险。④早期发现感染者和改变危险行为的自愿咨询检测措施：提供便捷、保密的艾滋病检测服务，鼓励个体自愿进行检测，早期发现感染者，并提供相关咨询和支持，帮助他们改变危险行为，减少病毒传播的风险。⑤健康教育措施：通过宣传教育活动，提高公众对艾滋病的认知水平，传达正确的防控知识和行为，促使人们采取正确的预防措施。⑥个人规范意识和同伴教育措施：通过培养个人的规范行为意识，加强个体对危险行为的认识，促使个人自觉遵守防艾措施。此外，开展针对特定人群的同伴教育活动，通过同伴间的互助和支持，共同促进健康行为的形成和巩固。

第三章　基本技能

第一节　注射术

一、选择题

A 型题

1. B　皮内注射是将药物注射到皮肤下的表皮层和真皮层之间的空隙中。在一些特殊情况下，如静脉注射不可行或需要进行某些特定的药物过敏试验时，皮内注射是最常用的方法。其他选项中，血糖监测通常使用皮下注射，骨折固定需要进行骨科手术，疼痛缓解通常使用局部或全身麻醉，预防疾病传播常使用疫苗接种。

2. D　局部麻醉时应在麻醉处进行皮内注射，在需麻醉的局部皮内注射一皮丘。其他选项中的前臂掌侧下段适用于皮肤试验，上臂三角肌下缘适用于预防接种。

3. C　将针头斜面向上进针有利于减少细菌和其他污染物进入皮肤，降低皮内注射部位的感染风险。

B 型题

1. C　皮肤试验适用的注射部位是前臂掌侧下段。

2. E　预防接种常选用的注射部位是上臂三角肌下缘。

C 型题

1. B　皮内试验，注射完毕，迅速拔出针头，勿按压针眼，勿按揉注射部位，勿离开病室，嘱患者留观 20min 后，观察局部反应。

2. B　皮内试验，如果采用对照试验，须更换注射器及针头，在另一侧前臂相应部位注入 0.1ml 生理盐水，20min 后，对照观察局部反应。

X 型题

1. ABC　皮内注射常用于各种药物过敏试验、预防接种和局部麻醉的起始步骤。皮内注射可以提供药物的快速吸收和更准确的药效评估。血液透析和心脏手术通常不使用皮内注射，而是使用其他途径，如静脉注射或手术操作。

2. ABCDE　正确的操作顺序为先抽吸药物并排尽空气，然后用乙醇消毒皮肤，绷紧局部皮肤，将注射器放平，最后注入药液 0.1ml。

3. ADE　注射完毕后，应迅速拔出针头，并留观 20 分钟观察局部反应。不应按压针眼或按揉注射部位，以防止引起局部不适或感染。

二、填空题

1. 4 ~ 6h。青霉素过敏试验的注意事项：①停药超过 3 天或药物批号有更换时必须重做过敏试验。②试剂要新鲜，不得超过 4 ~ 6h。③试验前备好急救药品，备 0.1% 盐酸肾上腺素。④为防止迟发反应，继续观察 10 ~ 15min，并在注射药物前再观察一次。⑤皮试结果阳性者需作生理盐水对照，确定为阳性者，做好记录，并告知患者。

2. 0.1% 盐酸肾上腺素。解析同上。

3. 表皮　真皮。皮内注射法就是将小量药液或生物制品注射于表皮和真皮之间的方法。

4. 上臂三角肌下缘。皮下注射是一种常见的给药方式，适用于注射药物到皮下组织。适用部位包括但不限于上臂三角肌下缘、两侧腹壁、后背、大腿前侧、外侧等部位。这些部位都有丰富的皮下脂肪组织，便于注射和吸收药物。

5. 臀大肌　臀中肌　臀小肌　股外侧肌　上臂三角肌。肌肉注射的注射部位选择肌肉较厚、离神经、血管较远的部位。常用臀大肌，其次臀中肌、臀小肌、股外侧肌及上臂三角肌。

三、判断题

1. ×　皮内注射消毒忌用含碘消毒液，以免着色影响对局部的观察及与碘过敏反应相混淆。

2. ×　青霉素过敏试验时，为防止迟发反应，继续观察 10 ~ 15min，并在注射药物前再观察一次。

3. ×　皮下注射是将药液注射于皮下组织（真皮下方的脂肪组织）的一种注射方式，而不是注射于表皮和真皮之间。这种注射方式常用于给予一些药物，如胰岛素、肝素等。注射在皮下组织中可以使药物更快地吸收进入血液循环，以达到治疗效果。

4. √　对于 2 岁以下的小儿肌内注射，一般会选择在臀中肌和臀小肌处进行注射。这是因为在这个年龄段的小儿，这两处肌肉比较发达，注射时比较容易找到合适的注射点，并且注射在这两个肌肉处相对较安全。然而，具体的注射部位还应该根据医生的指导和实际情况来确定，以确保注射的安全和有效性。

5. ×　经外周中心静脉置管（PICC）输液法具有适应证广、操作简单、创伤小、保留时间长、并发症少的优点，常用于中、长期的静脉输液或者化疗用药等，静脉留置导管一般可在血管内保留 7 日至 1 年。

四、名词解释

1. 皮内注射法（ID）：将小量药液或生物制品注射于表皮和真皮之间的方法。

2. 经外周中心静脉穿刺置管（PICC）：是由周围静脉穿刺置管，并将导管末端置于上腔静脉中下 1/3 或锁骨下静脉进行输液的方法。

五、简答题

1. 青霉素皮试液应注入的准确剂量为 20U 或 50U。

2. 临床上常需作皮内试验的药物有青霉素，破伤风抗毒素，细胞色素 C，普鲁卡因，链霉素，碘等。

3. 肌内注射的体位根据肌内注射的部位不同，可以多样化。臀部肌内注射时，为使肌肉放松，减轻痛苦及不适，经常可以采取的体位包括：（1）侧卧位，要求大腿伸直并放松，小腿稍弯曲。（2）俯卧位，足跟分开，将头偏向一侧。（3）仰卧位，常用于危重和不能自行翻身的患者。（4）坐位，座椅应稍高，常用于门诊急诊患者。（5）站立位，适用于一般状态良好的患者。上臂三角肌注射体位没有特殊要求，以舒适便于注射为主。

4. 排空是防止体内产生空气栓塞，回抽是确保针进入皮下，防止扎入静脉内。

5. 应当立即用生理盐水配成 0.25% 的普鲁卡因进行局部封闭。若是碱性药液外漏，可加入适量维生素 C 同时封闭。

第二节　穿刺术

一、选择题

A 型题

1. C　浊音部位表示有积液，穿刺时应选择浊音明显的部位进行抽液。抽气时应选择患侧锁骨中线第 2 肋间进行穿刺。穿刺时应避开肋骨下缘，以免损伤肋骨或者相关的结构，而应在肋骨之间的间隙进行穿刺。抽液时一般首次不超过 600ml，以后每次不超过 1000mL，以免引起低血压或其他不良反应。气胸抽气减压治疗时，无气胸箱，可按抽液的方法，用注射器反复抽气，直到患者呼吸困难缓解；如果有气胸箱，应当采用气胸箱测压抽气，抽至胸腔内压为 0 为止。

2. A　肋间切开插管法多用于病情较危重或小儿脓胸患者。其他选项中的胸腔积气、胸腔积液、胸腔出血以及胸膜炎可以考虑其他引流方法。

3. A　胸膜腔闭式引流是治疗气胸的常见方法之一。在放置引流管时，通常选择锁骨中线第 2 肋间作为引流管的部位。这个位置相对较高且接近气胸的发生部位，有助于有效排除胸腔内的积气。其他选项中的部位可能不够接近气胸发生的部位，不适合作为引流管的放置部位。

B 型题

1. A　套管针置管法可排除胸腔内气体或引流较稀薄的液体，因此适用于胸腔积气的情况。其他选项中的胸腔积液、脓胸、胸腔出血以及胸膜炎可以考虑其他引流方法。

2. C　切肋插管法常用于脓液黏稠的慢性脓胸。其他选项中的胸腔积气、胸腔积液、胸腔出血以及胸膜炎可以考虑其他引流方法。切肋插管法需要切除小段肋骨，因此宜在手术室内施行。

C 型题

1. B　髂后上棘穿刺点是骨髓穿刺最常用的穿刺点，位于 L5 和 S1 水平旁开 3cm 处一圆钝的突起处，此处穿刺容易成功，而且安全，患者也看不到，减少了恐惧感，是临床最常用的穿刺点。

2. D　腰椎棘突穿刺点是很少选用的穿刺点。其他选项髂前上棘穿刺点、髂后上棘穿刺点和胸骨柄穿刺点都是常用的穿刺点。

X 型题

1. ABC　髂前上棘穿刺点是位于髂前上棘后 1～2cm 处，是骨髓穿刺中最常用的穿刺点，操作方便安全。髂后上棘穿刺点位于椎两侧，臀部上方骨性突出的部位，也是常用的穿刺点。胸骨柄穿刺点是通过胸骨中线第 2 肋间水平进行穿刺，进针方向要与骨面成 30°～45°，进针深度约 1cm。胸骨骨髓穿刺通常用于婴儿和小孩。腰椎棘突穿刺点虽然存在，但很少选用。胫骨粗隆穿刺点可在 1 岁以下的儿童中选用，因为其他穿刺部位尚未骨化好。

2. ABCDE　腰椎穿刺的适应证包括脑和脊髓炎症性及血管性病变的诊断性穿刺、阻塞性与非阻塞性脊髓病变的鉴别、气脑造影与脊髓造影检查、鞘内给药以及颅内高压早期的诊断性穿刺。禁忌证包括颅内占位性病变（尤其是后颅窝占位性病变）、脑疝或疑似脑疝以及腰穿处局部感染或脊柱病变。

3. ABCD　动脉穿刺最常选用的是桡动脉。必要时，可据情选用锁骨下动脉、肱动脉、股动脉、足背动脉。

二、填空题

1. 70 ～ 180mmH$_2$O（0.69 ～ 1.76kPa）　200mmH$_2$O（1.96kPa）。正常脑脊液压力的范围通常被接受为70 ～ 180mmH$_2$O（0.69 ～ 1.76kPa），超过这个范围可能表明颅内压力增高。当脑脊液压力达到 200mmH$_2$O（1.96kPa）时，被认为是颅内压增高的标准值。超过这个值可能提示颅内压力的异常增高，可能与一些疾病如颅内肿瘤、脑水肿、颅内感染等相关。

2. 股动脉　0.5。股静脉穿刺点位于靠近股动脉内侧 0.5cm 处，股动脉和股静脉是人体大腿部的主要血管。在大腿的前方，股动脉和股静脉通常是并排运行的，且股动脉位于股静脉的外侧。在进行股静脉穿刺时，医生需要选择一个安全的穿刺点，以避免误伤股动脉。因此，选择股静脉穿刺点位于股动脉内侧0.5cm 处，可以确保在穿刺时避开股动脉，减少穿刺的风险。

三、判断题

1. √　根据国际标准，颅内压增高的诊断标准是持续超过 20mmHg，而 20mmHg 相当于 1.33kPa。因此，颅内压增高持续超过 2.0kPa（即 15mmHg）可作为颅内压增高的诊断标准。

2. √　稳态是指在外部环境不断变化的情况下，机体内部各种理化因素的成分、数量和性质能够保持相对稳定的状态。这种稳态是通过机体的调节和适应机制来维持的，确保机体能够正常运行。稳态的维持对于机体的正常生理功能和健康非常重要。

3. √　休克是一种严重的病理状态，通常由于有效的血液循环不足，导致细胞无法获得足够的氧气和营养物质，从而影响细胞的正常功能。休克期（也称为可逆性失代偿期）是休克的早期阶段，此时尚未发生永久性的组织和细胞损伤。在休克期，由于有效血容量的下降和微循环的异常，组织和细胞的供氧和营养不足，导致微循环淤血，细胞代谢受到抑制。这种情况下，身体会通过一系列的生理反应来尝试维持机体的功能，如心率增加、血管收缩等，以保持一定的血压和循环。然而，这些反应在休克期仍然是可逆性的，只要血流得以恢复，组织和细胞可以逐渐恢复正常功能。在休克期，患者会出现休克的临床症状，如皮肤苍白、冷汗、心率加快、呼吸急促、血压下降等。这些症状反映了机体在应对血液循环不足时的一种代偿机制，但仍处于可逆的阶段。如果休克期不得到及时有效的干预，进一步发展成为失代偿期，机体的代偿机制将无法继续维持，可能导致永久性的组织

和器官损伤，甚至死亡。

4. √　在锁骨下静脉输液时，为防止空气进入血管，需要注意以下两点。①不使输液瓶滴空：输液瓶不应完全滴空，应在输液即将结束时及时更换新瓶，以保持液体在输液管中，避免空气进入血管。②不使输液管低于患者心脏水平：输液管的位置应保持在患者心脏水平或以上，不可使输液管下垂低于心脏水平。这是因为，如果输液管低于心脏水平，就会产生负压，可能会引起静脉内的空气进入血管，导致空气栓塞等严重并发症。

5. ×　腹腔穿刺抽出的血样液体迅速凝固并不一定说明腹腔内出血。通常情况下，抽出的血样液体在暴露于空气中会凝固，这是正常的生理反应。这是因为血液中含有凝血因子，在接触到空气中的氧气时会引发凝血过程，形成血块。

6. √　腰椎穿刺是一种常用的诊断和治疗方法，用于获取脑脊液样本或注射药物。然而，对于颅内占位性病变的患者，由于颅内压力增高和颅内结构的改变，进行腰椎穿刺可能会有一定的风险。颅内占位性病变包括脑肿瘤、脑出血、脑梗死等，这些疾病会导致颅内压力升高，脑组织受压，进行腰椎穿刺可能会引起颅内压进一步升高或脑疝的风险。

7. ×　胸腔穿刺是一种常用的临床操作，在进行胸腔穿刺时，应该选择合适的穿刺点和方向。通常情况下，胸腔穿刺应该沿着肋骨上缘进针，而不是沿着肋骨下缘进针。肋间神经、血管位于肋骨下缘，因此穿刺时应沿肋骨上缘，垂直于皮肤进针，可以避免损伤肋间神经和血管。

8. ×　腹腔内出血时，腹腔穿刺抽出的血液并不会迅速凝固。凝血是一种复杂的生物过程，涉及多个凝血因子和调节因子的相互作用。在正常情况下，凝血过程需要一定的时间来完成。腹腔内出血时，抽出的血液可能会在一定时间内凝固，但并不会迅速凝固。凝血的速度还取决于出血的原因、出血量、个体的凝血功能等因素。因此，腹腔穿刺抽出的血液并不会立即凝固。

9. √　股静脉穿刺点位于紧靠股动脉内侧 0.5cm 处，主要原因如下。①解剖位置：股静脉和股动脉在大腿内侧的区域并行。股动脉位于股静脉的内侧，因此在进行股静脉穿刺时，选择距离股动脉内侧 0.5cm 的位置可以尽量避免误伤股动脉。②血管可见性：股静脉相对于股动脉来说较为表浅，通常较容易观察到。选择距离股动脉内侧 0.5cm 的位置进行穿刺，可以更好地在视觉上确认静脉的位置。③静脉通畅性：

股静脉相对于其他静脉来说较为粗大，且血流较为顺畅。选择距离股动脉内侧0.5cm的位置进行穿刺，可以增加成功穿刺静脉的机会。

四、名词解释

1. 诊断性腹腔灌洗：是一种通过向腹腔内注入生理盐水或其他液体，然后通过引流和分析灌洗液来诊断腹腔内脏器损伤、出血或感染的方法。在诊断性腹腔灌洗过程中，医生会在腹部进行局部麻醉，然后通过腹部穿刺插入导管，将生理盐水注入腹腔内。随后，通过引流管将灌洗液排出，并将灌洗液进行分析，包括观察有无血液、胆汁、脓液等异常成分，以及测定灌洗液中的细菌培养、蛋白质浓度等指标，以辅助诊断腹腔内的问题。

五、简答题

1. 将穿刺针退出，人工按压15~25min，后置沙袋再压迫30min，卧床至少4h，观察下肢动脉搏动及局部血肿情况。

2. 环甲膜穿刺并发症如下：①出血；②假道形成；③食管穿孔；④皮下气肿或者纵隔积气。

3. 收集腹水标本时，应该舍弃抽取的第一管液体，腹水常规应留取4ml以上；腹水生化应留取2ml以上；腹水细菌培养需要在无菌操作下将5ml腹水注入细菌培养瓶；腹水病理需要收集腹水250ml以上。

4. 一般选髂后上棘作为穿刺点，必要时也可选用髂前上棘、腰椎棘突、胸骨，1岁以下的小儿可选择胫骨粗隆作为穿刺点。

5. （1）压力增高主要见于患者紧张、蛛网膜下腔出血、感染以及占位性病变。压力减低主要见于脑脊液循环受阻、穿刺针针头部分在蛛网膜下腔。

6. 骨髓穿刺抽不出骨髓液原因如下。①穿刺位置不当，未能进入骨髓腔。②针头受阻，可能由皮下组织或骨块阻塞。③某些疾病可能导致"干抽"，如骨髓纤维化、骨髓过度增生（慢性粒细胞性白血病等）。

7. 骨髓取材良好的指标如下。①抽骨髓一瞬间，患者感到异常的疼痛。②抽出的骨髓液中含有淡黄色的骨髓小粒。③在显微镜下可见到骨髓特有的细胞，如巨核细胞、浆细胞、组织细胞、原始及幼稚粒细胞。④在骨髓细胞分类计数中，杆状核细胞与分叶核细胞之比高于血片细胞分类中的杆状核细胞与分叶核细胞之比。

8. 胸骨中线第2肋间水平为穿刺点。使进针方向与骨面成30°~45°，中心线向头侧倾斜。进针深度约1cm。

9. 抽吸关节积液完毕，应迅速将针头拔出，以免针尖漏液污染关节周围组织。

10. 注意勿损伤穿刺点邻近的重要血管及神经。

11. 术后并发症如下。①出血和血肿。处理方法为活检后立即压迫穿刺部位，以纠正凝血功能异常，在必要时进行手术或者介入栓塞治疗。②感染。处理方法为给予抗生素治疗，必要时进行切开引流。③气胸。处理方法为给予吸氧，进行观察。如果气胸程度超过20%，则进行抽气处理。如果气胸进展或为张力性气胸，需要进行闭式引流。

12. 肝穿刺活组织检查目的如下。①有助于对多种肝病进行鉴别诊断；②了解肝脏病变的程度和活动性；③提供各种病毒性肝炎的病原学诊断；④发现早期、静止期或处于代偿期的肝硬化；⑤有助于选择合适的药物和评估药物疗效；⑥鉴别黄疸的性质和原因；⑦作为评估慢性肝炎病情和预后的指标。

13. 若未能抽出脓液，则可以适当转动针尖方向，或者将穿刺针前进或后退少许再行抽吸。必要时可把针头退至皮下改变方向，重新穿刺并抽吸。

14. 肝脓肿穿刺失败可能的原因包括：①定位不准确，穿刺未达到脓液所在部位；②肝脓肿尚未液化或脓液黏稠，穿刺针太细无法顺利抽取；③脓肿内部分为多个小腔隙，穿刺针无法完全抽取脓液；④病灶可能并非真正为脓肿。

15. 体表肿块穿刺并发症如下。①粗针穿刺可能导致出血、形成血肿和感染。②淋巴结结核或恶性肿瘤穿刺后可能会留下不容易愈合的窦道。③粗暴的穿刺可能会损伤附近的组织和器官，例如胸膜、气管、食管、血管和神经等。

16. 穿刺取样细胞学检查优点如下。①该方法操作简便，能够快速诊断，其准确率一般在80%~95%之间。②活细胞易于观察，能够看到冷冻切片无法显示的轻微恶性迹象。③恶性肿瘤组织结构较为松散，黏附性较差，可以吸取较多的细胞成分。

17. ①粗针穿刺所得标本多，一次成功率高。②细针穿刺导致的损伤及痛苦较轻，可在肿块内不同方向，或在肿块的不同部位反复穿刺。

18. 膀胱穿刺术操作原则如下。①必须在膀胱充盈状态下进行，因为在膀胱非充盈状态下进行穿刺很容易误入腹腔，从而可能伤及肠管。②操作过程必须保持无菌，以确保穿刺过程的无菌性。③切忌将穿刺点选在过高的位置，以避免误刺入腹腔。

19. 外伤性膀胱损伤或者出血性膀胱炎，膀胱内充满血凝块，严重影响尿液引流时，应当放弃穿刺而改用耻骨上膀胱造口术。

20. 肘正中静脉压正常值范围是 $3 \sim 14.5 cmH_2O$。其临床意义如下。（1）右心衰竭、心包积液、缩窄性心包炎、上腔静脉阻塞综合征、阻塞性肺气肿都可能导致静脉压升高。（2）低血容量或低血容量性休克时，静脉压可能降低。（3）定期测量静脉压力可以用于评估心力衰竭的治疗效果。

21. 只有当患者出现下腹胀痛、强烈尿意、下腹圆形膨隆，并且叩诊时耻骨上膀胱浊音区明显增大，患者无法排尿而且无法进行导尿（由于无导尿条件或导尿失败），才考虑进行耻骨上膀胱穿刺。穿刺点应选择腹中线耻骨联合上方两个横指的位置，并向后向下进行穿刺，以避免对腹腔其他脏器造成伤害。

22. 抽吸 0.2ml 为恰当，这是因为抽吸过多，骨髓液将被血液稀释。

23. 因导管只有一末端孔，若回血抽不出且液体输入不畅，其原因可能是末端孔顶到血管壁，可把导管外抽 $1 \sim 2cm$，若仍有液体输出不畅可将导管外端旋转几圈避开血管壁。

24. 穿刺时判断动静脉的依据包括：血液的颜色、穿刺针内血液液面波动、穿刺抽取血液的血氧饱和度、接静脉输液袋判断压力或者接压力换能器测定压力及波形。

25. ①症状方面需注意有无气促、胸痛、头晕、心悸以及咳泡沫痰。②体征上注意观察有无面色苍白、呼吸音减弱及血压下降。

26. 复张性肺水肿是指在抽液过程中，由于肺组织迅速复张，导致的单侧肺水肿。多发生在经过较长时间胸腔积液或气胸患者抽液过多或过快后。复张性肺水肿通常在肺复张后立即或 1h 内发生，但一般不超过 24h。患者可能出现不同程度的低氧血症和低血压。可表现为剧烈咳嗽、呼吸困难、胸痛、烦躁和心悸等症状。随后，患者可能咳出大量白色或粉红色泡沫痰，并可能出现发热、恶心、呕吐，甚至休克和昏迷。处理措施包括纠正低氧血症，稳定血流动力学，必要时提供机械通气。

27. 治疗重点在于维持患者的足够氧合和血流动力学的稳定。主要措施包括：①保持呼吸道通畅，确保患者能够正常呼吸。②提供呼吸支持治疗。对于轻度低氧血症的患者，可以通过鼻导管或面罩给氧来纠正。对于病情较严重的患者，可能需要进行气管插管，并使用呼吸机进行呼气末正压通气。③维持血容量，保持足够的血液循环。可以通过输液来维持血容量，并及时纠正液体丢失。④使用肾上腺皮质激素，

以增加肺毛细血管膜的稳定性。同时，可能还需要使用利尿药、强心剂等来支持心脏功能。

28. 胸腔闭式引流术并发症如下。①胸膜反应：穿刺及置管过程中或置管后出现头晕、气促、心悸、面色苍白、血压下降。应立即停止操作，平卧、吸氧、皮下注射0.1%的肾上腺素0.3~0.5ml。②引流不畅或皮下气肿：通常是由于插管深度不够或固定不牢，导致引流管或其侧孔位于胸壁软组织中，或引流管被凝血块、纤维素条堵塞。引流管连接不牢，大量漏气也可能导致皮下气肿。③出血：常见原因是引流管位置靠近肋骨下缘，可能会损伤肋间血管。④胸腔感染：长时间留置引流管、引流不充分或切口处污染都可能引发胸腔感染。⑤复张性肺水肿：对于肺萎陷时间较长的患者，在排放气体或液体时，应保持适当速度，交替关闭和开放引流管，以预防纵隔摆动和肺水肿的发生。⑥肺不张：肺受压时间过长，实变，或肺内存在严重漏气者可能复张欠佳，需长期带管或进一步手术。⑦误伤重要脏器（如膈肌、肺、肝、脾）：在插入引流管时，要小心避免损伤重要脏器，特别是在穿刺和引导引流管的过程中要谨慎操作。

29. 胸腔引流装置主要分为三种类型。①引流袋引流：适用于吸管引流，常用于排出胸腔积液。引流管直接连接到一个密封的塑料引流袋。由于没有水封瓶，无法产生负压，因此不适用于肺内仍有漏气的病例。②水封瓶引流：适用于大部分病例，可以排出胸腔内的积气、积液、积血和脓液。引流管连接到一个水封瓶中，水封瓶内含有一定量的水，在引流管进入水中时形成水封，可以防止空气进入胸腔，同时允许排出胸腔内的液体和气体。③水封瓶负压吸引引流：适用于胸腔内肺膨胀不良残腔较大的病例。引流管连接到一个水封瓶中，并通过一个负压吸引装置产生负压。负压吸引可以加大胸腔内的负压，促进肺膨胀，适用于需要增加胸腔负压的情况。

30. 胸腔闭式引流术后拔管指征为：胸腔闭式引流术后经过 48~72h 观察，每日液体引流量少于200ml，颜色清亮，无气体溢出，胸部 X 线片显示肺膨胀良好，无明显积气与积液，并且患者无呼吸困难或气促症状时，可以考虑拔除引流管。在拔管时，应指导患者深吸一口气，然后在吸气末迅速拔除引流管，并使用凡士林纱布封住创口，并进行包扎固定。拔管后需要密切观察患者是否出现胸闷、呼吸困难的症状，切口是否有漏气、渗液、出血和皮下血肿等情况。

31. 腰椎穿刺术的并发症如下。①低颅压综合

征：指的是侧卧位时脑脊液压力在 0.58 ~ 0.78kPa（60 ~ 80mmH₂O）以下，比较常见。多由于穿刺针过粗，穿刺技术不熟练或术后起床过早，导致脑脊液自脊膜穿刺孔不断外流所致。患者在坐起后头痛明显加剧，严重者伴有恶心呕吐或眩晕、昏厥，平卧或头低位时头痛等即可减轻或缓解。少数尚可出现意识障碍、精神症状、脑膜刺激征等，约持续一至数日。②脑疝形成：在颅内压增高（尤其是颅后窝和颞极占位性病变）时，当腰穿放液过多过快时，可在穿刺当时或术后数小时内发生脑疝，因此应严加注意和预防。③原有脊髓、脊神经根症状的突然加重：多见于脊髓压迫症，因腰穿放液后由于压力的改变，造成椎管内脊髓、神经根、脑脊液和病变之间的压力平衡改变所致。可使根性疼痛、截瘫及大小便障碍等症状加重，在高颈段脊髓压迫症则可发生呼吸困难及骤停。④颅内感染和马尾部的神经根损伤：这些并发症可能是由于穿刺不当导致的。

32. 心包穿刺术常见并发症及防治方法如下。①肺损伤、肝损伤：最好使用超声心动图定位，选择合适的穿刺部位和方向，以避免对周围脏器造成损伤。②心肌损伤及冠状动脉损伤引起出血：应选择积液量较多的部位，并尽可能使穿刺部位靠近心包。术前应使用超声心动图定位，测量从穿刺部位到心包的距离，以确定穿刺的深度。同时，穿刺过程应缓慢进行，最好使用套管针进行穿刺。③心律失常：穿刺针损伤心肌或冠状动脉可能导致心律失常。在术中应缓慢进行穿刺，注意穿刺的深度，并尽量减少操作时间。一旦出现心律失常，应立即稍微后退穿刺针，观察心律的变化。④感染：必须严格遵守无菌操作，充分消毒穿刺部位，以避免感染。不要使用注射器进行来回抽吸和冲洗。对于需要持续心包引流的患者，可以考虑使用抗生素。穿刺后可能引起化脓性心包炎并导致胸膜感染。⑤急性肺水肿：抽取积液时应缓慢进行，避免一次性抽取大量液体，以防回心血量骤增引发急性肺水肿。对于需要持续引流的患者，应平衡缓慢地进行引流，首日引流量控制在 1000 ~ 2000ml 范围内。

33. 监测中心静脉压高低的意义应从血容量、心功能和血管状态三个方面进行考虑。当血压较低且中心静脉压低于 5cmH₂O 时，说明有效血容量不足，可以通过快速补液来提高中心静脉压。当血压较低但中心静脉压高于 12cmH₂O 时，应考虑存在心功能不全的可能性。如果中心静脉压逐渐升高，血压逐渐降低，则提示严重的心功能不全或心包填塞。当中心静脉压高于 15 ~ 20cmH₂O 时，表明右心功能明显不全，并有发生肺水肿的风险。如果中心静脉压正常，但血压较低，提示可能存在心功能不全或血容量不足，可以进行补液试验。

34. 测定中心静脉压是用来测量近心端大静脉的压力的方法。在临床上，常常使用这种方法来监测外周循环和心脏泵功能的状态。通过连续观察中心静脉压的数值变化，可以对休克的处理提供重要的指导意义。测定中心静脉压适用于严重休克的情况，尤其是在休克原因难以判断的情况下；当患者出现尿量减少或无尿，并且原因不明时；以及当患者出现严重的水电解质紊乱，难以保持平衡时。此外，在大量补液和输血时，中心静脉压监测既可以作为有效的进液途径，又可以监控进液量和速度。

35. 锁骨下静脉穿刺置管并发症及处理方法如下。①气胸：进针角度过大或插入过深，可能导致气胸。以下情况应引起警惕，穿刺困难，需要多次尝试穿刺的情况；穿刺后，穿刺侧的呼吸音减弱或出现呼吸困难；如果术后需要机械通气，在成功穿刺后最好进行胸部透视以确认导管位置。②空气栓塞：在置管、更换正压接头或输液时，一定要严格排气，避免空气进入导管。③血胸：因为损伤了锁骨下静脉壁和胸膜，导管插入静脉后，可能导致血液流入胸腔。在成功插管后，应该回抽一些血液，用低浓度肝素液冲洗导管，确保导管通畅。如果发现回血困难，应及时确认导管位置。④穿刺入锁骨下动脉：由于进针点和角度的偏离，可能会误穿锁骨下动脉。一旦发现误穿动脉，立即拔出针头，并在穿刺点施加压力 5 ~ 10 分钟。⑤淋巴管损伤：在静脉角（锁骨下静脉与颈内静脉汇合处）附近，有淋巴导管（右侧）和胸导管（左侧）汇入，由于淋巴管管径变异较大，可能会发生误穿刺。成功穿刺后，必须有明显的回血，否则需要重新穿刺。⑥心房纤颤：如果导管插入过深，可能会刺激右心房，导致心房颤动。此时，只需将导管稍微退出一点即可。⑦臂丛神经损伤：如果穿刺点太靠近锁骨中点外侧，可能会损伤臂丛神经。最好选择穿刺方向对准胸锁关节上缘。一旦出现上肢麻木或放射性疼痛，立即拔出针头。⑧感染：与无菌操作不当和未及时更换敷料有关，常见于免疫力低下的患者。为预防感染，应严格遵守无菌操作技术，按医嘱及时使用抗生素治疗，并加强敷料更换。如有必要，应进行细菌培养以确定感染菌株。⑨导管阻塞：导管阻塞可能由于药物配伍禁忌、药物不相容、未经盐水冲洗导管直接使用肝素、脂肪乳剂沉淀或血管内膜损伤、正压封管不严等因素引起。为预防导管阻塞，应遵守药物配伍规范，注意药物相容性，并进行盐水冲洗。对于脂肪乳剂，应注意摇匀并使用过滤器过滤。此外，应严格遵守正压封管的操作规范。⑩导管断裂：导管断裂可能由于导管质量不佳，或者血管外导管在折痕或卡压痕处断裂，导致漏液。血管内导管断裂可能导致导管栓塞，需要进行开胸手术处理；而血管外导管断裂则需要重新更换导管。为预防导管断裂，应使用质量可靠的导管，并定期检查导管的完整性。特别是在插拔导管时要谨慎操作，避免过度弯曲或卡压导管。

第三节 插管术

一、选择题
A 型题

1. A 插胃管术的目的主要是引流出胃肠内容物，为腹部手术做术前准备，或为不能经口进食的患者提供营养、水分和药物。

2. A 胃管插管的操作：①在胃管前段涂上石蜡油润滑；②一手用纱布托住胃管，一手持镊子夹住胃管前段；③沿一侧鼻孔缓慢插入鼻管约 10~15cm（咽喉部）时，对于清醒患者，嘱患者做吞咽动作，同时将胃管送下；对于昏迷患者，用左手将患者头托起，使下颌靠近胸骨柄，缓缓插入胃管。④插入深度为 45~55cm；⑤用胶布将胃管固定于鼻翼处。

3. D 对于尿道口的护理是必要的，需要定期清洁和擦拭，并应该定期更换导尿管，女性患者应擦拭尿道口及外阴，男性患者应擦拭尿道口、龟头及包皮，每天 1~2 次。排便后应及时清洗肛门及会阴部皮肤。这些做法有助于维持尿道口的清洁和预防感染。

4. B 在进行气管插管术时，放牙垫是为了保护患者的牙齿和口腔组织，但在放牙垫之前必须取出喉镜。这是因为喉镜的插入需要根据解剖标志循序推进，如果喉镜已经插入并固定在正确的位置后再放牙垫，可能会导致喉镜推进过深或太浅。

B 型题

1. A 对于严重 CO_2 潴留患者，吸氧可能会抑制呼吸中枢，导致呼吸变浅、变慢甚至停止。因此，为了防止呼吸抑制，应采取控制性给氧的措施，即给予合适的氧气浓度，以避免过度吸氧对呼吸中枢的抑制作用。

2. C 对于严重 CO_2 潴留的患者，肺泡通气量减少会导致 CO_2 潴留加重。为了改善通气，应采取呼吸机辅助通气的措施。呼吸机可以提供额外的机械通气支持，帮助患者进行正常的通气和排出 CO_2，从而减轻 CO_2 潴留的程度。

C 型题

1. A 在进行气管插管术时，为了避免推进过深或太浅，应该根据解剖标志循序推进喉镜片以显露声门。这样可以确保正确的插管位置，避免误插入食管或支气管。

2. B 在进行气管插管术时，插入导管到声门时应该确认导管在气管内。这样可以确保导管正确插入气管，避免误插入食管或支气管。

X 型题

1. ABCE 抽吸胃液是一种检查胃管是否在胃内的方法，如果能抽出胃液，则表示胃管已插入胃内。听胃部气过水声是一种检查胃管是否在胃内的方法，通过向胃管内注入少许空气，并用听诊器在胃部听诊，如果听到气过水声，则表示胃管已插入胃内。观察胃管末端是否有气泡逸出也是一种检查胃管是否在胃内的方法，如果有连续的气泡逸出并与呼吸相一致，则表示误插入气管内。用听诊器听胃部心音不是检查胃管是否在胃内的方法，胃部心音并不能确定胃管的位置。观察胃管末端是否有胃液回流也是一种检查胃管是否在胃内的方法，如果胃管末端有胃液回流，则表示胃管已插入胃内。

二、填空题

1. 每周 每月。 长期鼻饲者的胃管更换频率可能会根据医生的建议和个体情况而有所不同。一般情况下，对于长期鼻饲者，更换普通胃管每周一次，更换硅胶胃管每月一次。

2. 会厌下。 使用直形喉镜进行气管插管时，镜片前端应放置的正确位置在会厌下。这是因为会厌是喉镜插入后的一个重要解剖标志，会厌下是声门的所在位置。将直形喉镜镜片放置在会厌下可以使喉镜顺利进入喉腔，并将声门显露出来。喉镜插入后，喉镜的主体部分位于喉腔中，而镜片会穿过声门进入气管。通过调整喉镜的角度和位置，可以显露出声门，从而进行气管插管。

3. 4~6 1。 为女患者插导尿管时，一手继续固定小阴唇，一手将盛导尿管的弯盘置于孔巾口旁，用血管钳持导尿管对准尿道口轻轻插入 4~6cm。见尿液流出再插入 1cm 左右（气囊导尿管再插入 3~4cm），松开固定小阴唇的手下移固定导尿管，将尿液引入集尿袋内。

4. 皮肤 皮下组织 浅筋膜 颈阔肌 气管前筋膜。气管切开是一种紧急情况下应用的外科手术，用于建立气道通畅，以便呼吸。在进行气管切开手术时，需要依次穿过的解剖层次如下。①皮肤：首先，外科医生会在颈部的中线处进行切口，穿过皮肤层。②皮下组织：接下来，会穿过皮下组织层，这是位于皮肤下方的脂肪和结缔组织层。③浅筋膜：穿过皮下组织后，会达到浅筋膜层，这是位于皮下组织与颈阔肌之间的薄膜层。④颈阔肌：穿过浅筋膜后，会达到颈阔肌层，这是位于气管前侧的颈部肌肉。⑤气管前筋膜：最后，会穿过颈阔肌层，达到气管前筋膜层，这是一层位于气管前方的薄膜层。在这一层之下，可以直接接触到气管，并进行切开。

5. 经桡动脉 经肱动脉以及经股动脉。临床上常用的动脉切开术的动脉径路包括经桡动脉、经肱动脉以及经股动脉。这些径路选择取决于手术需要和患者的具体情况，例如手术部位、血管状况和手术操作的难易程度等因素。每个动脉径路都有其优点和局限性，医生会根据具体情况选择最适合的动脉径路进行手术。

三、判断题

1. × 三度喉阻塞是指喉部完全阻塞，气流无法通过声门进入气管和肺部。这种情况下，患者无法自主呼吸，需要立即采取紧急措施来保持气道通畅，以避免缺氧和严重的并发症。气管切开术是一种紧急的气道管理措施，通过在气管上切开一个小孔，直接通气，以维持气道通畅。在三度喉阻塞的情况下，气管切开术可能是必要的，但不应该是立即进行的首选方法。在遇到三度喉阻塞的患者时，首先应该立即进行紧急的气道管理措施，例如进行紧急的喉返神经阻滞或气管内插管。

2. × 吸氧患者停氧时，先拔出导管，关流量表开关，再关储氧瓶开关，然后打开流量表开关，放出余氧，再关此开关，最后卸表。

3. √ 鼻饲是通过鼻孔将流质食物输入胃部，每次输入的量应适中，不宜超过200mL。这是因为过大的饲料量可能会引起胃部过度膨胀，增加消化负担，导致不适感或其他消化问题。同时，为了保证消化道的正常运转和吸收，每次鼻饲之间需要有一定的时间间隔，一般为2h。这个时间间隔有助于消化道对食物进行充分的吸收和排空，保持正常的消化功能。因此，每次鼻饲流质不宜超过200mL，间隔时间为2h是正确的操作。然而，具体的鼻饲方案应根据患者的具体情况和医生的指导来确定。

四、名词解释

1. 经口明视气管插管法：借助喉镜在直视下暴露声门后，将导管经口腔插入气管内。

五、简答题

1. 导尿术的禁忌证如下：急性前列腺炎、附睾炎；急性尿道炎；女性月经期；骨盆骨折，尿道损伤时插尿管失败者。

2. 第一次放液不应超过1000ml。大量排尿导致腹腔内压力突然下降，导致血液在腹腔血管内滞留，进而引起血压下降和虚脱。此外，膀胱的突然减压也会导致黏膜急剧充血，从而引发血尿。

3. 气管切开术的并发症如下：气管切口处出血；皮下气肿；肺部感染；纵隔气肿及气胸；气管食管瘘；气道狭窄。

4. 置胃管时，插管动作要轻柔，特别是在通过咽喉食管的三个狭窄处时，食道三处狭窄分别是：①第一个狭窄位于咽与食管相续处，距中切牙约15cm，平第6颈椎体下缘。②第二个狭窄位于食管与左主支气管交叉处，距中切牙约25cm，在第4、5胸椎之间平面。③第三个狭窄位于食管穿过隔的食管裂孔处，距中切牙约40cm，平第10胸椎。

5. 气管插管的优点如下。①保持呼吸道通畅，有助于清除气管支气管内分泌物。②便于进行辅助呼吸和人工呼吸。③麻醉医生可以保持一定距离，尤其适用于颅脑、颌面、五官和颈部手术。④可以减少呼吸衰竭患者的无效腔，便于进行氧气吸入和辅助呼吸。

6. 静脉切开分为低位大隐静脉切开与高位大隐静脉切开。前者多采用内踝上方的大隐静脉。而后者在腹股沟韧带下方约两横指、中内1/3处，为大隐静脉主干。

7. 注意无菌技术，慎防感染。导管留置时间通常不超过3天，如硅胶管，留置时间可稍长。若无禁忌证，可每日定时用小剂量肝素溶液冲洗导管。如果发生静脉炎，应立即拔管。

8. 动脉切开后禁止向动脉内注入去甲肾上腺素等血管收缩药，因为血管收缩药会导致动脉痉挛、肢体坏死等严重后果。

9. Allen试验方法：嘱患者握拳，观察两手指尖的颜色。同时压迫桡动脉和尺动脉，然后在放松压迫尺动脉的同时，让患者松拳，继续观察手指的颜色变化。如果在5秒内手掌由苍白变红，则表明桡动脉侧支循环良好，Allen试验阴性。如果超过5秒手掌的颜色仍未变红，提示桡动脉侧支循环不佳，Allen试验阳性。Allen 试验阳性者不适宜进行动脉穿刺或切开手术。

10.①表浅脓肿切开后，如果没有活动性出血，一般可以用凡士林纱布条填塞脓腔，进行适度压迫来控制出血。②放置引流时，凡士林纱布的一端应放置到脓腔底部，以确保引流通畅，避免放在脓腔口阻塞引流口。引流条的外段应该摊开，使切口两边缘完全分开，同时关注切口中央部分的隔开情况，以免切口两端过早愈合，导致引流口缩小，影响引流效果。

11. 首先应用纱布擦拭掉囊肿表面的分泌物，然后继续将囊肿完全摘除。对于腱鞘囊肿，需要将囊肿连同茎部的病变组织和周围部分正常的腱鞘一起彻底切除，以减少复发的可能性。

12. 气管插管术的注意事项：切记在放牙垫之前取出喉镜，根据解剖标志循序推进喉镜片以显露声门，以免推进过深或太浅。存在咽喉反射的患者，适当喷雾行表面麻醉。喉镜着力点始终放在喉镜片的顶端，并采用上提喉镜的手法，严禁将上门齿作为支点。导管插入声门必须轻柔，避免使用暴力。完成插管后，要确认导管在气管内并核对导管插入深度，以免误插入食管或支气管。

第四节　无菌技术

一、选择题

A 型题

1. A 有条件者可使用干燥无菌持物钳，但无菌持物钳与容器应每 4h 更换一次。

2. E 在穿脱无菌手术衣的注意事项中，若发现手术衣有破损，应立即更换。

3. C 在穿脱无菌手术衣的注意事项中，若发现手术衣有破损，应立即更换。

B 型题

1. D 根据无菌原则，未戴手套的手，只允许接触手套内面，不可触及手套的外面。

2. C 根据无菌原则，已戴手套的手不可触及未戴手套的手或另一手套的内面。

C 型题

1. A 隔离衣只能在隔离区域内使用，如果传染患者的病种不同，不能共用隔离衣，隔离衣应每天更换。

2. C 若隔离衣被溅湿或清洁面被污染，应立即更换。

X 型题

1. BD 无菌持物钳只能用来夹取无菌物品，不能用于换药或消毒皮肤。无菌持物钳在取物时不必连同容器一起搬移。如果无菌持物钳不能触碰非无菌物品，被污染或可疑时，应及时更换。

2. BCDE 使用过的隔离衣，清洁区是衣领和内面。隔离衣的目的是为了保护护理人员和其他人不受感染的风险，因此应该在隔离区使用，以避免传播病原体。不同病种可能携带不同的病原体，为了防止交叉感染，不同病种的患者应该使用不同的隔离衣。隔离衣在使用过程中可能会被污染，为了保持卫生和预防交叉感染，隔离衣应每日更换，或者在污染后立即更换。湿润的隔离衣可能会降低防护效果，并可能导致病原体的扩散。因此，隔离衣一旦被弄湿，应立即更换。

二、填空题

1. 外面。取无菌手套时，只能捏住手套口的翻折部，不能用手接触手套外面

2. 保护工作人员和患者　防止病原微生物播散避免交叉感染。穿隔离衣的目的是为了保护工作人员和患者，防止病原微生物的传播，以避免交叉感染的发生。隔离衣通常由特殊材料制成，具有防护功能，可以防止病原微生物通过直接接触或空气传播进入身体。同时，隔离衣还可以防止工作人员的分泌物或体液接触到患者，从而减少感染的风险。因此，穿隔离衣是一种重要的感染控制措施。

三、判断题

1. ×　使用无菌容器时，打开无菌容器盖，盖的内面朝上，平放在桌上，夹取无菌物品后立即由近侧向对侧盖严。

四、名词解释

1. 隔离衣：是用于避免医务人员受到血液、体液以及其他感染性物质的污染，或用于保护患者避免感染的防护用品。

五、简答题

1. 应当先脱手术衣，再脱手套，涂抹消毒剂后换新手术衣，戴新手套上台。

2. 穿好手术衣后，无菌范围是肩部以下、腰部以上的正面范围。

3. 应当立即更换手套，然后继续操作。

4. 涂擦药液时，非感染或污染部位应当由手术区中心部位向四周涂擦。伤口感染或者肛门区，则应自手术区外周涂向手术区中心。不回消，不留白。

5. 铺巾者未穿上手术衣铺巾、单时，应当依此

铺尾侧、对侧、头侧，后铺操作侧；穿上手术衣时，先铺操作侧，后铺尾侧、对侧、头侧。

6. 手术区铺巾的顺序如下。首先，先铺巾者对面一侧，再铺会阴侧，再铺头侧，最后铺靠近铺巾者一侧，然后用巾钳夹住无菌巾之交叉处固定。如果需要修正某一铺巾，应该从手术区向内移动，而不是向外移动。然后根据需要铺中单、大单。大单的头端应盖过手术架，两侧和足端部应垂下超过手术台边缘30cm。

7. 戴湿手套的顺序如下。①手消毒后，趁湿戴手套，先戴手套，后穿手术衣；②从盒子内取一双干净的手套，盛消毒温开水于手套内；③左手伸入手套后，稍抬高左手，让积水顺腕部流出（先戴右侧手套亦可）；④穿好手术衣后，将手套反折部位拉到袖口上，确保手腕不露出。

8. 穿隔离衣适用的场所如下。①进入严格隔离病区时，必须穿隔离衣；②在检查、护理特殊隔离患者时，如果工作服可能接触到分泌物、排泄物、血液、体液等可能污染物，必须穿隔离衣；③进入易引起院内传播的感染性疾病患者病室以及需要特别隔离的患者（如大面积烧伤、器官移植和早产儿等）的医护人员，都必须穿隔离衣。

9. 手术区皮肤消毒范围如下。①颅脑手术：剃除全部头发及颈部毛发，保留眉毛。②颈部手术：从唇下至乳头连线，两侧到斜方肌前缘。③胸部手术：上至锁骨上部，下过脐，前自健侧腋前或者乳头线，后经过正中线，包括患侧胸部、上腹、上臂以及腋下。④上腹部手术：自乳头至耻骨联合平面，两侧延伸到腋后线。⑤下腹部手术：自剑突至大腿上1/3的前内侧及外阴部，两侧延伸到腋后线的延长线。⑥腹股沟部手术：自脐水平线至大腿上1/3，包括外阴部。⑦肾手术：自乳头平线至耻骨联合，前后都经过正中线。⑧四肢手术：以切口为中心上下方20cm以上，一般多为整个肢体备皮。⑨会阴部及肛门手术：自髂前上棘至大腿上1/3，包括会阴和臀部。

第五节 清创、换药术

一、选择题

A型题

1. B 在感染伤口换药时，一般建议每日1次。这是因为感染伤口需要保持清洁和干燥，定期更换敷料可以帮助清除伤口的分泌物和污垢，减少感染的风险。此外，每日换药还可以观察伤口的愈合情况，及

时发现并处理任何感染迹象。

2. E 新鲜创伤伤口在受伤后6~8h内应予清创缝合

3. B 伤口污染严重或处理时间已超过伤后6~8h，可予清创及延期缝合。

4. A 伤口处理的顺序是先换清洁的伤口，然后再换感染伤口，最后是严重感染的伤口换药。清洁的伤口相对较干净，没有明显的感染迹象，因此应该首先处理。感染伤口可能有一些感染的迹象，但还不算严重，可以在清洁伤口处理完后进行处理。严重感染的伤口是最严重的情况，需要特别注意，并在清洁和感染伤口处理完后进行处理。

B型题

1. B 无菌的手术伤口在没有特殊反应的情况下，一般在3~5天后进行第一次换药。这是为了给伤口足够的时间愈合，同时减少频繁换药带来的创伤和感染的风险。

2. D 感染伤口分泌物较多时，为了控制感染和保持伤口清洁，应每天换药1次。这样可以及时清除分泌物，减少感染的风险，并促进伤口的愈合。

C型题

1. B 在换药时，当分泌物较多且创面较深时，应用生理盐水冲洗，如坏死组织较多，可用消毒液冲洗。

2. D 当肉芽组织有较明显的水肿时，最适合的处理方法是使用高渗盐水湿敷。高渗盐水可以通过渗透作用减轻组织水肿，促进水分的排出，有助于减少肉芽组织的水肿程度。

3. B 根据拆线时间表，下腹部和会阴部的拆线时间是6~7日。

4. C 根据拆线时间表，臀部的拆线时间是7~9日。

X型题

1. BCDE 手术后拆线：（1）适应证：①无菌手术切口，局部和全身情况无异常，已到拆线时间，切口愈合良好。②伤口有红、肿、热、痛等明显感染者，应提前拆线。（2）禁忌证（应延迟拆线的情况）：①严重贫血、消瘦以及轻度恶病质者。②严重失水或水、电解质紊乱尚未纠正者。③咳嗽没有控制时，胸、腹部切口应延迟拆线。④老年及婴幼儿患者。

二、填空题

1. 清洁切口 可能污染切口 污染切口。根据手术切口的清洁程度和可能存在的污染程度，可以将

切口分为三类：清洁切口、可能污染切口和污染切口。清洁切口指的是在无菌条件下进行的手术，没有打开或操作任何非消毒的黏膜或器官，也没有与正常菌群有直接接触的情况。可能污染切口指的是在开放或操作非消毒的黏膜或器官，但没有明显感染或炎症的情况。污染切口指的是在感染或炎症存在的情况下进行的手术，或者在打开已感染的器官后进行的手术。正确分类手术切口可以帮助医护人员采取适当的预防措施，以减少术后感染的发生。

2. 甲级愈合 乙级愈合 丙级愈合。伤口愈合分为甲级愈合、乙级愈合、丙级愈合三种情况，主要根据伤口的愈合程度和过程来进行分类。①甲级愈合：也称为原发性愈合，是指伤口边缘干净、无感染、无组织缺损的情况下，通过直接缝合或使用闭合材料进行愈合。这种愈合方式快速、有效，并且留下的疤痕较小。②乙级愈合：也称为继发性愈合，是指伤口边缘存在组织缺损、感染或清创困难的情况下，通过自然愈合过程进行愈合。这种愈合方式需要伤口自行形成新的肉芽组织，并逐渐愈合。乙级愈合的过程较长，留下的疤痕较大。③丙级愈合：也称为延迟性愈合，是指伤口在起初阶段采取开放性处理，待伤口净化后再进行缝合。这种愈合方式适用于感染严重、污染重的伤口。丙级愈合的过程相对较长，愈合结果可能与甲级愈合相似。

三、判断题

1. ×　胃次全切除术是一种胃部手术，旨在去除胃的一部分，通常是胃的下部和幽门附近的部分。手术切口的分类根据手术部位的洁净度和感染风险，一般分为清洁切口、清洁-污染切口、污染切口和感染切口。根据手术部位的洁净度和感染风险，胃次全切除术的手术切口通常被归类为清洁-污染切口。这是因为胃部手术涉及消化道，消化道本身存在微生物，手术切口与消化道有一定的接触，因此存在一定的感染风险。

2. √　清创术适用于新鲜创伤的伤口。清创术是指将伤口表面的污物、坏死组织和异物清除，使伤口达到清洁、干燥、无菌的状态，为伤口愈合创造良好的条件。清创术可以促进创伤愈合，减少感染和并发症的风险，同时也有助于减轻疼痛和提高患者的舒适度。因此，对于新鲜创伤的伤口，清创术是一种常用的处理方法。

四、名词解释

1. 污染切口：在手术过程中存在明显的污染风险，例如手术切口曾暴露在有活跃感染的器官或空腔

内，或手术过程中大量出血。这类切口的感染风险较高。

2. 甲级愈合：是指创伤或手术伤口完全愈合，没有感染、排出物或其他异常情况。

五、简答题

1. 骨牵引是通过穿刺骨质并使用钢针或者钳夹进行牵引，直接施加力量于骨或关节，其目的是达到复位固定、矫正畸形，缓解疼痛，促进愈合和休息的效果。

2. 对放置引流管的伤口进行换药时，在覆盖纱布的一侧剪一个"Y"形或者弧形缺口，包绕引流管的根部。如果在此之前有过多渗出液，应随时更换湿透的外层敷料。

3. 清创后应将骨折复位，采用外固定治疗，不采用内固定。术中应尽量保留与软组织或骨膜相连的大骨片和碎骨片，以促进骨折愈合和避免骨缺损。只有游离的小骨片可以取出。如果出现骨缺损，可能需要进行植骨术来填充骨缺损区域，促进骨折的愈合。

4. 拆线后若发现伤口愈合不良、裂开，可选用蝶形胶布在酒精灯火焰上消毒后，把伤口两侧拉合固定、包扎。

5. 在进行局部封闭治疗时，如果误入肌腱内，因为激素有软化纤维组织的作用，可能会导致肌腱断裂。

6. 石膏固定的并发症：坏疽及缺血性挛缩；压疮；坠积性肺炎；化脓性皮炎；失用性骨质疏松；泌尿系结石；神经麻痹；筋膜间室综合征；失用性肌肉萎缩。

7. 夹板固定的形式：夹板局部外固定、超关节夹板固定、夹板固定+支架、夹板+骨牵引。

8. 夹板固定的目的是为了维持肢体的生理功能，其原理是通过扎带将夹板固定在肢体上，利用压垫的作用来防止或矫正骨折断端的角畸形和侧方移位。同时，夹板固定还能充分利用肢体肌肉在收缩活动时产生的内在动力，以恢复肢体内部动力的平衡，实现治疗效果。

9. 石膏绷带固定的优缺点如下。①优点：根据肢体的形状塑型；可维持很长时间；固定作用确实可靠。②缺点：无弹性，不能调节松紧度；固定范围大，无法关节锻炼；易造成关节僵硬。

10. ①毛细血管出血：微小的血管出血，血液像水珠样流出或渗出，血液由鲜红变为暗红色，量少，多能自行凝固止血。②静脉出血：血液为暗红色，出血时呈涌出状或缓慢外流，速度较慢，量中等。③动

脉出血：动脉血管压力较高，出血时血液自伤口向外喷射或搏动性涌出。血液为鲜红色，速度快，量较大，如在短时间内大量失血，可危及生命。

11. 如果患者伤口疼痛或 3~4d 后尚有发热，应及时检查伤口明确是否有感染。一般手术后 2~3d，由于组织对缝线的反应，针眼可能稍有红肿，可用75% 乙醇湿敷；如见针眼有小水疱，应考虑拆去缝线。如果出现局部红肿范围大，并触到硬结，甚至波动，应考虑拆除缝线，让伤口敞开引流，并按脓腔伤口处理。

12. 当伤口感染或化脓时，伤口周围会出现肿胀和水肿，皮肤会有明显的压痛。伤口周围的颜色会呈暗红色，并且范围可能超过两侧的针眼。有时候甚至可以感觉到伤口的波动感。一旦确诊为伤口化脓，应尽早进行部分或全部拆线。如果有脓液，应将伤口敞开，清除脓液和伤口内的异物。清洗后，可以放置合适的引流物。如果伤口扩开后分泌物不多或者只有血性分泌物，清洗或清除异物后，可以使用蝶形胶布将创口拉拢，然后视情况进行换药。如果伴有全身症状，可以适当使用抗生素，并结合局部理疗或热敷。

13. 对于切口长、局部张力高，患者全身状况较差以及存在不利于伤口愈合因素的患者，当常规应拆线的时间到达时，可以先间断拆去一部分的缝线，剩余的缝线在 1~2 天后再拆除。间断拆线可以减轻切口的张力，降低切口裂开的风险，并给予患者更多的时间来恢复和愈合。

14. 牵引的作用：①使骨折、关节脱位复位，并维持复位的稳定性。②稳定骨折断端，有镇痛和促进骨折愈合的作用。③固定患肢，防止病理性骨折和进一步损伤。④矫正和预防关节屈曲挛缩畸形，保持关节的正常运动范围。⑤减少局部刺激，减轻局部炎症扩散，促进伤口愈合。⑥解除肌肉痉挛，改善静脉血液回流，减轻肢体肿胀，促进康复。

15. 急性失血占全身血容量 20%（约 800ml）以上时，可导致轻度休克，脉搏加快，可达每分钟 100 次；失血 20%~40%（800~1600ml）时，可导致中度休克，脉搏每分钟 100~120 次以上；失血 40%（1600ml）以上时，可导致重度休克，脉搏细、弱，难以触及。

16. 使用甲泼尼龙作局部封闭时，应注意用量和间隔时间的控制，以避免副作用和局部组织的损伤。一般剂量每次应控制在 12.5~25mg 之间，每隔 5~7 天进行一次封闭，每个疗程包括 3~4 次封闭。不建议超过两个疗程，否则可能导致药液积聚，抑制纤维

组织形成，使局部组织变得脆弱。

17. 受伤部位严重肿胀，手法复位不易成功，反而可能导致患部肿胀加剧。在这种情况下，建议先暂缓进行整复操作，而是采取以下措施：使用夹板固定患肢或进行牵引，同时将患肢抬高。同时，配合使用活血化瘀、行气消肿的药物，以促使肿胀尽快消退。在患肢消肿后，再进行手法整复操作。

18. 如果手法复位失败，应及时考虑手术治疗。另外，对于那些骨折手法复位困难、无法达到复位要求的患者，应迅速决定改行手术治疗。

19. 伤口有异物插入不能随便拔除，而是应该固定异物并进行包扎。首先，可以在异物两侧放置两打敷料，然后将异物固定住。接下来，使用棉垫敷料覆盖伤口周围，尽量使其挤压住异物，防止其移动。最后，使用绷带将棉垫加压固定，或者使用剪洞的三角巾套过异物后进行包扎。如果异物过长或过大，影响抢救和转运，应由专业救援人员进行切割。

20. 特殊伤口的包扎处理如下。①腹部脏器溢出的伤口包扎：协助伤员处于仰卧屈膝位，用无菌敷料覆盖在脱出脏器的表面，再用碗、盆等器皿扣住脱出的内脏，然后以宽胶布或三角巾固定。如果没有无菌敷料，可以使用干净的塑料袋或保鲜膜替代。脑组织外露也可应用此方法包扎。②伴有创伤性气胸的伤口包扎：协助伤员处于半卧位，检查伤员的呼吸情况及气管位置，判断有无开放性气胸；检查伤员胸壁、颈根部皮肤有无皮下气肿及捻发感，判断是否存在张力性气胸。需立即在呼气末密封伤口，可用无菌敷料加塑料薄膜及宽胶布封闭三边，外部用棉垫加压包扎。③伴有肢体离断伤的伤口包扎：大量无菌敷料覆盖肢体断端，采取绷带回返加压包扎，用宽胶布从肢体端向向心端拉紧粘贴。离断肢体用无菌敷料包裹，外套塑料袋，装入另一盛满冰块的塑料袋中保存。④伴有颅底骨折的伤口包扎：如有头颅外伤伴鼻腔、外耳道流出较大量淡红色液体，应高度怀疑颅底骨折。只包扎头部其他部位伤口，以无菌敷料擦拭外耳道及鼻孔，禁止压迫、填塞鼻腔及外耳道。⑤开放性骨折伴骨断端外露的伤口包扎：禁止现场复位、冲洗、上药。用无菌敷料覆盖伤口及绷带包扎骨折端，包扎中应当适度牵引防止骨折端反复异常活动。

21.①失活的肌肉应彻底清除，但有时在术中判断肌肉是否失活较为困难，一般可根据其色泽、张力、有无收缩力和是否出血等表现进行判断。若肌肉组织的色泽有改变，变软，无张力，钳夹不收缩或切开后不出血等情况，都应切除。②肌腱的连续性未中

断时，清创时应尽量保护，勿使其断裂，并用皮下组织或周围组织瓣覆盖，勿使其外露。若肌腱完全断裂，不宜行初期缝合或移植，清创时只需修剪其不整齐的部分，将断端利用附近软组织加以包埋，以备后期重建。③损伤的神经断端除手部与面部争取行初期吻合外，其他部位的神经均不行初期缝合，应将神经断端用正常的肌肉覆盖，留待后期处理。④对影响肢体成活的肱动脉、腘动脉和股动脉等主要动脉的损伤，应在清创术后行血管的早期吻合术。非主要血管可以结扎，不作处理。主要动脉缺损过多时，应采用自体大隐静脉移植修复。修复后，要用附近的软组织将其覆盖，勿使其外露。⑤股骨骨折伴有肢体主要血管损伤时，血管吻合后，应采用骨牵引制动骨折，牵引力不宜过大。

第六节　急救术

一、选择题

A 型题

1. D　上肢止血带的包扎位置为上臂上 1/3。

2. D　下肢止血带的包扎位置为股中、上 1/3 交界处。

3. D　心肺复苏是一种紧急抢救措施，旨在维持患者的有效循环和呼吸功能。在目击患者发生心脏停搏时，即使还没有开放呼吸道，也应立即进行胸外心脏按压。基础生命支持的常规操作程序是先行开放呼吸道，然后行人工呼吸。这是因为在进行人工呼吸之前，需要确保患者的呼吸道畅通。根据常规的心肺复苏（CPR）指南，如果在进行 30 分钟的心肺复苏后，没有恢复心肌活动（即无法自主心跳），通常认为抢救成功的机会非常低。因此，在这种情况下，可能会考虑终止抢救措施。心搏骤停者不一定都需要进行胸外心脏按压。胸外心脏按压是心肺复苏的重要步骤，但在特定情况下，可能不适合进行胸外心脏按压。可获得除颤仪的前提下，对室颤或无脉室速等可除颤心律应尽早给予心脏电除颤。

4. E　搬动脊柱骨折患者时，应该避免扭转颈椎或脊柱，以免加重损伤。正确的方法是采取固定脊柱的方式进行搬运，例如使用脊柱板或搬运板固定脊柱。一人抱肩，一人抬腿的方法可能会扭转脊柱，增加骨折部位的移位和进一步损伤的风险。

5. A　在呼吸复苏中，首选的方法是进行口对口呼吸。这是因为在心脏骤停的情况下，最紧急的任务是恢复患者的呼吸功能，以确保氧气供应到体内。口

对口呼吸可以直接向患者提供氧气，并帮助恢复呼吸。其他选项如气囊面罩、经口气管插管、经鼻气管插管和气管切开都是复苏过程中的备用方法，用于无法进行口对口呼吸或者需要更复杂的呼吸支持的情况。因此，口对口呼吸是呼吸复苏的首选方法。

6. A　根据题干描述，休克患者心率快且中心静脉压较低，说明患者可能存在液体不足的情况。在这种情况下，应该迅速补充液体，以增加血容量，改善心脏的前负荷，提高组织灌注。

B 型题

1. B　洗胃法患者的体位：取左侧卧位，昏迷患者取去枕平卧位。

2. D　解析同上。

C 型题

1. A　急救止血法的禁忌证：需要施行断肢再植者或特殊感染截肢者，不用止血带。

2. B　急救止血法的禁忌证：动脉硬化症、糖尿病及慢性肾功能不全者，慎用止血带。

X 型题

1. ABCDE　心脏骤停后自主循环恢复的主要指标：①扪及大动脉搏动。②患者面色、口唇、指甲及皮肤等处色泽转红。③扩大的瞳孔缩小。④出现自主呼吸。⑤神志逐渐恢复，可有眼球活动，睫毛反射与对光反射出现，甚至手脚抽动，肌张力增加。

2. ABC　胸外心脏按压术的禁忌证包括不可实施复苏操作的严重损伤、不接受复苏的遗嘱、死亡时间过长出现尸斑和尸僵。

3. ABCD　①止血带法：适用于四肢大动脉出血。②橡皮管止血带：常于急救时使用。③弹性橡皮带：抬高患肢，用橡皮带重叠加压，包绕几圈止血。④充气止血带：用于四肢活动性大出血或者四肢手术时。

二、填空题

1. 各种原因引起的颅内压增高　闭合性颅脑损伤　颅内肿瘤　脑积水　蛛网膜下腔出血。颅内压监护适应证包括各种原因引起的颅内压增高，例如颅内感染、颅脑损伤、颅内出血等；闭合性颅脑损伤指的是颅骨完整但颅脑内有损伤，也是颅内压监护的适应证之一；颅内肿瘤、脑积水以及蛛网膜下腔出血可以导致颅内压增高并对脑组织产生危害，因此，也是颅内压监护的适应证。

2. 50% 甚至 60% 以上。高浓度给氧指吸入的氧浓度在 50% 甚至 60% 以上。适用于以缺氧为主，而无 CO_2 潴留的病例，如弥散障碍、通气血流比例失调、

严重心脏病、右向左分流、气体中毒、贫血或者心搏出量不足等缺氧性疾病。

三、判断题

1. √ 洗胃时，服毒量少的清醒合作患者可先用棉签或压舌板刺激咽喉催吐，以减少中毒物的吸收。

2. √ 洗胃机洗胃过程中，若发现有食物堵塞管道，水流缓慢、不流或者发生故障，可交替按"手冲"和"手吸"两键，重复冲吸数次直到管道通畅后，再把胃内存留液体吸出。

3. √ 呼吸机使用的相对禁忌证：①未经引流减压的张力性气胸、纵隔气肿；②重度肺囊肿或肺大疱；③低血容量性休克未补充血容量前；④急性心肌梗死合并休克及严重心律失常；⑤中等量以上的咯血。

4. × 呼吸机的撤机指征：患者自主呼吸恢复、肺部感染得到控制、呼吸道分泌物不多、无严重的肺部疾病或者全身合并症、动脉血氧分压 >60mmHg 而二氧化碳分压无明显升高时，可考虑撤机。

四、名词解释

1. 手压止血法：是一种常见的急救技术，用于控制出血和止血。它通过使用手的压力直接施加于出血点或附近的血管上，以阻止血液的流动。这种方法可以在急救情况下迅速采取，以防止过多的血液流失，为进一步的处理争取时间和机会。

2. 加压包扎止血法：是一种常见的急救方法，用于控制出血和止血。通过对出血伤口施加持续的压力，以促使血管收缩，减少或停止血液流出，达到止血的目的。

3. "同轴性"移动：指的是搬运脊柱骨折的患者时，如果脊柱部位收到外力，很可能会被再次损伤，因此在搬运时要同轴搬运颈部、胸部以及腰部。脊柱各个椎体间无相对运动，避免脊柱受到挤压、牵拉及扭转应力。这种搬运方式称为"同轴性"移动。

五、简答题

1. 吸痰术是一种常见的治疗方法，用于清除呼吸道分泌物或痰液。吸痰术的禁忌证包括。①出血倾向或凝血功能异常：吸痰过程中可能会引起创伤或损伤呼吸道黏膜，如果患者存在出血倾向或凝血功能异常，可能会出现严重的出血。②颅内压增高：吸痰过程中需要进行吸引，这可能会增加颅内压，对于已知或怀疑颅内压增高的患者，吸痰术可能会加重病情。③颅脑损伤或颅内手术：吸痰术可能会增加颅内压力，对于颅脑损伤的患者或刚刚接受颅内手术的患者，需要谨慎考虑吸痰的适用性。④严重心血管疾

病：吸痰过程中可能会引起咳嗽或刺激，这可能会导致心血管系统的负担增加，对于患有严重心血管疾病的患者，需要慎重考虑吸痰术的使用。⑤患有气道异物：如果患者有疑似气道异物的情况，应优先考虑进行气道异物清除，而不是吸痰术。

2. 昏迷患者洗胃时，应去枕平卧，头偏向一侧，以免分泌物误吸，而导致窒息。

3. 应先把口腔咽喉部分泌物吸净，再吸深部痰液。当鼻腔、口腔以及气管切开需同时吸痰时，应先吸气管切开处，再吸口腔，最后吸鼻腔。

4. 面罩吸氧是指通过呼吸面罩进行吸氧，氧流量≤5~10L/min，适用于严重的单纯低氧血症患者，不适用于伴有高碳酸血症的低氧血症者。

5. 洗胃术的适应证：①催吐洗胃法无效或有意识障碍、不合作者。②非腐蚀性毒物中毒，如有机磷、安眠药、重金属类、生物碱及食物中毒。

6. 两种方法分别是开放式与封闭式吸痰：开放式吸痰时患者需断开呼吸机；而封闭式吸痰需采用封闭式吸痰装置与呼吸机相连，能够预防低氧血症和吸入性肺炎发生。

7. EC 手法指使用简易呼吸器时左手拇指与示指成 C 形按住面罩，中指和环指托住患者下颌的手法。中指、环指、小指（构成"E"字）钩住下颌，打开气道；拇指、示指（构成"C"字）固定面罩。

8. 右手握住气囊挤压球体，压力适中，通常潮气量选择 8~12ml/kg（ARDS 患者选择更小潮气量）。在进行心肺复苏时，按压频率应与人工呼吸频率一致，每次通气1秒；当建立高级气道后，按6秒一次通气，存在自主呼吸的呼吸衰竭患者，应按患者呼吸动作加以辅助通气，尽可能与患者同步。一般为每分钟10~20次（成年人为10~15次，儿童为14~20次）。按压时持续时间和松开气囊的时间之比为 1∶（1.5~2）。

9. CRRT 治疗的并发症如下。①血管通路相关并发症静脉置管损伤、导管相关感染、导管固定不当、导管内血栓形成，局部出血及心律失常。②过滤器及管道连接相关并发症；③治疗相关并发症：内环境紊乱、出凝血异常、感染、心血管并发症以及低体温等。

10. 通气障碍的表现主要有：早期可能出现烦躁不安、鼻翼扇动和呼吸呈吸气时间大于呼气时间的特征，同时可能伴有肺部哮鸣音。此后，可能出现口唇可能出现发绀，吸气时可能出现三凹征。呼吸也可能变得浅快。进一步加重时，可能出现脉搏细弱、血压

下降甚至无法测量、瞳孔扩大以及对光反射消失等症状。

11. 颅脑损伤伤员常出现颅脑开放性伤口以及呼吸道受阻等症状。在搬运伤员时，应将其放置在半仰卧位，以确保呼吸道通畅。此外，颅脑损伤伤员常伴有颈椎损伤，因此在搬运时需要特别注意保护颈椎。

12. 遇到可疑颈椎、胸椎以及腰椎损伤的伤员时，不可随意搬运或者扭曲其脊柱。应多人用手臂共同将其平行搬运至水平板上，注意必须托住颈、胸、腰、臀和双下肢，保证"同轴性"移动。

13. 救护者站在患者身后，用双臂围绕患者腰部，一手握拳，拳头的拇指侧顶在患者的上腹部（脐稍上方）；另一手握住握拳的手，向上、向后用力挤压患者的上腹部。挤压动作应迅速而有力，然后立即松开压力。

14. 固定过紧，固定时间过长可使受伤的组织缺血加重，严重者可造成肢体缺血坏死。预防方法为固定后观察肢体远端血运情况，并且适当调整固定的松紧程度。固定后患者未定时翻身，长期平卧位、侧卧位，可能导致骶尾部或髋部、足跟部等位置压疮形成。

15. Inspiration to Expiration time ratio 为吸呼比的意思。正常参数范围为1：1.5～2；限制性通气功能障碍时为1：1.5；阻塞性通气功能障碍时为1：2；吸气末暂停顿时间（PASUE TIME）最长不超过呼吸周期的20%。

16. 一般成人氧流量为2～4L/min，严重缺氧者可调整为4～6L/min，小儿氧流量为1～2L/min。缺氧伴有严重二氧化碳潴留者，氧流量可调整为4～6L/min；无二氧化碳潴留者，氧流量可调整为1～2L/min；心脏病、肺水肿患者，氧流量可调整为4～6L/min。

17. 吸氧术的适应证如下。①呼吸系统：肺源性心脏病、哮喘、重症肺炎、肺水肿、气胸等。②心血管系统：心源性休克、心力衰竭、心肌梗死、严重心律失常等。③中枢神经系统：颅脑外伤、各种原因引起的昏迷等。④其他：严重贫血、出血性休克、一氧化碳中毒、麻醉药物及氰化物中毒、手术后、产程过长等。

18. 电除颤的并发症：局部皮肤灼伤；心肌损伤；心、肺、脑、下肢栓塞；乳头肌功能断裂；心律失常；低血压；急性肺水肿。

19. ①心泵理论：胸外按压时，心脏受到胸骨和胸椎的挤压，产生压力梯度，推动血液流向体循环和肺循环。心脏瓣膜起到防止血液倒流的作用，但随着复苏时间的延长，除主动脉瓣外，其他瓣膜功能逐渐减弱。②胸泵理论：胸外按压时，胸腔内压力升高，形成胸腔内血管和胸腔外血管之间的压力梯度，推动血液流向外周动脉系统。上腔静脉和颈内静脉连接处的静脉瓣膜防止血液逆流，限制了逆流到脑静脉系统的血流。根据胸泵理论，右心室和肺动脉之间没有压力梯度，因此在按压时起到血流的被动通道作用。

20. 慢性阻塞性肺疾病患者常有缺氧和二氧化碳潴留的情况，因此给氧治疗时适合低流量、低浓度持续给氧，需要注意避免高流量和高浓度的氧气供应。由于患者长期二氧化碳分压较高，他们的呼吸主要依靠缺氧状态刺激颈动脉体和主动脉弓化学感受器，通过神经传递到呼吸中枢，从而引起呼吸。如果给予高流量和高浓度的氧气，将使缺氧刺激呼吸的效应消失，导致呼吸抑制，二氧化碳潴留进一步加重，可能出现二氧化碳麻醉，甚至呼吸停止的情况。

21. 根据病情需要，可以选择不同的通气模式和辅助模式，以满足患者的呼吸需求。①控制通气：适用于重症呼吸衰竭患者的抢救。在控制通气模式下，呼吸机完全控制患者的呼吸频率、通气量和气道压力完全由呼吸机控制。②辅助通气：适用于轻症患者或重症患者的恢复期。在辅助通气模式下，呼吸机将补充患者自主呼吸通气量的不足。此种模式下允许患者自主呼吸，将由呼吸机提供通气支持和辅助。③呼气末正压通气：适用于急性呼吸窘迫综合征和肺水肿等疾病。在此种模式下，呼吸机在吸气时将气体输送至肺泡腔，呼气末仍保持一定正压水平，有助于改善肺泡的通气和氧合。现代呼吸机的模式已经不再是传统意义上的控制和辅助，而是根据患者的具体需求进行个性化调整。因此，模式的选择应该根据患者的病情和需求来确定，而不是机械地套用特定的模式。

22. 电除颤的禁忌证：①心室静止（心电图示直线），无脉电活动；②肺动脉内膜剥脱术患者。

23. ①对于出现高热患者，首先进行对症处理，采取物理降温措施，如使用冷毛巾或冰袋降低体温，并可以口服退热药物来控制体温。同时也需要适当调低透析液的温度，以达到降温的效果。②在考虑细菌感染的情况下，应当进行血培养以寻找病原体，并根据血培养结果选择合适的抗生素治疗。根据治疗效果进一步调整抗感染方案。③对于非感染引起的高热患者，可以考虑使用小剂量糖皮质激素进行治疗。这一治疗方法可以帮助控制炎症反应，并缓解高热症状。然而，使用糖皮质激素需要谨慎，应根据具体情况来确定剂量和疗程。

24. 在固定过程中，如果没有足够的夹板内衬或者施加过大的力度，可能会导致皮肤受压从而引起继发的皮肤和软组织损伤。为了减少这种并发症的发生，在固定时需要注意使用软垫衬（特别是在有骨性突起的部位），确保固定过程中的包扎力度适中。这样可以有效减少皮肤和软组织损伤的风险。

25. ①搬运过程中出现窒息时，应根据具体情况采取相应的措施：如改变伤员体位，使其保持稳定的侧卧位（恢复卧位）；清理口腔异物，插入口咽管，在必要时进行气管插管应急气囊人工呼吸及呼吸机辅助呼吸，还可以酌情使用呼吸兴奋药。对于现场处理效果不明显的伤员，应尽快送往医院，不要在现场及途中停留。②预防措施：在运送伤员之前，必须充分保持呼吸道通畅；使伤员保持稳定的侧卧位，并妥善固定伤员体位；建立通畅的静脉通道；做好呼吸支持的各项准备。

26. 胸外心脏按压的操作要点如下。①患者体位：平卧，背部可以垫上木板或者平卧于地板上。②按压位置：两乳头连线与胸骨的交点进行按压。③按压手法：将一只手的掌根放置在按压点上，另一只手的掌根覆盖在前面的手上，手指翘起，两臂伸直。④按压要求：胸骨下陷至少 5 ~ 6 厘米。⑤按压频率：至少每分钟 100 ~ 120 次。⑥按压和通气的时间比例为 30 : 2。

第七节　内镜检查

一、选择题

A 型题

1. E　胃镜检查前 2 天应适当减食及停止经口药物，前 1 天禁食牛奶，宜食软质流食，当天早上禁食、禁水、禁一切药物、禁烟。

2. D　胃镜检查一般要求患者在检查前空腹 6h 以上。这是为了确保胃镜检查的准确性和安全性。空腹状态可以让胃的内容物被排空，使医生更清晰地观察胃黏膜和其他相关结构。此外，空腹状态也可以减少术中意外呕吐的风险，避免误吸食物进入呼吸道。

3. B　钡餐检查后 3 天才可再行胃镜检查，以排除胃内残留钡餐，这样检查结果更准一些，以免存在误差。

4. A　胃镜检查后半小时内，由于咽部麻醉药仍有作用，故在此期间禁饮食，防止误入气管，引发呛咳或吸入性肺炎。

5. E　结肠镜检查前 3 天开始进食流质或少渣半流质饮食，检查前一天晚上服用甘露醇等导泻剂或清洁灌肠以确保肠道的清洁度，忌食含纤维的食物。检查当天上午空腹。

6. D　支气管镜检查术前通常要求禁食 4 ~ 6h。这是为了避免食物残渣进入气管和支气管，在检查过程中引起咳嗽或窒息。此外，禁食还可以减少胃内容物的反流，降低呕吐的风险。

B 型题

1. A　胃镜检查的并发症如下。（1）咽喉部损伤或舌腭梨状窝血肿：是胃镜检查最常见的并发症，主要是由于麻醉不够或插管粗暴，患者恶心、不合作等因素导致黏膜损伤。（2）下颌关节脱位：主要是因患者恶心、干呕，张口过度导致的。（3）急性胃胀气：主要是因检查时观察时间过长，注气过多，部分气体进入小肠而导致（4）对心血管的影响：①通过咽喉部时，可出现短暂的心律失常、ST 段变化等心电图改变；②冠心病患者，可出现心肌梗死、心力衰竭，甚至心搏骤停。（5）消化道穿孔：较少见，常为食管及胃穿孔。（6）出血：常由于食管或胃部原有病变，加上操作粗暴所致。（7）其他并发症：吸入性肺炎、药物不良反应、菌血症、败血症或感染、下颌关节脱臼及腮腺、颌下腺肿胀等并发症。

2. C　解析同上。

C 型题

1. A　结肠镜检查的禁忌证：①各种严重的急性结肠疾病；②严重的心、肺功能不全，对检查不能耐受者；③疑有急性腹膜炎或者肠穿孔者；④妊娠及月经；⑤严重的原发性高血压、冠心病以及精神病；⑥腹腔及盆腔术后有广泛粘连者。

2. B　膀胱镜检查的禁忌证：①急性膀胱炎、尿道炎；②尿道狭窄；③病情严重，一般情况较差不能耐受者；④全身出血性疾病；⑤月经期；⑥一星期内不重复做此检查。

X 型题

1. ABCD　阴道镜检查的适应证及禁忌证如下。（1）适应证：①宫颈刮片细胞学检查巴氏Ⅲ级或者以上者。②TBS 提示 ACS 阳性以上和（或）高危 HPV DNA 阳性者。③有肿瘤家族史、接触性出血肉眼观没有明显病变者、宫颈外观疑有非典型性增生或早期癌变者。④外阴及阴道可疑病变。⑤宫颈、阴道及外阴病变治疗后的复查和评估。⑥可疑下生殖道湿疣和其他疾病者。⑦宫颈癌术前了解阴道壁的受累情况。（2）禁忌证：①宫颈局部冷冻、激光、电凝或者药物治疗后，坏死组织尚未完全脱落时。②生殖道急性炎症未治疗者。③月经期。④检查前1日禁止妇科检查、性生活及阴道冲洗上药。

二、填空题

1. 成功的麻醉。成功的麻醉是支气管镜检成功的关键，常用利多卡因作为麻醉剂，可选用雾化吸入或环甲膜穿刺的麻醉方法。

2. 镇静剂　解痉剂　祛泡剂。为了消除患者的紧张情绪、减少胃液分泌和胃蠕动以驱除胃内气泡，以便在胃镜检查中获得更清晰的图像，必要时在检查前20~30分钟给患者口服镇静剂、解痉剂和祛泡剂。镇静剂可以帮助患者放松，并减少紧张和不适感。解痉剂可以减少胃肠道的蠕动和痉挛，使胃镜更容易通过，并减少检查过程中的不适感。祛泡剂可以减少胃内气泡的产生，并使胃镜的视野更清晰。

三、判断题

1. √　地西泮肌注可有镇静和减轻术前焦虑的作用，有助于患者在结肠镜检查中更加放松和舒适。

2. ×　结肠镜检时，管插入不能过深，过深或者组织撕拉过多，易导致出血或穿孔。

3. √　膀胱镜检查是一种通过将一根细长的镜子（膀胱镜）插入膀胱内来检查膀胱和尿道疾病的方法。在膀胱镜检查前，通常建议患者饮水400ml左右，以便于扩张膀胱和更清楚地观察膀胱内部的情况。

4. √　阴道镜检查可用于宫颈管内病变的检测，通常建议在接近排卵期时进行。宫颈管内病变包括宫颈柱状上皮异位、宫颈息肉、宫颈上皮内瘤变等。在接近排卵期时进行阴道镜检查，宫颈管内的黏液分泌物较多，宫颈口张开较大，这有利于医生观察和采集样本，提高检查的准确性。

四、名词解释

1. 透壁电灼伤综合征：是指在接触电源线或其他电源设备时，电流通过身体造成的损伤和疼痛。是电击伤的一种类型，通常发生在接触带电物体时，电流进入身体并通过组织传导，导致组织损伤和疼痛。透壁电灼伤综合征的严重程度取决于电流的强度、路径和持续时间。轻度的透壁电灼伤可能只引起短暂的疼痛和不适，而重度的透壁电灼伤可能导致组织坏死、神经损伤、心脏骤停甚至死亡。

五、简答题

1. 结肠镜检查可探及直肠、乙状结肠、降结肠、横结肠、升结肠，最远可探及盲肠及回肠末端。

2. 取石后应复查X线胆道造影摄片，对比术前术后影像，以防止残石遗留。

3. 液状石蜡在盐水中会形成油珠，使视野不清，影响检查，不可使用。应选用灭菌甘油进行润滑。

4. 胃镜检查的注意事项如下。①操作应轻柔：通过贲门、幽门时应缓慢，切忌粗暴、盲目通过。②镜面被黏液污染影响观察时可用水将镜面冲洗干净再继续观察。③为使图像清晰，应在取活检之前采像。④胃镜检查后半小时内，由于咽部麻醉药仍有作用，在此期间禁饮食，防止误入气管，引发呛咳或吸入性肺炎。

5. 膀胱镜检查的注意事项如下。（1）麻醉：应充分，尿道注入麻药后应至少保留5min，并充分润滑。（2）患者的配合：缓解患者的紧张情绪，嘱患者放松下腹部并深呼吸，配合医生。（3）把握好方向：操作中应当把握好膀胱镜的方向，逐渐建立良好的方向感。（4）女性尿道的特点：女性尿道短，进镜较容易，但时注意勿滑入阴道。（5）拔管退镜：①软性异物钳需与膀胱镜一同退出，注意尿道的各个弯曲，避免损伤。②硬质可直接由镜鞘内取出，然后放空膀胱，镜鞘内插入闭孔器退出。